新型军事医学人才培养创新教材

航空航天药理学

Aerospace Pharmacology

主　　编　詹　皓　李明凯

副 主 编　李清艳　袁海龙　马　雪　高建义

编　　者　（以姓氏笔画为序）

于红燕　马　雪　王佳平　方　超　成　颖

乔　湜　刘　宇　刘　园　刘水冰　刘国如

刘建中　刘道洲　许海山　杜　鹏　李小强

李明凯　李清艳　杨志晖　吴　燕　吴玉梅

张　烨　陈　周　周四元　周毓瑾　孟静茹

赵安东　侯　征　袁海龙　高建义　唐志忠

葛　华　詹　皓　薛小燕　薛军辉

第四军医大学出版社·西安

图书在版编目（CIP）数据

航空航天药理学／詹皓，李明凯主编．—西安：
第四军医大学出版社，2020.7
ISBN 978－7－5662－0948－1

Ⅰ．①航…　Ⅱ．①詹…②李…　Ⅲ．①航空航天医学－药理学　Ⅳ．①R859

中国版本图书馆 CIP 数据核字（2020）第 050420 号

HANGKONG HANGTIAN YAOLIXUE

航空航天药理学

出版人：朱德强　　责任编辑：土丽艳　汪　英

出版发行：第四军医大学出版社

地址：西安市长乐西路 17 号　邮编：710032

电话：029－84776765　传真：029－84776764

网址：https://www.fmmu.edu.cn/press/

制版：西安聚创图文设计有限责任公司

印刷：西安日报社印务中心

版次：2020 年 7 月第 1 版　2020 年 7 月第 1 次印刷

开本：787×1092　1/16　印张：22.75　字数：460 千字

书号：978－7－5662－0948－1/R·1763

定价：58.00 元

前言

Preface

航空航天是飞行器在地球大气层内以及大气层外宇宙空间的航行活动。迄今，在人类认识和改造自然的进程中，航空航天是最具活力和影响力的领域之一，其发展水平更是一个国家综合国力的集中体现和重要标志。改革开放以来，随着我国综合国力的快速发展，航空航天事业取得了长足进步。尽管现代飞行器具有了完备的智能设备和操控系统，但无论是从飞行器的系统设计，还是航空航天任务的完成，尤其是特情处置来讲，人始终是航空航天的核心要素。由于航空航天飞行职业的特殊性，特别是军事飞行人员、航天员的应激因素多、身心负荷重、任务要求高，军事飞行人员和航天员的健康维护和作业能力提升已成为航空航天医学研究的关键领域和重点方向。

一般来说，采用生理心理选拔、医学训练、矫治康复等卫生保障措施有利于飞行人员和航天员保持良好的健康状态和作业能力，并已在国内外航空航天医学界形成了一系列成熟的保障方案与技术规范。随着飞行器性能的提升和航空航天任务的拓展，特别是空间站的建立和长期载人航天任务的保障需求，合理用药对飞行人员和航天员维护身心健康、增强作业效能具有重要意义。首先，合理用药与飞行安全密切相关。不合理使用影响神经、心血管等系统功能的药物会降低飞行操作能力和飞行耐力，诱发飞行事故征候出现，严重时可能导致飞行事故发生。其次，合理用药有助于飞行人员、航天员防治疾病，延长其飞行年限。例如，飞行人员由于年龄增长、饮食习惯以及职业应激等因素的影响，睡眠障碍、高脂血症、高血压、糖尿病、腰腿痛等病症较为常见，而合理用药可有效防治相关病症的发生发展。此外，合理用药有利于飞行人员保持和提高飞行作业能力。例如，军事飞行任务通常具有突发性、高强度、跨昼夜持续作业等特点，飞行人员易因睡眠不足与睡眠生物节律紊乱等原因导致飞行疲劳突出、飞行操作能力降低，而通过合理用药调控其睡眠与觉醒功能来维护与增强战训效能，已成为战时重要的航空卫生保障措施。航天飞行活动中，受空间微重力及其他应激因素的影响，航天运动病、心血管功能失调、骨钙丢失、肌肉萎缩等病症常见，合理用药可有效防治上述相关病症，维护航天员的作业效能。

《航空航天药理学》一书的出版对提升我国航空航天卫勤保障能力、促进飞行人员和航天员身心健康水平、增强航空航天作业效能具有重要的理论意义和应用价值。全书分为十六章，包括绪论、航空航天药剂学概述、航天药物代谢动力学、中枢兴奋药、生物节律调节药物、镇静催眠药物、抗运动病药、心血管系统药物、糖尿病治疗药物、抗感染药物、抗骨质疏松药物和抗肌肉萎缩药物、辐射防护药物、营养补充剂、中药、药物航空安全性评价与风险管理，以及航天飞行药物的配备与使用管理等内容。作者来自空军军医大学、中国航天员科研训练中心、中国民用航空医学中心民用航空医学研究所等单位，均为国内航空航天药理学领域的专家学者。他们有的临床、教学工作十分繁忙，有的科研任务非常饱和，但在编写过程中，各位作者本着严谨求实的治学精神，认真负责的工作态度，在长期工作积累和研究成果的基础上，广泛查阅国内外相关文献资料，数易其稿，顺利完成了各章节的编写任务，在此一并致谢！

由于水平有限，书中不当之处恳请读者指正。

詹　皓　李明凯

2020年5月

目录

Contents

第一章 绪 论

1

药理学(pharmacology)是研究药物与机体相互作用及其机制和规律的学科,主要包括药物效应动力学(pharmacodynamics)和药物代谢动力学(pharmacokinetics)。随着航空技术和航空医学的发展,药理学与航空实践应用不断结合和交叉渗透,为航空药理学(aviation pharmacology)的形成奠定了基础。目前,航空药理学的定义是研究航空条件下或在航空应激因素影响下药物与机体相互作用的学科,在理论上属于药理学范畴。航空药理学侧重于研究药物对飞行人员(包括飞行员和参加飞行的机组人员等)工作能力的影响,并通过合理用药发挥药物最佳疗效,从而提高飞行人员的工作能力。

在众多的飞行事故中,药物和酒精问题一直是发生此类事件的重要因素。如2004年美国对民航致命飞行事故调查发现,飞行人员服用有困倦和瞌睡副作用的抗组胺药造成事故的占比高达11%;国外对飞行事故牺牲的飞行人员作尸检时,常发现其血液和组织中含有某些药物成分。我国航空医学研究所在1995—1996年对国内30多个航空兵部队、1000余名飞行人员的用药情况进行调查,结果表明23.9%的飞行人员有自行用药史,最普遍的用药不良反应为过敏反应,有过敏史的飞行人员占20%左右。空军总医院药学部在2000—2011年对300多名飞行人员进行调查,发现77.5%的飞行人员有自行用药史。国内外航空医学界曾一度主张飞行人员在飞行前及飞行中禁用药物,但在执行军事飞行任务等实际工作中往往难以实现。需要说明的是,在飞行人员有某些疾病和症状时,如能妥善用药,在一定条件下仍可参加飞行。因此,需要航空医师参照制定的飞行人员用药基本原则,结合具体的飞行人员个体和飞行任务特点,把握好用药时机,正确选择药物和使用适宜剂量,以达到合理用药的目的。

近年来,随着国际宇宙空间技术的突飞猛进,我国载人航天事业取得了长足进步,但同时在航天员失重、生物节律扰乱、宇宙辐射和骨盐代谢紊乱等疾病方面带来了新的医学挑战。与此同时,航空药理学与时俱进,在航天研究内容和研究技术方法等方面不断获得拓展,进一步发展成航空航天药理学(aerospace pharmacology),推动了我们对航空航天特殊环境作业下生命本质和药物与机体相互作用规律的深入认识,为航空航天医学研究提供了重要的科学依据。

第一节　航空航天药理学的研究内容和方法

航空航天药理学的学科任务是为航空航天飞行保障开展药代动力学与药物效应学等研究，从而对航空航天相关疾病的预防和治疗药物临床合理应用进行评价，在飞行前和飞行过程中用药种类、用药时间与剂量、重复用药的间隔时间、联合用药的注意事项等方面制定合理用药方案。因此，航空航天药理学研究既有一般药理学的实验方法和技术，同时结合航空航天生理学和生物动力学等研究方法与工作，在实验环境、实验模型和对象、仪器设备与评价指标等方面具备自身特色。

一、航空航天药理学的研究内容

基于航空航天药理学的研究目的，即指导临床合理用药、保障飞行人员与航天员的身心健康、提高航空航天环境下飞行工作能力，其研究内容主要包括如下方面：

1. 研究航空航天飞行条件下药物代谢动力学的变化规律和特征。例如，航天失重引起的机体生理和生化功能变化，以及高空低气压环境引起的压力效应和低氧效应，均能导致药物的代谢动力学特征（吸收、分布、代谢和排泄）发生改变。

2. 研究药物对航空航天飞行作业能力的影响，从而为药物合理应用提供依据。例如，镇静催眠药对保障飞行人员睡眠质量有重要作用，但由于后遗效应等副作用而影响飞行工作能力。由于药物种类或同类药物化学结构不同，导致药物消除半衰期和副作用的持续时间存在明显差异，需要对该类药物进行系统评价分析，遴选出合适的药物，并制定相应的用药方案。

3. 研究航空航天疾病的预防与治疗药物。例如，运动病的克服在降低飞行学员的淘汰率中有重要意义，而合理使用抗运动病药物可提高飞行学员对飞行环境的运动适应能力；此类药物也有利于维护航天员的作业能力，亦可用于民航乘客和后送伤员运动病的防治。

综上，航空航天药理学通过研究航空航天环境下药物的药物代谢动力学、药物效应动力学和药物的不良反应，对药物的疗效和安全性进行评价，最终推进新药研发和药物治疗学的发展，确保飞行人员合理用药。

二、航空航天药理学的研究方法

（一）航空航天药理学研究的实验对象和常用模型

1. 动物实验　大鼠、小鼠、豚鼠、家兔等是航空航天药理学常用的实验对象，特殊情况下使用狗、猫、小型猪、猴等作为实验动物。大鼠和小鼠的活动在夜间比在白天多，故研究中枢神经系统抑制药在夜间进行实验较好，但大鼠对多种药物易产生耐药性。镇吐实验时常选用狗和猫，如给狗皮下注射盐酸去水吗啡 1mg/kg，2～3 分钟就可以引起恶心呕吐；用 1% 硫酸铜或硫酸亚铅溶液 50 ml 给狗灌胃，约 2～3 分钟后也可引起呕吐，但几乎无恶心现象；在研究药物对去水吗啡导致的顽固性呕吐的抑制作用时，常选用小鼠来观察药物能否拮抗去水吗啡引起的啮齿动作；急性血压实验一般采用狗、猫、兔和大鼠等实验动物，但兔在降压实验中易于死亡，且各种动物的血压值有所不同；小鼠、大鼠、狗和猴复制放射病模型比较理想，但不同种系动物的放射敏感性差别很大，原则上动物种系等级愈高、机体结构愈复杂，其放射敏感性也愈高。

2. **常用实验动物模型** 在航空航天药理学领域，常用的实验动物模型包括：低压缺氧实验模型、加速度实验模型、运动病诱发实验模型、模拟失重实验模型等。

(1)利用实验动物低压缺氧装置或常压缺氧的密闭容器评价药物对机体缺氧耐力的影响，已在基础医学和高原医学等一般药理学研究中得到广泛应用。

(2)加速度实验模型主要采用动物离心机模拟不同的重力(G)值和持续作用的时间。如用四肢在地面爬行的小动物，根据其在离心机转臂上的固定位置，头朝向旋转轴心受到持续性正加速度($+G_Z$)的作用，足朝向旋转轴心受到持续性负加速度($-G_Z$)的作用，背向胸方向受到向前加速度($+G_X$)作用，胸向背方向受到向后加速度($-G_X$)作用，左向右侧方向受到向右侧加速度($+G_Y$)作用，右向左侧方向受到向左侧加速度($-G_Y$)作用。

(3)大鼠和小鼠旋转刺激是研究运动病的常用模型之一，即将实验动物无束缚地放在旋转装置的容器内，采用绕垂直轴旋转，先加速达到最大速度后立即减速，直至旋转停止为1个周期，如此反复几个周期。通过行为变化(活动减少、皮毛耸立蓬松、排便排尿次数增多、异食癖)以及眼震电图等指标进行运动病评价。

(4)模拟失重实验动物模型是为研究航天飞行活动中失重环境对人体的影响而建立的。其中，尾部悬吊大鼠模型是国际公认的地面模拟失重的实验模型，其基本原理是将大鼠尾部采用类似于矫形外科的皮牵引技术，使大鼠尾部向上悬吊于专门的滑竿上，且不影响尾部的温度调节功能。这样，大鼠头朝下、身体长轴与地面保持$-30°$夹角。大鼠在尾部悬吊状态下可以自由活动，饮水与进食不受影响。除最初3天有一定程度应激外，适应后应激程度减小。一般可悬吊2~4周，最长可达10周。该模型产生的承重骨骨质丢失、抗重力骨骼肌萎缩与航天失重引起的变化一致，引起的心血管系统改变亦与航天飞行大鼠的变化基本相同。因此，国内外航天医学领域通常采用该模型研究失重环境对机体的影响机制及评价药物等的防护或对抗措施的效果。

3. **人体地面模拟试验** 由于航空航天作业群体的特殊性，直接利用飞行人员或航天员开展药物试验常常受到制约或限制。因此，以普通健康志愿者为对象，开展睡眠调节、缺氧暴露、加速度应激、前庭刺激、模拟失重等试验条件下的药物试验，可为制订航空航天飞行保障的合理用药方案提供重要参考依据。睡眠调节试验通常采用强噪声干扰下的多导睡眠图记录和睡眠剥夺条件下的认知工作绩效测定来评价催眠与兴奋药物的作用和不良反应。人体缺氧试验设备以低压舱为主，即在小空间范围内人工制造低氧、低气压环境，有时可用吸入低氧混合气体来模拟缺氧效应，其原理是在地面吸入低氧混合气时呼吸道内的氧分压相当于某海拔高度上呼吸环境大气时的呼吸氧分压，两者引起的机体缺氧反应相同。现代先进的载人离心机采用计算机程序控制其舱体运动，进而产生不同加速度作用（$\pm G_Z$、$\pm G_X$、$\pm G_Y$）方向，以及不同 G 值、G 增长率与作用时间。此外，离心机上还装备有多种生理、物理指标的测试仪器。人体前庭功能检测通常采用计算机控制的系列前庭功能自动检测设备（包括电动转椅、视动性眼震刺激器、视跟踪刺激器、眼动记录仪等），主要指标包括：前庭眼动反射（vestibular - ocular reflex, VOR）、视动性眼震（optokinetic nystagmus, OKN）、视前庭眼动反射（visual - vestibular ocular reflex, VVOR）、前庭眼动反射固视抑制（vestibular - ocular reflex fixation suppression, VOR - Fix）、平稳跟踪试验（smooth pursuit test, SPT）。科里奥利加速度耐力检查通常采用电动转椅产生科里奥利加速度刺激，以格雷比尔等制定的急性运动病程度诊断标准中的 M_{III} 水平自主神经反应症状作为检查刺激终点或受检者要求终止，若受检者一直不出现 M_{III} 水平自主神经反应症状，则以 $37.5\pi^2 cm/s^2$ 的刺激量为终点。人体模拟失重试验通常采用头低位（$-6°$）卧床，分为对照期、卧床期和恢复期三个阶段。受试者在对照期前一天住进卧床实验室。卧床期间除大便外一切活动均卧床进行，身体只能沿纵轴方向转动。持续时间随研究目的而定。长时间卧床可导致与微重力有关的一系列变化，如肌肉萎缩、骨骼矿物质流失过多、体液和身体质量重新分配等。

4. 航空航天飞行试验 在动物实验和人体地面模拟试验的基础上，需进行实验动物的飞行试验。美国 1948—1959 年共发射 14 枚生物火箭，用 11 只猴和数批小鼠作为实验对象。苏联 1949—1959 年共发射 26 枚生物火箭，用 18 只狗、果蝇及其他生物样品进行了试验。1990 年 10 月 5 日至 13 日，我国首次完成了高等动物的轨道飞行试验，主要研究了失重对于实验小鼠的影响，以及航天特殊因素对于果蝇遗传和繁殖的影响及对于蚕卵胚胎发育的影响，我国因此成为世界上独立进行空间动物飞行试验的第三个国家。此外，在条件成熟时，应开展飞行人员与航天员的用药体验，必要时还应开展实际航空航天飞行条件下的药物代谢动力学、药效学观察，以确保合理用药的安全性与有效性。

（二）航空航天药效学的常用评价方法

1. 中枢觉醒度和情感状态测评

（1）主观测评 多种心理量表可用于评价用药对人体中枢觉醒度和情感状态的影响。例如，斯坦福嗜睡度量表（Stanford sleepiness scale, SSS）将瞌睡程度分 7 个等级，受试者选择 7 个等级中的 1 个来评估自己目前的状态，1 级为精力旺盛、头脑清醒，7 级为马上可以入睡，强睁着眼睛才能保持觉醒；匹兹堡睡眠质量指数（Pittsburgh sleep quality index, PSQI）适用于评价睡眠障碍患者的睡眠质量，同时也适用于一般人睡眠质量的评估；情感状态量表（profile of mood scale, POMS）可对以下六类情感状态进行定量自评：紧张 - 焦虑（T）、忧郁 - 沮丧（D）、愤怒 - 敌意（A）、有力 - 活动（V）、疲惫 - 惰性（F）和困惑 - 迷茫（C）。此外，还可采用“100 毫米线”的线段量表对情感状态进行测评，线段两端分别标以“非常非常轻/低”“非常非常重/高”或以“0”和“100”表示，中点为“适中感觉”或以“50”表示；当长时间睡眠剥夺时，人的脑力与体力负荷均会明显增加，可用自认疲劳分级量表（the scale for ratings of perceived exertion，RPE）对体力负荷进行评定。

（2）客观测定　中枢觉醒度还可采用一些客观方法进行测定，如睡眠潜伏期试验（multiple sleep latency test，MSLT）、觉醒保持试验（maintenance of wakefulness test，MWT）等。进行 MSLT 和 MWT 时均让受试者进入暗室，但分别要求其可以入睡或保持觉醒，记录 20 分钟脑电图，若出现 2 期慢波睡眠、快动眼睡眠或 3 次 1 期慢波睡眠时立即终止。MSLT、MWT 时间的变化可以反映用药对中枢觉醒度的影响。此外，活动监测仪具有特殊应用价值，它通常佩戴在手腕或踝部和躯干上，通过连续记录手部或其他部位活动并根据睡眠与觉醒状态的活动差进而对机体的睡眠状态进行分析，具有成本低、使用方便和准确性较高等特点，克服了主观睡眠日志的误差，特别适用于较大样本、现场和长时间睡眠觉醒状态的记录分析。

2. 认知操作能力测定　认知操作能力的测定方法很多，包括数字符号译码、字母数字排序、逻辑记忆能力测定等。经典方法以纸笔或单机（一种或相似的几种指标用一台仪器）测定的形式为主。近年来，计算机控制的认知操作能力测评系统具有指标全面、数据记录和分析自动化等优点，在航空航天心理学研究中发挥了重要作用，亦可应用于航空航天药理学研究。例如，航空医学研究所研制的“飞行人员心理品质测评系统”中的两项任务分别为四数连加和模拟飞机姿态控制，可测定人体短时记忆、运算能力和基于视觉感知到的差别进行手控跟踪操作的能力，两者复合则可部分模拟飞行员的作业特点。采用该系统，可观察到 48 小时睡眠剥夺对单、双任务能力产生了不同程度的影响，而口服中枢兴奋药莫达非尼具有明显的对抗效果。美国联邦航空管理局组织研发的“航空医学认知测试系统”可对注意分配、协调、双重任务等几十项认知操作的速度、正确率和工作效率等进行单项或综合评分。研究表明，该系统与模拟器飞行操纵能力、飞行年龄等存在明显的相关性。

目前，航天飞行环境中认知能力的测量工具主要采用计算机化测试方式。比较成熟的测验系统有美国国家航空航天局的“操作评估工作站”（performance assessment workstation，PAWS）和“视窗航天飞行神经认知测量工具”（windows spaceflight neuro - cognitive assessment，WinSCAT）。PAWS 包括 6 个认知测试和 2 个形容词表测验，其中认知测试可评价直接注意、分离注意、空间定向能力、心算能力、记忆能力和手眼协调能力等，曾在多次地面头低位卧床试验和航天飞行任务中得到应用。WinSCAT 系统安装在用于心理评价的电脑上，包括词语记忆、心算、注意维持、空间图形和空间记忆等 5 种测试，美国国家航空航天局已将该系统应用于驻留太空站航天员每月常规的认知能力测评。

3. 飞行模拟器操作能力评价　飞行模拟器（flight simulator）又称飞行练习器，是航空航天药理学研究中常用的实验仪器。国外根据不同的飞机类别已研制了多种具有不同功能特点的飞行模拟器，如直升机模拟器、喷气机模拟器等。航空医学研究所研制了教 - 8 飞机模拟器飞行操作能力评价系统，通过模拟飞行操作时的参数记录可在地面客观地评价飞行员用药后飞行操纵能力（如航向、航速、转弯、着陆等）的变化，加上有关生理 - 心理指标（如心率、心率变异性、呼吸等指标），可以综合判断用药对飞行工作能力的影响。

4. 缺氧耐力测定 急性缺氧状态下大鼠、小鼠等小动物的死亡率常用于提高机体缺氧耐力药物的药效筛选;动物低压缺氧装置还可用于模拟飞行缺氧条件下机体结构、功能和代谢的变化与药物防护效果的研究。利用人体低压舱可评价用药对飞行人员和航天员缺氧耐力的影响。此外,可在低压舱中或模拟低压缺氧条件下研究药物作用的变化以及缺氧效应与药物的相互作用。

5. 加速度耐力测定 动物加速度应激实验可用于药物对机体加速度耐力(如在某 G 值的加速度作用下 50% 动物死亡率的变化)影响的评价,以及药物对加速度应激致机体重要脏器损伤的防护作用及其机制研究。军事航空医学领域通常观察基础 $+G_z$ 耐力的变化,可排除其他因素(如个体防护装备和肌紧张)的干扰,评价药物对人体 $+G_z$ 耐力的影响。

6. 前庭功能和科里奥利加速度耐力检查 运动病动物模型常用于抗运动病新药的临床前研究和已知同类药物的筛选。人体前庭功能和科里奥利加速度耐力检查可用于抗运动病药物的疗效观察与已知同类药物的优选。此外,前庭功能检测亦可用于药物的中枢副作用评估。

7. 对抗失重的生理效应观察 动物尾吊实验可用于药物改善失重条件下机体心血管、骨骼、肌肉和神经等系统功能的效果观察和评价。人体卧床试验通常是在动物尾吊实验的基础上结合临床用药经验开展相关的药效验证与优选,为制订航天飞行条件下航天员的用药方案提供科学依据。

8. 实际飞行条件下的药效考察 由于航空航天作业的特殊性,飞行安全至关重要。某些药物除了进行人体地面模拟试验研究外,还需开展实际航空航天飞行条件下合理用药的有效性观察与安全性验证。以提高战时军事飞行人员应急工作能力为例,美国陆军航空医学研究所在实验室评估了口服右旋苯丙胺对睡眠剥夺条件下模拟飞行操纵能力的影响,进一步对 40 小时睡眠剥夺条件下用药对 UH－60 直升机实际飞行操纵(平飞、上升、下降和转弯操纵等)能力的影响进行了考察。虽然不同的用药目的其有效性评价模型有所区别,但对飞行工作能力影响即安全性的评价方法和指标则趋于一致。综合国内外的相关文献和自己的研究工作,我们初步提出了飞行人员合理用药飞行安全性评价方法和指标体系(表 1－1)。

表 1－1 飞行人员合理用药飞行安全性评价方法和指标体系

	实验条件和项目	主观评价方法	客观评价方法
地面	中枢神经系统功能	POMS 量表 SSS 量表	脑电图(睡眠潜时) 临界闪光融合频率 选择反应时认知操作
	模拟器飞行操作能力	教练员评分	模拟器飞行参数记录
	航空应激因素耐力	教练员评分	基础 $+G_z$ 缺氧 科里奥利加速度耐力
空中	飞行工作能力	教练员评分	实际飞行参数记录

第二节 航空航天药理学的形成和发展

航空医学(aviation medicine)是研究飞机或其他载人航空器在地球大气层飞行中出现的医学问题的专门学科。第一篇有关航空医学的科学论文发表于1907年。在第一次世界大战前,世界上关于航空医学的论文已有31篇,并出版了《飞行运动病》一书。第一次世界大战期间,飞机飞行高度不足2000 m,速度不超过500 km/h,却发生了运动病、空间定向障碍(飞行错觉)和其他飞行事故。战争之后各交战国开展了飞行员医学保障方面的研究工作。1929年美国组成了"航空医学会",并于1930年3月开始出版正式刊物*Journal of Aviation Medicine*(中文刊名《航空医学杂志》),该刊先后更名为*Aerospace Medicine*(中文刊名《航空航天医学》)和*Aviation Space Environmental Medicine*(中文刊名《航空航天与环境医学》),现已成为该领域国际性的权威学术刊物。1934年美国还成立了航空医学研究所。第二次世界大战期间,因飞机飞行高度提高、续航时间延长、飞机数量增多,出现了一系列航空医学问题,如高空减压病、缺氧与加速度、晕厥、空间定向障碍、飞行疲劳、飞行应激反应等。第二次世界大战后,军事航空在国防力量中的重要性更加速了航空技术的发展,人的能力已成为限制飞机性能的因素,民用航空也进一步发展和普及。因此,解决航空活动中医学问题的重要性与复杂性大大增加。当代航空医学进一步与工程技术以及基础和临床医学相结合,形成了较为完整的理论方法体系,并且产生了一系列有自身特色的分支学科,如航空生理学、航空生物动力学、航空心理学等。

航空药理学是伴随着航空活动中出现的医学保障需求而逐渐形成和发展的应用药理学分支学科,亦属航空医学的子学科。1961年,美国学者Schmidt对第二次世界大战期间飞行人员用药及航天员的用药问题进行了分析研究,首次提出了航空药理学的名词和概念。20世纪60年代以后,美国航空航天医学会的会刊上发表的有关药理学研究论文逐渐增多,近20余年论文数量增加得更为明显。从药物分类可以看出,神经系统药物的论文最多,其次是心血管系统药物的论文,此外,还有涉及辐射与化学毒剂防护、激素与代谢调节、抗感染药物方面的论文,这正与航空活动带来的医学保障问题相一致。因为神经系统功能与飞行操纵能力密切相关,而人类对三维空间运动的不适应造成容易发生运动病、现代喷气飞行快速时区转移造成明显的生物节律紊乱、近代高技术局部战争的特点对军事飞行人员的抗疲劳能力提出了更高的要求,所以抗运动病药、催眠与促醒药的研究受到高度重视;心血管系统功能与飞行耐力尤其是与$+G_Z$耐力密切相关,飞行人员的职业活动可能造成某种程度的心血管功能紊乱或促使某些心血管系统疾病的发病年龄提前,特别是民用航空飞行人员,由于年龄偏大,他们使用抗高血压药物、降脂药等问题较为突出;在军事飞行活动中,特别是局部战争条件下,如何提高飞行人员在"核化生"环境下的生存能力也一直受到各国军事航空医学界的极大关注,除采用装备防护外，合理用药亦是非常重要的防治措施。

同样，航天药理学（space pharmacology）是随着载人航天飞行活动中出现的医学保障需求而形成和发展的应用药理学分支学科，亦属航天医学的子学科。因此，航天药理学与航空药理学既存在密切的有机联系，又在研究对象和方法上有所不同。短期航天飞行医学保障，主要围绕睡眠调节和抗运动病等开展药物研究。但无论是长时间还是短时间的航天飞行，在刚入轨飞行时常常出现某些生理功能紊乱，如航天运动病、体液丢失、心血管调节功能紊乱等，称为"早期航天适应综合征"。随着国际空间站（ISS）和我国天宫空间站的建立，中长期航天飞行任务和出舱活动可引起骨钙丢失、骨质疏松、肌肉萎缩、心律失常等与航天环境因素有关的疾病；此外，一些地面上的常见病（如发热、牙痛、感染、外伤等）亦会出现。因此，对航天员身心功能调节和疾病矫治的用药需求明显增加，为此，人们配备了载人航天器专用药箱，并成功实施了有效的药物保障。目前，航天用药的品种不断增加，药物种类涉及急救、心血管、呼吸、消化、泌尿、神经、五官及外科用药；药物剂型亦不断完善，包括片剂、针剂、喷雾剂、栓剂、搽剂等，可经口服、鼻内、直肠、透皮、肌内注射和静脉注射等多种途径给药。航天药理学目前处于起步阶段，在未来还有很多空白需要填补，将根据航天情况下有可能发生的疾病预测来选择药物的品种、剂量和给药途径，如航天飞行时肾功能降低，则药物的肾脏排泄量减少，应考虑降低用药剂量；发生运动病后会影响药物的吸收，降低胃肠道的功能水平，应采用非肠道给药形式；在地面人体模拟试验的基础上结合航天生理学深入开展相关研究，进而制订航天员群体和特殊个体的用药方案；根据载人航天任务需求确定航天药箱设计原则，在相关药代药效研究的基础上遴选药物及其剂型，开展相关药物质量评价、个体反应性观察以及使用培训等工作。

此外，中医以强身固本的原则来调理和用药，能够提高航天员的生理功能储备，让他们在特殊环境下的适应性和耐受性得到提高，中医药在航天医学领域的应用已经显示出广阔的前景。在我国，从神舟五号飞行起，中国特色的中医药就开始运用到航天员的医监医保中。实验和飞行实践证明，中医药能有效增强航天员在空间环境中的心血管功能、提高机体免疫力、防治空间运动病。经过了标准的药学、药理学和临床试验及审批后，这些中药在神舟七号飞行中开始被带到太空。在将来，可结合中医理论，对航天飞行不同阶段人体所出现的征象进行辨证分型；针对证型选药组方，考察复方中药对模拟失重状态下机体多系统生理适应性变化的影响并探索有关中药及其有效成分的作用机制，特别是应加强航天特定环境下中药有效成分的药动学与药效学研究，以期最终开发出具有实用价值的药物。

（李明凯　詹　皓）

参考文献

[1]詹皓,伊长荣. 航空药理学. 北京:国防工业出版社,1998

[2]詹皓. 航空药理学研究的回顾与展望. 航空军医,2004,32(5):217 - 220

[3]詹皓. 飞行人员合理用药飞行安全性评价方法和指标体系. 中华航空航天医学杂志,2011,22(2):146 - 153

[4]Virginia E W. Space pharmacology. Boston: Springer, 2012

[5]黄进,张凌,张福成,等. 飞行人员对药学服务需求的初步调查与分析. 药学服务与研究,2013,13(2):140 - 142

[6]马进,詹皓. 航空航天药理学与毒理学. 西安:第四军医大学出版社,2013

[7]张向阳,陈良恩,詹皓. 中药对抗航天飞行中失重所致生理紊乱的实验研究进展. 航天医学与医学工程,2016,29(5):376 - 380

[8]Kast J, Yu Y, Seubert CN, et al. Drugs in space: Pharmacokinetics and pharmacodynamics in astronauts. Eur J Pharm Sci, 2017, 109S:S2 - S8

第二章 航空航天药剂学概述

2

药剂学是研究药用剂型的设计原理、制剂处方筛选、工艺技术和临床合理应用等内容的综合性应用学科。它是以药用剂型和药物制剂为研究对象,以用药者获得理想的药品为研究目的,而去研究一切与药物原料加工成制剂成品有关内容的科学。药剂学不像其他药学专业,它还与高分子材料学、物理化学等学科密切相关,药物制剂工业的先进程度在某种程度上反映了一个现代国家的综合国力,在医药工业乃至国民经济中占有不容忽视的地位。在航空航天医学领域,研究人员已经开始了一些药物应用基础研究,显示了良好的应用前景,尤其是新型给药系统,包括缓控释制剂、舌下黏膜给药制剂、经皮给药制剂、便携式注射剂等,在抗疲劳、快速止血止痛、催眠觉醒和抗晕动等方面具有重要的研究意义。

缓控释制剂具有定时、定位、定速、给药次数少、血药浓度平稳、毒副作用小等优点,已逐渐应用于航空航天领域。舌下黏膜给药系统可迅速崩解,而且舌下血流丰富,药物可以快速被舌下黏膜吸收,适合于急救。舌下给药可以避免肝脏的首过效应 (first pass effect),从而提高药物的生物利用度,并且可以被动给药,服用时不需要喝水,特别适用于军事作业,在航空医学中有广泛的应用前景,可用于镇痛、止血、催眠、觉醒和维持生命体征等。新型经皮给药系统是继口服、注射之后的第三大给药系统。它在航空医学中逐步得到应用,可用于抗晕动、抗冻伤、镇痛、止痒等,具体剂型涉及乳膏、凝胶、贴膏、洗剂及熥敷中药等。便携式注射剂是近年兴起的新型释药技术,具有体积小、给药便捷、准确、无交叉感染、高效、安全等特点,大大地改变了传统注射制剂的给药形式,特别适合航空航天特殊环境中的和突发事件中的小群体在没有医护人员随行的前提下,快速给药,实现自救互救的目的。

第一节 缓控释制剂

一、缓控释制剂概述

(一)基本概念

缓释制剂系指用药后能在长时间内持续放药以达到长效作用的制剂,其药物释放主要是一级速率过程。而控释制剂系指药物能在预定的时间内自动以预定的速度释放,使血药浓度长时间恒定维持在有效浓度范围之内的制剂,其药物释放主要是在预定的时间内以零级或接近零级速率释放。与普通制剂相比,缓控释制剂有使用方便,释药平缓,毒副作用小,定时、定位、定速释放等优势。

(二)缓控释制剂释放技术

缓控释制剂释放技术可分为定时释放技术、定位释放技术和定速释放技术。

1. **定时释放技术** 定时释放技术又称为脉冲释放技术。采用定时释放技术研制的缓控释制剂可根据人体生物节律释放出患者所需的药量,使药物能够发挥最佳的治疗效果,并可减少药物毒副作用。通常情况下,药物释放的时间点根据时辰药理学的研究结果确定,并通过调节缓释、控释聚合物的种类和用量等方式使得药物在预定的时间点被释放。

2. **定位释放技术** 缓控释制剂的定位释放可增加人体特定部位对药物的吸收,使得药物能够浓集于特定部位,从而可实现局部治疗的目的。例如,采用定位释放技术研制的缓控释制剂可长时间滞留在患者的胃肠道内,增加胃肠道对药物有效成分的吸收,从而可更好地治疗胃肠道疾病。胃漂浮、胃膨胀、胃生物黏附等技术可实现缓控释制剂在胃内滞留的目的。肠道定位给药技术可避免药物在胃内的强酸环境下降解失活,同时可减少药物对胃的刺激。

3. **定速释放技术** 定速释放是指缓控释制剂中的有效成分能够以特定的速率在体内释放,且不受其他因素的影响。缓控释制剂的定速释放可减少患者体内血药浓度明显波动的情况,提高药物治疗的效果,减少毒副作用。

(三)缓控释制剂剂型

1. **口服缓控释制剂** 口服缓控释制剂可以缓慢、持久地传递药物,减少用药频率,避免或减少血药浓度“峰谷”现象。口服缓控释制剂主要涉及的释药机制包括:扩散、溶蚀、溶出、渗透泵及离子交换等。

(1)*口服缓控释制剂剂型* 根据释药机制和聚合物材料,可将口服缓控释制剂大致分为骨架型缓控释制剂、膜控型缓控释制剂、渗透泵型缓控释制剂、胃滞留制剂和结肠定位制剂等剂型。

①骨架型缓控释制剂:骨架型缓控释制剂系将高分子辅料与药物混合制备成缓控释骨架,通过溶解、溶蚀和孔道扩散的方式控制药物释放。常用的骨架材料有不溶性材料乙基纤维素(EC)、聚丙烯酸树脂、聚乙烯溶蚀性材料蜡、合成蜡、硬脂酸丁酯和亲水凝胶性材料羟丙甲基纤维素(HPMC)、羧甲基纤维素(CMC)、卡波姆等。大量研究表明骨架材料的种类、含量、孔率及制剂手段等对缓控释制剂的释药性能有很大影响。

②膜控型缓控释制剂:膜控型缓控释制剂首先将药物与辅料制成丸或片,然后采用适宜的包衣手段在外层包覆一层缓控释膜,在释放介质过程中通过缓控释膜来控制药物的释放。释药时外层包衣膜逐渐溶蚀,产生一个时滞,通过改变包衣膜的材料和增质量比可以达到定时释药的效果。大量研究表明,时滞时间与制剂的包衣材料、厚度及包衣层的水穿透系数有关。

③渗透泵型缓控释制剂:渗透泵制剂是口服缓控释制剂中释药行为最理想的给药系统之一,其释药速率不受胃肠道 pH 值影响,且个体差异的影响较小。渗透泵制剂由药物、半透膜材料、渗透压活性物质和推进剂等组成。常用的半透膜材料有醋酸纤维素、乙基纤维素等。渗透压活性物质(即渗透压促进剂)起调节药室内渗透压的作用,其用量多少关系到零级释药时间的长短,常用乳糖、果糖、葡萄糖、甘露糖的不同混合物。推进剂亦称为促渗透聚合物或助渗剂,吸水膨胀而产生推动力将药物层的药物推出释药小孔,常用的有分子量为 3 万~500 万的聚羟甲基丙烯酸烷基酯、分子量为 1 万~36 万的聚乙烯吡咯烷酮(PVP)等。除上述组成物质外,渗透泵片中还可加入致孔剂(膜通透性调节剂)、助悬剂、黏合剂、润滑剂、润湿剂等。

渗透泵片有单室渗透泵片和双室渗透泵片(图 2-1)。双室渗透泵片适于制备水溶性大或难溶于水的药物的渗透泵片。

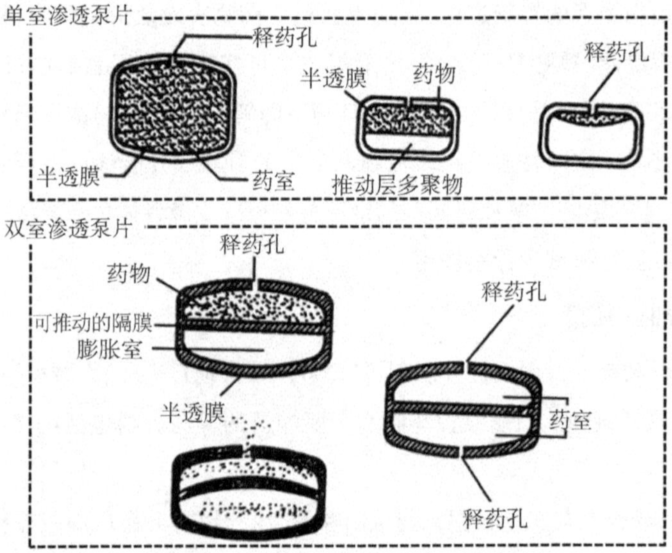

图 2-1 渗透泵片构造和释药示意图

④胃滞留制剂:胃滞留制剂通过降低制剂的密度或使用生物黏附性材料使其漂浮在胃液中或黏附在胃壁上,从而延长药物在胃内滞留的时间,常用于胃部疾病的治疗。根据实现胃滞留的途径可将胃滞留制剂分为胃漂浮制剂、胃内膨胀制剂和生物黏附制剂三类。

⑤结肠定位制剂:结肠定位制剂又称为结肠迟释制剂,是 20 世纪后期发展起来的一种给药制剂。结肠部位 pH 条件温和,代谢酶少,可减少释药时胃肠道消化液对药物的破坏,提高大分子药物的生物利用度,故在胃肠道上段易降解的蛋白和肽类药物尤其适合制成这类制剂。近年来,通过改变制剂的制备方式和药物释放的触发机制,研制了一些潜在的结肠定位给药制剂。

(2)口服缓控释制剂制备技术

①纳米技术:采用纳米技术制备的纳米制剂,其稳定性提高、对肠道的刺激减轻、不良反

应减少、药物的生物利用度提高。纳米缓控释制剂包括纳米粒子和纳米胶囊。纳米粒子是指粒径在10～500 nm之间的固状胶态粒子,活性组分通过溶解、包裹的方式包埋于粒子内,或通过吸附作用位于粒子表面。释药时,药物通过囊壁沥滤、渗透扩散或随着基质本身的溶蚀而释放出来。纳米缓控释制剂能穿过组织间隙被细胞吸收,可通过人体最细的毛细血管,还可通过血脑屏障。目前,纳米缓控释制剂在口服缓控释制剂中主要用于增加难溶性药物的吸收、多肽蛋白类药物口服给药等。多肽蛋白类药物固有的缺点是:半衰期极短、需重复给药、不易通过生物屏障、口服时易被胃肠道内的酶降解等。纳米制剂可以较好地克服这些缺点,使多肽蛋白类药物口服有效。

②靶向技术:采用靶向技术制备的靶向制剂,是一种通过控制药物的给药速度和方式将药物有目的地输送到特定部位,从而减少药物用量的新型药物制剂。靶向制剂通过控制药物粒径或对药物进行表面修饰,将治疗药物最大限度地运送到病变部位,使病变部位的药物浓度达到传统制剂的几十倍甚至数百倍,明显提高治疗效果。近年来随着材料学的发展,新型多重刺激响应材料开始应用于药物制剂领域。

③固体分散技术:将固体药物特别是难溶性药物均匀分散的技术叫作固体分散技术。固体分散技术主要应用于将药物微粉化制成粉状液体、溶剂沉积物或固体分散体。其中固体分散体可将粒径为0.001～0.1 μm的药物颗粒高度分散于固体载体中,增加难溶性药物的溶解度和溶出速率,从而提高药物的生物利用度。还可通过适宜的载体材料控制药物的释放,达到缓控释的目的,常用的载体材料有PEG、PVP、EC、卵磷脂等。

④半固体骨架技术:半固体骨架技术是将液体或具有流动性的半固体药物及辅料一同灌入胶囊中,制成半固体骨架胶囊的技术。该技术可应用于难溶性药物、低剂量药物等,将其应用于缓控释制剂具有处方工艺简单、稳定性好、生产过程无粉尘等优点,是最简单的缓控释制剂制备方法。

2. 植入型缓控释制剂 主要为皮下植入剂,用皮下植入方式给药,药物很容易到达体循环,因而其生物利用度高。另外,应用控释给药方式,给药剂量比较小,释药速率比较均匀且药物吸收慢,为吸收限速过程,故用药后血药水平比较平稳且持续时间可长达数月甚至数年。

3. 透皮给药系统 透皮给药系统是指经皮肤敷贴方式用药,药物由皮肤吸收进入血液循环并达到有效血药浓度,实现疾病治疗或预防的一类制剂。与常用普通剂型比较,透皮给药系统具有一系列优点:避免口服给药可能发生的肝首过效应及胃肠灭活,提高了治疗效果,减少了胃肠给药的副作用;延长了作用时间,减少了用药次数,改善了患者的用药顺应性;患者可以自主用药,减少个体间差异和个体内差异。

(四)影响口服缓控释制剂设计的因素

1. 理化因素

(1)剂量大小　一般认为0.5～1.0 g的单剂量是口服给药系统常规制剂的最大剂量,这对缓释制剂同样适用。随着制剂技术的发展和异型片的出现,目前上市的口服片剂中已有很多超过此限。有时可采用一次服用多片的方法降低每片含药量。

(2) pK_a 解离度和水溶性　药物要被吸收,首先需溶出,只有在溶解状态的药物才能被吸收。由于大多数药物是弱酸或弱碱,它们在溶液中以解离型和非解离型两种形式存在,一般解离型药物水溶性大,非解离型药物脂溶性大。所以,非解离型药物容易通过脂质生物膜,因此了解药物的 pK_a 和吸收环境之间的关系很重要。口服制剂是在消化道 pH 值改变的环境中释放药物,胃中呈酸性,小肠则趋向于中性,结肠呈弱碱性,所以必须了解 pH 值对药物溶解释放过程的影响。对溶出型或扩散型缓控释制剂,大部分药物以固体形式到达小肠。因此在设计缓控释制剂时,需根据临床治疗的需要,同时考虑药物的溶出和吸收,特别是对于在此环境中难溶的药物,根据具体情况采取一定的技术提高药物的溶解度,使制剂既达到缓释目的,又不降低其生物利用度。此外,由于药物制剂在胃肠道的释药受其溶出的限制,所以溶解度很小的药物(<0.01 mg/ml)本身具有内在的缓释作用。设计缓释制剂时,对药物溶解度要求的下限已有文献报道为0.1 mg/ml。很显然,对于难溶性药物,由于其溶出成为药物释放、吸收的限速因素,因此不宜设计成缓释制剂。

(3)分配系数　当药物口服进入胃肠道后,必须穿过各种生物膜才有可能在机体的其他部位产生治疗作用。由于这些膜为脂质膜,因此,药物的分配系数对其能否有效地透过膜起决定性的作用。分配系数过高的药物,其脂溶性太大,这类药物由于能与脂质膜产生强结合力而不能进入血液循环中。分配系数过小的药物,透过膜较困难,从而造成其生物利用度较差。因此具有适宜分配系数的药物不但能透过脂质膜,而且能进入血液循环中。分配效应也同样适用于扩散通过聚合物膜的情况。

(4)稳定性　口服给药的药物要同时经受酸和碱的水解与酶降解作用。固体状态药物的降解速度较慢,因此,将存在稳定性问题的药物制成固体制剂为好。对于在胃中不稳定的药物,将制剂的释药推迟至到达小肠后进行比较有利。对于在小肠中不稳定的药物,服用缓释制剂后,其生物利用度可能降低,这是因为较多的药物在小肠段释放,使降解药量增加所致。

2. 生物因素

(1)消除半衰期　通常口服缓释制剂的目的是要在较长时间内使血药浓度维持在治疗的有效范围内,因此,药物必须以与其消除速度相同的速度进入血液循环。将半衰期短的药物制成缓释制剂后可以减少用药频率,但对于半衰期很短的药物,要维持其缓释作用,单位药量必须很大,必然使剂型体积增大。一般,半衰期 <1 h 的药物,如呋塞米等不适宜制成缓释制剂。华法林等半衰期长的药物($t_{1/2}$ >24 h)也不采用缓释制剂,因为其本身已有药效较持久的作用。此外,大多数药物在胃肠道的运行时间是 8 ~ 12 h,因此药物吸收时间很难超过 12 h,如果能在结肠被吸收,则可能使药物释放时间增至 24 h。

(2)吸收　药物的吸收特性对缓释制剂设计影响很大。制备缓释制剂的目的是对制剂的释药进行控制,以控制药物的吸收。因此,释药速度必须比吸收速度慢。假定大多数药物和制剂在胃肠道吸收部位的运行时间为8~12 h,则吸收的最大半衰期应近似于3~4 h;否则,药物还没有释放完,制剂已离开吸收部位。本身吸收速率常数低的药物,不太适宜制成缓释制剂。

以上所述是假定药物在整个小肠以相当均匀的速度被吸收。实际上,许多药物的吸收情况并非如此。如果药物是通过主动转运被吸收,或者吸收局限于小肠的某一特定部位,制成缓释制剂则不利于药物的吸收。例如硫酸亚铁在十二指肠和空肠上端被吸收,因此药物应在通过这一区域前释放,否则不利于吸收。对这类药物制剂的设计思路是设法延长其停留在胃中的时间,这样,药物可以在胃中缓慢释放,然后到达吸收部位。这类制剂有低密度的小丸、胶囊或片剂,即胃内漂浮制剂,它们可漂浮在胃液上面,延迟其从胃中排出。另一类生物黏附制剂,其原理是利用黏附性聚合物材料对胃表面的黏蛋白有亲和性这一特性,从而延长其在胃中的滞留时间。但当药物在小肠的吸收范围广泛时不适宜采用此种制剂。

对于吸收差的药物,除了延长其在胃肠道的滞留时间外,还可以用吸收促进剂,吸收促进剂能改变膜的性能而促进药物吸收。但是,通常生物膜都具有保护作用,当膜的性能改变时,可能出现毒性问题。这方面的问题尚待研究。

(3)代谢　将吸收前有代谢作用的药物制成缓释剂型,其生物利用度会降低。大多数肠壁酶系统对药物的代谢作用具有饱和性,当药物缓慢地释放到这些部位时,由于酶代谢过程没有达到饱和,使较多量的药物转换成代谢产物。

二、缓控释制剂在航空航天医学中的应用

1. **盐酸右哌甲酯缓释胶囊**　无人机是适应未来信息化战争需求,运行于海、陆、空、天一体化信息网络环境中的智能化武器系统,是作战的新型方式,可打击敌人于千里之外,是“侦打一体”的重要组成部分。目前无人机的任务已从传统的情报、监视、侦察任务向压制敌防空系统、纵深精确打击和战场支援等任务扩展。这要求无人机操作员作业时能迅速整合庞大数据并做出决策,对其注意稳定性和态势感知能力要求极高。因此,迫切需要能够提高注意稳定性和态势感知能力的药物制剂,以保持操作员的战斗力。

盐酸右哌甲酯为精神兴奋药,能振奋精神,解除疲劳。用于治疗注意缺陷障碍时,可提高注意力,改进动作协调性和运动功能,可以提高智商的操作分和言语分。空军特色医学中心等研发的盐酸右哌甲酯缓释胶囊采用双释放制剂技术,包括速释微丸和缓释微丸两部分,半小时后发挥疗效,同时克服了普通制剂每日两次服药所带来的第二次血药浓度峰值偏高引起的中枢神经副反应问题,疗效持续8~10 h,更适合于无人机操作员使用。

2. **咖啡因缓释片**　咖啡因是一种黄嘌呤生物碱化合物,是一种中枢神经兴奋剂,具有兴

奋心脏、骨骼肌和中枢神经系统,抗氧化,舒张血管,松弛平滑肌等生理作用,对心血管系统具有正性作用,还能促进胃酸分泌和治疗偏头痛等疾病,能够暂时驱走睡意并恢复精力。咖啡因适量使用时,具有一定的药理作用,如果过度使用则将引起咖啡因中毒,甚至成瘾。而咖啡因普通制剂极易造成中毒、成瘾性,为此,海军军医大学长海医院目前正在研发咖啡因缓释片。动物体内动态过程表明,体内血药浓度个体差异较大,但其研制的咖啡因缓释片连续口服吸收无突释现象,达峰时间比咖啡因普通片明显延迟,单位剂量峰浓度显著降低,峰谷波动系数为 0.79 ± 0.40;12 h 所采血样中咖啡因的平均浓度为 (16.17 ± 10.10) μg/ml。说明咖啡因缓释片主要通过缓释制剂学工艺来控制有效成分的释放,从而减缓咖啡因的体内吸收,以满足临床治疗长效、安全的目的。

3. 乙酰唑胺缓释胶囊 目前国内上市的乙酰唑胺剂型为口服常释片,已被列入《中国药典》2015 年版和《国家基本药物目录》2018 年版。其缓释剂型已在美国上市多年,主要用于辅助治疗慢性单纯性(开角型)青光眼、继发性青光眼、急性闭角型青光眼术前降眼压,也可用于预防或改善急性高山病的症状。

乙酰唑胺缓释胶囊相对于口服片剂释放均一,突释情况少,降低了用药频率,减少了血药峰谷现象,提高了药效和安全性,有利于提高患者服药的顺应性,使用方便。在救援或是军事作业时,用于预防或改善急性高山病的症状。每日 0.5 ~ 1.0 g,分 2 次酌情服用片剂或缓释胶囊。在海拔急速升高的情况下,如救援或军事作业,推荐使用高剂量 1.0 g。初次给药应在上山前 24 ~ 48 h,以及持续在高海拔地区 48 h 内或在山上更长时间而需要控制高山症状时服用疗效较好。

乙酰唑胺是目前全球批准的唯一用于预防急性高山病的化学药物。乙酰唑胺通过抑制肾碳酸酐酶而引起利尿,随后引起细胞外酸中毒和 pH 值下降。本品有增强呼吸作用,能使动脉血氧分压(PaO_2)上升,二氧化碳分压($PaCO_2$)下降。由于改善组织供氧,睡眠性低氧血症明显减轻,睡眠质量亦改善。

4. 硝苯地平控释片 硝苯地平是钙通道阻滞药,具有抑制 Ca^{2+} 内流作用,能松弛血管平滑肌,扩张冠状动脉,增加冠脉血流量,提高心肌对缺血的耐受性,同时能扩张周围小动脉,降低外周血管阻力,从而使血压下降。小剂量扩张冠状动脉时并不影响血压,为较好的抗心绞痛药,可用于治疗高血压、冠心病、心绞痛。硝苯地平普通制剂引起的体位性低血压可导致头晕、头痛、眩晕或心悸等,飞行员初次服用普通片后应禁止飞行,可服用控释片。长期服药不宜突然停药,以免发生停药综合征导致血压骤升。

5. 对乙酰氨基酚缓释片与布洛芬缓释胶囊 航天飞行时,航天员会感觉头部与背部疼痛。头部疼痛是由于地球引力消失后腹部与下肢的血液移向头部,脑内血流过多、充盈所致。伴随症状还有脸部水肿与鼻塞,这与头部血管中过多的液体被挤向脸部与鼻部松软组织内有关。背部疼痛是因为在失重环境中,脊柱的椎间隙变大,脊椎韧带受到牵拉所致。在航天飞行中,67%(342/508 人次)的航天员会发生头部疼痛。对于航天员疼痛的治疗,美国国家航空航天局最常使用的药物是对乙酰氨基酚和布洛芬。

对乙酰氨基酚是非甾体抗炎药,具有解热、镇痛作用,但无消炎、抗风湿、抑制血小板聚集作用。它可以缓解诸多疼痛,如头痛、肌肉痛、关节痛、神经痛、月经痛、癌性痛及手术后痛等。其副作用有皮肤黏膜损伤与肝脏损害。对乙酰氨基酚普通片每隔 4 ~ 6 h 重复用药一次,一日不宜超过 2 g;缓释片应整粒吞服,每 8 小时重复用药一次,一日不超过 4 g。用于退热治疗时疗程不超过 3 d;用于镇痛治疗时,疗程不宜超过 10 d。本药可使发热机体体温降低,表现为血管扩张、出汗增加等。本药会降低飞行人员对加速度的耐受力,同时也使人易感疲劳,故应慎用。

布洛芬是非甾体抗炎药,能抑制前列腺素的合成,具有解热、镇痛、消炎、抗风湿及抑制血小板聚集作用。其副作用有胃肠损伤、出血、高血压。布洛芬是环加氧酶抑制剂,可间接抑制前列腺素而造成血压增高。如果发生此情况,极有可能造成航天员返回地球后发生体位性低血压。因为颈动脉窦的压力感受器会将高血压信息传入中枢神经,继而反馈抑制交感神经释放去甲肾上腺素,从而引起低血压。布洛芬普通制剂极有可能造成低血压,而布洛芬缓释剂可使药物在体内逐渐释放,减少血药浓度峰谷现象,减少因血药浓度过高而发生低血压等不良反应。每服用一次,可持续 12 h 止痛。

第二节 舌下黏膜给药制剂

一、舌下黏膜给药的制剂学研究概况

(一)舌下黏膜特点及给药环境

舌下黏膜为未角质化黏膜,其黏膜高度血管化,药物透过黏膜后可直接经毛细血管和静脉回流进入全身循环,避免肝的首过效应,提高药物生物利用度,是理想的给药部位。

生理因素如 pH 值、酶活性、黏膜渗透性等对药物的吸收均有影响。唾液的正常 pH 值为 6 ~ 7,呈弱酸性,虽然会随唾液流量改变而稍有变化,但是其值仍在 5.3 到 7.8 之间;唾液流量稳定在 1.1 ml 左右,99% 以上为水,仅含有少量蛋白质及电解质等,对药物干扰较小,非常适宜于药物的黏膜递送。

(二)药物舌下黏膜递送渗透促进技术

1. **吸收促进剂** 也称促渗剂,是一类能提高药物生物膜透过率的物质。其通过可逆性增大生物膜通透性,促进药物的吸收。吸收促进剂促进药物舌下黏膜吸收的机制主要有:①降低舌下黏膜上黏液黏度,改善黏液层流变学;②萃取细胞间脂质或干扰细胞间脂质排列,扩大细胞间隙,促进细胞旁路转运;③增加细胞膜脂质双分子层流动性,促进跨细胞转运。此外,部分吸收促进剂还有延长舌下黏膜滞留时间及抑制蛋白水解酶活性的作用。理想的吸收促进剂应该具备以下特点:有效、安全、化学惰性、无生物活性、无黏膜刺激性、作用可逆性等。目前,文献报道 SMDDS 制剂中使用的吸收促进剂有:表面活性剂、脂肪酸及其衍生物、阳离子聚合物等,如氮酮、油酸、薄荷醇。药物转运途径如图 2-2 所示。

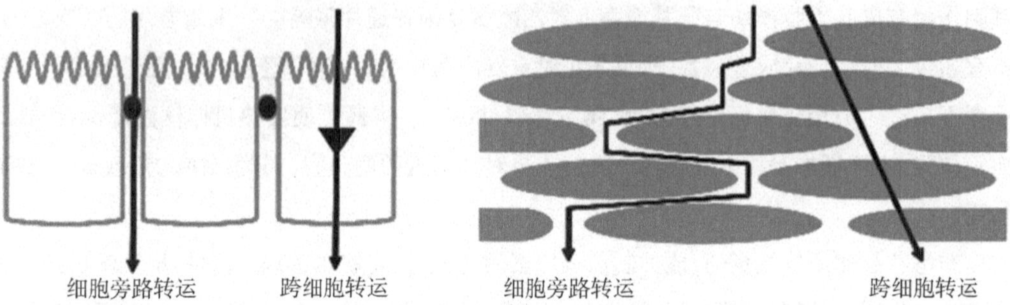

图 2-2　药物转运途径

引自:Nicolazzo JA, Reed BL, Finnin BC. Buccal penetration enhancers—how do they really work?. J Control Release, 2005, 105(1-2): 1-15

2. **pH 调节剂**　唾液 pH 值上升,能降低一些碱性药物的解离度和提高弱酸性药物的解离度,促进有机弱碱性药物吸收而不利于弱酸性药物的吸收。因此在制剂中加入一些 pH 调节剂,可以改变吸收的微环境,促进药物吸收。Bellorini 等研制了一种环糊精包合的黄体酮舌下泡腾片,在低 pH 值时,该片剂快速溶解,随着 pH 值的缓慢增加,溶解的药物保持未解离状态,然后被快速吸收。相较于环糊精黄体酮物理混合物,环糊精包合的黄体酮舌下泡腾片的生物利用度提高了 30%。

3. **黏附性材料**　为了延长药物在舌下的滞留时间,减少"唾液冲刷"造成的药物损失,控制药物的释放速度与释药量,使药物得到充分吸收,常使用一些生物黏附性材料将药物制成黏附制剂。黏附制剂作用于舌下黏膜时,黏附材料遇黏液溶胀,分子渗透到黏膜组织表面的缝隙,与黏液中的黏性链段分子互相穿透,通过疏水链、氢链、静电吸引力、范德华力等综合作用而产生黏附作用,从而延长了药物滞留时间,提高了药物的生物利用度。此类制剂常用辅料有天然高分子材料和合成高分子材料两大类,天然高分子材料有明胶、果胶、阿拉伯胶、海藻酸钠等,合成高分子材料有卡波姆、CMC-Na、HPMC、HEC、PVP、PEG 等。

4. **化学结构修饰**　以生物大分子药物为例,通过对生物大分子药物的结构修饰,如:酰化、甲基化、与高分子聚合物连接、做成前药等,可增加这类药物的脂溶性和稳定性,避免酶的降解,从而改善其吸收,提高生物利用度。促甲状腺素释放素(TRH)是一种研究黏膜吸收常用的模型肽,在 TRH 组氨酸残基的咪唑基团上进行 N-酰化修饰,提高了 TRH 的亲脂性,使其更易透过黏膜。且体外血浆半衰期测定试验表明,修饰后 TRH 的血浆半衰期从 9.4 min 增加到了 6.6 h,可有效提高其生物利用度。

5. **纳米技术**　纳米药物的发展,有效解决了药物递送中存在的问题,如药物吸收不好、生物利用度低、药物选择性差、毒副反应明显等。在药物的口腔黏膜递送中,纳米混悬技术能促进生物药剂学分类系统(biopharmaceutics classification system,BCS)Ⅱ类药物快速溶出并吸收入血;脂质纳米载体、纳米胶束等技术可使 BCSⅢ类药物快速有效地通过黏膜细胞层并入血,从而提高药物的生物利用度。酮咯酸制备为含酮咯酸的壳聚糖纳米颗粒后,经舌下喷雾给药,其绝对生物利用度增加到了 97%,而普通溶液的绝对生物利用度仅为 70%。

6. **物理促透技术** 某些药物,如亲水性生物大分子是难以直接穿透各种黏膜和细胞进入血液的,除吸收促进剂、化学结构修饰、制剂学手段外,物理促透技术也可有效改善此类药物的黏膜吸收。但由于口腔黏膜屏障脆弱,物理促透技术易对黏膜组织造成损伤。离子电渗透是一种离子流在电场力的驱动下在介质中有向扩散的物理过程。离子电渗透技术可促使亲水性带电分子透过生物屏障以实现局部或全身作用。离子电渗透的效果受离子电渗参数、药物的分子量、药物形式(溶液、凝胶、乳膏等)及吸收促进剂等其他辅料加入的影响。在离子电渗透作用下,3 kDa 右旋糖酐、10 kDa 右旋糖酐以及 12 kDa 小清蛋白以水溶液形式的黏膜渗透率分别为原来的 32 倍、38 倍和 36 倍。

(三)舌下黏膜递药剂型设计

舌下黏膜递药剂型主要分为:舌下速溶膜、舌下片、舌下滴丸等。

1. **舌下速溶膜** 舌下速溶膜是当前最有发展潜力的载药系统之一。就处方组成讲,主要包括药物、聚合物基底、增塑剂、填充剂、矫味剂及色素等。基底材料主要有羧甲基纤维素、羟丙甲纤维素、聚乙二醇-聚乙烯醇共聚物、海藻酸钠等。增塑剂常见的有甘油、丙二醇、山梨糖醇、聚乙二醇,或者几种混合使用,聚乙二醇 400 应用较多。同时为了加速崩解,处方中还可加入崩解剂如低取代羟甲基纤维素和微晶纤维素等。舌下速溶膜的制备方法有溶剂浇铸法、热熔挤压法、半固体浇铸法、碾压法等,其中溶剂浇铸法是最主要的方法。

延胡索乙素是罂粟科紫堇属延胡索镇痛作用的主要活性成分,已作为镇痛药物应用于临床。其安全性高、耐受性好、无成瘾性,可用于战士作训时镇痛,具有一定的军事意义。然而延胡索乙素属于 BCSⅡ类药物难溶于水、生物利用度不高,限制了其临床应用。空军特色医学中心研制了延胡索乙素纳米混悬舌下速溶膜。采用微型化介质研磨法制备延胡索乙素纳米混悬剂后,将溶剂浇铸制得延胡索乙素纳米混悬舌下速溶膜。体外溶出实验结果表明,延胡索乙素纳米混悬舌下速溶膜 5 min 内溶出度可达到 91%,释药迅速(图 2-3)。小鼠热板法和扭体法镇痛药效实验结果显示,延胡索乙素纳米混悬舌下速溶膜可显著提高小鼠的痛阈值($P<0.01$)和显著减少小鼠扭体次数($P<0.05$)。

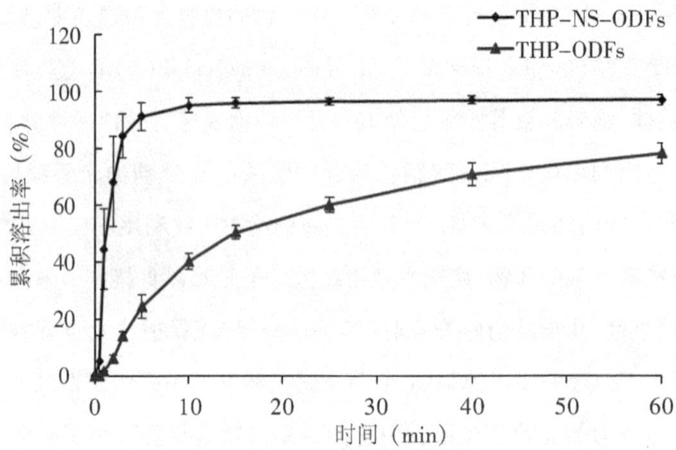

图 2-3　延胡索乙素纳米混悬舌下速溶膜和延胡索乙素物理混合舌下速溶膜的体外溶出曲线（n=6）

引自：连王权．延胡索乙素纳米混悬口腔速溶膜的制备与评价．江西中医药大学，2018

2. **舌下片**　舌下片（sublingual tablets）系指置于舌下能迅速溶化，药物经舌下黏膜吸收后起全身作用的片剂。舌下片中的原料药物应易于直接吸收，主要适用于急症的治疗。目前，舌下片制剂辅料主要有交联聚维酮、聚维酮、羧甲基纤维素钠、低取代羟丙基纤维素、微粉硅胶、阿司帕坦等。其制备方法有粉末直接压片法、湿法制粒法、冷冻干燥法、喷雾干燥法等。

舌下片的技术相对成熟，有一些上市产品，如硝酸甘油舌下片、盐酸二氢埃托啡舌下片、盐酸丁丙诺啡舌下片、盐酸纳洛酮舌下片、酒石酸唑吡坦舌下片等。舌下片也可以结合一些新型的给药技术，如 Rawas-Qalaji 等人通过微晶技术将肾上腺素制备为微晶舌下片，与普通的肾上腺素舌下片相比，在给药剂量减少了 50% 的情况下，其在雌性新西兰兔中吸收程度增加了 2 倍（图 2-4）。

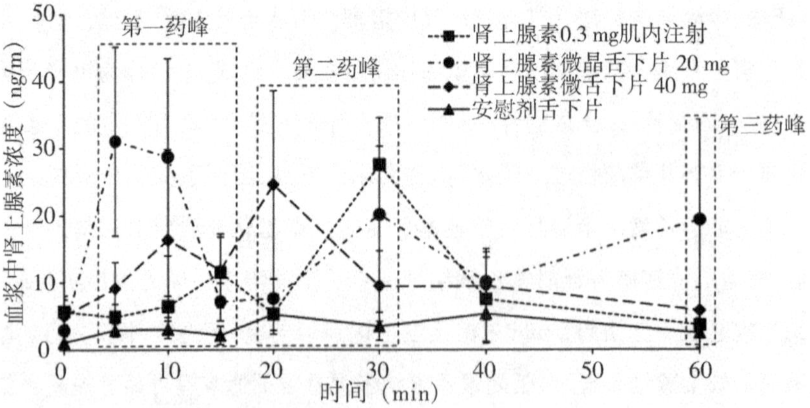

图 2-4　舌下给予肾上腺素微晶舌下片、肾上腺素舌下片和安慰剂舌下片以及注射给予肾上腺素后的血浆浓度-时间曲线

引自：Rawas-Qalaji M, Rachid O, Mendez BA, et al. Adrenaline (epinephrine) microcrystal sublingual tablet formulation: enhanced absorption in a preclinical model. J Pharm Pharmacol, 2015, 67(1):20-25

3. **舌下滴丸** 滴丸是利用固体分散技术原理制备的丸剂，即将固体或液体药物溶解、混悬或乳化在载体中，然后滴入与药物基质不相溶的液体冷凝剂中，经迅速冷却收缩而成，用以舌下含服、口服、腔道使用等。滴丸中药物以分子、微晶或胶体状态分散于基质中，分散度大，有利于药物的溶解和吸收，具有速效、高效的特点。且药物被包埋在基质中，在一定程度上增加了易水解、易氧化分解和易挥发药物的稳定性。

目前，常见的舌下滴丸有复方丹参滴丸、速效救心丸、都梁滴丸等。滴丸的分散度、溶出度和溶解度较好，生物利用度高，适用于临床上病势较急的病症。新型现代制剂技术如包合技术、乳化技术和纳米技术等的出现扩大了速效滴丸的研制范围，比如一些药理活性强但是难溶性或挥发性的药物，可以采用纳米技术、乳化技术或包合技术增溶或包合后，再与基质混合进行滴制，如纳米混悬舌下滴丸、自微乳舌下滴丸等。

4. **其他** 除上述剂型外，还有喷雾剂、凝胶剂等。Oral－lyn©喷雾剂中胰岛素以胶束分散体状态存在，在促透剂和稳定剂的协助下，可有效实现胰岛素的舌下黏膜吸收，且使用方便，其最新改进剂型只需要按压3～5次即可达有效剂量。

二、舌下黏膜给药在航空航天医学中的应用

（一）美洛昔康纳米混悬舌下速溶膜

美洛昔康是一种新型的烯醇酰胺类非甾体抗炎药，具有良好的镇痛作用，目前美军已装备。但美洛昔康属BCS Ⅱ类药物，水溶性差而渗透性好，水溶性差导致其溶出慢，从而影响其吸收和起效速度。空军特色医学中心采用pH依赖的溶解－沉淀法制备美洛昔康纳米混悬剂，并采用溶剂浇铸法进一步制备了美洛昔康纳米混悬舌下速溶膜，崩解时间为23 s，体外溶出结果显示，美洛昔康纳米混悬舌下速溶膜10 min内即可完全溶出（图2－5）。大鼠药代动力学实验表明，美洛昔康纳米混悬舌下速溶膜组在大鼠体内的生物利用度是美洛昔康原料药舌下速溶膜的3倍，是美洛昔康原料药灌胃组的4.34倍（图2－6）。

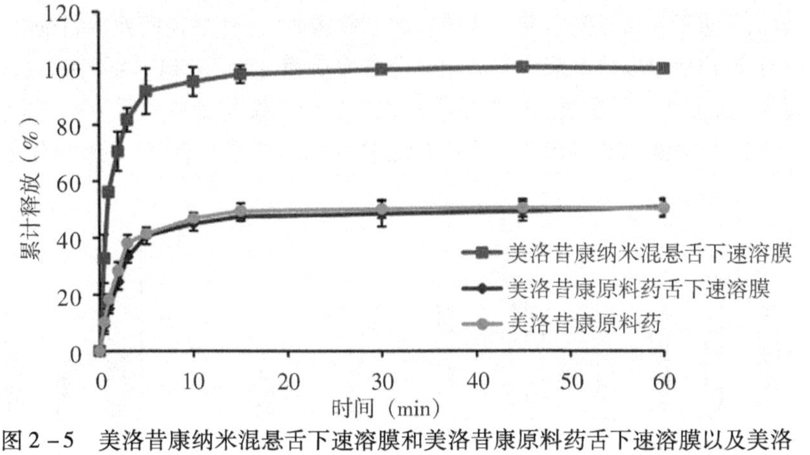

图2－5 美洛昔康纳米混悬舌下速溶膜和美洛昔康原料药舌下速溶膜以及美洛昔康原料药的体外药物溶出曲线

引自：Song Q, Shen CY, Shen BD, et al. Development of a fast dissolving sublingual film containing meloxicam nanocrystals for enhanced dissolution and earlier absorption. J Drug Deliv Sci Tec, 2018, 43: 243－252

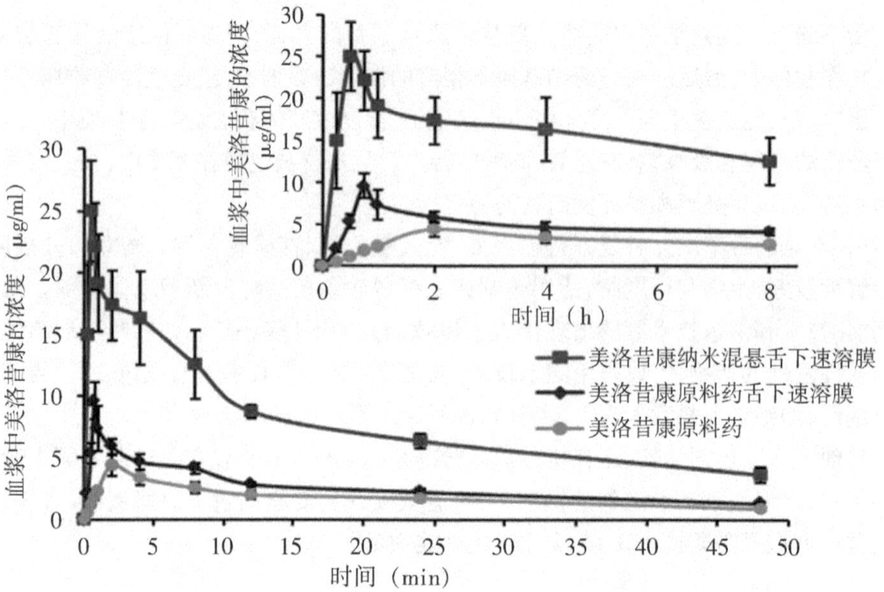

图2-6　舌下给予美洛昔康纳米混悬舌下速溶膜和美洛昔康原料药舌下速溶膜以及口服美洛昔康原料药后的血浆浓度-时间曲线

引自:Song Q, Shen CY, Shen BD, et al. Development of a fast dissolving sublingual film containing meloxicam nanocrystals for enhanced dissolution and earlier absorption. J Drug Deliv Sci Tec, 2018, 43: 243-252

(二)矛头蝮蛇凝血酶舌下膜

矛头蝮蛇凝血酶是一种有效且安全的止血药,广泛用于须减少流血或止血的各种医疗情况。基于矛头蝮蛇凝血酶临床上良好的止血效果,可将其选为战场快速止血的医疗急救药物。然而目前临床上使用的矛头蝮蛇凝血酶为冻干粉针剂,在航空航天任务特殊条件下,飞行人员可能无法自行使用这种注射剂,这必将影响其急救和作业能力。

空军特色医学中心研制了矛头蝮蛇凝血酶舌下膜制剂,采用羟丙基-β-环糊精冰片包合物作为促透剂,促进矛头蝮蛇凝血酶快速被口腔黏膜吸收,达到快速起效的目的。试验通过测定大鼠出血时间、出血量以及血浆中的活化部分凝血活酶时间(APTT)水平来评价矛头蝮蛇凝血酶舌下膜的止血效果。结果显示中剂量和高剂量的矛头蝮蛇凝血酶舌下膜可有效缩短大鼠的出血时间、减少出血量、缩短 APTT,说明矛头蝮蛇凝血酶舌下膜具有明显的止血作用(图2-7)。

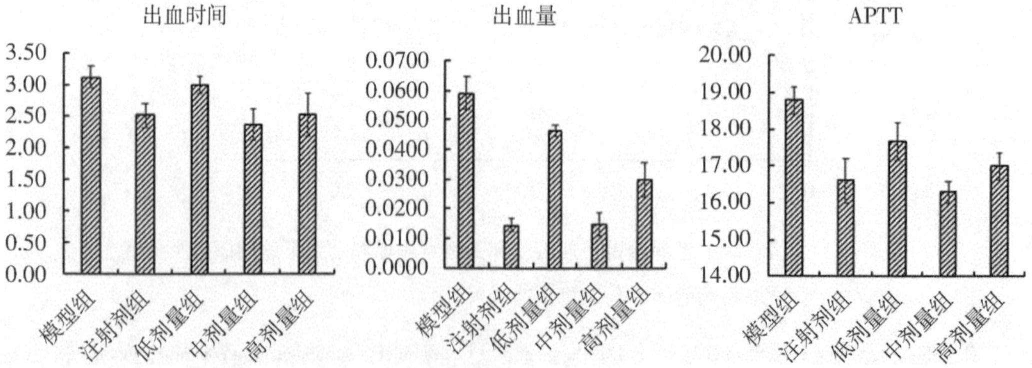

图2-7　矛头蝮蛇凝血酶舌下膜止血试验结果(n=8)

（三）盐酸哌甲酯舌下膜

盐酸哌甲酯为中枢神经兴奋药，可以缓解疲劳、提高注意力稳定性、增强记忆力。临床上常使用其片剂、注射剂，但盐酸哌甲酯片剂吞咽困难，而且注射给药患者顺应性差。为方便无人机操作员和飞行员等用药，达到快速起效、提高顺应性等目的，空军特色医学中心采用溶剂浇铸法制备了盐酸哌甲酯舌下膜，制得的盐酸哌甲酯舌下膜 3 min 的释放度即可达到 99%。大鼠药动学结果显示，与盐酸哌甲酯灌胃组相比，盐酸哌甲酯舌下膜组 t_{max} 显著缩短（$P<0.01$），$AUC_{0\sim4\,h}$ 和 C_{max} 显著增大（$P<0.01$），说明盐酸哌甲酯舌下膜可有效促进盐酸哌甲酯的吸收，提高生物利用度（图 2－8）。

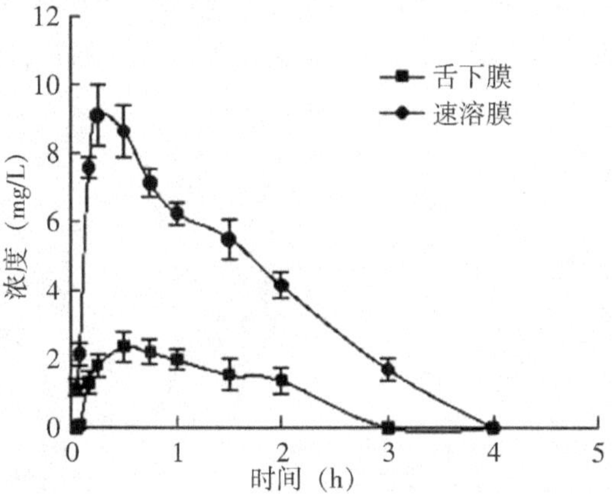

图 2－8　舌下给予盐酸哌甲酯舌下膜和盐酸哌甲酯原料药灌胃在大鼠体内的平均血药浓度－时间曲线

引自：张利红，武娜，徐平华，等. 盐酸哌甲酯舌下速溶膜在大鼠体内的药动学研究. 中国新药杂志，2015，24(23)：2677－2680

（四）纳洛酮舌下片

飞行作战时，飞行舱内的毒气毒物可能会使飞行员在密闭环境中产生呼吸困难甚至窒息休克等症状。纳洛酮是短效阿片受体拮抗剂，能竞争性拮抗各类阿片受体，临床上用于拮抗各种原因引起的呼吸抑制，并且对休克、酒精中毒等也有良好的治疗效果。盐酸纳洛酮舌下片舌下含服 10 min 即可产生作用，吸收半衰期为 11 min，吸收速度快，易透过血脑屏障，可满足飞行作战和空降作战任务特殊条件下卫勤需求，具有重要的军事意义。

（五）酒石酸唑吡坦舌下片

大量试验研究和航卫保障经验说明，合理使用觉醒和促眠药物可以降低疲劳和改善认知，提高飞行作战能力。Purdue 制药公司的酒石酸唑吡坦舌下片于 2011 年通过美国食品药品监督管理局（FDA）批准用于催眠。传统酒石酸唑吡坦口服片有效剂量为 10 mg，而酒石酸唑吡坦舌下片女性推荐剂量为 1.75 mg，男性为 3.5 mg，服药量显著减少，且服用方便，可在口腔内快速释放并迅速进入体内，从而帮助飞行员快速入睡。

（六）石菖蒲挥发油舌下滴丸

石菖蒲是《肘后备急方》中常用的药物，用于治疗各种昏厥，如救卒死尸蹶方记载“捣干菖蒲，以一枣核大，着其舌下”。基于此古方，空军特色医学中心研制了石菖蒲舌下滴丸。石菖蒲挥发油为石菖蒲醒脑开窍的主要药效成分，然而挥发油易挥发、难溶于水、生物利用度低。采用自纳米乳技术制备石菖蒲挥发油自纳米乳递药系统，将石菖蒲挥发油直接作为自纳米乳中的油相，处方更简单且载药量更大，伪三元相图（图 2 – 9）和 Box – Behnken 效应面法筛选（图 2 – 10）和优化得最佳处方为：41.7% 石菖蒲挥发油、46.8% 吐温 80、11.5% 聚乙二醇 400，制得的“药载一体”石菖蒲挥发油自纳米乳递药系统，提高了石菖蒲挥发油的溶解度和稳定性。然后石菖蒲挥发油自纳米乳递药系统与基质混合，进一步制成舌下滴丸。体外溶出结果表明，制备的石菖蒲挥发油舌下滴丸，10 min 的溶出度即可达 94%，释放迅速。

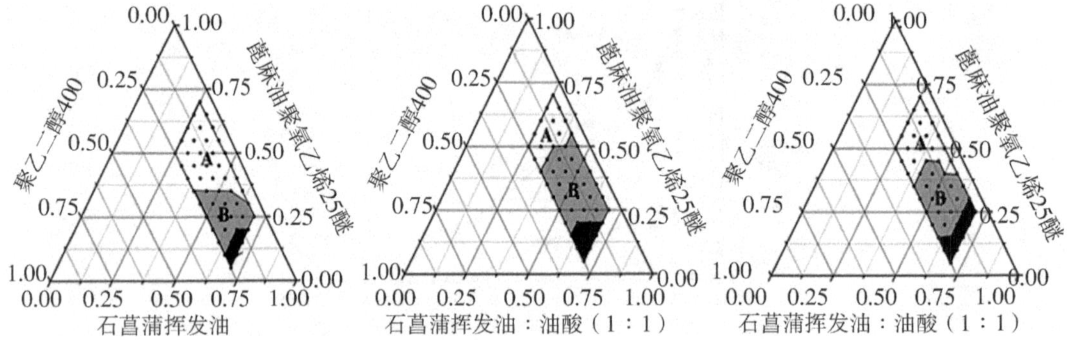

图 2 – 9　石菖蒲挥发油自纳米乳递药系统伪三元相图

引自：钟芮娜，汪小涵，王欣桐，等. 石菖蒲挥发油自纳米乳的制备与质量评价. 中国中药杂志，2018，43（20）：4062 – 4068

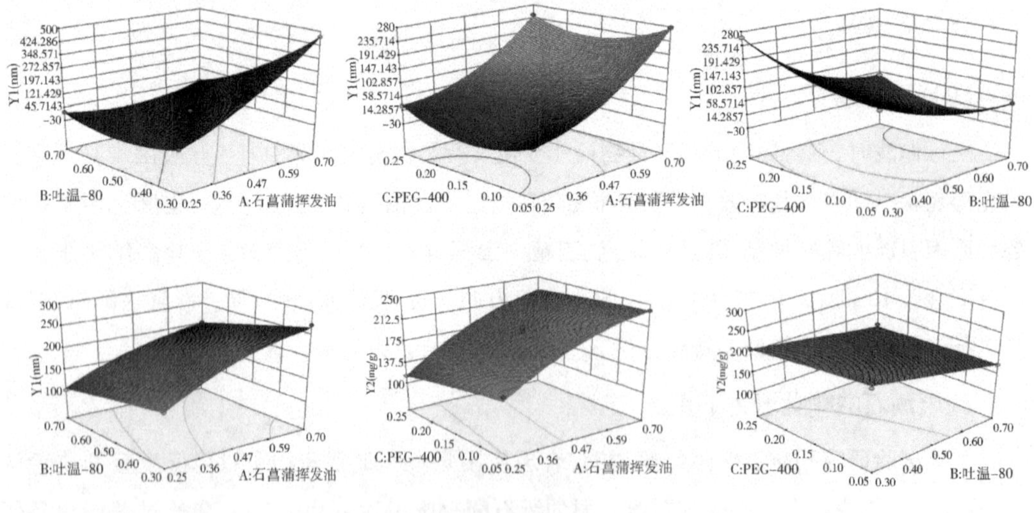

图 2 – 10　石菖蒲挥发油自纳米乳处方 Box – Behnken 三维效应曲面图

引自：钟芮娜，汪小涵，王欣桐，等. 石菖蒲挥发油自纳米乳的制备与质量评价. 中国中药杂志，2018，43（20）：4062 – 4068

第三节 经皮给药制剂

一、经皮给药的制剂学研究概况

(一)药物皮肤递送渗透促进技术

1. **渗透促进剂** 渗透促进剂是通过改变皮肤结构增加皮肤渗透性的化合物,能可逆性削弱皮肤屏障作用,利于药物以适宜速率透皮吸收(表2-1)。脂质-蛋白质分配理论认为透皮促进剂有三种作用机制:①与细胞间脂质相互作用;②与细胞内角蛋白相互作用;③大量渗透促进剂进入角质层(stratum corneum, SC),提高皮肤对药物的溶解能力。渗透促进剂有很多类型,如水、醇、氨基酸、酰胺、酯、萜烯等;中药中促渗剂多为挥发油成分。渗透促进剂可单独使用,也可与其他促渗方法联合使用。其促渗机制包括:①促进药物在角质层扩散;②破坏角质层细胞间脂质的屏障;③促进药物从水性基质中向角质层分配。

表2-1 经皮给药中渗透促进剂的作用机制及效果

渗透促进剂种类	机制	效果
脂肪酸	破坏SC	促进多奈哌齐的经皮传递
壳聚糖及其衍生物	增加SC中脂质流动性和皮肤含水量	提高皮肤渗透性
DDAK(6-dimethylaminohexanoic acid dodecyl ester)	增加了热力学活性和SC/载体分配系数	促进阿德福韦的经皮传递
桂皮烯	破坏、提取细胞间脂质,同时具有键和作用	促进盐酸川芎嗪的经皮传递
二甲氨苯酸戊酯和丙二醇	破坏SC中细胞间脂质的结构	协同作用提高睾酮生物利用度
氮酮、月桂醇、肉豆蔻酸异丙酯	增加SC中脂质流动性,改变跨皮肤的热力学驱动力	提高5-氟尿嘧啶的经皮渗透性
环糊精类	降低脂质膜的屏障功能	提高氢化可的松的经皮渗透性
萜类和油酸	破坏细胞间脂质	提高5-氟尿嘧啶的经皮渗透性
羧酸钠类	改变脂质结构	用羧酸钠类预处理提高经皮渗透性
二甲基氨基异丙酸盐 十二烷基n,n-二甲氨基乙酸盐	预处理皮肤	提高5-氟尿嘧啶的经皮渗透性

2. **直流电离子导入** 直流电离子导入促进中药经皮吸收已被用于治疗骨质增生病、椎间盘突出、慢性肾衰竭等疾病。中药经离子导入疗法是融合了中药、穴位及电流物理作用的一种独特疗法,结合了中医辨证论治与局部治疗的优势。由田七、红花、没药、当归、大黄五味中药制成的生骨液有效成分荷负电,在直流电离子导入作用下,能改善骨折部位血液循环,加速骨痂生长。治疗软组织损伤的动物实验表明,中药经离子导入可改善局部血液流变状态,提

高毛细血管渗透性，减少组织渗出，加速组织修复。

3. **电致孔** 电致孔采用瞬时（微秒到毫秒之间）高电压脉冲电场，在细胞膜脂质双分子层中形成暂时的、可逆的亲水性孔道，增加细胞膜渗透性。电致孔促进经皮吸收的主要机制是电泳，被动扩散也起到作用，在施加脉冲后数小时仍能保持皮肤通透性。电致孔已成功用于不同脂溶性、不同分子量药物的促渗，如纳布啡、特拉唑嗪、茶多酚、氨甲蝶呤，大分子药物包括胰岛素、干扰素 α－2b、寡核苷酸、siRNA、DNA 等。通过优化电流参数，如波形（指数式衰变或方波）、电压（50～1500 V）、持续时间（微秒到毫秒）及脉冲间隔时间（几秒至几分钟），可达到较好促渗效果。

电致孔技术的优势：①可严格控制经皮渗透速率；②由于药物转运不依赖于细胞摄取功能，因此可适用于各阶段和各种类型细胞，具普适性且无毒；③高效，大多数细胞能摄取靶 DNA 或靶分子；④适用于完整皮肤。电致孔的缺点是会导致细胞膜暂时性受损，可引起某些细胞死亡；进出细胞的物质在电致孔作用下无选择性。

4. **超声促渗** 超声促渗是在超声波作用下，促进药物分子透皮。超声促渗的机制包括空化效应、热效应、对流转运及机械效应。超声需借助超声耦合剂的传导超声波的作用才能将能量从仪器中传递到皮肤中，在耦合剂中加入药物则可同时达到物理治疗和促进药物透皮吸收的作用。超声促渗效果依赖于超声波振幅功率大小和超声脉冲作用时间。

辣椒碱广泛用于治疗关节炎、肌肉疼痛、背痛、运动扭伤和带状疱疹后遗留神经痛等疾病，但其对皮肤有刺激性，使用后有强烈的烧灼感、刺痛感，临床顺应性差。因此，使用时首先将其制成纳米乳，以减轻药物对皮肤的刺激性。再制成凝胶剂，在超声仪作用下发挥促进药物透皮吸收的作用。随超声强度增加，接受液中辣椒碱含量亦增加。但超声作用超过 8 min 后，时间越长反而药物透皮量越低，可能是超声作用过久对皮肤结构造成不可逆损伤和破坏，导致皮肤透过性降低，造成皮肤组织形成空隙通道，增加药物经皮透过；接受液中气泡破裂爆炸使细胞和组织的结构暂时改变，造成孔道、空泡和凹陷等通道而促使药物透过，这可能是超声促进药物透皮的主要机制。

5. **光机械波** 压力波经激光放大后能穿透角质层，并能通过仪器精确控制其削减皮肤的深度及广度，持续时间为纳秒到毫秒，压力可达几百个大气压。将该技术作用于药物分子，能促使其高效透过皮肤；作用于皮肤则可以除去皮肤角质蛋白而不损伤表皮层，削弱皮肤屏障作用，促进渗透。目前该技术已应用于人氨基乙酰丙酸变态原的经皮快速传递。

6. **磁导入** 磁导入通过施加磁场促进药物经皮吸收。脂质体、纳米粒等新剂型同时包载药物和超顺磁粒子，可作为载药磁共振显影剂，用于肿瘤热疗及靶向治疗。当给利多卡因贴片施加磁场后，其透皮稳态流量增强因子明显增加。磁场并未改变角质层通透性，而是通过磁运动促进药物经皮吸收。施加磁场可提高药物油水分配系数。经磁导入后，药时曲线下面积比未施加磁场时增加 2 倍多。

7. **静电纺丝技术** 静电纺丝技术即聚合物喷射静电拉伸纺丝法（图 2－11）。与传统的干法、湿法或熔融纺丝法相比，静电纺丝直径可减小到1%，通常为几百纳米至几微米。由静电纺丝制备的聚合物纺丝表面积和孔隙率大、生物相容性好，可用作药物载体、三维细胞培养支架，尤其在外用敷料中应用广泛。

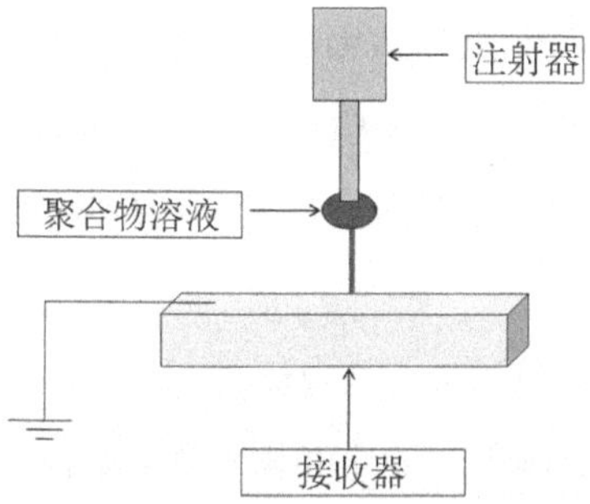

图2－11　静电纺丝技术装置图

云南白药被誉为“伤科圣药”，应用已逾百年。由其制成的纳米纤维直径为25.1 nm，长度从86到726 nm不等。纳米纤维黏附性好且具有多孔结构，更有利于血小板聚集、止血、促愈合。

载积雪草总苷静电纺丝纳米纤维治疗深Ⅱ度烧伤：刘晓妍等利用同轴静电纺丝技术，将具有强大吸水能力的海藻酸钠、广谱抗菌性能的壳聚糖、成纤维性良好的聚乙烯醇（PVA）及促伤口愈合的活性药物积雪草总苷结合，制备得到芯层载积雪草总苷的海藻酸钠/PVA/壳聚糖同轴纳米纤维膜，并研究其对深Ⅱ度烧伤创面修复的促进作用。初步探讨同轴纳米纤维膜促进大鼠深Ⅱ度烧伤创面的愈合机制，发现同轴纳米纤维膜可上调创面组织的血管内皮生长因子、血小板－内皮细胞黏附分子、增殖细胞核抗原等细胞因子的表达，进而加速创面愈合。同时，同轴纳米纤维膜还可下调创面肿瘤坏死因子－α、白介素－6等炎性因子的表达，减轻炎症反应，有利于创面愈合。载积雪草总苷同轴纳米纤维的成功制备为深Ⅱ度烧伤治疗提供了新选择，军事意义显著。

（二）经皮给药新型制剂技术

1. 脂质体　脂质体是由磷脂等类脂形成的双分子层结构的微型小囊，粒径在20～3500 nm之间。脂质体在药物透皮给药系统（TDDS）中的作用取决于其对药物的包容性质及释放性质，因而也与药物的性质有关。

众多研究表明，脂质体用作皮肤给药的载体，具有皮肤组织靶向性，它可使药物具有较大的角质层透过量，而进入血液循环的药量少。固体脂质体纳米粒作为经皮给药载体已经展现出较大的应用前景和价值，如咪喹莫特固体脂质体纳米粒和雷公藤内酯醇固体脂质纳米粒以生理相容性好的天然脂质材料为载体，不仅降低了药物对皮肤的刺激性，还在不同程度上减少了不良反应。

2. 纳米粒　纳米粒高度分散，可通过毛囊或角质层，能促进药物经皮吸收，缓释药物，保护药物避免降解。固体脂质纳米粒用于经皮给药的优点：①无须使用高浓度表面活性剂；②载药量大；③能在皮肤表面成膜，起到封包作用，减少表皮水分流失，有利于药物经皮吸收；④粒径较小，能与角质层紧密接触，同时表面积大，增加了药物与角质层接触时间和面积，有利于药物经皮吸收。纳米粒促进药物透皮吸收的主要途径为毛囊转运，纳米粒最长可在毛囊内存在10 d。由于毛囊周围有高密度毛细血管和树突细胞分布，有利于药物吸收，因此毛囊成为药物高效透皮吸收的靶标。

3. 微乳　微乳的粒径为10～100 nm，外观透明，由油水两相、表面活性剂及助表面活性剂组成，是热力学及动力学稳定的体系。微乳可载大量脂溶性和水溶性药物，可保护药物避免降解、水解和氧化。微乳中的表面活性剂可削弱角质层屏障作用。与脂质体比较，微乳更易透过皮肤，且局部皮肤组织内滞留量少。但是，微乳中表面活性剂量大，对皮肤刺激性也大，并且只适用于低分子量药物。目前尚没有微乳经皮给药制剂上市。

双氯芬酸钠是一种衍生于苯乙酸类的非甾体消炎镇痛药，其口服给药时生物利用度只有50%，而且有严重的胃肠道反应，所以将其制成外用制剂将是一种更好的选择，已经上市的有双氯芬酸钠凝胶。Shahinaze等以丙二醇单辛酸酯为油相、癸酸聚乙二醇甘油酯为表面活性剂、二乙二醇单乙基醚为助表面活性剂制备了双氯芬酸吡咯烷乙醇盐微乳。体外透皮实验结果表明，所制备的微乳与市售的双氯芬酸吡咯烷乙醇盐凝胶相比，有更好的透皮性能；在体抗炎实验中，所制备的微乳较市售的凝胶有更好地抑制小鼠足尺肿胀的作用。由此可见，双氯芬酸吡咯烷乙醇盐微乳更适用于在野外军事训练中受伤的人员。

4. 水凝胶　水凝胶是由聚合物交联而成的三维网络状结构，富含水分。水凝胶经皮给药系统的优势是制备工艺简单，载药量高，能保持皮肤水化，促进药物经皮吸收。水凝胶应用于皮肤局部的研究较多，包括难愈性创面愈合、烧伤、止血等。

针对传统凝胶的人为反复给药、不方便作训使用、依从性差等难题，空军特色医学中心开展了智能水凝胶织物研究，其产品可依皮肤微环境（温度、湿度等）智能释放（图2－12，2－13）。

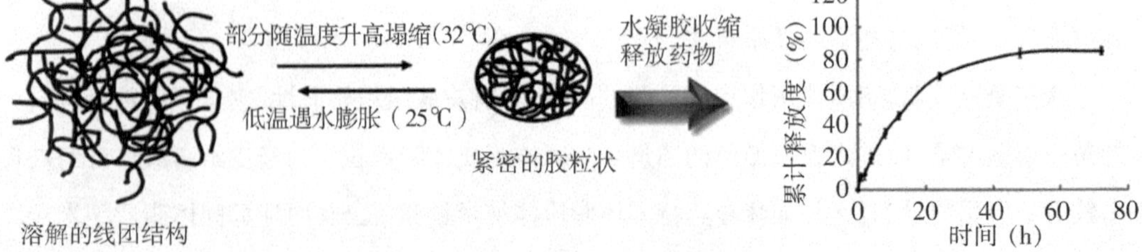

图2－12　水凝胶释药机制

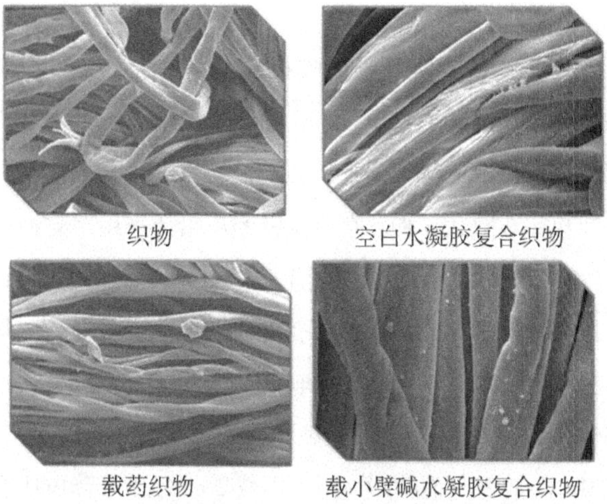

图 2－13 小檗碱粒子水凝胶三维网络结构

引自：Xu H, Yuan XD, Shen BD, et al. Development of poly (N－isopropylacrylamide)/alginate copolymer hydrogel－grafted fabrics embedding of berberine nanosuspension for the infected wound treatment. J Biomater Appl, 2014, 28(9): 1376－1385

5. 囊泡 囊泡经皮给药系统的优势：①囊泡中的脂质分子能插入角质层，产生吸收促进作用；②作为药物缓释储库；③可通过脂质膜达到药物控释目的。囊泡通常由脂质或非离子表面活性剂构成，分别形成脂质体、非离子表面活性剂囊泡。

芹菜苷配基醇质体的体外透皮吸收效率、皮肤内储留量及对环氧化酶－2的抑制作用均显著优于芹菜苷配基脂质体及柔性脂质体，可用于治疗紫外线导致的皮肤炎症。肉桂酸传递体的透皮流量比肉桂酸酯质体的透皮流量高3倍。不同区域皮肤内的药物浓度明显低于脂质体内的药物浓度，大鼠腹部皮肤在给药10 h后，肉桂酸酯质体的皮肤内药物浓度为3.21 μg/ml ± 0.25 μg/ml，而肉桂酸传递体的药物浓度仅为0.59 μg/ml ± 0.02 μg/ml。这说明传递体作为肉桂酸载体由于其变形性较好，能完整通过皮肤促进药物透皮吸收。青藤碱是从中药青风藤中提取的生物碱，具有外周抗炎消痛、中枢镇痛等作用。制成青藤碱传递体经皮给药后，在外周血液、脑组织中药物浓度都数倍增加，药效增强。

6. 前药 前药是指将某些药物进行结构改造，形成适宜衍生物，经生物转化生成原来的活性药物而发挥作用。

厚朴酚、和厚朴酚是木兰科植物的主要成分，具有强效抗炎作用，但极性较大，不利于透皮吸收。甲基修饰后，可提高厚朴酚、和厚朴酚在皮肤内的蓄积量，二甲基厚朴酚、二甲基和厚朴酚的皮肤内分布量分别增加了15倍和7倍。与皮肤内蓄积量升高相反，甲基修饰后透皮吸收量下降。但甲基修饰后药物能选择性经毛囊吸收，二甲基厚朴酚、二甲基和厚朴酚的毛囊内分布量是厚朴酚、和厚朴酚的3～5倍。抗炎活性顺序为：和厚朴酚 > 二甲基厚朴酚 > 二甲基和厚朴酚 > 厚朴酚。甲基修饰的厚朴酚、和厚朴酚用于治疗炎性皮肤疾病具有高效和安全的优点。

7. **微针** 微针技术是新兴的促进药物吸收技术。它是由微细针簇组成的1cm×2cm的透皮贴片。微针贴于皮肤后，能刺穿角质层，但不触及较深组织内的神经，无疼痛感，可提高药物渗透性，用于局部给药、全身给药和疫苗传递。

微针分为空心微针和实心微针两种。空心微针经皮给药采用"戳穿后流动"方式，药物溶液通过微针孔经皮给药。实心微针经皮给药方式有三种：①戳穿后贴附。首先用微针在皮肤表面致孔，再贴附适宜制剂，使制剂中的药物扩散穿透皮肤；②戳穿后释药。采用可溶性微针，依赖于微针溶解释药。③包衣后戳穿。首先用微针刺穿皮肤，微针表面包衣层水化而释药。

Wang等利用浇铸法制备了针尖包载艾塞那肽的透明质酸微针。体外药物释放实验表明：该微针插入皮肤30 s释放80%的药物；插入皮肤2 min，几乎释放所有的药物。同时，动物实验表明，该微针对2型糖尿病的治疗效果可以与传统皮下注射相媲美，相对生物利用度高达97%，是一种快速高效的微针经皮给药设计。

8. **液晶** 液晶是物质的一种热力学稳定状态，亦称中介相或介晶态，处于该状态的物质一方面具有像液体一样的流动性和连续性，另一方面又具有晶体的各向异性。液晶表现出各向异性是因为其分子排列存在位置上的无序性以及取向上的一维或二维长程有序性，但液晶并不具备晶体的空间晶格结构。单一组分或少数化合物的均匀混合物因温度变化而形成的液晶称为热致液晶，由两亲性分子溶解于溶剂后形成的液晶称为溶致液晶。溶致液晶根据其内部结构不同又分为层状相液晶、立方相液晶和六角相液晶。层状相液晶在过量水存在的情况下易发生结构转变，而立方相液晶与六角相液晶结构能与过量水稳定共存。人体中含有大量体液，可作为释药环境，故而在药物载体研究中，以立方相液晶与六角相液晶的研究居多。

(三)经皮给药制剂剂型分类

经皮吸收的药物很多，常用的剂型有软膏剂、凝胶剂、喷雾剂、贴剂等。

1. **软膏剂** 软膏剂指药物与适宜基质均匀混合制成的具有一定稠度的半固体外用制剂。常用基质分为油脂性基质、水溶性基质和乳剂型基质，其中用乳剂型基质制成的易于涂布的软膏剂称乳膏剂。

软膏剂作为经皮给药的一种剂型，不但可以避免药物在胃肠道中的破坏，减少血药浓度峰谷变化，而且已成为克服药物副作用的有效用药途径之一，在医院皮肤科、外科等广泛应用。"内病外治"可能成为中药软膏剂今后研究发展方向之一。但对软膏剂的基质、药物与基质相关性、透皮吸收剂及质量控制等几个方面的研究还需进一步探讨和提高。尤其在选定基质的过程中，应重视酸碱度对药物的影响，正常情况下，亲水性基质的pH值接近皮肤的pH值，这种基质对药物的吸收更好。

2. **凝胶剂** 凝胶剂系指药物与能形成凝胶的辅料制成溶液、混悬或乳状液型的稠厚液体或半固体制剂。

近年来由抗真菌药物与糖皮质激素组合制成的复方外用制剂在皮肤科领域广泛应用，其具有快速止痒及控制局部红斑、丘疹等促进炎症反应改善的特点，主要针对伴有明显炎症反应的急性浅部真菌感染，也适用于继发真菌感染的皮炎湿疹类疾病。目前市售的代表性药物为曲安奈德益康唑乳膏，但由于该药物局部偶见过敏反应，乳膏剂难以涂抹均匀，因此在临床应用中具有一定的局限性。空军特色医学中心研制出具有药理作用突出、临床前药效肯定、安全低毒，且易涂抹、易吸收的广谱抗真菌药复方盐酸特比萘芬凝胶。该制剂为抗真菌药与糖皮质激素的复方制剂，每克含盐酸特比萘芬10 mg、糠酸莫米松0.5 mg，可用于治疗手足癣、体癣、花斑癣、皮肤念珠菌病等。

新型凝胶系统如下：

(1)*经皮脂质凝胶系统* 纳米脂质载体(nanostructured lipid carriers，NLC)是在固体脂质纳米粒的基础上逐渐发展起来的一种新型脂质纳米给药系统，是一种经皮给药的良好载体。其纳米粒以结晶缺陷型或无定形结构存在，给予药物更多的空间，提高了药物的溶解度和载药量，避免了因晶格重排而导致的药物泄露，提高了药物的稳定性，增加了与皮肤的水合作用和生理相容性，提高了药物对皮肤的生物利用度。因而，NLC在经皮给药方面的应用也越来越广泛。

现代医学研究表明，丹参及其主要成分丹参酮ⅡA具有抑制血小板聚集、抗凝、提高纤维蛋白溶解酶活性、降低血脂、调节血液流变性的作用，是中医常用的活血化瘀药物。动物实验显示，将小鼠置于低压低氧动物实验舱内进行减压低氧暴露，丹参及其主要成分丹参酮ⅡA给药组小鼠高原缺氧症状得到有效改善，因此丹参及其主要成分丹参酮ⅡA具有广阔的军事应用前景。空军特色医学中心开展的经皮给药制剂研究，充分利用纳米脂质载体具有较高晶体缺陷的特性，提高药物的载药量和稳定性，采用程序化粒径控制技术，促进药物的透皮滞留性和靶向性。丹参酮ⅡA纳米结构脂质载体(Tan ⅡA－NLC)的体外透皮研究实验结果显示，Tan ⅡA－NLC 24 h药物在表皮中的滞留量是溶液的3.18倍，可有效提高Tan ⅡA在表皮层的滞留量。

(2)*经皮混悬凝胶系统* 纳米混悬凝胶是基于纳米混悬体系的分子凝胶，即将纳米混悬剂加入凝胶基质中，形成一种具有三维网状结构的半固体制剂。纳米混悬凝胶不但具有增加难溶性药物溶解度、改善溶出和生物利用度、提高药效的优点，而且具有凝胶剂的生物兼容性和黏附性好、对皮肤和黏膜无刺激性等优点。此外，纳米粒均匀分散在凝胶的三维网状结构中，能够减少纳米粒的聚集从而增加其稳定性。

3.喷雾剂 喷雾剂，系指原料药物或与适宜辅料填充于特制的装置中，使用时借助手动泵的压力、高压气体、超声振动或其他方法将内容物呈雾状释出，用于皮肤相关疾病治疗的制剂。

喷雾剂的优点：①药物直接到达作用部位，分布均匀，起效快；②能保持药物清洁和无菌状态，并能提高药物的稳定性；③不经过胃肠道系统，可以完全避免胃肠道的破坏作用和肝脏首过效应，提高药物的生物利用度；④减轻局部涂药的疼痛感（如烧伤和敏感皮肤病患者），减少局部感染；⑤由于喷雾剂中的药物是以雾状喷出的，所以可减轻对创面的刺激性。

空军特色医学中心研发了特比萘芬喷雾剂，该产品曾应用于阅兵部队，广受欢迎，它可迅速对抗真菌和细菌感染，保持脚趾干燥，减少炎性渗出和瘙痒，防止脚气复发。

4. **贴剂** 贴剂是由原料药物与适宜的材料制成的、供粘贴在皮肤上的可产生全身或局部作用的一种薄片状制剂。

贴剂的优点：①避免口服给药可能发生的肝脏首过效应及胃肠道因素的干扰和破坏；②维持恒定的血药浓度，避免峰谷现象，减少毒副作用；③延长作用时间，减少给药次数，提高患者顺应性；④适合吞咽困难的患者，个体差异小。

贴剂由背衬层、含药基质、压敏胶及用前须除去的防粘层组成。贴剂可用于完整的皮肤表面，也可用于有疾患或不完整的皮肤表面。其中用于完整的皮肤表面，能将药物透过皮肤输送至血液循环系统的贴剂称为透皮贴剂。

近年来经皮给药制剂发展迅速，贴剂的研究也取得了较大的突破。它以其独特的优势，越发受到医药行业的重视。2005 年版《中国药典》就已收载了雌二醇缓释贴片、吲哚美辛贴片的标准要求，并制定了贴剂黏附力测定法。目前，已经研制出简单、实用、疗效好、生产工艺易于掌控的贴剂，获取了更高的社会效益和经济效益，并且其发展前景依然广阔，军事潜力巨大，值得继续研究。

随着新材料、新技术和新设备的不断开发，经皮给药促渗透方法的研究也取得了很大进展。许多新型载体的应用，使更多药物研发成透皮给药制剂成为可能。

二、经皮给药制剂在航空航天医学中的应用

（一）复方灵芝乳膏

部队在寒冷地区作训时常发生冻伤，尤其在战时，由于野外作业、战斗持续时间较久，以及夜间长途行军，御寒设备不足或鞋袜不适等，冻伤往往急剧增多，造成非战斗减员，对部队战斗力影响很大。然而我军的军需药物中没有一个专门用于预防和治疗冻伤的药物。因此，研发出治疗效果好的冻伤治疗药物迫在眉睫。复方灵芝乳膏由灵芝和王不留行组成，是研究人员通过中医辨证后，对灵芝与王不留行的提取工艺、药材比例对动物的冻伤治疗效果进行深入的研究，从而确定处方，制备而成的。在黑龙江和内蒙古边防部队开展了 300 例临床研究，研究结果表明，该药对Ⅰ、Ⅱ度冻伤疗效明显，治疗 14 d 痊愈率为 74.5%。

（二）呋喃西林纳米凝胶

部分空军雷达部队地处高山、边远地区温热潮湿环境，感染性皮肤病患病率高达 26.4%，其中皮肤真菌病和化脓性皮肤病属于高发皮肤病。空军特色医学中心开展了一系列军事卫勤需求的经皮给药制剂研究。针对难溶性药物水凝胶制剂有效期短等难题，开展经皮给药微

载体技术研究,改善空间位阻,提高稳定性,增加皮肤滞留量。研发的呋喃西林纳米凝胶相比临床上常用的呋喃西林混悬凝胶对局部创伤、烧伤、溃疡和皮肤感染的治疗效果更好。其克服了呋喃西林溶解度差导致经皮渗透性差、皮肤生物利用度低的缺点,提高了药物的溶出度,增强了药物与皮肤的黏附性,减少了微粒的聚集而增加了稳定性(图 2-14)。

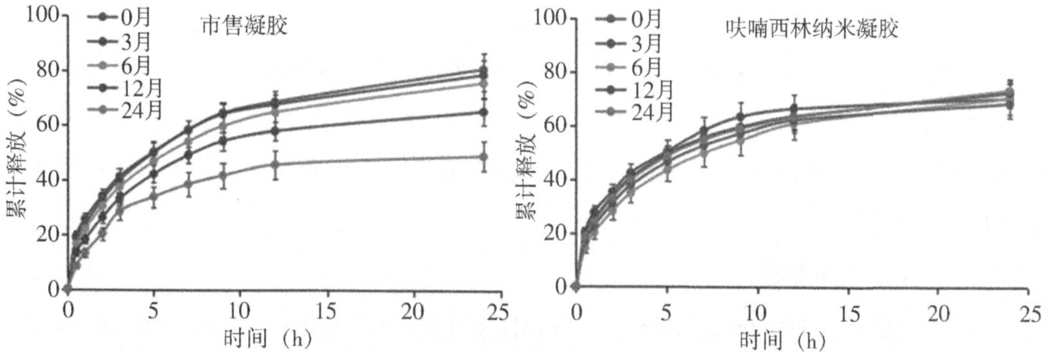

图 2-14 普通呋喃西林混悬凝胶与呋喃西林纳米凝胶 24 个月稳定性比较

引自:Shen C Y, Shen B D, Liu X, et al. Nanosuspensions based gel as delivery system of nitrofurazone for enhanced dermal bioavailability. J Drug Deliv Sci Tec, 2018, 43: 1-11

(三)灵芝三萜纳米混悬凝胶

空军特色医学中心研制了灵芝三萜纳米混悬凝胶,并对其进行了体外透皮研究。灵芝三萜具有保肝、抗肿瘤、镇痛、抗氧化、抑制组胺释放等作用。在前期研究中还发现其具有抗冻伤作用。采用高压均质法制备灵芝三萜纳米混悬剂,然后进一步制成凝胶。以 24 h 体外累积释放率和 24 h 后皮肤中的滞留量为指标,通过效应面法优化灵芝三萜纳米混悬凝胶的处方;然后比较优化后的灵芝三萜纳米混悬凝胶和灵芝三萜凝胶的体外经皮渗透量及皮肤滞留量(图 2-15)。灵芝三萜纳米混悬凝胶渗透量是灵芝三萜凝胶的 3 倍,皮肤滞留量是灵芝三萜凝胶的 7.76 倍。

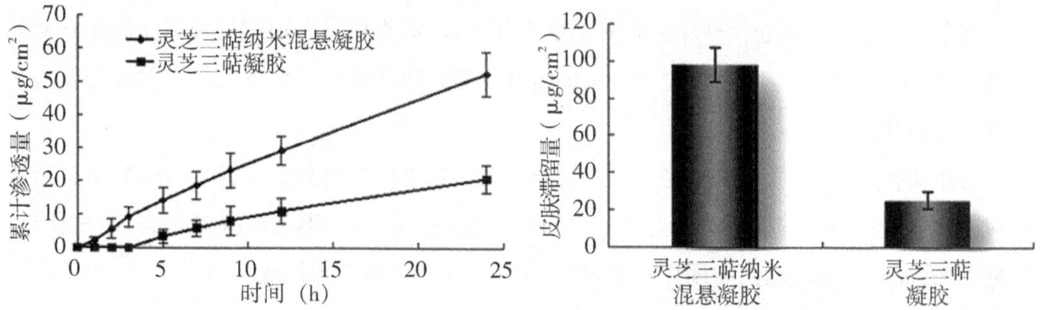

图 2-15 灵芝三萜纳米混悬凝胶和灵芝三萜凝胶的体外经皮渗透量及皮肤滞留量比较

引自:Shen CY, Xu PH, Shen BD, et al. Nanogel for dermal application of the triterpenoids isolated from Ganoderma lucidum (GLT) for frostbite treatment. Drug Deliv, 2016, 23(2): 610-618

(四)东莨菪碱贴

东莨菪碱是 M 胆碱受体阻断药,在临床上对晕动病所致头晕、恶心、呕吐等症状有良好的防治效果,但有口干、面红、散瞳、视物模糊、心率加快等不良反应。其不良反应的产生与血药浓度有关,因此控制给药速率使血药浓度保持在一定水平可减少不良反应的产生。

东莨菪碱贴是第一个获 FDA 批准的经皮给药制剂,用于旅行中的晕车和手术麻醉与镇痛所致的呕吐。该经皮给药制剂内含 1.5 mg 东莨菪碱,制剂设计为 3 d 内向体循环接近恒速地释放 1 mg 的东莨菪碱。在胶黏层中含 200 mg 的首剂量,使药物在皮肤用药部位饱和,并使血药浓度迅速达到所需的稳态水平。控释微孔膜使东莨菪碱持续释放,并维持血浆浓度恒定。释药速率小于皮肤吸收速率,使用后作用效果可维持 3 d 以上,使用方便。该药最常见的不良反应为口干和困倦,可能会干扰方向感、认知能力和记忆力,因此飞行员执行飞行任务时应慎用。

(五)芬太尼透皮贴

芬太尼临床常用其枸橼酸盐,为强效麻醉性镇痛药,镇痛强度约为吗啡的 80 倍。ALZA 公司开发的芬太尼经皮给药系统名为芬太尼透皮贴(商品名:多瑞吉),它是一个充填封闭型给药系统。芬太尼透皮贴可应用 72 h,开始 2 h 释药速率较快,以后趋于恒定,该速率由异分子聚合物释放膜及芬太尼透皮的速率所决定。

芬太尼透皮贴为慢性癌性疼痛的治疗提供了一个新的给药途径。它是目前唯一可供使用的阿片类透皮贴剂,主要用于麻醉。芬太尼适合透皮给药是由其相对分子质量小、脂溶性高、高效和无刺激性的性质决定的。其有 4 种剂量:12 μg/h、25 μg/h、50 μg/h、75 μg/h,贴片的规格从 5.25 ~ 31.5 cm^2 不等,使用后血清芬太尼浓度在 24 h 达到稳态。其后,每贴都可持续释放芬太尼达 72 h。透皮给药途径在患者经历吞咽困难、难治性的恶心呕吐,或不耐受其他的阿片类药物,或遵从不分昼夜的服药时间表有困难时特别有优势。在美国,芬太尼透皮贴已经批准用于治疗成人慢性癌痛和慢性非癌性疼痛。

(六)熥敷中药

熥敷中药是空军特色医学中心针对部队官兵在训练、作战时出现颈肩腰腿痛等症状而研制的外部热敷药物。由于操作空间狭小、固定体位等直接导致官兵在进行航空航天作业时出现颈肩腰腿痛。

方中用伸筋草、透骨草以通经活络,搜风止痛;用冬瓜皮以清热凉血,散瘀止痛;用川椒以祛风散寒,舒筋止痛;五加皮祛风湿,壮筋骨,活血化瘀。诸药合用共奏行气止痛,活血化瘀,散寒祛风,软坚散结之功效。现代药理研究证明,中药煮沸所产生的大量中药离子,以其离子特性通过皮肤吸收渗透穴位,能够使药物直达病变部位,较好地消除患部充血、炎症、水肿等。同时热敷能扩张周围血管,改善血液循环,提高毛细血管通透性,加速炎性代谢产物排出,促进组织充血和水肿消退。诸药合用,具有较强的活血祛瘀,清热解毒,消肿止痛的作用。

(七)湿疹喷雾剂

湿疹喷雾剂源自《张志礼皮肤病医案选萃》,原湿疹湿敷方法使用不方便,患者依从性不好，目前采用现代提取浓缩新工艺，提升了质量标准，开展了体内外药效学验证及皮肤刺激性、过敏性试验，研发出一种携带和使用均方便的新制剂。该喷雾剂溶液透明，有效抑菌浓度高，可以同时对抗细菌和真菌感染引起的皮肤瘙痒等症状，有效解决了部队官兵阴囊湿疹高发多发且用药依从性差等问题。湿疹喷雾剂的研制是我军药学工作人员的重要研究课题。体外抑菌实验表明，湿疹喷雾剂对金黄色葡萄球菌、绿脓杆菌、大肠杆菌均有明显抑制作用，抑菌环直径均大于 12 mm。

第四节　便携式注射剂

一、便携式注射剂制剂学研究概况

（一）预充式注射针剂

预充式注射针剂适用于航空特殊环境下预防运动病等的发生，其特点为预充式、疗效确切、起效快、操作方便等。在第二次世界大战期间，为了满足战地医院对现场无菌医疗的需要，预灌封注射器首次出现。20 世纪 50 年代初，Becton Dickinson 公司为脊髓灰质炎疫苗项目提供了玻璃预充式注射器。此后，预灌封注射器继续得到应用，大多是在胰岛素和人生长素给药领域，目前几乎成为注射剂供应商必须提供的一种产品。随着生物技术疗法以及仅能通过注射途径给药的候选药物数量的增多，患者本人需要频繁注射给药，而预灌封注射器省却了一些操作步骤，使用起来更快捷、更简便。此外，简单注射器元件的生产商加快研发与生产步伐以满足对即用型元件不断增长的需求，如法国 Stelmi 公司的即用型柱塞以及 Bectoninson 公司的 Hypak SCF 预灌封注射器使得灌装现场无须进行清洗、除热源以及消毒操作，即用型元件经过清洗、环氧乙烷或 γ 射线消毒、验证后可以直接使用。减少过量预灌封注射器可以显著减少产品过度充填量。使用预灌封注射器，可以节省 10% ~15%，有时甚至是 20% 的原料药。有些将小瓶改为预充式注射器的厂家还降低了原料药用量。预灌封注射器作为一种新型的特殊药用的注射用包装形式，其特点是：①高品质的玻璃、塑料和橡胶，确保安全可靠。②省却了药液从玻璃包装到针筒的转移，预灌封注射器能避免药品的浪费，尤其适用于冻干粉末。③预灌封注射器采用定量加注药液的方式，比医护人员手工灌注药液更加精确。药品生产企业灌装玻璃瓶最多会超过标示容量的 25%。减少了药物因吸附造成的浪费，对于昂贵的生化制剂和不易制备的疫苗制品，具有十分重要的意义。④能预防注射中的交叉感染或二次污染。⑤可在注射容器上注明药品名称，临床上不易发生差错。⑥操作简便，临床中比使用安瓿节省时间，特别适合于急诊患者。预灌封注射器取代一次性使用的无菌塑料注射器和玻璃注射器是医药发展的一个趋势。

（二）无针粉末注射剂

无针粉末注射剂又称粉末超声喷射经皮给药系统，是国际上近年来正在兴起的新型释药技术。它主要是利用高压气体喷射使药物微粒瞬时加速至超声速，然后释放至皮下或黏膜部位，发挥药效作用，具有无针、无痛、无交叉感染、便捷、高效、安全等特点，极大地改变了传统注射制剂的给药形式，有效避免了传统液体注射剂可能存在的不稳定性问题，还可控制释药深度，可将抗原物质直接释放到表皮内，特别适合于航空航天特殊环境以及重大突发事件（地震、洪灾、战争等）和边远地区野外作业等条件下的医疗保障，具有开发应用前景。

目前英美两国在该技术领域处于国际领先水平，已开发了单用型和多用型超声粉末注射器，也有多个产品正在Ⅱ、Ⅲ期临床试验中。新型无针粉末注射器控释机构为球阀，该球阀连接贮气瓶和载药匣，阀体上设置有驱动阀芯旋转的弹性机构。球阀与现有机构的活塞柱状阀相比，气密性更高，从而能够极大程度防止因气体泄漏引起的注射能力失效，延长了注射器使用有效期；且由于球阀通径大、放气量大，能在极短时间内完成放气过程，其效果远优于活塞柱状阀。而驱动阀芯转动的弹性机构则实现了由转动到平动开合球阀的操作，使得注射精度大幅度提高，并完全实现了单手注射给药。注射器同时设计有安全环，可避免因意外触发引起的气体喷射。

（三）自动注射针剂

便携式快速瞬时压冲给药（portable instantaneously punching actuated drug delivery, PIPADD）也称为自动注射针剂。自动注射针载体技术从最初的战场用到现在的民用，经历了挤压式半自动注射针、弹簧式单腔全自动注射针和弹簧式双腔全自动注射针等发展过程。二战后首次出现了挤压式或牙膏式的半自动注射针，装载吗啡和阿托品等战场急救药物，操作时用注射针的针头刺破药囊，再将针头刺入肌肉组织中，并用手将药液挤入肌肉组织。该类注射针先后有玻璃型和金属型等两种型号，前者易碎、操作难，后者坚固、耐用，但两者剂量均不准。1959 年，美国诞生了世界上首个以弹簧为动力的单腔式全自动注射针，取名为 ACE 自动针，内装 0.7 ml 药液。这种全新的自动针针头不外露，以弹簧作为驱动力，注射时只要摘掉安全帽将注射针在大腿外侧一压，针头便可冲击针体后，进入肌肉组织中，同时将药液注入体内，注射成功率高。这种全新的以弹簧为动力的自动注射针，从根本上解决了注药成功率问题和剂量准确性问题，还可实施隔衣注射，对于自动注射针技术领域具有划时代的意义。21 世纪初，为了进一步简化自动注射针的使用操作步骤，提高它的卫勤效率，2002 年，美军推出了弹簧式双腔全自动注射针，取名为 ATNAA 自动注射针。该自动针在没有增大整针尺寸的前提下，将贮药腔分离为阿托品贮药腔和解氯磷啶贮药腔两部分，然后将针头置于阿托品贮药腔内，击发后首先迅速自行推出针头，然后将阿托品药液和解氯磷啶药液依次注入至肌肉层不同深度部位，极大地简化了自动注射针的使用步骤，实现了自动注射针技术发展的再次跨越。

现行的弹簧式载体装置有小规格单腔式、大规格单腔式、液－液型双腔式、液－固型双腔式以及针头回缩式等 5 种类型，与之相组合的药物已有阿托品、解氯磷啶、双复磷、地西泮、吗啡、肾上腺素、利多卡因和舒马曲坦等。对于载体技术，自动注射针之所以能够实现“从无到有，从有到多，从多到好”的3次跨越式大发展，就是因其顺应了应急医学迫切的自救互救需求，为应急医学的现场救治提供了可操作的技术手段，使战士或患者在无医护人员在场的前提下自行将“救命”药物注入体内实施“自救互救”。PIPADD的主要特点：①安全阀装置改进，改变了以往环式安全阀易于脱落、易于误发的重大缺陷，采用顶针密闭式安全阀真正实现了安全给药，防止误发。预植注射深度调节圈弥补了精准性不高的缺陷。②PIPADD形似圆珠笔，体积小；增加了防护外壳，改变了以往无外壳而造成误发或装置损坏的缺陷。外壳坚固，耐辐射、耐腐蚀，可用于恶劣环境；完全实现可通过一个简单动作进行瞬时肌内注射给药。③双重保证给药系统。在装置内配备一个供二次手动注射的装置，以便出现特殊情况引起故障导致无法自动给药时能够手动给药，确保在军事战争中使用时万无一失。

二、便携式注射剂在航空航天医学中的应用

（一）预充式盐酸异丙嗪注射针

在航空特殊环境下，运动症的治疗药物目前以盐酸异丙嗪注射液最为常用。特别是在航空飞行、军事飞行和远洋航海等领域，环境条件苛刻，同时要求参与人员保持良好的工作状态，该药物具有良好的适用性。飞行员在天空中由于高速运行和空间转换，不可避免地会出现晕动症状，如头晕、耳鸣、视物模糊，甚至呕吐、低血压的状态。为使飞行员在飞行中保持清醒的头脑，应尽快消除晕动症状，减少呕吐的发生。而预充式盐酸异丙嗪注射针具有重量轻、携带方便、操作方便、起效快等特点，符合航空航天等特殊环境下对药品的要求。普通盐酸异丙嗪注射针已在国外载人航天中广泛应用，为所有抗晕动病药物之首选。

（二）羟钴胺自动注射针

在常用化学品中，能引起化学事故并产生危害效应的方式大多集中于毒气泄露以及爆炸或火灾产生的烟气扩散这两条途径，后者更具危害性。火灾死者中>85%是因吸入有毒烟雾所致，一氧化碳（CO）和氰氢酸（HCN）是火灾烟雾中主要的致死性有毒气体，两者的临床症状相似。随着高分子聚合材料在建筑装饰中的广泛应用，当今火灾烟雾中HCN的含量呈显著增加趋势。突发化学事件现场救援需要有CO和HCN复合中毒的救治措施。然而当前所有的市售抗氰治疗药物存在两大缺陷：①在发挥抗氰解毒作用的同时要消耗人体血液中一定量（约30%）的血红蛋白，这样会一定程度地降低血液的携氧能力，药物剂量与疗效和安全性直接相关，只有确诊才能用药且剂量难以把握。②目前临床尚未建立起快速确切血液氰化物的诊断方法，容易造成因救援早期无法尽早用药而导致“黄金”治疗时机丧失。

羟钴胺（hydroxycobalamin），即羟基化的维生素B_{12}（Co－OH型维生素B_{12}），其分子中的羟基（－OH）极易被氰化物分子中的氰基（－CN）取代而转化成氰基化的维生素B_{12}（Co－CN型维生素B_{12}），即氰钴胺，氰钴胺能经尿排泄，因而羟钴胺能用于氰类毒剂中毒的治疗。羟钴胺的安全性非常高，不损失血液的携氧能力，也不引起低血压或其他与临床有关的副作用，因

此可用于疑似氰化物中毒的治疗，适用于事故现场的院外急救，从而避免因需要诊断时间而造成患者死亡的状况发生，且对于 CO 和 HCN 复合中毒的现场快速救治同样适合。在制剂形式上，由于羟钴胺分子自身不稳定且解毒所需的剂量较大（成年人每次需 5 ~ 15 g），为保持羟钴胺分子活泼基团羟基（ - OH）的解毒活性，该药剂型须为冻干粉针剂，给药途径为静脉输注，称之为注射用羟钴胺（hydroxycobalamin for injection）。该药目前以抗氰急救盒（Cyanokit©）组合包装的形式供临床使用，每盒含 2 瓶注射用羟钴胺，同时附两瓶 100 ml 生理盐水和 2 个无菌液体双通转移针及 1 套静脉输液管，以供院外输注使用。该包装方式尽管解决了在染毒现场实施静脉输注的问题，然而面对复杂紧迫的救治需求仍存在调配步骤多、操作复杂、使用不便的问题。

羟钴胺自动注射针是药械组合产品，是由药物与器械共同组成的并作为单一实体生产的产品。它不是两者的简单相加，而是治疗药物和医用装置的深度发展和高度融合的产品，使用更加便捷，解决了应急医学非医护人员现场“自救互救”的问题，满足了军事急救卫勤要求。

（袁海龙　吴　燕　刘　园）

参考文献

[1]朱东山，刘永锁．常用治疗药物对飞行安全的影响．中国疗养医学，2014，23(3)：205 - 207

[2]Nokhodchi A，Raja S，Patel P，et al. The role of controlled release matrix tablets in drug delivery systems. Bioimpacts，2012，2(4)：175 - 187

[3]Habib BA，Rehim RT，Nour SA. Feasibility of optimizing trimetazidine dihydrochloride release from controlled porosity osmotic pump tablets of directly compressed cores. J Adv Res，2014，5(3)：347 - 356

[4]谢松云，王立楠，张斌，等．用于飞行员状态监控的视觉空间选择性注意研究．西北工业大学学报，2014，32(2)：268 - 272

[5]曾德贤，李智．太空态势感知前沿问题研究．装备学院学报，2015，26(4)：71 - 76

[6]陆震．美国空间态势感知能力的过去和现状．兵器装备工程学报，2016，37(1)：1 - 8

[7]刘蕾，赵学增，王攀，等．民航飞行人员用药筛选及安全性评价．临床药物治疗杂志，2016，14(6)：41 - 44

[8]褚杰，刘秀萍，臧恒昌．口服缓控释制剂的研究概述．药物生物技术，2015，22(3)：275 - 278

[9]施尚今．航天员常见症状的用药与体位性低血压的关系．中华航空航天医学杂志，2011，22(4)：307 - 313

[10]Morales JO，Fathe KR，Brunaugh A，et al. Challenges and future prospects for the delivery of biologics：oral mucosal，pulmonary，and transdermal routes. AAPS J，2017，19(3)：652 - 668

[11]Senel S, Rathbone MJ, Cansiz M, et al. Recent developments in buccal and sublingual delivery systems. Expert Opin Drug Deliv, 2012, 9(6): 615－628

[12] Bellorini L, Nocelli L, Zoppetti G. Pharmaceutical composition for the sublingual administration of progesterone, and method for its preparation. United States, US20150265631A1. 2015

[13]Morales JO, Brayden DJ. Buccal delivery of small molecules and biologics: of mucoadhesive polymers, films, and nanoparticles. Curr Opin Pharmacol, 2017, 36: 22－28

[14]Chinwala MG, Lin S. Application of hydrogel polymers for development of thyrotropin releasing hormone －loaded adhesive buccal patches. Pharm Dev Technol, 2010,15(3):311－327

[15]Paun JS, Tank HM. Nanosuspension: An emerging trend for bioavailability enhancement of poorly soluble drugs. Asian J Pharm Technol, 2012, 2(4): 157－168

[16]Patel MP, Churchman ST,Cruchley AT, et al. Electrically induced transport of macromolecules through oral mucosa. Dent Mater, 2013, 29(6): 674－681

[17]Rawas－Qalaji M, Rachid O, Mendez B A, et al. Adrenaline (epinephrine) microcrystal sublingual tablet formulation: enhanced absorption in a preclinical model. J Pharm Pharmacol, 2015, 67(1):20－25

[18]Qing S,Chengying S, Baode S, et al. Development of a fast dissolving sublingual film containing meloxicam nanocrystals for enhanced dissolution and earlier absorption. Drug Deliv Sci Tech, 2018, 243－252

[19]张利红，武娜，徐平华，等. 盐酸哌甲酯速溶膜在大鼠体内的药动学研究. 中国新药杂志，2015，24(23): 2677－2680

[20]钟芮娜,汪小涵,王欣桐,等.石菖蒲挥发油自纳米乳的制备与质量评价.中国中药杂志，2018，43(20): 4062－4068

[21]Zhou FH, Zhao MJ, Zhao HY. Iontophoresis with traditional Chinese herbal medicine accelerates the healing of bone fracture. Di Yi Jun Yi Da Xue Xue Bao, 2004, 24(6): 708－710

[22]Mitragotri S, Blankschtein D, Langer R. Ultrasound－mediated transdermal protein delivery. Science, 1995, 269(5225):850－853

[23] Sill TJ, von Recum HA. Electrospinning: applications in drug delivery and tissue engineering. Biomaterials, 2008, 29(13): 1989－2006

[24]Lenaghan SC, Xia LJ, Zhang MJ. Identification of nanofibers in the Chinese herbal medicine: Yunnan Baiyao. J Biomed Nanotechnol, 2009, 5: 472－476

[25]刘晓妍. 载药同轴纳米纤维烧伤敷料的研究.中国人民解放军军事医学科学院，2016

[26]Lademann J, Richter H, Schaefer UF, et al. Hair follicles－a long－term reservoir for drug delivery. Skin Pharmacol Physiol, 2006, 19(4): 232－236

[27]Lademann J, Richter H, Meinke MC, et al. Drug delivery with topically applied nanoparticles: science fiction or reality. Skin Pharmacol Physiol, 2013, 26(4－6): 227－233

[28]Fouad SA, Basalious EB, El－Nabarawi MA, et al. Microemulsion and poloxamer microemulsion－based gel for sustained transdermal delivery of diclofenac epolamine using in－skin drug depot: in vitro/in vivo

evaluation. Int J Pharm, 2013, 453(2): 569 – 578

[29] Shen LN, Zhang YT, Wang Q, et al. Enhanced in vitro and in vivo skin deposition of apigenin delivered using ethosomes. Int J Pharm, 2014, 460(1 – 2): 280 – 288

[30] Zhang YT, Xu YM, Zhang SJ, et al. In vivo microdialysis for the evaluation of transfersomes as a novel transdermal delivery vehicle for cinnamic acid. Drug Dev Ind Pharm, 2014, 40(3): 301 – 307

[31] Hui X, Xu K, Dou JJ, et al. Studies on transdermal pharmacokinetic and pharmacodynamics of sinomenin transfersomes. Chin Pharm J, 2011, 46(5): 374 – 377

[32] Lin CF, Hwang TL, Suwayeh SAA, et al. maximizing dermal targeting and minimizing transdermal penetration by magnolol/honokiol methoxylation. Int J Pharm, 2013, 445(1 – 2): 153 – 162

[33]华玉铃，贺祝英，张建玲，等. 中药软膏剂制备方法的研究进展. 贵阳中医学院学报，2008，30(2)：66 – 68

[34]吴燕，孔健，袁海龙，等. 复方盐酸特比萘芬凝胶抗皮肤癣菌感染的组织病理学疗效观察. 中国真菌学杂志，2017，12(05):283 – 287

[35]庞建云，刘肖，申宝德，等. 异补骨脂素纳米结构脂质载体的制备及其体外透皮研究. 中国中药杂志，2017，42(13):2473 – 2478

[36]韩晋，李娜，刘冬，等. 复方灵芝乳膏中王不留行黄酮苷含量测定方法研究. 解放军药学学报，2012，28(5)：415 – 416

[37]刘肖，庞建云，刘娟，等. 呋喃西林纳米混悬凝胶剂的制备及体外透皮评价. 中国新药杂志，2017，26(24):3003 – 3008

[38]沈成英，申宝德，徐平华，等. 灵芝三萜纳米混悬凝胶剂的制备及其体外透皮研究. 中草药，2014，45(19)：2770 – 2775

[39] Yang C, Li F, Du B, et al. Isolation and characterization of new phenolic compounds with estrogen biosynthesis – inhibiting and antioxidation activities from Broussonetia papyrifera leaves. PLos One, 2014, 9(4): e 94198

[40] Jung – Hee Hwang, Byung Mu Lee. Inhibitory Effects of Plant Extracts on Tyrosinase, L – DOPA Oxidation, and Melanin Synthesis. J Toxicol Environ Health A, 2007, 70: 393 – 407

[41] Li CY, Wang ZW, Tu C, et al. Needle – free injection of insulin powder: delivery efficiency and skin irritation assessment. J Zhejiang Univ Sci B, 2014, 15(10): 888 – 899

[42]高春生，钟武. 自动注射针:应急医学现场救援的关键技术措施. 国际药学研究杂志，2014，41(3)：329 – 334

[43] Chen D, Weis KF, Chu Q, et al. Epidermal powder immunization induces both cytotoxic T – lymphocyte and antibody responses to protein antigens of influenza and hepatitis B viruses. J Virol, 2001, 75(23): 11630 – 11640

[44]高春生，赵建，杨志奎，等. 研发特效药械组合产品提高急性化学损伤救治水平. 国际药学研究杂志，2016，43(1):121 – 125

第三章 航天药物代谢动力学

3

在航空航天条件下，失重会导致人体胃肠道运动功能和微环境改变、体液和血液分布变化、药物代谢酶改变等，从而影响药物在人体内的吸收、分布、代谢和排泄，引起药效或毒性的改变。由于航天器发射的费用昂贵，不可能为医学实验发射太多的载人飞船，更不能搭载太多的航天员（受试者），加之航天员在空间的任务繁多，不能进行过多的医学实验，同时航天过程中影响因素多，不利于实验分析，因此，除了在卫星上进行一些动物实验外，大部分航天医学实验是在地面模拟条件下进行的。目前采用的地面模拟失重模型有人体头低位卧床休息模型（head - down bedrest，HDR）、家兔头低位限制饲养模型（rabbit head - down，RHD）和大鼠尾部悬吊模型（rat tail - suspension，RTS）等，通过对这些模型进行研究，揭示失重条件下药物代谢动力学规律，以期为载人航天中的药物应用提供科学依据。

第一节 药物吸收

一、药物吸收机制概述

药物的吸收（absorption）是指药物从给药部位进入体循环的过程。

口服是最常用的给药途径。一些药物可以通过鼻内或经皮途径给予，给药方便且具有良好的效果。肌肉内给药对许多药物都很有效，但需要患者配合。静脉给药可有效地绕过吸收问题，对一些紧急情况和水溶性差的药物效果更显著，然而这一给药途径需要训练有素的从业者和稳定的环境才能实施，也存在受伤的危险性。

口服药物的吸收部位包括胃、小肠和大肠，其中小肠在药物吸收中发挥着极为关键的作用。口服药物吸收在胃肠道黏膜的上皮细胞膜中进行，药物可通过各种跨膜转运机制透过胃肠道上皮细胞后进入血流，随体循环分布到各组织器官而发挥作用。所以，胃肠道吸收是口服给药产生全身治疗作用的重要前提。

药物的吸收本质上就是跨膜转运的过程。药物跨膜转运途径可分为跨细胞途径（transcellular pathway）和细胞间途径（paracellular pathway），跨细胞途径是药物跨膜转运的主要途径。药物跨膜转运的机制主要包括：被动转运（passive transport）、主动转运（active transport）

和膜动转运(membrane - mobile transport)。药物吸收速率的快慢取决于给药途径和药物的化学性质。

二、影响药物吸收的因素

(一)生理因素

1.消化系统因素

(1)胃排空　胃排空慢,药物在胃中停留时间延长,与胃黏膜接触机会增大,弱酸性药物吸收会增加。另外,胃排空决定了药物到达肠道的速度,对药物的起效速度、药效及持续时间有显著的影响。当胃排空较快时,药物吸收速率加快。对于快速起效的药物,胃排空迟缓会影响其药效的及时发挥;对于能被胃酸或酶降解的药物,胃排空迟缓会使药物的降解增多。

体位和姿势会影响胃排空速率和口服药物的达峰血药浓度。在一项研究中,口服给予左旋氨基酚后,右侧卧位相比于左侧卧位和站立位,达峰时间减慢了50%,可能是因为左侧卧位和站立位增加了胃排空速率。重力对胃排空的直接影响以及失重条件下胃动力不足的原因并不清楚,但已知重力在一定程度上可以影响胃排空速率。Gandia等通过-6°头低位卧床模型,经口给予18名健康志愿者对乙酰氨基酚后,进行了胃排空药物动力学研究。在卧床0 d、1 d、18 d和80 d后,给予志愿者对乙酰氨基酚胶囊1 g,在不同时间点收集他们的血浆和唾液样本,分析药物浓度。发现随着卧床时间的延长,在血浆和唾液样本中药物达峰时间(t_{max})从约2 h缩短到小于1 h;血浆药物峰浓度(C_{max})升高,血浆药物峰浓度在卧床80 d的时候大约增加了2倍。结果提示C_{max}和t_{max}发生变化很可能是由于胃排空速率加快以及小肠血流增多引起的。

(2)胃肠液pH值　胃肠道酸碱环境决定弱酸性和弱碱性药物的解离状态,而上皮细胞膜是一种类脂膜,分子型药物比离子型药物易于吸收,因此,胃肠液pH值对药物的吸收有很大的影响。胃液呈酸性,有利于弱酸性药物的吸收,而弱碱性药物吸收甚少。然而,很多药物由于胃液的低pH值、药物吸收表面积小以及相对短的接触时间,并没有在胃内被充分吸收。由于胃的酸性环境,蛋白质药物进入胃后立即变性。胃的黏膜层相对较厚,物理上限制了药物在胃内的吸收。并且胃液pH值改变对弱酸性药物的吸收也有影响。小肠吸收表面积大,且药物在小肠内暴露时间较长,所以药物主要在小肠内被吸收。小肠酸碱环境为碱性,是弱碱性药物最佳的吸收部位。另外,小肠液分泌后又很快被绒毛重吸收,这种液体的交流对小肠内物质的吸收起到媒介作用。

(3)肠内运行速度　肠的固有运动可促进固体制剂进一步崩解、分散,使之与肠液充分混合,增加了药物与肠道内表面的上皮的接触面积,有利于药物的吸收。从十二指肠、空肠到回肠,内容物的通过速度依次减慢。一般药物与吸收部位的接触时间越长吸收越好。一些药物可影响肠道的运行速度而干扰其他药物的吸收。肠内运行速度还受生理、病理因素的影响。

肠道运动最终决定肠内容物的停留时间，从而影响药物吸收。东莨菪碱能阻断M型乙酰胆碱受体而发挥抗呕吐作用，减少运动性恶心。基于地面的证据预测，在给予东莨菪碱的初始剂量后，胃排空会减慢，导致其他药物和营养素的肠道吸收缓慢。东莨菪碱可使弱酸性药物在胃中的停留时间延长，吸收增加。

（4）食物　肠道内存在的食物会通过多种机制影响口服药物的吸收。食物本身可能会和药物相互作用，影响它的吸收。如四环素能够和钙螯合，因此在服用四环素期间要避免食用高钙食物。食物在胃中能触发胃酸和消化酶的释放，并加快局部血液流动，从而影响药物的吸收。药物和食物一起服用会减慢达峰时间，并且降低峰浓度。然而药－时曲线下面积（AUC）并不随肠道中食物的改变而改变。食物也会增加胃肠道和肝的血流量，从而影响药物的生物利用度。

（5）胃肠道代谢　胃肠道上皮细胞内存在丰富的药物代谢酶，肠道菌群也会产生各种水解酶，这些酶使一些药物在尚未被吸收时就发生代谢反应而失去活性。药物的胃肠道代谢也是一种首过效应，对药效有一定的影响。有证据表明，在飞行过程中，肠道菌群的优势菌种会发生转移，各类细菌的比例会发生改变，进而可能影响药物的吸收，但该推测并未得到证实。

2. 循环系统因素

（1）首过效应　由胃肠道吸收的药物经肝门静脉进入肝脏后，在肝脏药物代谢酶的作用下药物可发生生物转化，而使进入血液循环的原形药量减少，该现象被称为首过效应。通常首过效应越大，药物被代谢越多，原形药血药浓度越低，药效降低越明显。

（2）胃肠道血流　胃肠道血流与药物的吸收、分布和代谢有复杂的关系。当药物的跨膜转运速度小于血流速度时，跨膜转运是药物吸收的限速过程；而当跨膜转运速度大于血流速度时，血流速度是吸收的限速过程。

（3）肝肠循环　肝肠循环（hepato-enteral circulation）指经胆汁排入肠道的药物，在肠道中被重新吸收，经门静脉又返回肝脏的现象。肝肠循环在药－时曲线上呈现双峰现象，而在药效学上表现为药物的作用时间明显延长，延长的时间与肝肠循环药物量和给药剂量的比值相关。

（4）胃肠淋巴系统　药物在胃肠道中的吸收主要是通过毛细血管向血液循环系统转运，淋巴系统的转运几乎可忽略，但它对大分子药物的吸收起着重要作用。

3. 疾病因素

（1）胃肠道疾病　疾病引起的胃肠道pH值改变能影响药物从剂型中的溶出，干扰药物吸收。腹泻时由于肠内容物快速通过小肠而减少药物吸收。部分或全部胃切除患者，胃排空速度快，口服药物后药物立即进入十二指肠，吸收可因此增加。经手术除去大部分小肠的患者，大多数人对药物的吸收不好。

（2）其他疾病　肝脏疾病常伴有其他脏器功能的变化，从而对药物体内代谢和排泄等过程造成影响。

(二)药物因素

1. **药物的理化性质** 药物的理化性质与药物的胃肠道吸收密切相关,药物的解离度、脂溶性、溶出速率、稳定性等对药物的胃肠道吸收有不同程度的影响。

药物越疏水,溶解和分散越慢,在胃肠道的吸收就越慢。水溶性药物可以迅速溶解并自由分布在人体组织。药物的水溶性也受 pH 的影响,弱酸性药物在胃中以非离子形式被吸收。如果经皮给药,疏水性药物的生物利用度更高。亲水性药物可以通过多种途径给药,口服是最易被患者接受的给药途径。

2. **药物在胃肠道中的稳定性** 胃肠道分泌液、不同 pH 值、消化酶、肠道菌群及细胞内代谢酶等,可使口服药物在吸收前被降解或失去活性。

(三)剂型与制剂因素

1. **剂型与药物吸收** 药物的剂型对药物的吸收和生物利用度有很大的影响。不同口服剂型的药物吸收率和吸收部位存在较大差异。肠溶包衣剂型在胃的酸性环境下不崩解,如果药物对胃有刺激或在胃的酸性环境下不稳定,可制成肠溶包衣剂型。缓释剂使用多种涂层和赋形剂以延长药物释放和吸收,可维持恒定的血药浓度。一般情况下,口服剂型生物利用度由高到低的顺序为:溶液剂 > 混悬剂 > 颗粒剂 > 胶囊剂 > 素片 > 包衣片。

2. **制剂处方与药物吸收** 制剂中常添加各种药用辅料,以获得满意的加工特性(如可压性、流动性、润滑性、均匀性等)、良好的稳定性(如物理稳定性、化学稳定性和生物稳定性)和期望的制剂学特性(如色香味、崩解度、溶出度、肠溶、缓控释和靶向等)。药用辅料对药物制剂的吸收可产生多方面影响。例如,乳糖能够加速睾酮的吸收,延缓戊巴比妥钠的吸收。药用辅料之间、药用辅料和主药之间都有可能产生相互作用而影响药物的稳定性和药物的溶出与吸收。

3. **制剂工艺与药物吸收** 同样的处方,制粒方法不同,不但所得颗粒的形状、大小、密度和强度不同,而且其崩解和溶解性能也可能有很大差别,从而影响药物的吸收。压片过程中压力的大小对片剂的崩解与药物的溶出也有明显的影响。一般情况下,压力增大,片剂硬度变大,崩解时间延长,溶出速率变慢。另外,包衣材料性质、包衣液组成、包衣层厚度等与包衣相关的因素亦可影响包衣制剂的溶出行为,从而影响药物的吸收与血药浓度。

三、失重条件下的药物吸收

由于重力因素消失,胃肠道运动功能减弱,胃内容物失去了重力作用,其排空表现为随机性。失重环境下胃排空有时会减慢,药物在胃肠中的停留时间延长,增加了药物与消化液接触的面积和时间,药物溶出速率改变,进而影响药物的吸收。另外,在失重状态下,血液重新分布,导致胃肠道血流减少,药物的吸收发生改变。而且,失重等太空飞行因素可导致人体防卫菌种减少、菌群移位、菌种变异、条件致病菌种出现，以及胃肠黏膜破坏等，这些均影响药物的吸收。

关于空间飞行对药物吸收的影响，发表的研究文章很少，可靠的飞行数据有限。对乙酰氨基酚是公认的可用于研究药物吸收的标准药物，其典型的达峰时间（t_{max}）是服药后 1 h，半衰期约 2 h。Kovachevich 等曾以国际空间站中 5 名未服用其他药物的长时间飞行的机组人员为研究对象，发现服用对乙酰氨基酚片剂后，与地面组相比，他们的药物达峰时间延长了 60%，两者的药－时曲线下面积（AUC）没有显著性差异。说明与地面组相比，飞行中使用片剂药物的吸收总量没有发生变化。口服对乙酰氨基酚胶囊剂时，达峰时间缩短 30%，同样两者的 AUC 没有显著性差异。说明与地面组相比，飞行中使用胶囊剂药物的吸收总量没有发生变化。达峰时间的变化可能是由于片剂或胶囊剂在胃肠道中的吸收位置的变化所引起的。在地面上，胶囊剂有少量空气被困在内部，倾向于漂浮在胃液的顶部，而片剂则下沉到幽门。这可能是在失重环境下，不同剂型的药物在胃中停留及排空方式发生了改变，造成了 t_{max} 发生变化。Cintron 等人给三名飞行员口服东莨菪碱后检测其唾液中的药物浓度，结果发现无论是在飞行前、飞行中，还是在飞行后服用东莨菪碱，2 h 后均达到峰浓度。在另一个低重力模型抛物线飞行试验中，东莨菪碱软胶囊在给药后 1 h 达峰浓度，比片剂慢 15～20 min，但需要注意的是，这个模型包含加速重力和失重阶段，加速重力和失重均可能对东莨菪碱软胶囊的吸收产生影响。

上述飞行案例研究尚不能明确表示航天飞行对药物吸收具有显著影响，必须进行更多相关的研究来进一步验证该现象。

四、药物吸收的航天模拟研究

1. **大鼠尾部悬吊模型**　动物模拟失重的方法包括禁錮和头低位悬吊两种，最常用的是大鼠尾部悬吊法。甘琳等分别对对照组和尾部悬吊模拟失重 3 d、7 d 和 21 d 的大鼠，单次肌内注射异丙嗪麻黄碱合剂，观察异丙嗪和麻黄碱在模拟失重条件下与正常地面条件下的药物动力学参数。结果表明，与对照组相比，异丙嗪在模拟失重 3 d 及 7 d 的大鼠体内的 AUC 和 C_{max} 显著升高，而在模拟失重 21 d 的大鼠体内的 AUC 和 C_{max} 无显著差异，这可能与模拟失重血浆容量减少，导致药物与血浆蛋白的结合情况发生改变，从而影响药物吸收有关。麻黄碱在模拟失重 3 d 的大鼠体内的 AUC 和 C_{max} 分别降为对照组的 14.3% 和 45.1%，这可能是由于模拟失重前期血液头向分布、小肠血流减少、肌内注射部位血流减少等因素，使药物在大鼠体内吸收显著减少。麻黄碱在模拟失重 7 d 和 21 d 的大鼠体内的 AUC 和 C_{max} 显著升高。以上结果提示同一种药物在不同模拟失重周期下的吸收可能存在差异。北京理工大学生命学院空间生物与医学工程研究所观察了龙血素 B 在尾部悬吊模拟失重 21 d 大鼠体内的药物动力学，发现龙血素 B 在模拟失重大鼠体内的 AUC 为（23.4 ± 12.4）（h · μg）/L，在正常地面大鼠体内的 AUC 为(22.2 ±1.9)(h · μg)/L,两组大鼠的 AUC 没有明显差异,说明龙血素 B 在模拟失重条件下和正常地面条件下,在大鼠体内的吸收总量无显著差异。李玉娟等利用吊尾模型研究了模拟失重 21 d 大鼠对龙血竭中四种成分,即龙血素 C、7,4 - 二羟基黄酮、龙血素 A 和紫檀芪的吸收,结果表明前三者的 C_{max} 和 AUC 在模拟失重大鼠血浆中显著下降,紫檀芪则显著增加。该结果提示化合物在模拟失重条件下的吸收可能与其化学结构相关。Baranov 等探究了尾部悬吊模拟失重对头孢曲松的药物动学的影响,分析对照组和失重组药动学参数,发现在给大鼠单次肌内注射头孢曲松后,失重组大鼠血浆药物峰浓度有所下降,但药物的吸收速度较快。

2. 家兔头低位限制饲养模型 沈羡云等建立了家兔头低位倾斜法实验模型,即将家兔放在一个特制的笼内,家兔头部露在笼外,倾斜家兔笼使兔头低位 20%。实验证明家兔头低位倾斜时的很多生理变化与航天飞行引起的改变一致,故可以作为模拟失重的动物模型。

3. 人体头低位卧床休息模型 大量实验表明,头低位 -6°卧床休息时人体的生理变化更接近航天时人体生理的改变。这种模型方法简单,费用低,可以进行长期模拟实验,是目前应用最广泛的一种人体模拟失重的模型。美国和俄罗斯在每次进行发射任务前,都先进行与飞行任务相同的地面卧床休息实验,以预测航天员在飞行中可能发生的生理改变。Idkaidek等针对头低位卧床休息的 6 名健康志愿者给予抗炎药物布洛芬 600 mg/人次,进行模拟失重周期为 1 d 的药物动力学研究。给药后 8 h 内对获取的血浆样品进行测定,发现布洛芬消除速度和生物利用度并没有受到模拟失重的影响,但由于失重环境下体液向上半身分布,胃排空和肠蠕动减慢,延长了药物在胃肠道内的停留时间,药物溶出增加,因此其溶解和吸收速度增加,导致在模拟失重环境下的药物吸收加快。Gandia 等利用头低位卧床休息 48 h 模拟失重模型,对 12 名健康受试者分别通过口服和肌内注射给予抗空间运动病常用药物异丙嗪。研究发现模拟失重条件下肌内注射异丙嗪的 AUC 比经口给药途径的高 3 倍。空间飞行中首选的解热镇痛药扑热息痛,在长期头低位卧床休息 19 d 以上模拟失重的条件下,与正常组相比,扑热息痛在小肠中的吸收速度明显减慢,经口给药后,扑热息痛的生物利用度明显降低,这可能与长期头低位卧床休息模拟失重引起的胃排空速度改变、胃肠道运动功能减弱和胃肠道血流量变化有关。Schuck 等评估了 6 名健康志愿者在头低位卧床休息模拟失重条件下服用环丙沙星后的药动学变化。在志愿者卧床休息 2 d 后,经口给予 250 mg 的环丙沙星并收集其 12 h 内的血浆样品,发现药物血浆浓度在模拟失重条件下和非失重条件下非常接近。Gandia 分别于 2001 年和 2002 年对 10 名受试者和 8 名受试者进行了为期 80 d 的卧床休息研究。给予受试者 1 g 对乙酰氨基酚胶囊,卧床休息 0 d(预卧床休息)、1 d、18 d 和 80 d,收集其血浆和唾液样品,并分析其血浆药物浓度。结果表明血浆药物浓度随着卧床时间的增加而提前达到峰值,达峰时间从 2 h 缩短到小于 1 h。药峰浓度随着卧床时间的增加而提高,80 d时给药,药峰浓度约提高 1 倍。唾液样本的分析结果与血浆分析结果基本相同。

五、吸收总结

失重可影响肠道微生物群、消化系统药物代谢酶、肠道内容物接触上皮细胞的概率、胃排空速率、药物在肠道内的滞留时间、首过效应、胃肠道的血流量等,使口服药物的生物利用度发生改变,进而可能会影响药物的疗效或者改变药物的毒性。目前,药物的吸收是否会在航天飞行过程中发生变化并未得到证实,但模拟太空飞行的卧床休息等模型,为研究太空飞行对药物吸收的影响提供了依据,但这些模型研究对太空飞行时药物吸收影响的有效性也尚待进一步确认。因此,系统地记录飞行员症状、治疗使用的药物、治疗的有效性以及副作用,对于进一步研究飞行过程对药物吸收的影响十分重要。

第二节　药物分布

一、药物分布的概念

药物随血液循环被转运至机体各器官组织的过程称为药物分布(drug distribution)。药物在人体内的动态分布是在药物被吸收后通过血液循环发生的。药物的理化性质和机体各部位的生理、病理特征不同,导致药物在机体各部位分布存在差异。药物分布影响药物的疗效和安全性。药物只有分布到作用靶点,才能产生相应的活性。

二、影响药物分布的因素

毛细血管的血流量和通透性、药物与组织细胞的亲和力是影响药物分布的主要因素,如果某个组织对药物有特殊的亲和力,药物可能主要集中在身体的某个组织。药物的理化性质对其体内分布也会产生影响,亲水性药物倾向于停留在血液和组织间隙。疏水性药物往往集中分布于脂肪组织中。pH 值和膜通透性的区域差异也在药物差异分布中发挥作用。

(一)血液循环和血管通透性

1. **血液循环**　血液循环对药物分布的影响主要取决于组织的血流灌注速率。对于较容易通过毛细血管壁的小分子脂溶性药物,组织的血流灌注速率是影响药物分布的主要因素。血流量大、血液循环速度快的器官和组织,药物的转运速度和转运量相对较大。

2. **毛细血管通透性**　毛细血管通透性取决于管壁的类脂质屏障和管壁微孔。一般高脂溶性药物比低脂溶性药物更容易通过被动扩散方式透过毛细血管壁,小分子药物比大分子药物更易于进行跨膜转运。药物如以易化扩散或主动转运方式进入细胞,转运则与细胞表面存在的转运体的数量和转运能力相关。

毛细血管的通透性受到器官组织生理、病理状态的影响,从而影响药物的分布。如肝窦、肿瘤新生血管的不连续性毛细血管壁上有许多缺口，使得分子量较大的药物较易通过。而脑毛细血管内皮细胞排列紧密，形成血脑屏障，小分子化合物也很难进入脑内。在炎症、肿瘤等病理条件下，毛细血管通透性发生改变也会影响药物的分布。

现有的证据表明，航天飞行器发射的初期，短暂的超重应力会引起细胞膜的通透性增加，特别是血管内皮细胞的通透性增加，这将允许体液和小分子药物比平常更自由地穿过这些膜，从而改变药物的分布。同时，在飞行过程中，飞行员体内雌激素等激素分泌发生变化，而雌激素能够影响细胞间紧密连接的渗透性，增加细胞膜渗透性，从而改变药物的分布。

(二)药物与血浆蛋白结合

许多药物在血液中，可与血浆蛋白结合形成可逆的或不可逆的结合型药物。药物与血浆蛋白结合后很难透过血管壁向组织分布，因此血浆蛋白结合型药物通常没有药理活性。相反，游离型药物易于透过血管壁和细胞膜，与药物的代谢、排泄以及药效密切相关。大部分药物与血浆蛋白结合是一种可逆过程，有饱和现象，血浆中游离型药物和结合型药物之间保持着动态平衡关系。当游离型药物浓度降低时，结合型药物可以转变成游离型药物。然而，有些药物可与血液成分发生近似不可逆的，甚至共价的结合。

药物分布主要取决于血液中游离型药物的浓度。血浆蛋白结合率较高的药物，血浆药物浓度高，进入组织能力低。尽管大多数药物对血浆蛋白选择性不高，但是血浆蛋白与药物分子的结合部位相对稳定，有一定的空间构象选择性。多个药物竞争结合血浆蛋白同一位点时，可能产生药物间的相互作用。药物与血浆蛋白结合除了受药物的理化性质、给药剂量、药物与血浆蛋白质的亲和力、药物相互作用等影响外，还与动物种类、性别、生理和病理状态有关。

药物的药理效应与血浆中游离型药物浓度密切相关。药物与血浆蛋白结合可能改变血浆中游离型药物浓度，最终影响药效的强度与持续时间。对于安全性小的药物，血浆蛋白结合率变化对药效和毒性的影响，还取决于药物的清除特性、分布容积和药动－药效平衡时间等因素。在分析药物与血浆蛋白结合对疗效的影响时，应充分考虑到更多其他因素的影响。

(三)药物的理化性质

药物的分布过程属于跨膜转运过程，大多数药物以被动扩散的方式通过细胞膜微孔或膜的类脂质双分子层，这种转运方式与药物的分子量大小、化学结构和构型、蛋白激酶 A(pKa)、脂溶性及极性等密切相关。

(四)药物与组织的亲和力

在体内与药物结合的物质，除血浆蛋白外，其他组织细胞内存在的蛋白、脂肪、DNA、酶以及糖胺聚糖等高分子物质，亦能与药物发生非特异性结合。这种结合与药物和血浆蛋白的结合类似。一般组织结合是可逆的，药物在组织与血液间保持着动态平衡。在大多数情况下，药物的组织结合起着药物的贮存作用，如果贮存部位也是药物作用的靶部位，就可能延长药效持续时间。对于与组织成分亲和力高的药物，向组织外转运的平衡速度很慢，在组织中滞留的时间很长，甚至长期蓄积。

（五）药物的相互作用

药物的相互作用主要对血浆蛋白结合率高的药物有影响。对于血浆蛋白结合率低的药物，轻度血浆蛋白结合置换使游离型药物浓度略微升高，对药效的影响不大。而对于血浆蛋白结合率高的药物，与另一种药物竞争血浆蛋白结合位点，使游离型药物大量增加，引起该药的表观分布容积、半衰期、肾清除率等发生一系列改变，最终导致药效的改变和不良反应的产生。

三、药物分布的航天模拟研究

在大多数卧床休息研究中，通过对生理指标的监测，可了解头低位倾斜卧床（HTD）或仰卧位卧床休息模型中的体液体积的信息。研究显示，仰卧位卧床休息时，女性下体体液减少10% ~15%，而男性则减少0% ~7%。此外，参与体液调节的激素受卧床的影响，例如在头低位倾斜卧床休息试验中，肾素、血管升压素和醛固酮显著升高，这也是卧床休息模型中的体液再分布的初步机制。

关于慢性脱水者体内药物分布情况目前并不十分清楚。动物实验表明，Lewis 大鼠水剥夺 24 ~48 h，尽管其血清蛋白和红细胞积压有所增加，但是与正常饮水 Lewis 大鼠相比，静脉给予饮水剥夺 Lewis 大鼠茶碱后，其血清和脑脊液中的茶碱浓度没有显著变化。也有研究表明，在脱水时右旋苯丙胺的半数致死量（LD_{50}）会发生变化，但没有提到脱水的程度和引起脱水的方法。因此，很难将这些研究结果外推到航天飞行员身上。需要进一步了解航天员在航空航天条件下是否经历过体液位移，位移的程度和持续时间以及是否需要改变给药方式。

在卧床休息模型中，药代动力学检测更易实施。在一项研究中，口服阿莫西林在睡眠或卧床时，肾清除率增加，吸收速度减慢。口服阿莫西林的药物动力学在卧床和睡眠状态之间没有明显的差异。长期卧床或睡眠时，血药峰浓度降低，达峰时间略微缩短。头低位倾斜卧床休息 3 d 口服环丙沙星检测血浆和组织浓度显示，倾斜卧床前后环丙沙星的血药浓度相同，组织药物浓度也没有明显的差异。

利多卡因被认为是衡量药物分布的标准药物，特别适用于确定蛋白结合的程度。在仰卧休息 9 ~10 d 试验中，静脉注射利多卡因和青霉素的血浆药物浓度改变不明显，利多卡因的蛋白结合在卧床休息前后没有显著的变化。胡燕萍等采用 −6°头低位倾斜卧床休息模拟人体失重，研究发现卧床休息 11 d 后，血浆总蛋白水平明显下降，卧床休息 21 d 后，血浆总蛋白水平逐渐恢复，但是在 21 d 的模拟失重过程中血浆白蛋白含量无明显变化。Larina 等以在空间站飞行 125 d 至 366 d 的 29 名俄罗斯航天员为研究对象，利用醋酸纤维薄膜电泳法检测航天员太空飞行后的血浆蛋白含量变化，发现在飞行 7 ~14 d 时其血浆总蛋白显著降低，随着飞行时间的延长，血浆蛋白含量又恢复到正常水平。

大鼠尾部悬吊模型被用来模拟飞行条件下体液在小型实验动物体内再分配的研究。大鼠尾部悬吊在第一天显示血浆蛋白(包括白蛋白)短暂增加,随后在第三天下降,这可能与药物分布有关。这一发现提示血浆蛋白结合可能瞬时增加,将降低药物的效能。如异丙嗪的血浆蛋白结合率为93%,如果在血清蛋白增加的时间段内口服异丙嗪,血液中游离异丙嗪的量就会降低,从而可能降低异丙嗪的药效,但该推测尚待验证。Chowdhury 等利用大鼠尾部悬吊2 周模拟失重,静脉注射给予^{3}H标记的尼古丁,90 min 后处死大鼠,取重要组织,测定每克各种组织中^{3}H－尼古丁的分布。结果发现,与对照组相比,尼古丁在尾吊大鼠的食管、大动脉、基底、气管、肾上腺、脾和胰腺等组织中分布的含量均显著减少。

沈羡云等发现大鼠尾部悬吊 21 d 及 30 d 后其血液循环系统发生明显变化。与对照组相比,尾部悬吊组大鼠的血液黏度、纤维蛋白原和血细胞比容明显升高,红细胞变形能力显著下降。血液流变性降低可造成循环阻力升高,血流速度减慢,可使药物在各个器官和组织中的分布发生改变。纪安来等利用质谱监测尾部悬吊模拟失重 0 h、6 h、12 h、1 d、2 d、3 d、5 d、1 周、2 周、3 周和 4 周时大鼠的 18 种重力敏感血浆蛋白的变化,发现在模拟失重早期,相对分子质量较小的 6 种蛋白的表达呈上调趋势,而相对分子质量较大的 12 种蛋白的表达则逐渐下调。在模拟失重后期(尾悬吊 2～3 周后),这 18 种蛋白的表达均恢复到正常水平。上述结果说明模拟失重环境对大鼠血浆中部分蛋白的含量会产生明显影响,可能会改变药物与蛋白的结合率,从而影响药物分布。郭志峰等选择庆大霉素作为研究药物,采用－20°头低位限制活动家兔模拟失重,7 只家兔在头低位饲养前和饲养 7 d 后,分别静脉滴注 3 mg/kg 庆大霉素,测定给药后 4 h 内的血药浓度。结果发现,庆大霉素在模拟失重家兔体内的分布速度变慢,其分布速率常数约降至头低位前的 1/3,转运速率常数约降至头低位前的 1/10,药物动力学参数在正常家兔和模拟失重家兔体内存在显著差异,这可能与模拟失重条件下各器官血流量发生再分配有关。

以上研究表明,失重对药物的体内分布有显著影响,可能与血浆蛋白含量的改变、药物与血浆蛋白结合率的变化、血流分布的变化等有关。迄今没有航天飞行条件下的药物分布数据,还有许多因素如肌肉萎缩后肌蛋白量变化、与药物结合减少等对药物分布产生的影响有待更深入的研究。

四、分布总结

在航天飞行期间,药物的使用在很大程度上是有效的,说明大多数药物以接近常规的方式分布。然而,考虑到受试者体液位移和脱水的可能,需要谨慎地确定在飞行过程中药物分布是否发生改变。采用分布经典探针药物(如红霉素和普萘洛尔)进行航天飞行试验,可提供航天飞行对药物分布影响的数据,能有效记录飞行员的症状、药物使用情况、药物有效性和副作用描述,将有助于研究特定药物在飞行过程中的分布变化。

第三节 药物代谢

一、药物代谢的概念

药物在体内代谢酶的作用下发生化学结构改变的过程称为药物代谢(drug metabolism),又称为生物转化(biotransformation)。药物代谢可分为Ⅰ相代谢和Ⅱ相代谢。在原形药物分子上引入新的化学基团或除去原有官能团的代谢反应称为Ⅰ相代谢,包括氧化、还原和水解等反应。原形药物或Ⅰ相代谢产物与体内某些内源性小分子结合的反应称为Ⅱ相代谢,亦称为结合反应。体内发生的常见Ⅱ相代谢反应有葡萄糖醛酸结合、磺酸化、甲基化、乙酰化、谷胱甘肽结合等反应。多数药物经Ⅰ相代谢可变为极性和水溶性较强的代谢产物,这样有利于Ⅱ相代谢反应的进行。Ⅱ相代谢产物通常具有更好的水溶性,更易经尿液和胆汁排出体外。肝脏是药物代谢的主要器官,此外药物也可在肠、肾、肺、血液和皮肤等器官组织中发生代谢。

二、药物代谢的作用

药物代谢产物的极性通常都比原形药物的极性大,易于从机体中排出。但是也有一些药物的代谢产物的极性比原形药物的极性小,如磺胺类药物的乙酰化代谢产物或酚羟基的甲基化代谢产物。药物在体内不一定都发生代谢,有些药物仅部分发生代谢,而有些药物在体内不被代谢,以原形排出。药物在体内的代谢与其药效及安全性密切相关,主要表现在:①代谢使药物失去活性;②代谢使药物活性降低;③代谢使药物活性增强;④代谢激活药物的药理作用;⑤代谢产生毒性代谢产物。

三、药物代谢酶

药物代谢酶的种类繁多。药物Ⅰ相代谢主要发生于肝细胞或其他组织细胞的内质网。滑面内质网含有丰富的药物Ⅰ相代谢酶,在匀浆组织样品时,滑面内质网可形成许多碎片,称为微粒体(microsomes),其中所含的药物代谢酶也称为微粒体酶(microsomal enzymes),在除微粒体以外的其他部位的药物代谢酶则称为非微粒体酶。微粒体酶主要存在于肝、肺、肾、小肠、胎盘、皮肤等器官组织,以肝微粒体酶活性最强。在参与药物Ⅰ相代谢的各类酶中,占主导地位的酶是细胞色素 P450(cytochrome P450,CYP450)酶。CYP450 酶系不仅存在于内质网,在线粒体和核膜内也有表达。参与药物Ⅰ相代谢的主要酶系除了 CYP450 酶系外,还有黄素单加氧酶系(flavin - containing monooxygenases)、单胺氧化酶系(monoamine oxidases)和酯酶系(esterases)等。

参与药物Ⅱ相代谢的主要酶系有葡萄糖醛酸转移酶系(uridinediphospho - glucuronosyltransferases)、谷胱甘肽 - S - 转移酶系(glutathione - S - transferases)、磺基转移酶系(sulfotransferases)、儿茶酚－O－甲基转移酶系(catechol－O－methyltransferases)、巯嘌呤甲基转移酶系(thiopurinemethyltransferases)、N－甲基转移酶系(N－methyltransferases)和N－乙酰基转移酶系(N－acetyltransferases)等。

四、影响药物代谢的因素

1. **生理因素** 影响代谢的生理因素包括种属差异、个体差异、年龄差异和性别差异等。

2. **病理因素** 许多疾病影响药物代谢,如肝硬化、酒精性肝病、病毒性肝炎、黄疸、肝细胞瘤、感染和心血管疾病等,其中肝脏疾病是最主要的病理因素。

3. **基于药物代谢的药物相互作用** 两种或两种以上药物在同时或前后序贯使用时,可能在药物代谢环节发生药物－药物相互作用。根据对药物代谢酶的作用结果,药物可分为酶诱导剂和酶抑制剂。常见的药物代谢酶诱导剂有巴比妥类、保泰松、苯妥英、利福平、格鲁米特、灰黄霉素,常见的药物代谢酶抑制剂有氯霉素、双香豆素、异烟肼、对氨基水杨酸、西咪替丁、保泰松以及乙酰苯胺等。

五、药物代谢的航天模拟研究

1. **细胞旋转培养模型** 即在悬浮液中生长良好的细胞被置于恒定的垂直旋转培养箱中,细胞经历恒定的自由落体运动,类似于航天飞行。目前已经开发出了几种提供这种培养细胞的旋转装置,并与微阵列或高通量基因表达筛选组合,形成了分析细胞代谢的强大普适性工具。采用细胞旋转培养模型观察了非洲爪蟾蜍肝细胞系基因表达的变化,发现有几个基因表达发生了改变。

2. **大鼠尾部悬吊模型** 利用大鼠尾部悬吊模型研究了Ⅰ相代谢的各种酶。尾部悬吊3 d或7 d的大鼠的氧化代谢明显加快,但是药物的分布容积没有受到影响。肝脏CYP450酶在尾部悬吊的最初几天内发生了变化,之后又回到了正常水平。Lu等利用大鼠尾部悬吊21 d模型研究模拟失重对药物代谢酶的影响,发现肝脏CYP2C11、CYP2E1和P糖蛋白(P－glycoprotein)及肾脏CYP4A1受到明显抑制,而肝脏和小肠的CYP3A2则无明显变化,这提示在失重环境下分布在不同器官或不同种类的药物代谢酶,其活性和表达可能存在差异。

Wei等利用SD大鼠尾部悬吊模型研究模拟失重对药物代谢的影响,结果发现在静脉注射安替比林后,安替比林在雄鼠体内的平均总清除率下降44.7%,其平均潴留时间增加58.7%,而失重环境对安替比林在雌鼠体内的药物代谢动力学却无明显影响。上述结果提示失重造成了肝脏药物代谢酶的变化,并且失重引起的药物处置变化存在显著的性别差异。在模拟失重环境下,雄性大鼠的药物代谢酶比雌性大鼠的药物代谢酶更容易受到失重的影响。

对于尾部悬吊的大鼠,给予安替比林导致其肝脏氧化功能增强。这一发现与CYP450酶含量在太空飞行大鼠中降低的结果相矛盾。Carcena在研究中比较了尾部悬吊大鼠和太空飞行17 d大鼠体内cGMP的含量，发现两种动物cGMP的含量差异较大，表明大鼠尾部悬吊模型并不能完全反映太空飞行过程中药物代谢酶的变化。Racine的形态学研究也发现尾部悬吊大鼠和经历太空飞行的大鼠之间缺乏相关性。

对乙酰氨基酚主要通过Ⅱ相代谢形成葡萄糖醛酸和硫酸盐结合物，随后通过尿液和胆汁排泄，它被认为是一种很好的研究Ⅱ相代谢功能的标志物。尾部悬吊对大鼠对乙酰氨基酚的Ⅱ相代谢没有明显影响。

3.人体头低位卧床休息模型 除了药物代谢酶的改变，失重条件下肝血流量也会发生变化，导致药物在肝脏的清除率改变，从而影响药物的代谢。Saivin等利用头低位卧床休息模型研究了局麻药利多卡因的代谢情况，结果表明8名志愿者卧床第一天肝脏血流速度加快，4 d后利多卡因药物代谢清除率增加30%。周环宇等让16名健康男性志愿者连续 -6°头低位卧床21 d，对其肝门静脉血流进行彩色多普勒超声检查，发现模拟失重1～21 d肝门静脉血流量均呈逐渐下降的趋势，恢复直立后肝门静脉最大血流量开始恢复，直立7 d后肝门静脉血流量恢复到正常水平。

以上研究均证明，失重可能在几个方面影响药物代谢：药物代谢酶的活性和含量变化、肝血流量变化、肠道菌群变化以及性别差异等。研究失重对药物代谢的影响目前只是结合数据推测药物代谢改变的初步原因，在确定代谢途径、代谢酶类型和代谢产物类型等方面还有待进一步研究。

六、航空航天对药物代谢的影响

有研究报道，在太空飞行7 d的大鼠体内，总CYP450酶活性下降约50%，而谷胱甘肽-S-转移酶活性无变化。在STS-63飞行8 d后，肝脏过氧化氢酶、谷胱甘肽还原酶和谷胱甘肽-S-转移酶含量均减少。一项研究报告表明，在14 d航天飞行后，大鼠体内CYP450酶活性没有改变。而另一项研究报告表明，在14 d航天飞行后，大鼠体内CYP450酶活性下降了15%；在7 d航天飞行后，大鼠体内CYP450酶活性下降了50%。有报道提到，一般在飞行器着陆后几个小时才取回动物，如果取回动物没有延迟，则大鼠体内CYP450酶活性的测量值变化会更大。这些结果提示空间飞行会显著改变肝代谢酶的含量及活性，从而影响药物代谢。

除肝脏外，在失重条件下，部分肠道细胞、肠道中存在的微生物菌群也会发生变化，这些变化可能会影响药物代谢。Rabot等研究了搭载美国空间飞船飞行9 d的SD大鼠，发现大鼠体内可分泌中性黏蛋白保护结肠黏膜的结肠杯状细胞减少，CYP450酶含量下降，导致肠功能受损，而且其在9 d的恢复期后仍未恢复到正常状态。Rivera等在地面利用大鼠尾部悬吊4周模型模拟失重，发现实验动物肝门静脉的内毒素显著增加，这可能是由于失重环境下胃肠道菌群紊乱，肠黏膜屏障受到破坏，导致肠内的有害物质如细菌和毒素等穿过肠黏膜进入血液循环所致。

七、代谢小结

在太空飞行中，如果药物代谢显著加快，药物的治疗作用就会降低甚至消失。如果代谢减缓，药物的血浆浓度将高于预期水平，可能会导致副作用，甚至产生毒性。然而，并不是所有的药物代谢酶都会受到航天飞行的影响。

迄今为止，还没有关于太空飞行过程中药物代谢酶的变化的系统研究。由于在飞机和国际空间站上容纳小型哺乳动物是可能的，因此，努力使动物的环境更类似于航天员的环境，这将有助于阐明一些相互矛盾的数据。了解药物如何通过各种药物代谢酶代谢，可以预测药物间是否可能引起药物相互作用，以及由于基因多态性引起的代谢的显著个体差异。使用现代分子生物学技术（如高通量基因表达阵列、微阵列、差异凝胶电泳、蛋白质组学）可以有效地缩小受航天飞行（或模拟航天）影响的候选基因和药物代谢酶的范围，然后对那些在航天飞行中有显著变化的药物代谢酶进行更详细的研究。

第四节　药物排泄

一、药物排泄的概念

药物排泄（drug excretion）是指体内药物或其代谢产物排出体外的过程，它与药物代谢统称为药物消除（drug elimination）。肾排泄（renal excretion）与胆汁排泄（biliary excretion）是药物最重要的排泄途径。药物也可从肠、肺、乳腺、唾液腺或汗腺排泄。

药物排泄与药效、药效维持时间及药物毒副作用等密切相关。当药物的排泄速度增大时，血药浓度降低，导致药效下降甚至不能产生药效。由于药物相互作用或疾病等因素使药物的排泄速度降低时，血药浓度升高，此时如不调整剂量，有可能会出现中毒现象。多数药物经肾排泄，肾功能减退导致药物及其代谢产物在体内蓄积，是引发药物发生不良反应的重要原因。

二、药物排泄的重要途径

（一）药物的肾排泄

肾排泄是药物的主要排泄途径，是肾小球滤过、肾小管分泌、肾小管重吸收的总和。前两个过程是将药物排入肾小管腔内并最终排出体外，后一个过程是使肾小管内的药物重新返回至血液中。肾小球毛细血管内皮上分布着许多直径约 6 ~ 10 nm 的小孔，通透性较大，药物可以以膜孔扩散的方式滤过。如果药物的肾清除率小于预期滤过清除率，则一定存在重吸收过程。药物的肾小管重吸收有两种方式，主动重吸收（active reabsorption）和被动重吸收（passive reabsorption)。主动重吸收的物质主要是身体必需的维生素、电解质、糖及氨基酸。肾小管分泌是将药物转运至尿中排泄,该过程是主动转运过程。肾小管和集合管上皮细胞除了重吸收机体需要的物质外,还可将自身代谢产生的物质,以及某些外源性物质通过分泌过程排入尿液,以保证机体内环境的相对稳定。肾小管分泌时物质转运的方向与重吸收的方向相反,如果药物的肾清除率超过肾小球滤过率,则提示该药物存在肾小管分泌过程。

(二)药物的胆汁排泄

在肝细胞的血管膜和胆管膜上存在着很多药物转运蛋白,这些药物转运蛋白将药物从血管膜摄取入肝脏,然后通过胆管膜向胆汁分泌以排至肝外。多数药物的胆汁排泄率很低,但也有一些药物的胆汁排泄率较高。胆汁排泄率高的药物往往具有以下特点:能主动分泌、药物是极性物质、相对分子量超过300。肾和肝、胆的排泄能力存在相互代偿现象。

三、影响药物排泄的因素

(一)生理因素

1. **血流量** 当肾脏血流量增加,经肾小球滤过和肾小管主动分泌两种机制排泄的药物量都将随之增加。

2. **胆汁流量** 当胆汁流量增加时,主要经胆汁排泄的药物量将随之增加。减少胆汁流量,则会减少以胆汁排泄为主要排泄途径的药物的排泄量。

3. **尿量** 尿量增加时,药物在尿液中的浓度下降,重吸收减少,药物的排泄量将随之增多;尿量减少时,药物浓度增大,重吸收也增多,药物的排泄量将随之减少。

4. **尿液的pH值** 对于弱酸性和弱碱性药物来说,尿液pH值是影响肾小管重吸收的重要因素。尿液pH值影响药物的解离度,从而影响药物的肾小管重吸收。临床上可通过调节尿液pH值,调节药物的肾小管重吸收。

5. **药物转运体** 肾小管分泌和重吸收过程是由多种药物转运体介导的。

6. **其他** 经肝肾消除的药物量也受年龄和性别的影响。幼儿和老年人的肝肾功能均低于成年人,所以药物消除能力也较低。研究发现成年男性肾脏清除能力比女性要高10%。此外,遗传因素、生理节律、种属差异等也会影响药物的排泄。

(二)药物的理化性质

1. **分子量** 药物的分子量是影响药物排泄的重要理化因素。分子量<300的药物主要经肾脏排泄,分子量300~500的药物既经肾脏排泄又经胆汁排泄,分子量>500的药物主要经胆汁排泄,分子量超过5000的大分子化合物极少经胆汁排泄。

2. **水溶性/脂溶性** 脂溶性大的非解离型药物肾小管重吸收程度大,如硫喷妥经肾小球滤过后,几乎全部通过肾小管的重吸收返回血液循环,自尿中排泄量很少。相反,一些季铵盐类药物,脂溶性很小,几乎不被重吸收,能迅速经尿排泄。

3. 药物的 pK_a 药物 pK_a 不同，在不同的酸碱环境中解离状态不同，从而影响药物的肾排泄或胆汁排泄。

4. 血浆蛋白结合率 药物和血浆蛋白结合后不能经肾小球滤过消除。

5. 药物体内代谢过程及代谢产物的性质 药物与葡萄糖醛酸、谷胱甘肽结合或发生其他生物转化后，使药物的极性或水溶性提高，有利于从尿或胆汁排出。但是甲基化和乙酰化会使药物的极性下降，不利于排泄。

（三）疾病因素

1. 肾脏疾病 肾脏的急性病或者是外伤会使肾小球滤过功能受损，使肾小球滤过率下降，导致药物排泄量减少，体内药物蓄积量增多。

2. 肝脏疾病 如肝炎、胆汁淤积症、肝脏血管疾病等会造成胆汁排泄障碍、肝脏药物代谢酶活性降低、蛋白质结合能力降低、门脉血流量减少，这些因素都将降低肝脏清除药物的能力。

（四）药物相互作用对排泄的影响

有些药物可以通过影响肾脏的血液供应，如普利类药物可以通过提高肾血流量而影响其他药物或代谢产物的肾排泄速率。由肾小管分泌排泄的药物之间可出现竞争性排泄抑制。药物之间也可以通过改变尿液的 pH 值，影响尿液中弱碱性或弱酸性药物的离子化，从而影响药物的肾排泄。如果药物影响胆汁流量，就有可能影响同服药物的胆汁排泄。

四、药物排泄的航天模拟研究

失重会改变肾血流量和肾小球滤过率，从而影响药物的肾排泄。由于与血浆蛋白结合的药物或代谢产物不能通过肾小球滤过而进入尿液，因此失重条件下血浆蛋白结合率的改变也能显著影响药物的排泄。

飞行试验表明，在最初的几天飞行中，身体总水量略有减少，这将有可能减少肾血流量和药物排泄。在人体头低位卧床7 d模型的研究中，将利多卡因作为血流探针药物，与头低位卧床前或结束后相比，在头低位卧床期间药物清除和肾脏血流小幅度升高，血药浓度持续下降，但在航天中是否会出现这种现象尚未证实。

庆大霉素几乎全部通过肾排泄，且不存在肾小管分泌和重吸收过程。庆大霉素的体内清除率主要反映肾小球滤过率。郭志峰等以庆大霉素为模型药物，采用头低位 $-20°$ 限制活动家兔模拟失重，观察模拟失重7 d后，庆大霉素在家兔体内的药代动力学变化。结果表明庆大霉素在模拟失重家兔体内的清除率有所增加，这提示在模拟失重条件下肾小球滤过率可能发生了改变。

邓力等以尾部悬吊21 d大鼠为失重模型，研究了在正常情况下和模拟失重情况下中药龙血竭中的成分紫檀芪在大鼠尿液及粪便中的排泄。研究结果表明，与正常组大鼠相比，紫檀芪的尿液排泄量在模拟失重组大鼠体内增加了约2倍，紫檀芪的粪便排泄量在模拟失重组大鼠体内增加了约1.8倍。李玉娟等以尾部悬吊21 d大鼠为失重模型，研究模拟失重对龙血竭中龙血素A、龙血素C、7,4－二羟基黄酮和紫檀芪等4种成分排泄的影响。研究结果表明，模拟失重对4种成分在大鼠体内的排泄有不同影响。与正常组大鼠相比，龙血素A、龙血素C、7,4－二羟基黄酮和紫檀芪在模拟失重组大鼠体内的胆汁和尿液中排泄量升高，龙血素A和紫檀芪在模拟失重组大鼠的粪便中的排泄量升高，而龙血素C和7,4－二羟基黄酮在模拟失重组大鼠的粪便中的排泄量降低。上述结果提示在相同的失重条件下，药物的理化性质不同，其排泄特点也不同。

五、排泄小结

失重条件下药物的排泄主要受到肾脏血流量、胆汁流量、尿液量以及血浆蛋白结合率等因素的影响，药物的理化性质不同，失重条件下其排泄特点也不同。

（周四元　成　颖　刘道洲）

参考文献

[1]刘建平. 生物药剂学与药物动力学. 5版. 北京：人民卫生出版社，2016

[2]Virginia E Wotring. Space Pharmacology. Berlin: Springer, 2012

[3]黄丽丽，武广霞，张宇实，等. 航天失重条件下药动学研究进展. 沈阳药科大学学报，2017, 34(5): 436－442

第四章 4 中枢兴奋药

中枢兴奋药(central stimulants)是指能提高中枢神经系统功能活动的药物。根据它们的作用部位,可将其分为4种类型。①主要兴奋大脑皮质的药物,如咖啡因、苯丙胺。咖啡因是咖啡豆和茶叶中所含有的主要生物碱,此类植物中的咖啡因于1820年被科学家发现。小剂量(50~200 mg)咖啡因即可对大脑皮质有选择性兴奋作用,正常人服用后表现出睡意消失、疲劳减轻、精神振奋、工作效率提高,因此咖啡和茶叶很早就作为世界性的兴奋性饮料成分而被广泛应用。苯丙胺于1887年合成,之后,与苯丙胺相关的化合物不断问世,如甲基苯丙胺、3,4-亚甲二氧基安非他明及其他一些精神兴奋剂。20世纪30年代中期,此类药物开始用于治疗发作性睡病和脑炎后帕金森综合征,也用于治疗鼻充血和哮喘。第二次世界大战期间,美军将苯丙胺作为抗疲劳药物;战后苯丙胺在日本被广泛使用。苯丙胺类似物是强效的精神兴奋药,但毒副作用较大,其使用逐渐受到限制和严格管控。②主要兴奋延髓呼吸中枢的药物(呼吸兴奋药),如尼可刹米。该药既可直接兴奋延髓呼吸中枢,也可刺激颈动脉体化学感受器而反射性兴奋呼吸中枢,能够提高呼吸中枢对二氧化碳的敏感性,使呼吸加深、加快。因其作用温和、安全范围大,临床常用于各种原因所致的中枢性呼吸抑制。③主要兴奋脊髓的药物,如士的宁。该药是从马钱科植物番木鳖或马钱的种子中提取的一种生物碱。小剂量对脊髓有选择性兴奋作用,使脊髓反射加快、加强,能增加骨骼肌张力,改善肌无力状态,并可提高大脑皮质感觉区的敏感性;大剂量兴奋延髓乃至大脑皮质,毒性强,排泄缓慢,易产生蓄积作用,主要用于治疗神经麻痹性疾患,特别是脊髓性不完全麻痹。④新型中枢兴奋药,如莫达非尼。该药为法国首先合成的一种不同于上述药物作用机制的新型中枢兴奋药物,临床上主要用于发作性睡病、轮班工作睡眠紊乱以及阻塞性睡眠呼吸暂停等相关的日间过度嗜睡症的治疗,长时间服用未见明显不良反应。上述药物分类是相对的,随着用药剂量增加,其中枢作用部位也随之扩大,过量甚至可引起惊厥。

临床上,中枢兴奋药可有效治疗与中枢抑制直接或间接相关的疾病和病症,主要包括:轻度抑郁症、意识障碍、中枢性呼吸抑制与衰竭、儿童多动综合征、小儿遗尿症、发作性睡病与嗜睡症以及神经麻痹性疾病等。基于上述药物在航空航天医学领域的实际应用,现主要介绍苯丙胺、咖啡因和莫达非尼的药理作用及其航空航天医学应用。关于中枢兴奋药及其复方药物制剂作为抗运动病药在航天航空医学中的应用可参阅本书第七章的有关内容。

第一节　中枢兴奋药的药理作用

一、苯丙胺

1. 结构与制剂　苯丙胺(amphetamine)是苯异丙胺的消旋体,其化学结构见图4－1。右旋体的活性比左旋体的活性大3～4倍。右旋苯丙胺的英文名为dexamphetamine或dextroamphetamine。苯丙胺的硫酸盐和磷酸盐适合制成口服及溶液制剂,其常用制剂为:片剂,每片5 mg、10 mg;缓释胶囊剂,每粒胶囊5 mg、10 mg、15 mg。成人每日口服量为5～20 mg。

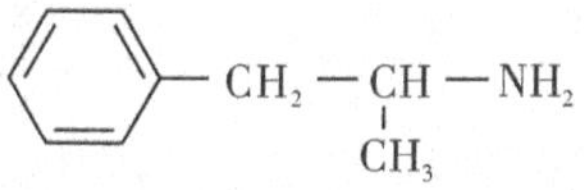

图4－1　苯丙胺的化学结构

2. 吸收与代谢　苯丙胺的盐类从肠道和胃肠外给药吸收充分而迅速。体内的苯丙胺一部分(1/3～1/2)以原形经肾排泄,其余被肝微粒体酶所破坏。血浆半衰期约为12 h,一次口服5～10 mg,作用维持时间约4 h,连续用药有蓄积作用。

3. 药理作用

(1) *中枢兴奋作用*　在兴奋中枢神经方面,苯丙胺是最强的拟交感胺之一。正常人口服约10 mg苯丙胺通常表现为精神焕发、信心增强、欣快得意、瞌睡感和疲劳感降低等。用药后精神振奋,可进行长时间的脑力劳动,但并不一定改善工作质量。苯丙胺对完成不同工作任务能力影响的研究显示,苯丙胺可提高数字运算、阅读速度、运动协调及一些比较简单只求速度的工作能力;在历时较长而又相对缺氧的条件下工作,未用药的对照组人员渐感疲乏、工作成绩下降,而服苯丙胺组人员工作效率仍能保持。但因个体差异等原因,该药尚未被广泛使用。

(2) *对心血管和呼吸系统功能的影响*　动物对苯丙胺的心血管反应不一致,适量常使其血压升高,心输出量增加。正常人口服10～20 mg苯丙胺也可获得升压效果,且收缩压和舒张压都升高、脉压增大。正常人或心脏病患者用苯丙胺可偶发不同形式的心律不齐。苯丙胺通过中枢作用使动物呼吸加深加快,但迅速重复给药使反应减弱。常规剂量对正常人的呼吸频率、每分钟通气量或肺活量影响不大。

(3) *对代谢的影响*　苯丙胺对肥胖者有减轻体重的效果,这与它可使人体代谢加快、胃肠消化吸收降低和食欲减退等有关。人体试验证明,口服苯丙胺10 mg,使嗅觉及味觉(对蔗糖)的敏感度降低,苯丙胺的厌食效应部分与此有关。

4. 临床应用与不良反应　小剂量(5～10 mg)用药可解除疲劳,振奋精神,可治疗发作性睡病;此外,它可与抗运动病药物组成复方制剂用于运动病的防治。

苯丙胺的急性毒性常是用量过大的结果(剂量小于15 mg时很少出现中毒症状),表现为兴奋之后的疲劳和抑制,但对于个别特异质反应人员,剂量低于2 mg就会出现中毒症状。慢性中毒的症状和体征有食欲减退、体重减轻、震颤和失眠等。长期滥用苯丙胺可产生精神依赖,同时产生明显的耐受现象,须通过增加剂量来维持疗效。历史上发生过苯丙胺用药成瘾和严重滥用现象。我国将苯丙胺列于一类精神药品进行严格管理。

二、咖啡因

1. 结构与制剂 咖啡因(caffeine),又称咖啡碱,与茶碱(theophylline)和柯柯碱(theobromine)在化学结构上同属黄嘌呤类(图4-2),药理作用相似。但咖啡因的中枢兴奋作用较强,临床主要用作中枢兴奋药;茶碱的舒张平滑肌作用较强,主要用作平喘药。临床应用较广的可溶性盐为苯甲酸钠咖啡因,针剂,每支0.25 g/ml、0.5 g/ml,皮下或肌内注射每次0.25~0.5 g;口服剂型有咖啡因片剂及缓释胶囊剂。

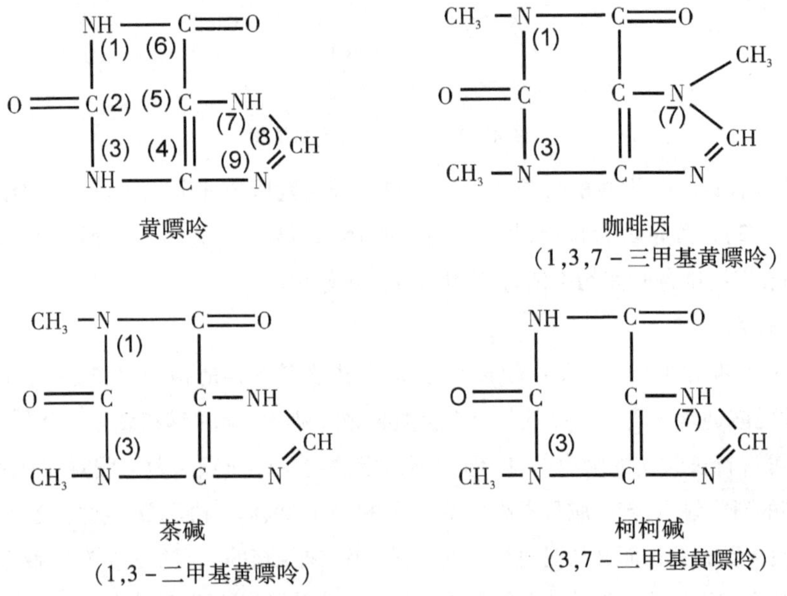

图4-2 咖啡因、茶碱和柯柯碱的化学结构

2. 吸收与代谢 日常生活中,人们可通过咖啡和茶叶等饮品摄取一定量的咖啡因(表4-1)。药用咖啡因经口服、直肠给药或注射均迅速吸收但不规则。口服1~2 h后,血药浓度达高峰。与血浆蛋白的结合率约为17%,药物吸收后可分布在全身体液中,易通过血脑屏障。咖啡因主要在肝脏代谢,血浆半衰期为3~7 h(平均约为3.5 h),少部分以原形从尿中排出。

表4-1 不同饮料中的咖啡因含量

饮　品	咖啡因的大约含量
煎煮咖啡	85 mg/150 ml
速溶咖啡	60 mg/150 ml
脱咖啡因咖啡	3 mg/150 ml
煎煮红茶	50 mg/150 ml
煎煮绿茶	30 mg/150 ml
速溶绿茶	30 mg/150 ml
可乐	(32~65)mg/340 lm
可可茶	(6~42)mg/100 ml

引自:Hawkins FH. Human factors in flight. Aldershot:Gower Technical Press,1987:322-323

3. 药理作用

(1) 中枢兴奋作用 咖啡因对大脑皮质有兴奋作用,正常人服用小剂量(50 ~ 200 mg)即可表现出睡意消失、疲劳减轻、精神振奋、思维敏捷、工作效率提高。较大剂量的咖啡因尚可兴奋延髓呼吸中枢、血管运动中枢和迷走神经。大剂量咖啡因可引起整个中枢神经系统(包括脊髓)兴奋,导致实验动物惊厥和死亡。

(2) 对心血管功能的影响 在离体实验和整体实验中均可观察到咖啡因的强心作用。在离体心脏实验中,咖啡因直接兴奋心肌,使心脏收缩力加强、心率加快、心输出量增加。在整体动物实验和临床中,咖啡因表现为心收缩力加强、心输出量增加,但心率变化不一(可出现心率轻度减慢、略有增加或基本不变),因为咖啡因对迷走神经的兴奋作用部分抵消了其心率增快作用。咖啡因有直接松弛血管平滑肌的作用,使肺、冠脉和肾血管发生不同程度的扩张,因咖啡因使延髓血管运动中枢兴奋而使血管收缩,使心肌收缩力加强而使心输出量增加,因而并不导致血压下降。咖啡因对脑血管的作用与对其他血管的作用相反,它使小动脉收缩、增大脑血管阻力、降低脑血流量和减少脑脊液生成,因而可用于治疗高血压和感冒引起的头痛。

(3) 对呼吸和消化系统功能的影响 咖啡因对支气管平滑肌、胆道及胃肠道平滑肌均有舒张作用,其中最主要的是对支气管平滑肌的松弛作用。小剂量咖啡因可兴奋胃肠道平滑肌,大剂量则能解除胃肠道平滑肌痉挛,但无临床治疗价值。动物实验和人体观察均发现咖啡因使胃液分泌量和酸度增加,因而胃和十二指肠溃疡患者应慎用咖啡因。

(4) 其他作用 咖啡因有一定的利尿作用,这与它能抑制肾小管对钠离子的重吸收,以及心输出量和肾血流量增加,肾小球滤过率提高有关。对心功能不全患者的利尿作用更为明显。咖啡因对骨骼肌的兴奋作用和利尿作用无实际意义。咖啡因还有轻度提高基础代谢率、促进新陈代谢的作用。

咖啡因的主要作用机制如下:①作为肌浆网雷尼丁受体(ryanodine receptor)的激动剂,能引发对雷尼丁敏感的钙库对钙离子的释放,从而促使肌浆网释放钙离子,增加细胞内钙离子浓度和提高肌纤维对钙离子的敏感性。②抑制磷酸二酯酶活性,提高细胞内环磷腺苷(cAMP)浓度。③腺苷受体拮抗作用。④γ-氨基丁酸(gamma aminobutyric acid,GABA)受体拮抗作用。

4. 临床应用与不良反应 咖啡因主要用于治疗中枢抑制状态,如严重传染病、镇静催眠药过量引起的昏迷及呼吸循环抑制等,可肌注苯甲酸钠咖啡因。此外,咖啡因还常配伍麦角胺治疗偏头痛,配伍解热镇痛药治疗一般性头痛。

咖啡因可刺激胃黏膜,引起胃部不适、恶心或呕吐。咖啡因能促进胃酸分泌,胃和十二指肠溃疡患者应禁止用药。咖啡因会影响睡眠,入睡困难者晚上应减少摄入量。咖啡因的致死剂量很大(10 g),未见中毒死亡的报道。但有时较小剂量(1 g)也可发生毒性作用,出现心悸、心动过速、眩晕、幻觉和谵妄等,严重者可发生惊厥与虚脱,应及时洗胃,给予镇静药或其他对症处理。世界各地均有饮用含咖啡因饮料的习惯,但这种习惯是精神上的依赖而非生理性依赖,无真正成瘾性。长期大剂量饮用含咖啡因的饮料,停用后 12 ~ 16 h 可出现头痛、易激动和紧张不安等轻度撤药症候群,其中头痛是唯一明确的戒断症状。

三、莫达非尼

1. **结构与制剂** 莫达非尼(modfinil)的化学结构式见图 4-3,其化学结构名为:2-[(二苯甲基)亚硫酰基]乙酰胺,英文名为:2-[diphenyl-methyl-sulfinil]acetamide。莫达非尼是由法国拉方(Lafon)实验室合成的新型中枢兴奋药,因其作用特征和机制与此类经典药物明显不同,所以又称之为促醒药。常用剂型为片剂,每片 100 mg。

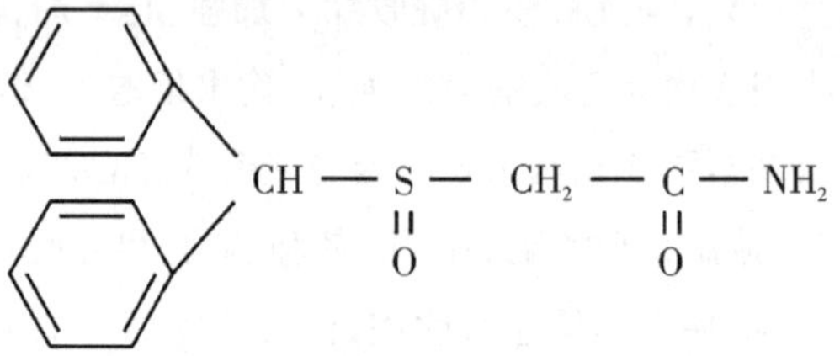

图 4-3 莫达非尼的化学结构

2. **吸收与代谢** 莫达非尼单剂量或多剂量口服均易于吸收,服药后 2~4 h 血浆药物浓度达峰值。消除半衰期约 12~15 h。莫达非尼主要在肝脏代谢消除,代谢以氨基水解为主,经肾排泄,莫达非尼酸(modafinil acid)是尿中的主要代谢产物。原形排出量低于剂量的 10%。肝肾功能不良者其消除减慢。离体实验观察到,莫达非尼对人肝微粒体 CYP2C19 产生可逆性抑制;对原代培养的人肝细胞 CYP1A2、CYP2B6 和 CYP3A4 活性有轻度、呈剂量相关性的诱导作用;对 CYP2C9 活性有抑制效应。针对莫达非尼与哌醋甲酯、右旋苯丙胺、华发林、炔雌醇和三唑仑相互作用的临床研究表明,炔雌醇、三唑仑与莫达非尼存在代谢相互作用,主要在胃肠系统,通过诱导 CYP3A4 产生影响。这些研究提示,莫达非尼可能影响一些通过 CYP 代谢的药物的药代动力学,而诱导或抑制 CYP 活性的药物不会对莫达非尼的药代动力学产生明显影响。因此,莫达非尼属于消除半衰期相对较长、容易被吸收和被充分代谢的药物。

以 8 名男性健康志愿者为对象,其中 6 人交叉服用不同剂量的莫达非尼(200、400、600、800 mg/d,连续 7 d),逐渐增加莫达非尼剂量,另外 2 人服用安慰剂作为对照。对其代谢动力学和耐受性的研究结果表明,连续用药 3 d 后莫达非尼的代谢达到稳态,口服迅速被吸收,血浆清除率较低(50 ml/min),半衰期约 15 h;200~800 mg 剂量范围的药代动力学参数与用药剂量、时间无关。莫达非尼的代谢存在立体结构的特异性,右旋体代谢较左旋体代谢快 3 倍。剂量为 200、400 和 600 mg 时耐受性好;剂量达 800 mg 时,用药 3 d 因观察到血压、脉率增加而停止用药,提示每日口服莫达非尼的最大安全耐受剂量约 600 mg。

3. **药理作用**

(1)中枢 α_1 肾上腺素受体激动作用 莫达非尼引起的小鼠自主活动增加可被中枢 α_1 受体阻滞剂哌唑嗪、酚苄明阻断,而不受混合型的多巴胺 D_1/D_2 受体阻滞剂氟哌啶醇、D_2 受体阻滞剂舒必利、外周 α_1 受体阻滞剂酚妥拉明、α_2 受体阻滞剂育亨宾、β 受体阻滞剂普萘洛尔和儿茶酚胺合成抑制剂 α-甲基酪氨酸的影响。急性或重复给予莫达非尼的猕猴出现的活动增加和觉醒作用可被哌唑嗪阻断。以猫为实验动物,儿茶酚胺合成抑制剂预处理后几乎完全阻断苯丙胺的作用,但只轻微缩短莫达非尼的觉醒时间;而分别用 α、α_1、β 受体阻滞剂则明显降低莫达非尼的效果但不影响苯丙胺的作用。α_{1B} - 受体基因敲除明显减弱莫达非尼的兴奋效应。

(2)对脑内单胺递质、谷氨酸和 γ - 氨基丁酸代谢的影响　实验观察到,莫达非尼和苯丙胺均能增加嗜睡狗的细胞外 DA 的含量,DA 转运体基因缺失的小鼠对莫达非尼、苯丙胺没有反应。突触前 DA 转运的激活是药物促醒的关键因素。莫达非尼促进大鼠额叶皮质 5 - 羟色胺(serotonin,5 - HT)外流,不影响其自发外流和摄取。对皮质 5 - HT 能传递的调节主要通过增强电 - 神经分泌双重机制起作用而不涉及重摄取过程。研究证实,莫达非尼的促醒作用可能首先部分由皮质单胺递质特别是 DA 和 5 - HT 的释放产生,然后通过下丘脑去甲肾上腺素(noradrenaline,NA)保持觉醒。莫达非尼使小鼠大脑皮质谷氨酸含量显著增加,该作用呈剂量依赖性,但对纹状体、海马、丘脑、中脑、小脑及延髓等脑区的谷氨酸水平无显著影响。莫达非尼可抑制清醒大鼠大脑皮质以及与睡眠有关的中枢部位 GABA 神经元的活动。在清醒大鼠的中视前区和下丘脑后部给药可提高谷氨酸水平而降低 GABA 水平。急、慢性应用莫达非尼,可以引起自由活动的豚鼠和大鼠大脑皮质的 GABA 释放减少。进一步的研究表明,中枢 NA 和 5 - HT 的传递对于莫达非尼调节大脑皮质 GABA 释放有重要作用。莫达非尼对清醒自由活动豚鼠大脑皮质 GABA 释放的抑制作用可以被非选择性 5 - HT 阻滞剂美西麦角和 5 - HT_2阻滞剂酮色林阻断。此外,正常大鼠腹腔注射莫达非尼(100 ~ 300 mg/kg)后,Y 形迷宫行为能力明显改善;采用体外大鼠海马脑片灌流实验结合细胞膜片钳技术证实,莫达非尼的认知能力增强机制与增加海马 CA1 区谷氨酸能兴奋性神经元的突触传递以及降低 GABA 能抑制性神经元的突触传递有关。

(3)对下丘脑泌素(orexin)能神经元和组胺能神经元的影响　下丘脑泌素能神经元和组胺能神经元是维持觉醒状态的重要神经元,下丘脑泌素能神经元和组胺能神经元解剖和功能上存在密切联系。有研究报道,莫达非尼可促进睡眠剥夺大鼠下丘脑泌素的分泌和表达,但莫达非尼的促觉醒作用并非通过下丘脑泌素能神经元介导。因为下丘脑泌素能神经元变性或功能显著低下是发作性睡病的主要原因,而莫达非尼对下丘脑泌素能神经元敲除动物的觉醒时间不但没有减少,反而有所增加。另有研究证实,莫达非尼对组胺能神经元的影响可能是继发性作用。

(4)对脑能量代谢的影响　莫达非尼使大鼠海马回,海马 CA1、CA2 区,齿状回等区域参与学习、记忆活动神经元的葡萄糖利用率增加,可降低内皮素诱导的大鼠脑缺血后乳酸含量升高。

4. 临床应用与不良反应　用于治疗发作性睡病(narcolepsy)和猝倒(cataplexy)。用药可明显减少发作性睡病和特发性睡眠过多症(idiopathic hypersomnia)患者的睡眠发作次数和白天的困倦感,对患者夜间的睡眠干扰较小,特别是长时间连续用药无明显副作用。

莫达非尼对人的毒性较小,仅有头痛、恶心、中度心动过速或唾液分泌过多等轻度偶发性副作用,这与用药剂量、时间和环境因素有关。通常情况下不影响血压和脉率。与苯丙胺不同,即使临睡前服用 100 ~ 200 mg 莫达非尼亦不明显干扰睡眠。有报道称较大剂量用药如 700 mg 会导致失眠,老年人会出现入睡困难、失眠、活动增加。该药无明显的用药耐受,长达数月乃至数年连续用药未见药物依赖和成瘾。

第二节　中枢兴奋药的航空航天医学应用

一、中枢兴奋药对睡眠不足和疲劳条件下认知操作和飞行工作能力的影响评价

1. **右旋苯丙胺的作用评价**　早在 1965 年,曾有实验观察了右旋苯丙胺对飞行员持续12 h 模拟飞行工作能力的影响。模拟飞行任务为多维跟踪实验,设备包括一个带有操纵杆的座舱控制台、方向舵踏板和油门控制杆。从 7:00 开始工作,每完成 1 min 操作后可休息 15 s,持续工作到 19:00。14:00 口服右旋苯丙胺 5 mg,每隔 10 min 记录一次操作成绩。48 名飞行员的实验结果说明,操作成绩有四个变化期,第一期(7:00—11:00)积分值逐渐降低;第二期(11:00—13:30)中间用午餐,积分值拉平;第三期(13:30—15:00)为用药期,积分值逐渐升高;第四期(15:00—19:00)是药物起效期,积分值显著升高。对照组第三、四期的成绩也有升高趋势,但右旋苯丙胺组的成绩显著高于对照组成绩。

美国陆军航空医学研究所评价了右旋苯丙胺在睡眠剥夺条件下保持和提高飞行员模拟直升机飞行工作能力的影响。6 名直升机飞行员在 UH60 飞行模拟器上完成飞行操纵任务,通过积分值来反映其工作能力,并求出航向、高度和航速控制的平均积分值。实验中记录脑电活动(electroencephalographic activity, EEG)和心理变化(包括紧张焦虑、抑郁沮丧、愤怒敌意、精神活力、疲劳感等)。在白昼未睡眠情况下,于当夜开始测定飞行员的持续工作能力,分别于 1:00、5:00、9:00、13:00 和 17:00 记录飞行成绩(每次飞行时间约 40 min),然后测定其脑电和心理变化。用药组飞行员于实验前 1 h 口服右旋苯丙胺 10 mg (溶于约 240 ml 橘子汁中),给予对照组飞行员乳糖和等量饮料。结果表明,与对照组飞行员相比,用药组飞行员控制降落(descent)、平直飞行(straight and level flight)、标准速度转弯(standard rate turn)和左下转弯(left descending turn)的能力明显提高,尤其是 5:00、9:00、17:00(即未睡眠状态下持续工作第 22 h、26 h、34 h)时飞行成绩提高得更明显(图 4 -4)。脑电变化说明用药组飞行员大脑皮质神经细胞活动性增强(EEG 慢波减少)、主观疲劳感亦明显降低。可见右旋苯丙胺可以提高睡眠剥夺条件下飞行员完成模拟飞行任务的工作能力,并与其脑电活动、主观疲劳感的变化相一致。他们还进一步验证了右旋苯丙胺提高睡眠剥夺条件下直升机实际飞行工作能力的效果。10 名 UH -60 飞行员 40 h 睡眠剥夺,于 0:00、4:00 和 8:00 共 3 次用药,每次 10 mg,测定其 UH -60 直升机的操纵能力(包括控制航向、航速、高度、上升、下降、转弯等操纵能力)、脑电活动和心理变化,结果支持前期模拟飞行实验的结论。虽然长期以来人们对使用此

类药物持异议，但是在严格控制的情况下尚无军事飞行员滥用的迹象。基于目前的研究和使用后对保持与提高睡眠剥夺条件下飞行员觉醒度和工作能力的实际效果，在严格控制用药的条件下，服用该药仍然是执行紧张、突发的持续军事飞行任务时适宜的抗疲劳措施。因此，美军认为右旋苯丙胺在减缓睡眠剥夺对飞行员的不良影响中仍有应用价值。

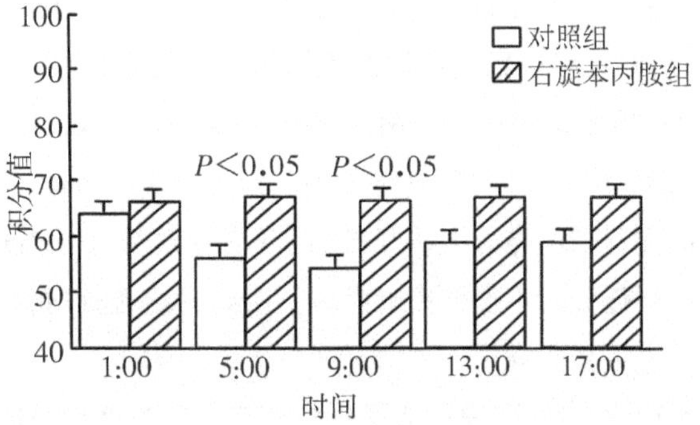

图4－4　右旋苯丙胺对飞行员睡眠剥夺条件下模拟直升机降落操纵能力的影响

引自：Caldwell Jr JA, Caldwell JL, Crowley JS, et al. Sustaining helicopter pilot performance withdexedrine during period of sleep deprivation. Aviat Space Environ Med, 1995, 66(9): 930－937

2. 咖啡因的作用评价　研究证实咖啡因具有一定的提高睡眠剥夺条件下认知操作能力的效果。有文献报道，以平日少量饮咖啡（每日2杯或更少）和中等量饮咖啡（每日5～7杯）者为对象，在实验期间将咖啡饮用量减少1/2以上，实验当日14:00后禁止饮用，22:20—22:50单剂量服用咖啡因（4 mg/kg），夜间23:00，次日凌晨1:00、3:00、5:00测定睡眠潜伏时间、觉醒保持时间和主观瞌睡度，与对照组人员相比，咖啡因组人员夜间觉醒度有一定改善效果。将50例平日中等量饮咖啡者分四组，要求实验前72 h停用咖啡，在48 h睡眠剥夺后分别给予不同剂量的咖啡因（0、150、300、600 mg/70 kg），用药后10.5～12.5 h内间隔1～2 h对睡眠潜伏时间、主观瞌睡度和觉醒度、心理状态进行测定。结果表明，咖啡因对长时间睡眠剥夺后的警觉性具有一定的改善作用。4名雷达监视员在夜班（17:00—次日8:00）工作时，多项认知操作任务能力受损，例如与17:00的测定值相比，凌晨2:00的视觉警觉性明显降低（反应脱漏率从16.1%上升到53.2%），完成数值符号替换的数目从170.8下降至150.4，完成符号配对的数目从164.2降到143.8；而23:00服用咖啡因300 mg对认知操作能力具有一定的改善作用。

美国陆军环境医学研究所将62名受试者随机分为四组：安慰剂组（n＝14）、咖啡因100 mg组（n＝16）、200 mg组（n＝13）和300 mg组（n＝15），评价咖啡因对72 h睡眠剥夺，战斗任务及冷、湿复合应激条件下军人射击能力的影响。结果表明，72 h的冷、湿复合应激使射击准确性明显降低（漏靶率增加了37.5%、偏靶心距离增加了38%）、射击的集中程度（击中点的最大水平距离与最大垂直距离之积）扩大了235%、射击时间延长了53%或延迟3.1 s；与对照组和咖啡因100 mg组受试者相比，咖啡因200 mg组和300 mg组受试者的射击时间明显缩短。此外，研究人员针对服用咖啡因对机体热调节和运动耐力的影响亦开展了多项实验观察。结果证实,即使摄入高剂量咖啡因(10 mg/kg),对适中环境、次极量运动的皮肤热传导、发汗、直肠温度的增加率和最终温度均无不良影响。8 名受试者分别交叉服用咖啡因(4 mg/kg)和安慰剂,在海平面、4300 m 1 h 和 4300 m 2 周三种条件下从事次极量运动至衰竭。结果显示咖啡因对海平面的运动耐力无明显影响,但使急性缺氧条件下的运动耐力增加 54%(运动时间延长 12.3 min),对慢性缺氧条件下的运动耐力有增加趋势。美国空军的有关研究显示,饮用含咖啡因(5 mg/kg)的饮料可轻度增加人体的基础 G 耐力,但不影响模拟空战动作的持续时间(或耐力);以食物的形式在夜间分两次(0:00 和 4:00,每次 200 mg)摄入咖啡因可明显改善模拟夜间(约持续 9 h)U-2 飞行任务能力。但另有文献报道,37 h 睡眠剥夺条件下服用咖啡因200 mg对模拟飞行工作能力无明显改善,反而导致受试者出现了不良的情绪变化,建议军事飞行员执行飞行任务时不要使用咖啡因。因此,关于睡眠剥夺条件下服用咖啡因对飞行工作能力的影响需进一步研究。

3. 莫达非尼的作用评价 迄今,研究人员针对新型促醒药莫达非尼在军事航空医学的应用开展了大量研究,而且有些研究人员将其与右旋苯丙胺及咖啡因进行了对比观察。法国航空航天医学研究中心观察了 8 名空军军人在 60 h 睡眠剥夺条件下,每天 3 次、共 6 次服用莫达非尼(每次 200 mg,间隔 8 h)或安慰剂对认知操作能力的影响。认知操作任务包括反应时、数字运算、记忆搜索、图形识别、动态操纵、语法推理、动态操纵与记忆搜索的双重任务等 7 项。结果表明,随着睡眠剥夺时间的延长和受生物节律的影响,安慰剂组军人的认知操作能力出现不同程度的下降,降低幅度与任务性质有关;莫达非尼组军人的认知操作能力虽然也受到生物节律的影响而出现波动,但总体能维持在对照组睡眠剥夺前的水平。加拿大、法国和美国的一项联合研究比较了 64 h 睡眠剥夺条件下服用莫达非尼和右旋苯丙胺对保持认知操作能力的效果。实验过程中除 15 min/2 h 的休息外,持续进行认知能力测试,在睡眠剥夺第 17.5 h、30 h、47.5 h(共 3 次)交叉服用莫达非尼(每次 300 mg)、右旋苯丙胺(每次 20 mg)或安慰剂。两种药物组受试者的主观情绪状态、疲劳感、瞌睡感和反应时、逻辑推理、短时记忆能力明显优于安慰剂组受试者,实验后莫达非尼组受试者的副作用小于右旋苯丙胺组受试者。与右旋苯丙胺组和安慰剂组受试者相比,莫达非尼组受试者恢复性睡眠的需要量较少,特别是不减少快速眼动睡眠(rapid eye movement sleep,REM),REM 睡眠期延长而潜伏期缩短,REM 反跳只发生在第 1 个 REM 睡眠时相,第二日没有 REM 睡眠反跳现象。在一项 42 h 睡眠剥夺实验中,比较单次口服不同剂量的莫达非尼与咖啡因对警觉性和认知操作能力影响的研究结果表明,服用莫达非尼 200、400 mg 可明显提高认知操作能力和觉醒水平,其效果与服用咖啡因 600 mg 的效果相当。

此外,有实验观察到莫达非尼对抗 64 h 睡眠剥夺条件下觉醒度和认知操作能力损害的效果存在一定的量效关系。在第一夜 20:00 开始,每 8 h 分别口服莫达非尼 16.7、50、100,3 次/日。100 mg 剂量组受试者的认知操作能力保持在睡眠剥夺前的水平,50 mg 剂量组受试者的效果居中,16.7 mg 剂量组与安慰剂组受试者的效果无明显差异。以 6 名直升机飞行员为对象的模拟飞行实验结果表明,莫达非尼(每次 200 mg,共 3 次,每次间隔 4 h)可降低 40 h 睡眠剥夺对 UH－60 直升机模拟器飞行操纵能力的不良影响，减少脑电图的慢波活动，改善情绪状态，在 3:00—11:00 最明显，此时睡眠剥夺和生理节律的综合影响最为明显。

以国内受试者为对象，空军航空医学研究所较系统地评价了 48 h 睡眠剥夺条件下分次服用莫达非尼对认知操作和模拟飞行工作能力的影响。睡眠剥夺时间从第一日 8:00 开始至第三日 8:00 结束，于第二日 0:00、16:00 和第三日 0:00 分别服用莫达非尼 200 mg 或安慰剂，在第一日 21:00 及每次服药后第 1、3、5、7 h 各完成 1 次指标测定。指标包括：声光刺激反应时、运动时，视听觉任务注意分配能力，临界闪光融合频率（CFF），斯坦福嗜睡量表（SSS）和自认疲劳分级表（RPE）自评，计算机控制的单、双重任务（即通过操纵杆对模拟飞机飞行姿态的控制能力、反映短记忆和计算能力的四数连加正确率以及二者复合的双重任务）能力、歼－7E 型飞行模拟器飞行操纵能力。结果表明，与安慰剂组受试者相比，在第 2、3 次服用莫达非尼后受试者 CFF 值明显提高，主观瞌睡感和疲劳感显著降低；第 2、3 次服用莫达非尼后受试者能明显提高单任务的四数连加正确率及双重任务能力，第 3 次服药后受试者模拟飞机飞行姿态控制能力亦显著高于安慰剂组受试者。随着睡眠剥夺时间延长，安慰剂组受试者的模拟器飞行操纵成绩逐渐下降，而莫达非尼组受试者的工作能力相对较稳定（第 3 次服药后两组受试者的飞行成绩有明显差异，$P=0.023$），见图 4－5。进一步比较不同时间点各飞行阶段的操纵错误可见，转弯与下降着陆两个阶段的飞行操纵错误较多；随着睡眠剥夺时间延长，安慰剂组受试者的飞行操纵错误有增加趋势，服用莫达非尼的受试者的操纵错误次数明显减少。研究人员在飞行学员用药的实际飞行试验中亦验证了该药提高飞行应激能力与抗疲劳的作用（表 4－2）。以上研究结论与国外相关文献报道的结论相一致。

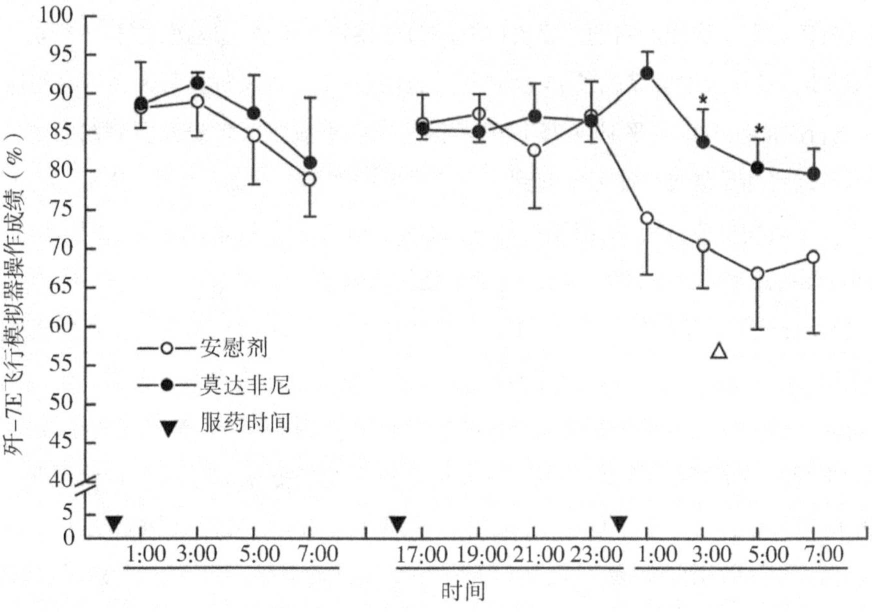

图 4－5　莫达非尼对 48 h 睡眠剥夺条件下歼－7E 模拟飞行能力的影响

△ $P<0.05$ 同一阶段药物组与安慰剂组相比；* $P<0.05$ 相应时间点药物组与安慰剂组相比

表4-2 服用莫达非尼对飞行学员飞行中心率和飞行前后主观疲劳感的影响($\bar{x} \pm s$)

	例数	心率(次/min)		自认疲劳分级量表评分		情感状态量表中的有力-好动感评分	
		地面	飞行中	飞行前	飞行后	飞行前	飞行后
安慰剂对照组	10	69.5±8.4	87.6±11.3*	9.7±1.3	11.9±1.4	21.9±5.6	17.0±4.3
莫达非尼200 mg组	11	68.7±5.9	105.9±10.2*△△	9.8±1.4	10.8±1.0△	19.3±5.4	21.2±2.3△△

注:与同组地面测定值相比,* $P<0.01$;与相同阶段安慰剂对照组相比,△ $P<0.05$,△△ $P<0.01$

二、中枢兴奋药在战时保持和提高军事飞行员战斗力的重要作用

1. **英阿马岛战争** 位于南大西洋的马尔维纳斯群岛,又称福克兰群岛(Falkland Islands),原属阿根廷,1833年被英国占领。为争夺该群岛的所有权,英阿两国于1982年爆发了战争。但该岛距英国本土超过11 265.1 km(约7000英里),唯一可利用的中间站是阿森松岛(Ascension Island)。马岛战争中英军飞行员由于需要长时间远航及重复飞行,医学保障面临两个难题:一是克服飞行疲劳,二是在睡眠节律紊乱条件下保证飞行员有适度的睡眠。此次战争中,飞行人员的飞行次数及飞行时间远超过以往的体验。例如,大力神(Hercules)运输机飞行人员平时每月最长飞行时间为120 h,马岛战争中飞行时间达150 h,如果不能在马岛着陆则会有6次跨两个夜间、持续28 h的长时间飞行,3个多月中有的飞行员飞行时间达360 h,长时间远航还有空中加油的问题。猎人(Nimrod)侦察机负责海上巡逻,部分飞行员2周飞行时间达100 h;VC10运输机完成了11次航空后送任务;直升机飞行员每天飞行时间达10 h以上,每月飞行时间达120 h(平时仅75 h)。英国皇家空军航空医学研究所研制的抗疲劳药在保证飞行员远程和重复飞行能力中起到了至关重要的作用。马岛战争中,英军"火神"式战略轰炸机飞行员服用抗疲劳药,从阿森松岛起飞,前往马岛进行轰炸,然后返回基地,往返飞行20多小时,飞行距离长达17 000多公里,没有任何疲倦感。

2. **空袭利比亚** 1986年4月14—15日,美国空军一个F-111A飞行中队从英国皇家空军上海福德(RAF Upper Heyford)空军基地起飞,成功地完成了空袭利比亚(Libyan Air Strike)的军事行动。执行此次战斗任务的飞行员准备时间短(4月14日下午才接到作战任务,要求几小时后飞行)、疲劳(接到作战任务前24 h因执行飞行任务未能睡眠)、情绪紧张。4月14日18:00时起飞,需连续飞行13 h,在最后一次空中加油后,飞行员均服用了右旋苯丙胺5 mg,因为他们都感到疲劳和紧张,次日6:00—7:00飞行员全部顺利返航。飞行员均认为飞行中没有出现差错和瞌睡,说明中枢兴奋药在远程飞行中具有克服疲劳、保持飞行操纵能力的作用。

3. **海湾战争** 海湾战争(Gulf War)中大批美国战术飞机,例如A10霹雳Ⅱ飞机(A10

Thunderbolt Ⅱ)、F-16游隼战斗机(F-16 Fighting Falcon)、F-15鹰式战斗机(F-15 Eagle)转场到海湾地区。除了经受跨越5~7个时区连续15 h的远程飞行疲劳外,飞行员还面临着立即参战的心理应激。沙漠盾牌和风暴行动(Desert Shield and Storm)中,飞行员因时差反应、昼夜频繁起飞、长时间空中警戒等因素,疲劳问题非常突出。

在美军的抗飞行疲劳对策中,除了饮食保障、运动锻炼等措施外,飞行前或飞行中服用右旋苯丙胺确保了飞行员在飞行中的机警状态和工作能力。应用苯丙胺是基于其副作用较少、地面预实验和在航空医师监督下服用。剂量控制在5 mg/4 h,如果飞行员感到极度疲劳则可在飞行前30 min服用。美军采用回顾性和不记名方式对参加海湾战争的飞行员使用右旋苯丙胺的情况进行了调查,主要结果为:①平时飞行。405名飞行员中有43%的飞行员在海湾战争之前的平时飞行中至少服用过一次,平时较少使用,限于远程(跨子午线)飞行时使用。其中有5人服用后表现出紧张不安、轻度反应迟钝和恶心等副作用。②去海湾地区参战的远程飞行。从美国本土转场到海湾地区,须向东跨7个以上时区连续飞行15 h,完成多次空中加油。329名飞行员中有80%的飞行员在飞行中携带了药物,80%的携药者真正服药。97%的用药者认为药物对飞行工作有益和必需、无副作用。③实战飞行。参加沙漠风暴行动的335名飞行员中有57%的飞行员(192人)服用了药物,其中F-15战斗机空中战斗巡逻(Combat air patrol,CAP)飞行员飞行时服药率高达96%(24/25);但侦察战斗机(Reconnaissance fighter)飞行员因飞行时间短、任务少而用药较少,多为偶尔用药,在进行战斗巡逻或存在疲劳指征时服用。参战飞行员中有97%的用药者认为,药物对飞行有益和必需,且没有明显副作用。④用药者的主观感受。海湾战争中使用右旋苯丙胺的美军飞行员对该药的有效性和必要性做了不同的描述。例如,右旋苯丙胺对于越洋远程飞行必需;改善了空中加油的操纵能力;在注意力下降时必须用药;在疲劳和频繁飞行时需要用药;绝对必需,没有副作用,用药很快可以调整到正常操纵状态。说明用药者的心理感受和生理反应较好。

法国空军规定,莫达非尼平时主要限于飞行员遇险等待救生时使用,以确保48 h觉醒。法国空军在海湾战争中将莫达非尼作为飞行员的促觉醒、抗疲劳药物。由于苯丙胺对恢复期睡眠的干扰大,而且用药可能产生心血管功能紊乱、成瘾等严重副作用;咖啡因往往需要较大剂量用药才显效,并会产生激惹、震颤、紧张和利尿等副作用,特别是对抗长时间睡眠剥夺不良影响的实验证据相对不足,且对小睡有效,但小睡之后有一段睡眠惰性期,某些情况下不宜采用。因此,法国和加拿大军方基于联合研究的实验结果,推荐使用莫达非尼来保持和提高睡眠剥夺条件下飞行员完成持续、紧张飞行任务时的工作能力,并建议:①莫达非尼可有效对抗睡眠剥夺条件下持续、紧张飞行任务时的工作能力损害,不产生成瘾性和用药耐受性。但应综合考虑用药的环境和任务负荷,此时有可能会出现影响工作能力的副作用。②满足既能维持警觉性和认知操作能力,同时副作用最小的推荐剂量为100 mg/8 h,最大剂量为300 mg/d。单剂量200、300 mg出现副作用的可能性增加。③注意重复、大剂量用药可能出现

“过度自信或自负(overconfidence)”的不良反应。3×100 mg/24 h 一般不会影响认知能力的自我感觉。④执行持续 24 h(睡眠剥夺)的飞行任务时,晚间给予莫达非尼 100 mg,8 h 后加服 1 次,其维持工作能力的效果优于小睡的效果。⑤执行持续 24 h 以上(睡眠剥夺)的飞行任务时,在第二夜生物节律的低谷期安排 2 h 的小睡比单纯用药的效果更好,但小睡之后加服莫达非尼可使工作能力保持在更高水平。⑥军事人员在允许小睡或任务取消时也能服用莫达非尼,即使睡前 30 min 服药对睡眠过程的影响也较小。⑦炎热环境条件下军人用药应注意热应激损伤,特别是睡眠剥夺和持续作业时。⑧在执行任何飞行任务前,应当了解服用莫达非尼出现潜在副作用的个体差异,尤其是军事飞行人员和特勤人员。

三、中枢兴奋药在航空航天医学中的应用原则

1. 飞行人员和航天员应用中枢兴奋药的一般规定 一般说来,飞行人员平时飞行时严禁使用中枢兴奋药。国际民航组织在《民用航空医学手册》中规定,拟交感药物,如麻黄素、肾上腺素、苯丙胺和异丙肾上腺素等,似乎有产生警觉和有助消除疲劳的作用,但也有引起焦虑、紧张、震颤、心动过速、易激动和判断力下降的可能,因而建议不用于民用航空操作人员。《国际航空运输协会医学手册》中将苯丙胺列入有可能被滥用或成瘾的药物,预防措施为对飞行人员以及客舱乘务员提出忠告。航空医师和有关卫生部门在得到空勤人员异常行为表现的报告后应进行药检。服用影响氧利用的药物和影响中枢神经系统功能的药物(包括苯丙胺)应该停飞。我国《航空卫生工作条例》中亦规定飞行人员在飞行前和飞行中不准擅自服用此类药物。

咖啡因常常以食物或饮料等非药物形式被飞行人员所摄取。一般来说,飞行人员饮用含咖啡因的饮料(表 4-1)无须停飞。《国际航空运输协会医学手册》中就飞行有关的膳食问题着重指出,飞行中机组人员应饮用大量液体,液体尽可能以中性的和果汁为宜,但应避免含碳酸盐类的液体,应尽量少饮咖啡和茶。我国《军人食物定量标准》中规定军事飞行员每人每日应摄入巧克力 15 g。以 28.35 g(1 盎司)巧克力或可可巧克力食品中含咖啡因 22 mg 计,15 g 巧克力约含咖啡因 11.64 mg。此外,糖块、蛋糕、胡桃等食品中也含有少量咖啡因。一般食品与饮料中咖啡因含量较少,按规定摄取不会对飞行工作能力产生不良影响。因此,美国海军和法国空军均不限制飞行人员饮用咖啡。实际上,饮用咖啡和浓茶也是我军飞行员平时夜航飞行时提神促醒的常用卫生保障方法。飞行员有轻度头痛感冒时服用了含咖啡因的解热镇痛药能否飞行,是一个需要慎重考虑的问题。有资料认为,一般情况下轻微的不适,口服复方阿司匹林或去痛片在 0.5g 以下,无不良反应者可继续飞行。如果解热镇痛药中含抗组胺药则在飞行前应禁用,因为此类药物中含有扑尔敏,其副作用有嗜睡及眩晕等症状,使飞行能力降低,即使需要服用,也应在用药后停飞。同时,复方阿司匹林、扑热息痛、去痛片等可使发热机体体温降低、血管扩张、出汗增加等,使飞行人员的加速度耐力降低,飞行前应慎用。因此,

一般情况下，飞行人员在飞行前或飞行中应禁用中枢兴奋药，慎用含有咖啡因的复方解热镇痛药，可按规定饮用或食用含咖啡因的饮料或食品。

美国空军战斗飞行使用兴奋药物的规定为：①飞行任务中使用右旋苯丙胺或莫达非尼之前，让飞行人员知情同意并密切注意用药后的正性作用和潜在副作用；②授权连队指挥官和航医主任决定兴奋药物的使用；③对此类药物的使用应严格监控；④飞行任务用药须利用非飞行间期开展地面试用观察；⑤目前推荐右旋苯丙胺的用药剂量为5～10 mg，一般间隔4 h重复用药1次，24 h内不得超过60 mg，通常不应超过30 mg；⑥目前推荐莫达非尼的用药剂量为每隔8 h服用200 mg，24 h不得超过400 mg，最近F－117的研究表明服用100 mg亦有效果，此剂量亦获批准；⑦虽然也有例外，但是一般批准战斗机飞行员执行飞行任务超过8 h或轰炸机飞行员执行飞行任务超过12 h服用兴奋药物；⑧一般来说，咖啡因不能替代右旋苯丙胺或莫达非尼作为兴奋药物，但以食物或饮料的形式摄入咖啡因不受限制，经航空军医批准可服用咖啡因片。

在航天员进入轨道短时间飞行时就感觉疲劳，随着航天飞行时间的延长，疲劳现象更加突出。由于航天员在轨飞行时所处空间狭小，信息单调，易于产生心理疲劳，失重造成的机体生理功能变化亦可导致身心疲劳，因此合理应用中枢兴奋和抗疲劳药物对于提高航天员航天飞行工作能力具有现实意义。就具体药物而言，苯丙胺具有起效快、作用明显等优点，但该药的副作用限制了其应用；咖啡因可从饮食途径摄入，且在航天药箱中装备了该药；莫达非尼和其他药物的应用尚需进一步深入研究。

2. 中枢兴奋药在军事飞行员中的合理应用原则 由于持续、紧张军事飞行任务时睡眠剥夺、睡眠节律紊乱、疲劳等问题急待解决，军事航空医学突破了飞行员在飞行前（中）不使用药物的这一传统理论“禁区”。近代高技术条件下局部战争的战例已充分说明，合理使用中枢兴奋药是战时重要的航空卫生保障措施，但应把握以下用药原则：①严格掌握用药时机。此类药物限于战时生物节律紊乱和飞行疲劳情况下合理使用。②严格掌握用药指征和用药剂量。飞行员用药一定要在航空医师指导下进行。航空医师对飞行疲劳程度和飞行任务均要有充分的认识，因药物作用存在个体差异，个体对药物的心理感受和生理反应存在差别，飞行前或飞行中使用的中枢兴奋药应开展地面用药观察，同时以低剂量和短期内用药为宜，以免出现依赖或成瘾。③充分认识药物的作用机制，以免误解和夸大药物作用。虽然航空药理学家以及航空医师对中枢兴奋药的作用与副作用有较全面和客观的认识，但应对飞行员开展有关药物知识的宣教。中枢兴奋药并不能代替休息和睡眠，只能延迟休息和睡眠时间，以满足一段时间内从事特殊飞行任务的需要。所以，对飞行员应以综合措施（休息、营养、运动、理疗等）来保持和提高其飞行工作能力，药物只起一方面的作用，应视为综合措施中的一种特殊的辅助与应急措施。④建立严格的用药制度和药品管理办法，防止药物滥用。

（詹　皓）

参考文献

[1]詹皓,陈勇胜. 飞行疲劳研究. 北京:国防工业出版社, 2011

[2]詹皓,关宏. 精神药物在战时调节飞行人员睡眠与抗疲劳中的应用. 中华航空航天医学杂志, 1997, 8(1): 48-51

[3]詹皓. 飞行人员催眠与兴奋用药的评价方法和指标体系. 中华航空航天医学杂志, 2001, 12(1): 59-63

[4]詹皓. 飞行人员合理用药飞行安全性评价方法和指标体系. 中华航空航天医学杂志, 2011, 22(2): 146-153

[5]詹皓. 持续军事飞行任务时睡眠剥夺和疲劳对工作能力的影响及其综合对策. 中华航空航天医学杂志, 2002, 13(4):263-266

[6]詹皓,景百胜,辛益妹,等. 莫达非尼对军事飞行学员飞行工作能力和情感状态的影响. 中华航空航天医学杂志, 2005, 16(2):90-94

[7]詹皓,焦志刚,张清俊. 远程飞行劳动负荷特点与卫生保障措施研究进展. 中华航空航天医学杂志, 2013, 24(1):68-74

[8]詹皓. 莫达非尼促醒抗疲劳的用药方案比较和药效特点分析. 空军医学杂志, 2016, 32(3):204-208

[9]Nicholson AN. Long-range air capability and the South Atlantic Campaign. Aviat Space Environ Med, 1984, 55(4):269-270

[10]Senechal PK. Flight surgeon support of combat operation at RAF Upper Heyford. Aviat Space Environ Med, 1988, 59(8):776-777

[11]Bisson RU, Lyons TJ, Hatsel C. Aircrew fatigue during Desert Shield C-5 transport operation. Aviat Space Environ Med, 1993, 64(9Pt1):848-853

[12]Emonson PL, Vanderbeck RD. The use of amphetamine in US Air Force tactical operation during Desert Shield and Storm. Aviat Space Environ Med, 1995, 66(3):266-263

[13]Caldwell JA, Caldwell JL, Smith JK, et al. Modafinil's effects on simulator performance and mood in pilots during 37h without sleep. Aviat Space Environ Med, 2004, 75(9):777-784

[14] Doan BK, Hickey PA, Lieberman HR, et al. Caffeinated tube food effect on pilot performance during a 9-hour, simulated nighttime U-2 mission. Aviat Space Environ Med, 2006, 77(10):1034-1040

[15]Leino TK, Lohi JJ, Huttunen KH, et al. Effect of caffeine on simulator flight performance in sleep-deprived military pilot students. Military Medicine, 2007, 172(9):982-987

[16]Caldwell JA, Mallis MM, Caldwell JL, et al. Fatigue countermeasures in aviation. Aviat Space Environ Med, 2009, 80(1):29-59

[17]Gore RK, Webb TS, Hermes ED. Fatigue and stimulant use in military fighter aircrew during combat operations. Aviat Space Environ Med, 2010, 81(8):719-727

第五章 5 生物节律调节药物

生物节律(biorhythm)是指生物生命活动的内在节奏和周期性节律。人类对于生物节律的探索始于18世纪,法国天文学家Jean Jacques d'Ortous de Mairan对含羞草白天叶子朝向太阳开放、晚上闭合的现象进行了研究。他将含羞草置于持续的黑暗中,发现含羞草的叶子依然按照固有的节律开放和闭合。到了20世纪初,研究人员开始研究人的生物节律,德国医生William Fries和奥地利心理学家Hermanas Warbda宣称其发现了“人体生物三节律”,即PSI周期(Physical、Sensitive和Intellectual的缩写),但该理论并没有得到广泛认同。20世纪70年代,Seymor Benzer等人发现果蝇体内存在着控制昼夜节律的基因,并将这种基因命名为周期基因(per)。2017年诺贝尔生理学或医学奖授予美国缅因大学的Jeffrey C. Hall、波士顿布兰迪斯大学的Michael Rosbash和纽约洛克菲勒大学的Michael W. Young,奖励他们的发现——“昼夜节律控制分子机制”。该研究主要识别了关于负责昼夜节律生物钟(biological clock)的关键基因及其作用机制,他们的发现能解释植物、动物和人类适应各自生物节律,保持自身与地球自转同步的原因。

目前认为生物节律由体内的生物钟感受外界环境的周期性变化,并调节自身生理活动而产生生命节奏,如体力、智力、情绪、血压、经期等。生物节律按照时间周期可以分为日节律、周节律和年节律等。此外,生活在沿海潮线附近的动植物,其活动规律与潮汐时相一致,称为潮汐节律。其中日节律又称昼夜节律,与人类的摄食、躯体活动、睡眠和觉醒等活动关系密切,人体体温和血压等生理功能、学习与记忆能力、情绪等也存在昼夜节律的波动。而与光照同步的机体觉醒-睡眠节律对工作效率影响很大,社会经济的快速发展、生活节奏的加快、竞争的激烈等因素导致睡眠障碍发生率高达38.2%,短期睡眠不足会影响工作及生活质量,长期睡眠不足会干扰心理和身体健康,增加高血压、冠心病、精神障碍发病率。

当远距离飞行时,时区发生改变,而人体生物钟却仍保持固有的昼夜节律,与到达目的地的光照等实际情况不符,从而出现喷气飞机时差综合征(jet lag),表现为工作效率低下、思路不清、不易入睡等。在航天飞行过程中,太空的昼夜节律与地球的昼夜节律完全不同,主要与航天器的轨道有关,轨道越低周期越短,如近地轨道的载人航天器轨道昼夜周期约为90分钟,24小时内有16个昼夜的变化。航天器在地球的向阳区飞行是白天,在地球的阴影区飞行则是黑夜。因此,在远距离飞行和航天时,昼夜节律的变化对航天员的生理功能有明显影响,与从事其他工作的人员相比，航天员的睡眠障碍问题更加突出，尤其在载人航天初期，严重影响了航天员飞行任务的完成质量。

第一节　生物节律调节药物的药理作用

一、褪黑素受体激动药

褪黑素(melatonin, MT)是一种胺类激素，属于吲哚杂环类化合物，其化学名是N-乙酰基-5-甲氧基色胺，主要由视交叉上核通过调控松果体分泌，又称为松果体素。该物质的生物合成受光周期调节，当光信号经视网膜传递到视交叉上核，随后调控松果体将色氨酸转化成5-羟色氨酸，最终合成褪黑素，从而使体内褪黑素分泌呈明显昼夜节律。夜间褪黑素水平显著高于白天，凌晨2:00—3:00达峰值。因褪黑素具有镇静和诱导睡眠的作用，其分泌水平高低与睡眠质量密切相关，又称为生理性催眠剂。此外，褪黑素可抑制下丘脑-垂体-性腺轴，使促性腺激素释放激素、促性腺激素、黄体生成素以及卵泡雌激素的含量均降低，并可直接作用于性腺，降低雄激素、雌激素及孕激素的含量。与生理节律相关的睡眠障碍、飞行时差、轮班制工作、儿童神经发育异常导致的失眠、睡眠质量差、夜间高血压和阿尔兹海默症等疾病与褪黑素减少或分泌失调有关。

多项临床研究表明，外源性给予褪黑素可以缩短继发性睡眠障碍患者的入睡时间，治疗迟发性睡眠-觉醒期障碍，增加总的睡眠时间，明显改善睡眠质量。褪黑素需要通过激活特异性的受体发挥其生物学作用。褪黑素受体属于G蛋白偶联受体超家族成员，广泛分布于视交叉上核、海马、小脑皮质、基底节等中枢神经系统。人褪黑素受体有MT_1、MT_2和MT_3三个亚型。其中MT_1高度聚集在视交叉上核和丘脑神经核等部位，调节睡眠；MT_2涉及昼夜节律；MT_3作用尚不明确。

1. 雷美替胺(雷美尔通，ramelteon)

(1)结构与制剂　雷美替胺是人工合成的三环褪黑素类似物，化学名称为(S)-N-[2-(1,6,7,8-四氢-2H-茚并-[5,4-b]呋喃-8-基)乙基]丙酰胺(图5-1)，分子式为$C_{16}H_{21}NO_2$，微溶于水，易溶于乙醇或二甲基亚砜等有机溶剂，属于手性化合物，能制备成(S)对映体。

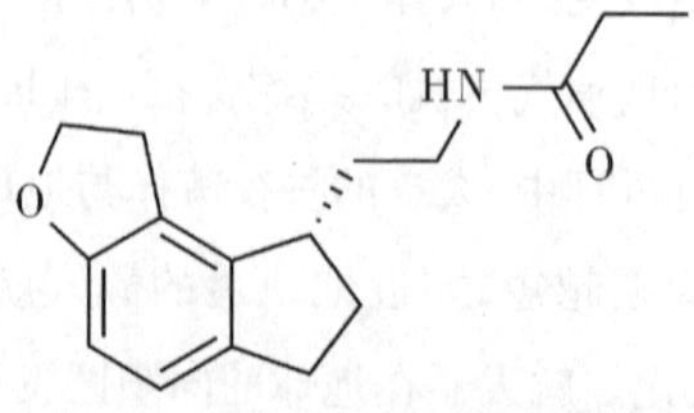

图5-1　雷美替胺的化学结构

(2)吸收与代谢　雷美替胺口服吸收迅速，吸收率 > 84%，但绝对生物利用度仅为1.8%，达峰时间为0.75 h，血浆半衰期为0.83 ~ 1.9 h。食物影响其吸收，血浆蛋白结合率约为82%，雷美替胺在肝脏代谢成羟基和羧基衍生物，代谢产物主要为 M – Ⅰ、M – Ⅱ、M – Ⅲ和 M – Ⅳ，其中 M – Ⅱ仍具有活性，其半衰期比雷美替胺的半衰期长，体内分布广泛（是雷美替胺的20 ~ 100倍），较高剂量的 M – Ⅱ能够明显减少觉醒并增加非快速动眼睡眠时间。CYPP450是雷美替胺的代谢酶，在肝脏中，CYP1A2、CYP2C19 和 CYP3A4 参与代谢，贡献率分别为49%、42%和9%；在肠道中，CYP3A4 是主要的代谢酶。雷美替胺大部分以代谢产物形式经尿排泄（≥84%），少部分经粪便排泄（约4%）。

(3)药理作用　雷美替胺是选择性 MT_1/MT_2 褪黑素受体激动剂，能够选择性激活下丘脑视交叉上核的 MT_1 和 MT_2 受体，与 MT_1 和 MT_2 的亲和力分别是褪黑素的6倍和4倍，但是与 MT_3 的亲和力非常低。

(4)临床应用与不良反应　2005年9月获 FDA 批准在美国上市，用于治疗睡眠困难，是首个没有被列为管制的非成瘾失眠症治疗药物。与苯二氮䓬类药物相比，雷美替胺能够诱导近似自然的生理睡眠，缩短入睡时间并增加总的睡眠时间。推荐剂量为8 mg(4 ~ 32 mg)，耐受性良好，短期治疗比苯二氮䓬类药物更安全，成瘾性低，无戒断和反跳现象。

2. 他司美琼（特斯美尔通，tasimelteon）

(1)结构与制剂　他司美琼的化学名称为（1R – trans）– N – [（2 – [2,3 – 二氢 – 4 – 苯并呋喃基]环丙基）甲基]丙酰胺（图5 – 2），分子式为 $C_{15}H_{19}NO_2$，有无水和半水两种化合物。

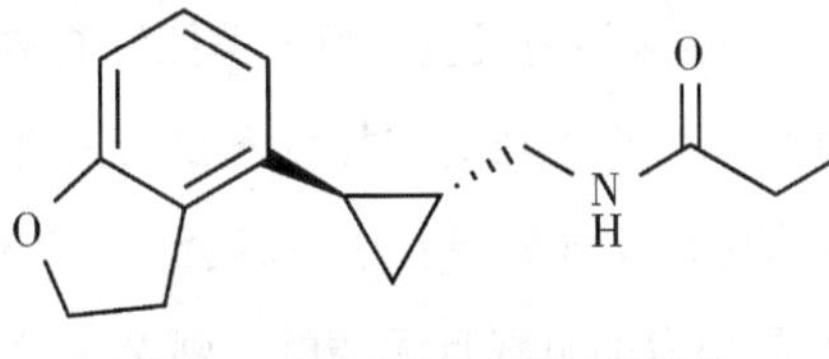

图5 – 2　他司美琼的化学结构

(2)吸收与代谢　口服给药首过效应明显，绝对生物利用度约为38%，口服给药20 mg与静脉注射2 mg的半衰期相同。轻中度肝功受损患者口服20 mg药物后，血浆药物浓度增加约2倍；药物的清除与肾功能没有明显的关系，因此肝肾功能受损的患者不需要调整用药剂量。

(3)药理作用　他司美琼是选择性的 MT_1 和 MT_2 受体激动剂，与 MT_2 的亲和力比与 MT_1 的亲和力高2 ~ 4倍。

(4)临床应用与不良反应　他司美琼能缩短睡眠潜伏期、改善睡眠质量和睡眠维持，提高睡眠效率，用于治疗昼夜节律失调性睡眠障碍。长期使用他司美琼对生命体征、心功能、内分泌功能没有影响，常见的副作用包括头痛、腹泻、口干、丙氨酸转氨酶升高、嗜睡、噩梦、上呼吸道和尿道感染。

3. 阿戈美拉汀（agomelatine）

(1)结构与制剂　阿戈美拉汀的化学名称为 N – [2 – (7 – 甲氧基萘 – 1 – 基)乙基]乙酰

胺(图5-3),分子式为 $C_{15}H_{17}NO_2$。为橙黄色薄膜衣片,除去包衣后为白色。

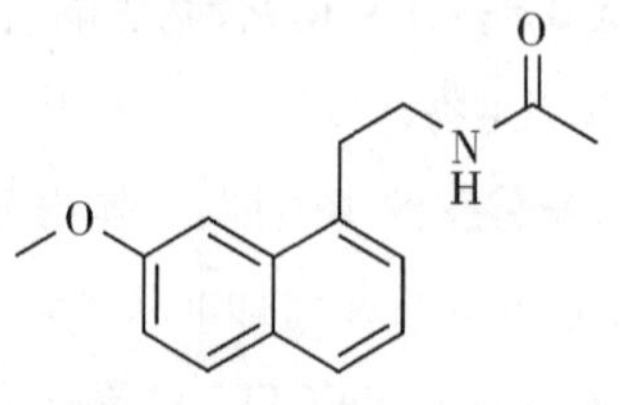

图5-3 阿戈美拉汀的化学结构

(2)吸收与代谢 首过效应明显,生物利用度低(<5%),经鼻腔给予固体脂质纳米粒子阿戈美拉汀可明显提高口服生物利用度和入脑药物浓度。将阿戈美拉汀装载到胶体二氧化硅后,可显著提高药物溶解速率,在健康成人志愿者的临床研究中发现其生物利用度可提高1.5倍。此外,将阿戈美拉汀制成经皮吸收的微乳凝胶,也可提高体内的生物利用度。阿戈美拉汀主要在肝脏中被CYP2C9酶代谢,代谢产物有7-去甲基-阿戈美拉汀和3-羟基-阿戈美拉汀。

(3)药理作用 阿戈美拉汀既是褪黑素受体激动剂,能够激动 MT_1 和 MT_2 受体,同时也是5-羟色胺受体拮抗剂,能够拮抗 $5-HT_{2C}$ 受体。动物实验与临床研究显示,该药有抗抑郁、抗焦虑、调整生物钟和睡眠节律的作用。

(4)临床应用与不良反应 入睡困难、早醒和睡眠节律改变等睡眠障碍常见于抑郁症患者,阿戈美拉汀对于抑郁症患者的睡眠障碍具有治疗作用,能够延长和改善慢波睡眠,提高睡眠效率,且对白天的警觉性无影响,无停药反应。阿戈美拉汀能拮抗5-HT受体,严重老年痴呆患者同时患有严重失眠和抑郁时,给予阿戈美拉汀不仅可改善其失眠和抑郁,而且可提高其认知功能。此外,还有研究报道酒精成瘾患者戒酒后会出现较严重的失眠,睡前服用25~50 mg阿戈美拉汀能够改善戒酒患者的睡眠且无宿醉。阿戈美拉汀常见不良反应有头痛、恶心和乏力等,可剂量依赖性地损害肝功能。

二、促内源性褪黑素分泌药物

虾青素(A staxanthin)

(1)结构与制剂 虾青素是非维生素A原脂溶性酮式类胡萝卜素,化学名称为3,3'-二羟基-4,4'-二酮基-β,β'-胡萝卜素(图5-4),化学分子式为 $C_{40}H_{52}O_4$。人体自身不能合成虾青素,只能通过膳食摄取。虾青素在海洋动植物、微型藻类以及酵母中广泛分布。自然界中存在的虾青素主要为游离型和酯化型虾青素,其中游离型虾青素多是以全反式虾青素(all-trans-astaxanthin)和13-顺-虾青素(13-cisastaxanthin)的构型存在,但自然界中全反式虾青素易受溶剂特性、光、热、氧、金属离子等因素的影响而发生几何异构化反应,转化形成多种顺式构型异构体。虾青素可制成片剂、胶囊、糖浆、凝胶、粉剂。

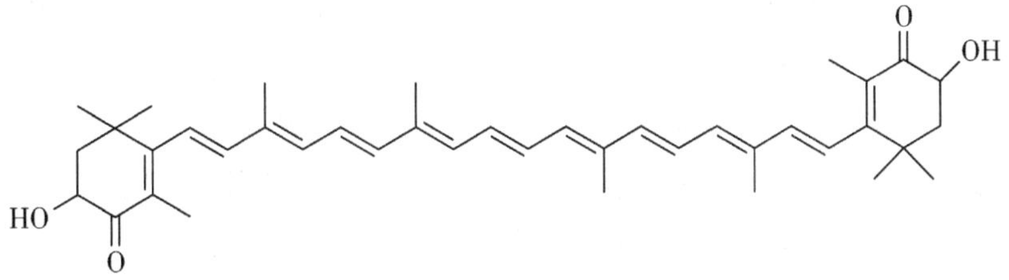

图5－4 虾青素的化学结构

(2)吸收与代谢 影响虾青素吸收的因素主要有分子结构、物理结合方式、膳食中脂肪含量、消化道中胰酶和胆盐的含量等。当摄入游离型虾青素后，其与血浆脂蛋白结合分布至全身；而摄入酯化型虾青素后，其首先在消化道内被水解成游离型虾青素，然后再被机体吸收。在饮食中添加油脂，可有效提高虾青素的生物利用度。此外，虾青素酯的脂肪酸链组成与其生物利用度相关。虾青素主要在肝脏被 CYP4501A1/2 代谢，在脑、心脏、肝脏、肺脏和肌肉等多种组织中均有分布。

(3)药理作用与应用 由于虾青素分子结构中含有特殊的β－紫罗兰酮环和长链共轭烯烃结构，具备淬灭活性氧的功能，是一种较强的天然抗氧化剂，一方面能够促进内源性褪黑素的分泌，另一方面可以保护褪黑素不被氧化破坏，从而发挥维持生物钟的作用。摄入富含虾青素的食物可以改善睡眠质量和缩短入睡时间。

三、食欲素受体拮抗剂

苏沃雷生(suvorexant)

(1)结构与制剂 苏沃雷生的化学名称为5－氯－2－[(5R)－5－甲基－4－[5－甲基－2－(2H－1,2,3－三唑－2－基)苯甲酰基]－1,4－二氮杂环庚烷－1－基]－1,3－苯并恶唑(图5－5)，化学分子式为 $C_{23}H_{23}ClN_6O_2$。苏沃雷生由 Merck 公司研发，于2014年8月被 FDA 批准上市，是该类药物中首款获得批准的药物。苏沃雷生可制成片剂：每片5、10、15、20 mg。

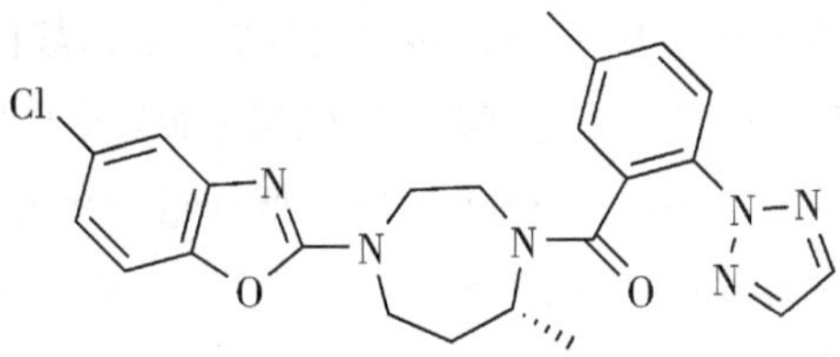

图5－5 苏沃雷生的化学结构

(2)吸收与代谢 苏沃雷生口服给药后平均达峰时间为2 h(0.5～6 h)，半衰期为7.7～14.5 h，绝对生物利用度为80%，平均表观分布容积为49 L，蛋白结合率为99%。药物在肝脏主要被 CYP4503A 氧化代谢，羟基代谢产物无药理活性。66%经肠道排泄，23%经肾脏排泄。苏沃雷生对 CYP3A4、CYP1A2 和 CYP2B6 具有弱的诱导作用。苏沃雷生与强 CYP3A 诱导剂如利福平、卡马西平等药物合用时，疗效降低；与其他中枢抑制剂合用时，可影响呼吸功能。

(3)药理作用　食欲素(orexin)是由下丘脑分泌的一种饥饿调控信号,因其强烈的促食欲作用而得名。食欲素不但影响机体的摄食行为,还参与睡眠—觉醒周期的调节。在中枢神经系统,食欲素与食欲素 G 蛋白偶联受体结合后传递保持清醒的信息,是中枢觉醒促进剂。苏沃雷生通过阻断食欲素与食欲素受体的结合而抑制觉醒,产生催眠作用。

(4)临床应用与不良反应　作为食欲素受体拮抗剂,苏沃雷生主要用于入睡困难或睡眠维持困难的治疗。10 mg 和 20 mg 剂量均可有效改善睡眠质量。苏沃雷生有损害警觉和运动协调的风险,推荐使用起效的最低剂量,以避免不良反应,驾驶车辆及飞行时应慎用。目前未见苏沃雷生生理依赖性及停药戒断症状的报告。

四、三环类药物

多虑平(Doxepin)

(1)结构与制剂　多虑平的化学分子式为 $C_{19}H_{21}NO$(图 5-6),分子量为 279.38。药物为白色结晶粉末,易溶于水、乙醇及氯仿,微溶于乙醚。有口服片剂和注射用针剂,片剂:每片 25 mg;注射剂:每支 1 ml,25 mg。

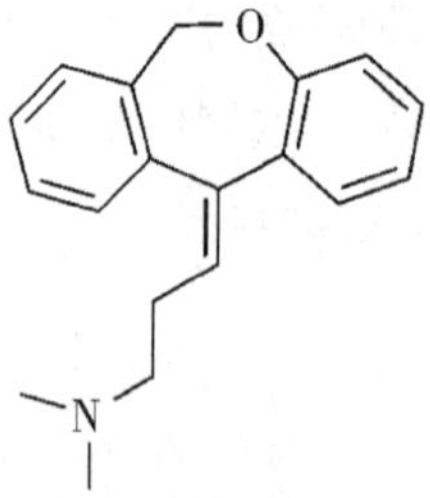

图 5-6　多虑平的化学结构

(2)吸收与代谢　多虑平口服吸收良好,代谢迅速,可分布到肝、肾、脑、肺组织。半衰期为 8 ~ 24 h。可通过血脑屏障和胎盘屏障。其代谢产物去甲多虑平具有药理活性,以游离和结合的代谢产物经尿液排泄。

(3)药理作用　多虑平是传统的三环类抗抑郁药,通过抑制 5-羟色胺和去甲肾上腺素在突触间隙中的再摄取产生抗抑郁作用,同时也具有抗焦虑和镇静作用。多虑平能够明显缩短入睡时间,增加总的睡眠时间并改善睡眠质量,作用机制可能与提高夜间血浆褪黑素浓度相关。

(4)临床应用与不良反应　2014 年 FDA 批准将低剂量的多虑平用于失眠的治疗。低剂量多虑平(<10 mg)具有改善睡眠,无抗抑郁治疗时的口干、便秘、体重增加及认知损伤的副作用,且没有明显的残留效应如困倦、乏力,也不损害记忆。

第二节　生物节律调节药物的航空航天医学应用

一、飞行人员生理节律紊乱的危害

由于远航飞行人员和航天员工作环境与地面工作环境的明显差异,如飞行人员在飞行时的光照环境与地面完全不同，通常在地面睡觉时光照强度小于3勒克斯(lux)，黎明为3 lux，阴天约10 000 lux，晴天>30 000 lux，室内为100～500 lux；在航天飞机驾驶舱内光照强度高时有1000 lux(有时高达100 000 lux)，低时仅有1 lux。此外，由于太空中昼夜循环时程与地面上差异较大，当飞行员在进行跨时区飞行、夜航、太空飞行时，原有的生物钟和生物节律被扰乱，容易出现飞行疲劳和睡眠障碍，给飞行安全带来巨大风险。1988年，美国航空航天局对众多的飞行事故进行分析，发现21%的飞行事故与睡眠缺失和昼夜生物节律扰乱导致的飞行员疲劳直接相关。应美国国会要求，美国航空航天局分别对短程飞行和长途跨时区飞行中的疲劳进行了研究，并颁布了相关规定。

生物节律的扰乱对飞行安全的影响主要表现为以下4个方面：①注意力涣散，使飞行员飞行状态变化和监控反应迟钝、判断力和决策力下降、操作不及时；②记忆力减退，飞行员处于疲劳状态时记忆容量减少，无意识记忆增多，容易导致操作动作疏忽或遗忘；③慢性睡眠扰乱，主要包括睡眠周期延迟、睡眠时间前移或非24 h睡眠周期障碍，飞行员的睡眠类似于慢性睡眠剥夺，平均只有6 h；④慢性睡眠剥夺降低人体免疫功能，增加炎症、肥胖和创伤后应激障碍的风险，严重损害飞行员的健康，大大缩短飞行员工作年限。

二、飞行人员生物节律调节药物使用注意事项

当飞行人员出现生物节律紊乱，要及时适应时差，缓解疲劳，促进睡眠保证质量，合理饮食，保持营养平衡。一旦造成睡眠障碍且影响飞行任务时，需进行合理的药物干预和治疗，治疗药物在使用时需注意以下方面：

1. 合理使用褪黑素、雷美替胺、阿戈美拉汀等调节生物节律的药物，帮助飞行人员调整至正常生理节律，但飞行前须进行生理及认知功能检测，在不造成影响的情况下才能执行任务。虾青素是从天然生物中提取的抗氧化剂，可考虑作为营养补充剂使用；小剂量的多虑平也表现出良好的催眠作用且无明显不良反应，可作为二线药物考虑使用。

2. 飞行人员常常需要执行紧急任务，因此尽量避免使用催眠药，以免睡眠期间被唤醒而产生宿醉样反应。一旦服药要暂时停止飞行任务，保障睡眠时间。

3. 给药剂量从低剂量开始，缓慢增加，给药时间要适当。

4. 通过飞行人员主诉、仪器监测、生命体征观察和血药浓度监测等方法，随时注意药效，减少不良反应的发生。

由于调节生理节律的药物上市时间太短，对普通人的不良反应尚未完全清晰，对飞行人员的影响了解更少，因此，急需建立合理的实验模型和评估方法，用以评价临床上使用的调整生物节律或催眠类药物对飞行人员飞行的安全性。

（刘水冰　李明凯）

参考文献

[1] Zisapel N. New perspectives on the role of melatonin in human sleep, circadian rhythms and their regulation. Br J Pharmacol, 2018, 175(16):3190 – 3199

[2] Sletten TL, Magee M, Murray JM, et al. Efficacy of melatonin with behavioural sleep – wake scheduling for delayed sleep – wake phase disorder: A double – blind, randomised clinical trial. PLoS Med, 2018, 15(6): e1002587

[3] Ventimiglia G, Bellomi S, Barreca G, et al. Synthesis, Characterization, and Crystal Chemistry of Tasimelteon, a Melatonin Agonist, in Its Anhydrous and Hemihydrate Forms. J Pharm Sci, 2018, 107(2): 543 – 549

[4] Naono – Nagatomo K, Abe H, Araki R, et al. A survey of the effects of ramelteon on benzodiazepine dependence: Comparison between a ramelteon add – on group and a continuous benzodiazepine administration group. Asian J Psychiatr, 2018, 36: 20 – 24

[5] Rajaratnam SM, Polymeropoulos MH, Fisher DM, et al. Melatonin agonist tasimelteon (VEC – 162) for transient insomnia after sleep – time shift: two randomised controlled multicentre trials. Lancet, 2009, 373(9662): 482 – 491

[6] Stein DJ, Ahokas AA, de Bodinat C. Efficacy of agomelatine in generalized anxiety disorder: a randomized, double – blind, placebo – controlled study. J Clin Psychopharmacol, 2008, 28(5): 561 – 566

[7] Saito H, Cherasse Y, Suzuki R, et al. Zinc – rich oysters as well as zinc – yeast – and astaxanthin – enriched food improved sleep efficiency and sleep onset in a randomized controlled trial of healthy individuals. Mol Nutr Food Res, 2017, 61(5):1 – 8

[8] Lo HS, Yang CM, Lo HG, et al. Treatment effects of gabapentin for primary insomnia. Clin Neuropharmacol, 2010, 33(2): 84 – 90

第六章 6 镇静催眠药

失眠等睡眠障碍可导致警戒性降低，记忆力、注意力、反应速度和思维能力下降，是影响飞行安全的重要因素。镇静催眠药（sedative hypnotics）是指一类能引起镇静和近似生理睡眠的药物，对中枢神经系统具有普遍的抑制作用。小剂量时可产生安静或嗜睡的镇静作用，较大剂量时可产生类似生理性睡眠的催眠作用。镇静催眠药种类繁多，本章主要对巴比妥类、苯二氮䓬类、咪唑吡啶类和环吡咯酮类等新型代表性药物加以介绍。

巴比妥类药物主要包括苯巴比妥、异戊巴比妥和司可巴比妥等，其不良反应大，治疗安全范围小，易蓄积中毒、抑制呼吸，有明显潜在的成瘾性，过量可致死。20 世纪 60 年代，巴比妥类药物逐渐被新的镇静催眠药所取代，已很少用于镇静和催眠。苯二氮䓬类药物选择性结合 γ－氨基丁酸（P-aminobutyricacid, GABA）受体，吸收迅速，效果好，不良反应小，在治疗慢性失眠方面常用于低剂量间断或短期治疗。目前临床广泛应用的苯二氮䓬类药物主要有地西泮、艾司唑仑、阿普唑仑、劳拉西泮、咪达唑仑等。但苯二氮䓬类药物存在宿醉作用、反跳性失眠、记忆损害、耐受性、依赖性等不良反应。20 世纪 80 年代，以唑吡坦、佐匹克隆、扎来普隆、茚地普隆等为代表的非苯二氮䓬类镇静催眠药物问世。这些药物尽管化学结构不同于苯二氮䓬类药物，但也通过 A 型 GABA 受体起作用，具有起效迅速、睡眠时间延长、吸收完全、高效高选择性、不良反应小、无宿醉作用的特点，正逐渐成为治疗失眠的主要药物。20 世纪中后期，褪黑素（melatonin, MT）受体激动剂作为新型镇静催眠药备受关注。MT 由 5－羟色胺转化而来，是松果体合成分泌的一种吲哚类神经内分泌激素，其合成与分泌具有昼低夜高的特点，与光亮周期、睡眠生物节律一致。它能矫正人体生物钟，调节、维持昼夜节律，治疗睡眠节律障碍，从而达到调整生物节律，诱导睡眠、改善睡眠的目的，被称为生理性催眠剂。多种原因导致的 MT 分泌减少，可能与睡眠障碍有关。随着年龄的增大，MT 水平逐渐降低，如老年人 MT 分泌量仅为高峰期的 1/10，这可能是老年人睡眠障碍的原因之一；昼夜节律失调性睡眠障碍，如航空航天特殊作业环境、时差变化、轮班工作等也与 MT 分泌异常有关。因此，MT 或其同类药物起效快、作用明显、不良反应少、无耐受性及成瘾性较低，可缩短睡眠潜伏期，能延长睡眠时间，有助于调节睡眠周期，改善睡眠质量，越来越得到临床广泛应用。

第一节　镇静催眠药的药理作用

一、巴比妥类药物

1. **结构与制剂**　巴比妥类药物(barbiturates)为巴比妥酸(图6-1)在C_5位上进行取代得到的一组具有中枢抑制作用的药物。其构效关系的主要特点有:取代基长而有分支如异戊巴比妥(amobarbital),或有双键者如司可巴比妥(secobarbital),作用强而短;以苯环取代如苯巴比妥(phenobarbital)则有较强的抗惊厥作用;C_2位的O被S取代如硫喷妥(thiopental),则脂溶性增高,静脉注射立即生效,但维持时间较短。不同结构和功效的药物制剂不同,如司可巴比妥有胶囊剂(0.1g/粒)及粉针剂,苯巴比妥有片剂及粉针剂。

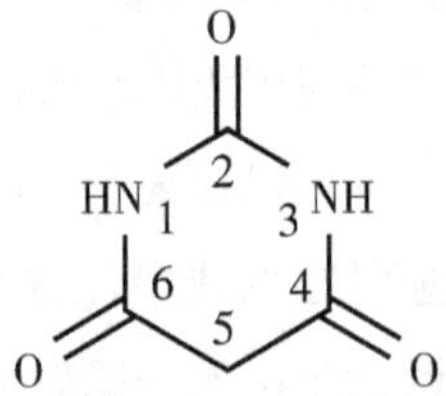

图6-1　巴比妥酸的化学结构

2. **吸收与代谢**　长效与短效巴比妥类药物在体内的吸收代谢过程明显不同,短效类可以口服,也可以作皮下或肌内注射;而长效类宜口服。巴比妥类药物与血浆蛋白呈不同程度的结合,脂溶性高者则结合率高。药物被吸收后,广泛分布于所有组织和体液内,以肝、肾和脑中含量较多。大多数药物由肝脏转化后,经肾排泄。脂溶性高的药物几乎由肝药酶代谢,而脂溶性低者以原形经肾排泄。

3. **药理作用**

(1)中枢抑制作用　巴比妥类药物对中枢神经系统具有普遍性抑制作用,且随剂量增大,相继出现镇静、催眠、抗惊厥和麻醉作用。几种代表性的巴比妥类药物的作用特点见表6-1。

表6-1　巴比妥类药物的作用特点

分　类	药　物	显效时间/h	作用维持时间/h	主要用途
	巴比妥	0.5~1	6~8	镇静催眠
长效	苯巴比妥	0.5~1	6~8	抗惊厥
中效	戊巴比妥	0.25~0.5	3~6	抗惊厥
短效	异戊巴比妥	0.25~0.5	3~6	镇静催眠
超短效	司可巴比妥	0.25	2~3	镇静催眠,抗惊厥
	硫喷妥	iv立即	0.25	静脉麻醉

引自:金有豫.药理学.5版.北京:人民卫生出版社,2001:103-107

巴比妥类药物可缩短快波睡眠时间,改变正常睡眠模式。久用停药后,快速眼动相睡眠(REMS)可"反跳性"地显著延长,伴有多梦、梦魇。这促使某些失眠者长期用药,导致药物依赖甚至成瘾。巴比妥类药物的中枢作用机制,与延长GABA介导的氯通道开放时间进而增加 Cl^- 内流,引起神经细胞超极化有关。较高浓度时,抑制 Ca^{2+} 依赖性动作电位、抑制 Ca^{2+} 依赖性递质释放,并且呈现拟GABA作用。

(2)*心血管和呼吸系统作用* 普通剂量的巴比妥类药物对心血管系统无明显影响,大剂量的巴比妥类药物可抑制血管运动中枢,使周围血管扩张、血压下降。催眠剂量的巴比妥类药物对正常人呼吸功能无明显影响,但对呼吸功能不全者可降低每分钟通气量及动脉血氧饱和度。巴比妥类药物对呼吸中枢的抑制作用与剂量成正比。

(3)*肝药酶诱导作用* 巴比妥类药物能诱导肝药酶,除加速自身代谢外,还可加速多种药物的代谢,减弱其作用强度,缩短其作用时间。联合用药时应注意调整药物剂量。

4. 临床应用与不良反应 巴比妥类药物是早期传统的镇静催眠药物,但目前已逐渐被苯二氮䓬类药物取代。戊巴比妥仍用于癫痫大发作或持续状态的治疗,硫喷妥偶尔用于小手术或内镜检查时做静脉麻醉。催眠剂量的巴比妥类药物可致头晕、困倦、嗜睡、精神不振及定向障碍等不适反应,亦称"宿醉"。急性中毒的临床指征主要是中枢抑制和心血管反应降低,严重时出现昏迷和呼吸抑制。连续使用可产生依赖性和成瘾性。

二、苯二氮䓬类药物

1. 结构与制剂 苯二氮䓬类药物(benzodiazepines, BDZ)多为1,4-苯并二氮䓬的衍生物。在化学结构上,此类药物主要包括含氯、硝基及三唑基三类,结构通式及代表药物的化学结构见图6-2。其构效关系的主要特点有:7位有-Cl、-Br等吸电子基团则活性增强,而在6、8或9位上引入这些基团则活性降低;1位N原子上引入甲基或三乙胺基则抗焦虑与催眠作用增强;3位C原子上引入-OH,2位上为酮基则抗焦虑作用增强、催眠作用减弱。

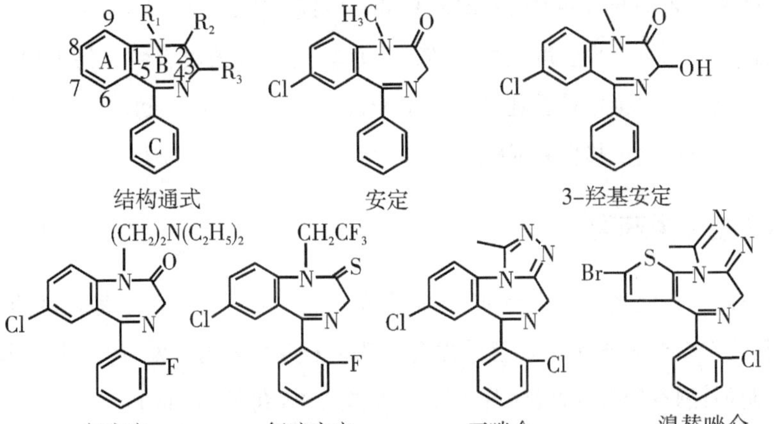

图6-2 苯二氮䓬类药物结构通式及代表药物的结构

苯二氮䓬类药物的代表制剂为:安定或地西泮(diazepam),片剂,每片2.5 mg,针剂每支10 mg;3-羟基安定或替马西泮(temazepam),胶囊剂,每粒10 mg;三唑仑(triazolam),片剂,每片0.125 mg、0.25 mg;夸西泮或氟硫安定(quazepam),片剂,每片15 mg;溴替唑仑(brotizolam),片剂,每片0.25 mg。

2. **吸收与代谢** 大多数苯二氮䓬类药物口服吸收较好,约1 h达血药峰浓度,主要经肝药酶代谢(部分代谢产物亦有生物活性),经肾脏排泄。

3. **药理作用**

(1)抗焦虑作用 苯二氮䓬类药物小于镇静剂量时,即有良好的抗焦虑作用,可显著改善紧张、焦虑、激动和失眠等症状。这可能是选择性作用于边缘系统的结果。

(2)镇静催眠作用 苯二氮䓬类药物可缩短睡眠诱导时间,延长睡眠持续时间(主要是延长2期慢波睡眠时间),亦使3~4期慢波睡眠时间缩短。

(3)抗惊厥和中枢性肌松作用 苯二氮䓬类药物有很强的抗惊厥作用。动物实验证明,本类药物对去大脑僵直有明显肌肉松弛作用,对人类大脑损伤所致的肌肉僵直亦有缓解作用。已证实脑内存在苯二氮䓬类药物受体,其分布以皮质为最密,其次为边缘系统和中脑,再次为脑干和脊髓。这种分布与中枢抑制性递质$GABA_A$受体分布基本一致。脊椎动物神经系统中的$GABA_A$受体,是由GABA-苯二氮䓬类受体/Cl^-通道蛋白组成的大分子复合体。苯二氮䓬类药物能促进GABA与其相应受体结合,增加GABA所致的Cl^-通道开放的频率,引起神经细胞超极化。

4. **临床应用与不良反应** 苯二氮䓬类药物可用于镇静催眠、抗惊厥和抗癫痫,以及手术麻醉前给药。作为催眠药,对治疗焦虑性失眠有良效。与巴比妥类药物相比,此类药物对REM睡眠的影响、药酶诱导和血浆蛋白结合的置换作用等相对较小,因此已取代了传统的巴比妥类催眠药的地位。但不同结构的药物其适应证有所区别:如单纯入睡困难可用起效快而维持时间短的三唑仑,入睡困难伴次日焦虑者可用起效快而维持时间短的氟安定,入睡困难但夜间频繁醒来者可用起效慢而维持时间长的去甲羟基安定。

治疗量连续用药可出现轻度头晕、困倦、乏力等反应,长效类药物尤易出现。大剂量偶致共济失调。过量急性中毒可致昏迷和呼吸抑制,但安全范围大。长期用药可产生耐受性,需增加剂量。久服可产生依赖性和成瘾性。

三、咪唑吡啶类药物

1. **结构与制剂** 唑吡坦(zolpidem)是首个新一代非苯二氮䓬类镇静催眠药,属咪唑吡啶类化合物,其化学结构见图6-3。该药由赛诺菲-安万特公司开发,1988年2月在法国首次上市。常用制剂:酒石酸盐片剂(每片10 mg)和胶囊剂(每粒10 mg)。

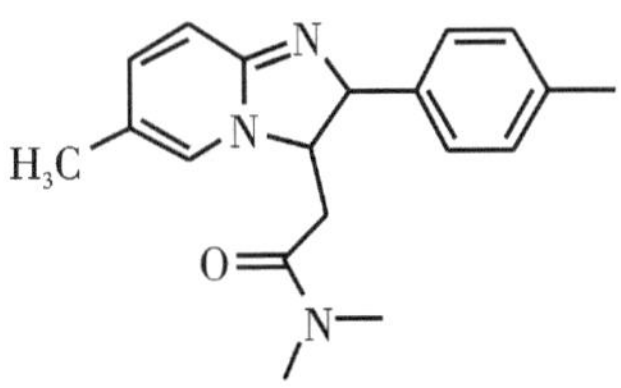

图6-3 唑吡坦的化学结构

2. 吸收与代谢 该药口服吸收迅速，生物利用度为70%，血药浓度达峰值的时间为0.5～3 h，血浆蛋白结合率为92%，消除半衰期为1.5～3.5 h。其代谢产物无药理活性，主要经胆汁从粪便中排泄，治疗剂量不产生蓄积和残留。

3. 药理作用 唑吡坦的作用机制是选择性地作用于$GABA_A$受体，以增加GABA的抑制性传递，当药物和$GABA_A$受体的α_1亚基（ω_1受体）结合后，增加GABA对$GABA_A$受体结合位点的亲和力，从而导致Cl^-通道开放，使Cl^-流入神经细胞内，引起细胞膜超极化而抑制神经元激动。由于唑吡坦只选择性地作用于中枢神经系统ω_1受体，因此，长期使用不易导致依赖性和成瘾性。唑吡坦仅有单一的镇静催眠作用，而没有抗焦虑、抗惊厥和肌肉松弛作用等精神运动性损害，停药后不出现反跳现象。由于唑吡坦的化学结构与苯二氮䓬类药物不同，因此其药理作用既与苯二氮䓬类药物相似，又有自身的特点。唑吡坦的抗惊厥作用仅为三唑仑的1/2000、咪达唑仑的1/14。

4. 临床应用与不良反应 本品使患者入睡快、夜间醒来次数少、总睡眠时间长，能改善睡眠质量，适用于短暂性、偶发性失眠症或慢性失眠的短期治疗，与个体敏感性有关，偶见头昏、眩晕、嗜睡和步履不稳等副作用。长期使用不产生耐受性，撤药后无反跳现象，无依赖性和成瘾性。

四、环吡咯酮类药物

1. 结构与制剂 佐匹克隆（zopiclone）属环吡咯酮类化合物，其化学结构见图6-4。该药由法国罗纳普朗克公司研制，于1987年12月在丹麦上市，1990年进入我国临床。常用剂型：片剂，每片7.5 mg。

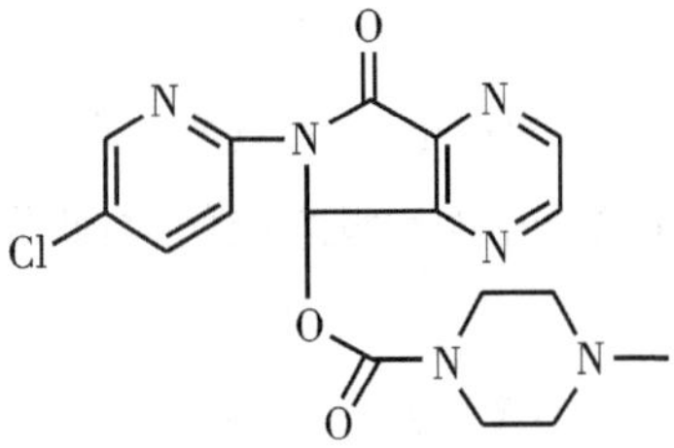

图6-4 佐匹克隆的化学结构

艾司佐匹克隆（esopiclone）是佐匹克隆的右旋异构体，化学名为（+）-（5S）-6-（氯吡啶2-甲酰基）-7-氧-6,7-二氢-5氢-吡咯[3,4-b]吡嗪-5-甲酰基4-甲基哌嗪-

1－羧酸盐。该药由美国 Sepracor 公司开发，于 2004 年 12 月被 FDA 批准上市，用于失眠症的治疗。常用剂型为片剂（每片 1 mg、2 mg、3 mg），其化学结构见图 6－5。

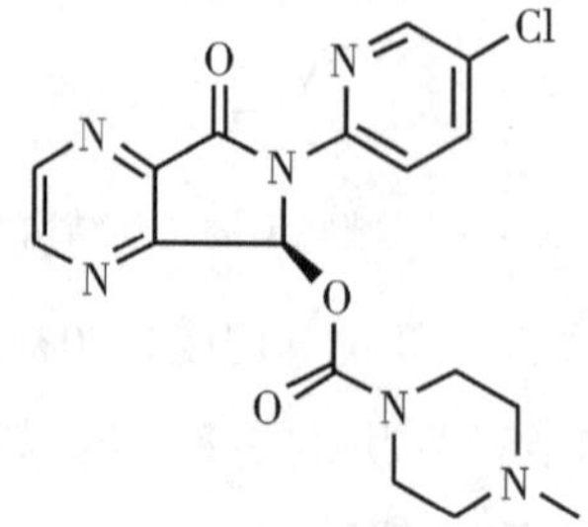

图 6－5 艾司佐匹克隆的化学结构

2. **吸收与代谢** 佐匹克隆口服吸收迅速，生物利用度约为 75%～80%，1.5～2 h 可达血药浓度峰值，半衰期为 3.5～5 h。血浆蛋白结合率约 45%，组织分布广泛，表观分布容积约 100 L。佐匹克隆主要经肝脏 CYP450 同工酶代谢，CYP3A4 是主要的代谢酶。药物被代谢为弱活性的 N－氧化物和无活性的 N－去甲化代谢产物，代谢产物 50% 以上经肺排泄，7%～10% 以原形从尿液和粪便排泄。它在健康年轻志愿者中的总清除率约为 14 L/h，肾清除率为 0.83 L/h。连续多次给药无蓄积作用，平均血浆清除半衰期约为 5 h。

艾司佐匹克隆吸收快，食物不影响其吸收。起效迅速，达峰时间约为 1 h，消除半衰期约为 6 h，血浆蛋白结合率较低，约为 52%～59%，主要代谢产物为弱活性的（S）－佐匹克隆－N－氧化物和无活性的（S）－N－去甲基佐匹克隆，前者与 $GABA_A$ 受体的结合力比艾司佐匹克隆的弱，后者与 $GABA_A$ 受体无结合力。艾司佐匹克隆经 CYP3A4 和 CYP2E1 酶代谢，7%～10% 以原形经尿液和粪便排泄，50% 以上经肺排泄。

3. **药理作用** 佐匹克隆为速效催眠药，可缩短睡眠潜伏期、增加慢波睡眠时间，增加睡眠时间、提高睡眠质量以及加深睡眠深度、减少夜间觉醒和早醒次数，不引起精神运动性障碍。同时，佐匹克隆具有抗焦虑、抗肌肉松弛和抗惊厥等作用。佐匹克隆通过异构性调控 $GABA_A$ 受体而发挥作用，但是该药的作用位点及之后 $GABA_A$ 受体的异构效应不同于苯二氮䓬类药物，对 $\alpha_1\beta_2\gamma_2$ 和 $\alpha_1\beta_2\gamma_3$ 受体亚型的亲和力超过对苯二氮䓬类药物的亲和力的 50% 以上，是上述受体“超激动剂（superagonist）”，常规剂量具有镇静催眠作用。

艾司佐匹克隆通过作用于 ω_1 型受体－$GABA_A$ 受体复合物特异的结合位点而发挥改善睡眠的作用。研究显示，艾司佐匹克隆对中枢 BDZ 受体的亲和力比佐匹克隆的强 50 倍。长期治疗（30 d 以上）对 $GABA_A$ 受体的作用强度没有变化，因此临床上较少产生依赖性和反跳性失眠。

4. **临床应用与不良反应** 佐匹克隆可用于各种原因引起的失眠，尤其适用于入睡困难和睡眠维持困难的患者。本品次日晨时残余作用小，清醒后无宿醉反应。最常见的不良反应是余味苦，可见嗜睡、眼花，偶见倦怠、头晕等。长期应用也会产生耐受性，突然停药可产生反跳现象。

艾司佐匹克隆是第一个能长期用于入睡困难、维持睡眠质量的药物，与佐匹克隆相比，艾司佐匹克隆有助于改善抑郁症引起的失眠症状。本品可用于改善起始睡眠、维持睡眠质量。能使失眠症患者易于入睡，并且睡眠质量明显提高。常见的不良反应为味觉异常、头晕、胸痛、偏头痛，无宿醉现象，不影响白天的注意力和记忆力，不产生依赖性，很少引起记忆损害。

五、吡唑并嘧啶类药物

1. 结构与制剂 扎来普隆(zaleplon)的化学名为 N－{3－[3－氰基吡唑(1,5－a)嘧啶－7－yl]苯}－N－乙基乙酰胺，属吡唑并嘧啶类化合物，其化学结构见图6－6。该药由美国惠氏公司开发，于1999年7月在丹麦、瑞典首次上市。常用剂型为胶囊剂，每粒5 mg；片剂，每片5 mg。

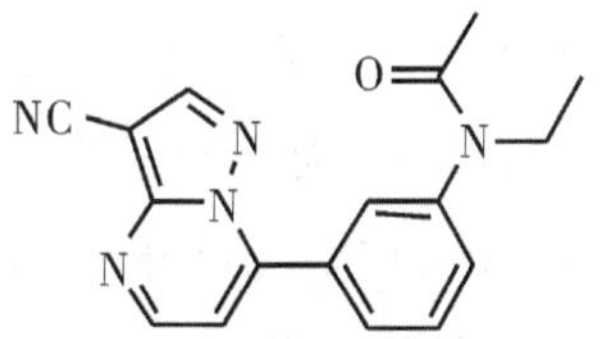

图6－6 扎来普隆的化学结构

2. 吸收与代谢 本品具有中等亲脂性，血药浓度达峰快，达峰时间为0.9～1.5 h，吸收充分，但绝对生物利用度为30%，有明显的首过效应，蛋白结合率约为60%。药物消除半衰期约为0.9～1.1 h，肾脏排泄原药不到1%，代谢产物无生理活性，体内无蓄积。

3. 药理作用 扎来普隆可显著缩短入睡潜伏期、增加总睡眠时间，而清醒后无宿醉效应和其他不良反应，如日间镇静作用、损害工作能力和注意力等。扎来普隆在维持正常睡眠阶段的同时，对快波睡眠无影响，不影响正常睡眠周期，日间宿醉作用少，成瘾性、停药后戒断症状和反跳性失眠均较少。选择性结合于脑内ω_1受体，增强 GABA 的抑制作用，具有镇静催眠、抗焦虑和抗惊厥等药理作用，同时对中枢神经功能的副作用较少。

4. 临床应用与不良反应 扎来普隆是一种安全有效的镇静催眠药，适用于入睡困难的失眠患者的短期治疗，老年患者服用同样安全有效，疗效显著而且耐受性好。该药无明显宿醉作用、反跳性失眠及戒断症状，常见的副作用为头痛、嗜睡及疼痛。扎来普隆的不良反应与所用的剂量有关。

伴随着医药科技的不断进步，越来越多的新型镇静催眠药不断被研发并应用于临床。理想的镇静催眠药物应具备快速诱导睡眠、不影响睡眠结构、无次日残留作用、不影响记忆力、无呼吸抑制作用、长期使用无依赖性或戒断症状等特点。因此，作用于新靶位，针对性强、作用专一的新型催眠药成为临床药物研究的新方向。

第二节 镇静催眠药的航空航天医学应用

一、镇静催眠药对认知操作和模拟飞行工作能力的影响评价

1. 司可巴比妥的作用评价 早在20世纪60年代,有实验观察了服用司可巴比妥(速可眠)对飞行员模拟飞行工作能力的影响。模拟飞行工作为多维跟踪试验(MPT),该系统由一个带有操纵杆的座舱控制台、方向舵踏板和油门控制杆组成。晚上21:00口服速可眠200 mg后睡眠,次日7:00开始工作,每完成1 min操作后可休息15 s,持续工作到19:00,每隔10 min记录一次操作成绩。48名飞行员的实验结果说明,服用速可眠后10~22 h模拟飞行工作能力较对照组降低10%以上。考虑到70%以上的人员只需服用速可眠100 mg以及前期实验的工作时间太长,另有研究将64名飞行员分为对照组、安慰剂组、速可眠100 mg组、速可眠200 mg组。在22:00服药后睡眠,次日6:00起床,7:00开始工作,持续到11:00(即服药后13 h),然后对其进行心理测试和MPT操作。结果表明,安慰剂组与对照组之间、安慰剂组与速可眠100 mg组之间均无明显差异;而安慰剂组与速可眠200 mg组、速可眠100 mg组与速可眠200 mg组均有明显差别。双盲和非启发式的心理测试结果表明,如果前夜服用速可眠100 mg,用药10 h后对模拟飞行工作能力的副作用不大,飞行员的主观感觉也好;服用速可眠200 mg次晨飞行员主观感觉较差、嗜睡和共济协调能力下降。14名男性健康志愿者在入睡前30 min交叉服用速可眠100 mg、200 mg和3-羟基安定15 mg、30 mg以及氟胺安定15 mg、30 mg,连续两夜,对其进行睡眠质量和认知操作能力(服药后3.5 h、10 h和22.5 h测定)测定。结果表明,服用3-羟基安定30 mg和氟胺安定30 mg的睡眠诱导和维持作用更好,同时对认知操作能力的影响也较大;服用速可眠100 mg对认知操作能力无明显副作用,服用速可眠200 mg则产生不良影响。

2. 三唑仑和3-羟基安定的作用评价

(1)三唑仑的作用评价 正常人服用三唑仑0.25 mg对睡眠无明显不良影响,短期内重复用药无明显蓄积。8名男性健康志愿者连续7 d交叉服用三唑仑0.25 mg、硝基安定5 mg和安慰剂(夜间23:00服药、次日7:00起床),对其主观困倦度、睡眠潜时、简单和复杂反应时、脑电、数字符号替换、数字符号配对和直立稳定性等进行测定,并于给药后第1、4、7 d上午9:00抽血测定血药浓度。结果表明,连续7 d服用三唑仑0.25 mg无血药浓度蓄积,但硝基安定有一定的蓄积;两药对多项认知操作能力指标均无明显不良影响。10名志愿者单次服用三唑仑0.5 mg,停药的次夜主观感觉到觉醒次数增加、睡眠质量下降、睡眠深度变浅,REM睡眠明显增加,说明该剂量药物对后继睡眠产生了不良影响。单次服用三唑仑0.25 mg则无停药反应,但对认知操作能力的影响存在明显的时效特征。18名志愿者交叉服用三唑仑0.25 mg、

唑吡坦 10 mg 和安慰剂，于用药前和用药后 1.5、4、6、8 h 进行短时和长时记忆力、临界闪光融合频率（CFF）、选择反应时、数字符号替换积分以及平衡功能等指标测定。结果表明，两种药物的峰效应均在用药后 1.5 h 出现，两药均使认知操作能力降低、记忆力受损、平衡能力下降，用药 6 h 后对认知、记忆和平衡功能的不良影响消失。美军以 10 名直升机飞行员为对象，观察了单次服用三唑仑 0.25 mg，用药后很快被唤醒，以及 8 h 后对飞行的影响，基于认知能力、脑电和 UH－60 直升机模拟飞行操纵能力等指标的实验结果表明，服用三唑仑与安慰剂无显著性差异。

（2）*3－羟基安定的作用评价* 上述 14 名男性健康志愿者在入睡前 30 min，交叉服用速可眠 100 mg、200 mg 和 3－羟基安定 15 mg、30 mg 以及氟胺安定 15 mg、30 mg，连续两夜，对其睡眠质量和认知操作能力进行测定。结果表明，服用 3－羟基安定 15 mg 的后遗效应最小，剂量增加为 30 mg 时睡眠诱导和维持作用更好，但对认知操作能力的影响较大。16 名美军 UH－60 直升机飞行员在 8:00—14:00 交叉服用 3－羟基安定 30 mg 和安慰剂后睡眠，比较服药前正常作息的 2 d 基础状态，白天服药后睡眠然后夜班工作 2 d、恢复正常作息 2 d 的情绪状态（POMS 量表），测定其直升机模拟飞行工作能力、认知操作能力和警觉性（包括视动跟踪操作即 PVT 和反应时测定）以及多导睡眠图的变化。结果表明，与服用安慰剂相比，服用 3－羟基安定使飞行员的睡眠质量提高、主观警觉性增加和疲劳感降低、PVT 成绩提高、模拟飞行工作能力改善。7 名受试者交叉服用 3－羟基安定 30 mg 和安慰剂，用药后 8～9 h 进行 4 项选择反应时和数字替换任务能力测定，用药后 9～10 h 进行离心机试验（包括慢增长测定放松和收紧时的 +Gz 耐力，继之以快增长的模拟空战动作作用至疲劳）。结果表明，服用 3－羟基安定 30 mg 使两项认知操作能力成绩下降，但不影响 +Gz 耐力。因此，基于对人体认知操作和飞行工作能力影响的考虑，建议服用 3－羟基安定 20 mg，服药后 8 h 左右开始工作。

3. 替马西泮的作用评价 白天睡眠不足可能导致夜间执行军事任务的效率和安全性降低。一项研究分析了替马西泮和扎来普隆在优化白天睡眠方面的作用，以及对随后夜班期间的工作表现和警觉性的影响。在随机双盲试验中，11 名受试者服用替马西泮 20 mg、扎来普隆 10 mg 或安慰剂后，在 17:30—22:00 进入睡眠，测量其睡眠时间和睡眠质量。受试者整晚保持清醒，同时反复测量警觉性、认知操作能力和肌肉力量。与扎来普隆组或安慰剂组受试者相比较，替马西泮组受试者有更长的睡眠时间和更好的睡眠质量。夜间任务前，替马西泮有助于优化4.5 h的白天睡眠时间，但夜班期间的困倦和疲劳即使在催眠治疗后也会有所增加。

4. 唑吡坦的作用评价 一项研究回顾了 2005 年 1 月 1 日至 2017 年 6 月 30 日期间，578 名新加坡空军（Republic of Singapore Air Force，RSAF）机组成员使用唑吡坦后进行地面测试的结果。中位年龄为 29 岁（范围 19～54 岁），平均年龄为 30.1 岁 ±6.3 岁，机组人员 568 人均为亚裔男性。唑吡坦用药后，558 人（96.5%）顺利完成了地面测试，失败 20 例（3.5%）。其中，次日嗜睡（1.04%）、头痛（0.87%）和头晕（0.35%）是最常见的失败原因。机组成员均未报告服用唑吡坦导致的异常睡眠行为或重大药物不良事件，说明唑吡坦试验剂量的不良反应发生率较低。截至目前公布的数据，这是亚洲军机飞行员数量最多的关于唑吡坦航空应用测试结果。

唑吡坦也被批准用于美国空军和其他部队作战人员睡眠影响的研究。在远程驾驶飞机（Remotely Piloted Aircraft, RPA）机组人员需要快速增兵作战行动任务期间，43 名机组成员参与了该研究，所有人员均在非飞行日服用唑吡坦 30 mg 以评估其个体效果。在没有飞行或地面事故的情况下成功进行了高峰出动，27 人（63%）使用了药物，19 人报告用药后睡眠良好，没有早晨嗜睡等副作用；其他 8 名受试者报告了宿醉或频繁觉醒引起的睡眠不良副作用；没有人报告睡眠行为异常。唑吡坦可以安全诱导睡眠，但使用后一些机组成员出现了副作用。

有研究观察了 75 例失眠患者分别服用唑吡坦 10 mg、15 mg，连续 35 夜，其睡眠结构和运动与认知操作能力的变化。结果表明，服用唑吡坦 10 mg 后第 1 周即明显缩短睡眠潜时、提高睡眠效率，并持续有效，后遗作用不明显；唑吡坦 15 mg 的效果相似，但用药 3 ~ 4 周使 REM 睡眠明显缩短。说明唑吡坦 10 mg 有效，而且长时间服用更为安全。12 名男性健康志愿者在低压舱中进行为期 4 夜的实验：第 1 夜在海平面测定基础值，另外 3 夜在模拟 4000 m 低压缺氧条件下分别服用唑吡坦 10 mg、扎来普隆 10 mg 和安慰剂，夜间记录多导睡眠图、次晨在海平面进行认知操作能力和体能测试。结果表明，两种催眠药均可改善低压缺氧时的睡眠质量，唑吡坦的效果更佳，两种催眠药对低压缺氧条件下的呼吸及次晨的认知操作能力、体能均无明显副作用，证实在高原和航空航天作业时使用该药可保障睡眠的安全性。美军以飞行员为对象，观察了唑吡坦对认知操作和模拟飞行工作能力的影响。实验对象包括两组：空军机场地勤人员组（G_1组，n = 12）和海军飞行员组（G_2组，n = 12），交叉服用唑吡坦 10 mg 和安慰剂。G_1组 22:00 服药后在家睡眠，第 2 天 7:30 到实验室进行指标测定；G_2组在飞行中队正常工作到凌晨1:00，然后服药睡眠，7:00 唤醒，7:30 进行指标测定。主观心理测试包括睡眠质量和醒后警觉状态、神志清醒度、体力和情绪状态的自我评分，客观测试包括心理运动试验和脑电功率谱分析。G_1组在 8:30（即服药后 10.5h）进行计算机模拟跟踪实验，依光信号，用操纵杆调节两个垂直指针的运动，记录反应时和偏差。G_2组于 8:00（即服药后 7 h）在喷气机模拟器上进行 40 min 的模拟飞行，包括起飞、上升、在战术导航设备指挥下的驾驶任务、单飞、特技动作、下降、两次地面控制进场和着陆等任务。基于精确度、偏差度和偏差纠正速度，由同一飞行教员进行评分。结果表明，所有受试者均能完成实验，G_1组中服唑吡坦时 3 人有口干、头痛和恶心感，服安慰剂时 2 人有瞌睡感。与安慰剂相比，唑吡坦可明显提高主观睡眠质量，且警觉状态、神志和情绪状态无明显差异。唑吡坦与安慰剂相比，心理运动和脑电功率谱的结果均无明显差别，说明服用唑吡坦后无明显的中枢抑制效应。

5. 佐匹克隆的作用评价　在现代军事行动中，有时需要依靠药物来保持警觉和促进睡眠。当睡眠窗口期非常有限时，宜选择半衰期很短的催眠药（如扎来普隆，$t_{1/2}$为 1 h），而睡眠时间较长时则可使用长效药物（如佐匹克隆、替马西泮，$t_{1/2}$为 4 ~6 h）。一项研究比较了单剂量扎来普隆、佐匹克隆、替马西泮、褪黑素对精神运动表现的影响，并量化分析了恢复正常表现所需的时间。共有 23 名受试者(9 名男性，14 名女性)参与了该项研究，年龄为 21 ~53 岁，采用 2 组测试(4 个任务)及睡眠问卷评估了精神运动表现。服用单剂量安慰剂、扎来普隆 10 mg、佐匹克隆 7.5 mg、替马西泮 15 mg 和褪黑素 6 mg 缓释剂，用药之前和用药后 7 h 进行精神运动测试。采用双盲交叉设计。扎来普隆、佐匹克隆、替马西泮对机组人员完成所有 4 个任务时有所影响，包括连续反应时间（serial reaction time, SRT）、逻辑推理（logical reasoning, LRT）、连续减法（serial subtraction, SST）和多任务（MT）中的表现，而褪黑素不影响任何任务的执行。给予扎来普隆、佐匹克隆、替马西泮，对于 SRT，恢复正常表现的时间分别为 3.25 h、6.25 h 和 5.25 h；对于 LRT，恢复正常表现的时间分别为 3.25 h、> 6.25 h 和 4.25 h；对于 SST，恢复正常表现的时间分别为 2.25 h、> 6.25 h 和 4.25 h；对于 MT，恢复正常表现的时间分别为2.25 h、4.25 h 和 3.25 h。给予扎来普隆、佐匹克隆、替马西泮和褪黑素，恢复到基线主观睡眠水平的时间分别为 4.25 h、> 6.25 h、5.25 h、> 4.25 h。结果提示，尽管存在长时间困倦感觉，褪黑素仍优于扎来普隆，它基本不影响任务的执行表现。在影响持续时间方面，扎来普隆、替马西泮和佐匹克隆依次增加。

一项调查研究评估了佐匹克隆和褪黑素对运输机机组人员的早期昼夜睡眠的影响。评估中，30 名机组人员执行了 3 次跨大西洋飞行任务，第一次中途停留期间，他们在 17:00 服用了 3 种药物（安慰剂、2 mg 褪黑素缓释剂或 5 mg 佐匹克隆）。在执行任务之前和整个过程中机组人员都佩戴了手腕活动记录仪，早睡前服用预定的药物，并完成了一份关于药物睡眠引起的睡眠问卷。研究数据显示，与安慰剂相比，服用褪黑素和佐匹克隆的机组人员的入睡时间更快、睡眠时间更长、睡眠开始后醒来次数更少、睡眠后清醒时间更少。调查问卷数据显示，与安慰剂相比，服用褪黑素和佐匹克隆的机组人员进入睡眠的难度较小、唤醒的难度较小、唤醒后返回睡眠的难度较小、睡眠质量更佳。因此，采用研究中所使用的剂量，褪黑素和佐匹克隆能有效促进跨时区航空运输作业期间早期昼夜节律睡眠。

有研究以 14 名男性健康志愿者为对象，让其交叉服用佐匹克隆 6.25、8.75、11.25 mg 和三唑仑 0.1875、0.375、0.5 mg 以及安慰剂，在用药后 1.5 h 和 4.5 h 进行有关生理指标和记忆能力的测定。结果表明，佐匹克隆的镇静作用和对记忆能力的影响与三唑仑相似，均以高剂量的作用最明显。从对数字符号替换任务的影响来看，佐匹克隆 10 mg 与三唑仑 0.5 mg 的作用相当。12 名志愿者交叉服用佐匹克隆 7.5 mg、三唑仑 0.25 mg 和安慰剂，于用药前和用药后 2 h、6 h 测定 CFF，选择反应时、数字符号替代和记忆力。结果表明，与服用安慰剂相比，服用两种催眠药2 h后受试者明显感到嗜睡、倦怠、警觉性下降，用药 6 h 后这些副作用消失。23 名志愿者交叉服用佐匹克隆 7.5 mg、褪黑素 6 mg、扎来普隆 10 mg、3 - 羟基安定 15 mg，在服药前和服药后 7 h 进行多项反应时、逻辑推理、连续减法、双重任务等认知操作能力测定。结果表明，褪黑素对所有指标均无不良影响，佐匹克隆、3 - 羟基安定、扎来普隆对多项反应时影响的恢复时间分别为 6.25 h、5.25 h、3.25 h，对逻辑推理影响的恢复时间分别为 >6.25 h、4.25 h、3.25 h，对连续减法影响的恢复时间分别为 >6.25 h、4.25 h、2.25 h，对双重任务影响的恢复时间分别为 4.25 h、3.25 h、2.25 h。

6. 扎来普隆的作用评价 有研究以 16 名健康志愿者为对象，于白天服用扎来普隆 10 mg 前 1 h 和用药后 1 ~7 h 对其认知、记忆、平衡和肌力等多项认知操作能力进行测定。结果表明，服用扎来普隆 10 mg 可促进睡眠，引起的嗜睡感和相关症状可持续 3 h，对认知操作能力的影响持续 2 ~3 h。13 名听力正常且对噪声敏感的健康青年志愿者，先在安静环境中睡眠 5 h(22:45—次日 3:45)后唤醒，交叉服用扎来普隆 10 mg 和 20 mg、佐匹克隆 7.5 mg 和安慰剂，然后在 80 dB 噪声干扰下继续睡眠 4 h(4:00—8:00)，观察扎来普隆的催眠效果和服药睡眠 4 h 后对认知操作能力(包括数字符号积分、选择反应时、CFF、瞬时和延迟单词记忆能力)的影响。结果表明，与安慰剂相比，佐匹克隆明显缩短 1 期慢波睡眠时间、增加 3 期慢波睡眠和总睡眠时间，但显著损害认知操作能力；扎来普隆 10 mg、20 mg 均明显缩短睡眠潜时，但对认知操作能力无明显不良影响。因此，正常人服用扎来普隆 10 mg 后 3 ~4 h 左右对认知操作能力无明显副作用，而唑吡坦 10 mg 和佐匹克隆 7.5 mg 的不良影响持续时间更长。

以国内受试者为对象，空军航空医学研究所较系统地评价了服用有关短效类镇静催眠药的催眠效果，以及对认知操作和飞行工作能力的影响，主要结果如下：①睡眠质量评价。正常男性青年志愿者交叉服用速可眠 100 mg、三唑仑 0.25 mg、唑吡坦 10 mg、佐匹克隆 7.5 mg 和安慰剂，比较在飞机发动机强噪声暴露(造成情景性失眠)下 5 h 的睡眠进程与睡眠结构。三唑仑、唑吡坦、佐匹克隆均有较好的催眠效果，但速可眠对睡眠结构有明显不良影响(REM 睡眠时间明显缩短)。②认知操作能力评价。正常男性青年志愿者交叉服用三唑仑 0.25 mg、唑吡坦 10 mg、佐匹克隆 7.5 mg、扎来普隆 10 mg 和 15 mg 以及安慰剂，观察用药后 1 ~10 h 其声、光刺激反应能力，计算机模拟的飞机飞行姿态控制和数值计算的单、双重任务能力的变化。受试者用药后 6 h 认知操作能力均能恢复正常，服用三唑仑和佐匹克隆者恢复较快，以扎来普隆最安全(用药后 3 h 恢复正常)。③模拟飞行工作能力评价。正常男性青年志愿者交叉服用三唑仑 0.25 mg、佐匹克隆 7.5 mg 和安慰剂，观察用药后 1 ~10 h 其歼 - 7E 模拟器仪表飞行工作能力变化。受试者用药后 6 h 恢复正常，服用三唑仑者恢复得更快(表 6 - 2)。④前庭功能评价。正常男性青年志愿者交叉服用三唑仑 0.25 mg、佐匹克隆 7.5 mg 和安慰剂，观察用药后 1 ~10 h 其前庭眼动反射、视动性眼震、视前庭眼动反射、前庭眼动反射固视抑制和平稳跟踪等指标的变化。三唑仑和佐匹克隆用药后 4 h 对视前庭功能的影响均恢复正常，服用三唑仑者恢复得更快。另外，交叉服用三唑仑 0.25 mg 和佐匹克隆 7.5 mg 能延长旋转后错觉和科里奥利错觉的持续时间，服药后 2 h 达最大效应，6 h 后不良反应消失。⑤加速度耐力评价。正常男性青年志愿者交叉服用三唑仑 0.25 mg 8 h 后,对人体基础 + Gz 耐力和科里奥利加速度耐力均无明显不良影响。⑥实际汽车驾驶能力评价。将 60 名男性汽车驾驶员分两组,分别服用三唑仑 0.25 mg 和安慰剂,观察其主观睡眠质量和汽车驾驶能力的变化。结果表明,三唑仑明显提高主观睡眠质量,用药后 7、10、13、16 h 对汽车驾驶和声、光刺激反应能力均无明显不良影响。⑦实际飞行工作能力评价。将 21 名飞行学员分两组,分别服用三唑仑 0.25 mg 和安慰剂,观察其主观睡眠质量和实际飞行工作能力的变化。结果表明,三唑仑明显提高主观睡眠质量,用药 8 h 后对飞行工作能力无明显不良影响。

表 6-2 服用三唑仑和佐匹克隆对歼-7E 模拟器飞行工作能力的影响($\bar{x} \pm s, n = 6$)

药 物	用药前（基础值）	用药后不同时间				
		1 h	2 h	3 h	4 h	6 h
安慰剂	0.85 ±0.07	0.84 ±0.07	0.85 ±0.10	0.88 ±0.08	0.87 ±0.06	0.84 ±0.10
三唑仑	0.86 ±0.04	0.82 ±0.14	0.77 ±0.09	0.82 ±0.09	0.79 ±0.10	0.81 ±0.06
佐匹克隆	0.87 ±0.04	0.79 ±0.09	0.7 ±0.19** ##	0.77 ±0.14*	0.82 ±0.11	0.87 ±0.07

注:1. 表中数据为模拟飞行成绩分值,按空军统一制定的模拟器飞行训练大纲评分标准,1.0 分(100% 操纵正确)为最高; 2. 与用药前比较,* $P<0.05$,** $P<0.01$;与同时段的安慰剂比较,## $P<0.01$

为探索军事行动人员服用扎来普隆的最佳剂量方案,有研究分析了两种剂量的扎来普隆在噪声干扰下诱导午睡的效果,及其对精神运动性能、前庭功能的影响。22 名健康年轻男性志愿者,8 名受试者交替服用扎来普隆 10 mg 或 15 mg 和安慰剂,然后暴露在噪声中。给药后记录其多导睡眠图(polysomnography, PSG)指数的变化,包括睡眠潜伏期(sleep latency, SL)、睡眠效率(sleep efficiency, SE)和睡眠结构。醒来后,测量志愿者对睡眠质量和嗜睡的主观判断。8 名受试者每隔 1 周进行 3 次精神运动性能测试,在服用扎来普隆和安慰剂前后进行精神运动性能测试。6 名受试者参加了前庭功能测试,采用上述相同的实验设计,检测了眼动眼球震颤(optokinetic nystagmus, OKN)、前庭眼反射(vestibular ocular reflex, VOR)、视觉前庭眼反射(visual - vestibular ocular reflex, VVOR)和前庭眼反射固定抑制(vestibular ocular reflex fixation suppression, VOR - fix)等参数。对睡眠观察数据进行单向方差分析。与安慰剂组相比,扎来普隆 10 mg 组受试者的 SL 明显缩短,主观睡眠质量和睡眠深度评分明显提高,扎来普隆 15 mg 组受试者的 SE 和 REM 睡眠百分比显著提高。此外,扎来普隆 15 mg 组受试者的 SE、REM 睡眠百分比和主观睡眠深度评分明显高于扎来普隆 10 mg 组。服用扎来普隆 10 mg 或 15 mg 后,精神运动性能没有发生显著变化,而两个剂量扎来普隆组 OLN 和 VOR 增加较少,服药后 3 h 恢复正常。该研究结果提示,扎来普隆可能是军事人员应用的理想催眠药,噪声干扰下其催眠效果与剂量相关,15 mg 剂量的扎来普隆比 10 mg 剂量的扎来普隆能提供更好的睡眠。

服用扎来普隆后,如果需要提前觉醒和重返岗位,是否会影响执行任务的能力？针对这一问题,有 16 名人员(男女各半)参与了一项研究。该研究采用平衡双盲重复测量设计,在给药前1 h和给药后7 h，分别记录表现指标（认知、记忆、平衡和力量）和主观症状。结果显示，与安慰剂相比，在给扎来普隆后的前2 h，对平衡有负面影响，服用扎来普隆后3 h内，与“嗜睡”相关的症状更为普遍。此外，与安慰剂相比，在给扎来普隆后2 h内，8项认知操作能力测量中的6项受到的负面影响显著，还有1项在给药后3 h内显著降低；给药后1 h和4 h，扎来普隆对记忆力的负面影响也显著。因此，扎来普隆（10 mg）作为日间睡眠辅助药使用时，在给药后3 h内会导致嗜睡（及相关症状），并可能在给药后2～3 h内影响任务执行，尤其是复杂的航空任务执行。

二、镇静催眠药在战时调节军事飞行人员睡眠的重要作用

1. 马岛战争 在英阿马岛战争中，英军远离本土作战，英军飞行人员必须长时间飞行和重复飞行。20世纪70年代，英国的有关研究表明，飞行人员最长能持续工作30 h，可以包括两个晚上的睡眠剥夺。但此次战役中，飞行次数及飞行时间远远超过了飞行人员以往的体验，大力神运输机每月飞行时间达150 h（平时为120 h），如果不能在马岛着陆则会有6次跨两个晚上持续28 h的长时间飞行；3个多月中，部分运输机飞行员飞行时间达360 h；部分猎人侦察机飞行员2周飞行时间达100 h，间隔6～20 h即重复飞行，只有VC－10运输机飞行员飞行时间与平时飞行时间相近，见图6－7。

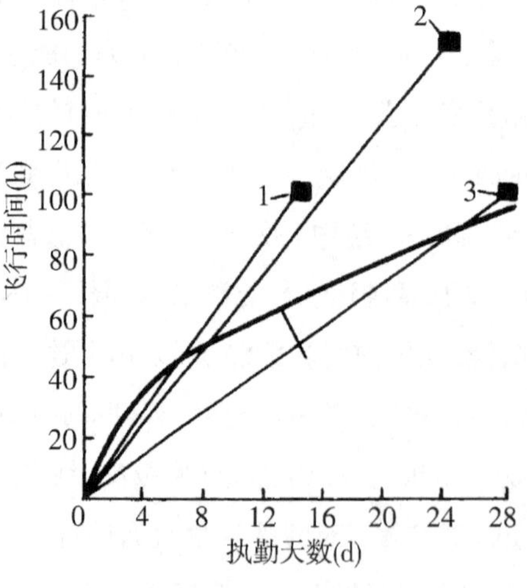

图6－7 马岛战争中英军部分飞行员的飞行工作任务

1. 海上侦察机（Nimrods）飞行员14 d飞行100 h；2. 运输机（大力神）飞行员24 d飞行150 h；3. 运输机（VC－10）和空对空加油（Victor）飞行员28 d飞行100 h；4. 工作负荷与可接受的睡眠模式兼容

引自：Baird JA，Coles PKL，Nicholson AN. Human factor and air operations in the South Atlantic Campaign：discussion paper. J Roy Soc Med，1983，76（11）：933－937

显然，以上飞行工作打乱了飞行人员正常的作息制度，飞行休息时间可能是在白天或晚上的不同时刻，因紧张情绪和环境条件影响，他们不太容易获得自然睡眠，此时借助合适的镇静催眠药来调节飞行人员的睡眠十分必要。对催眠药的要求是：①白天或晚上任何时间用药

均有效;②用药6 h后无后遗效应或副作用;③间隔24 h重复用药无蓄积性。所以,使用的催眠药必须能迅速被吸收,在觉醒之前血药浓度应低于影响飞行工作能力的最低值。英国皇家空军航空医学研究所于20世纪70年代进行的有关研究表明,安定的代谢产物3-羟基安定无长效代谢产物、排泄快,以前飞行人员试用的情况说明该药可能满足上述要求。马岛战争中的实际应用证实,大部分飞行人员在一天的任何时候服用3-羟基安定20 mg均可入睡,而且睡眠质量较好,觉醒后无副作用。但要求飞行人员用药8 h后才能飞行,而且如果可能,首次用药需要停飞,并进行地面副作用观察。但实际上没有时间进行地面试用,飞行人员用药后6 h即可飞行,无明显不良反应。英国皇家空军医学顾问尼科尔森总结此次战争英军航空卫生保障成功的两大因素为:① 20世纪70年代进行了关于飞行人员远距离连续飞行工作能力的研究;②几年来对3-羟基安定进行了系统的临床药理学研究,在战时连续几周生物节律紊乱的条件下,使用3-羟基安定有效保障了飞行人员的睡眠,保持了飞行人员的作战能力。

2. 空袭利比亚 1986年4月14日,美国空军一个F-111A飞行中队从英国皇家空军菲尔福德空军基地起飞,成功地完成了空袭利比亚的军事行动。执行此次任务的飞行人员于4月14日下午才接到作战任务,要求几小时后即飞行。但在此之前24 h他们因执行飞行任务未能睡眠,所以飞行人员均感到疲劳,而且情绪很紧张、心理压力较大。此次行动的航空医师用药方案为“用药/不用药”,即“服用兴奋药与催眠药”。作战任务下达后,要求飞行人员立即服用速可眠100 mg后睡眠,并携带右旋苯丙胺,在夜间飞行中必要时服用。当天18:00起飞,连续飞行13 h,最后一次空中加油后所有飞行人员因感到疲劳与紧张,均服用了右旋苯丙胺,次日6:00—7:00飞行人员全部返航。飞行人员认为兴奋药有效,但飞行前无人服用速可眠,其理由是:①从前无用药史;②因前一昼夜(24 h)没有睡眠,飞行人员自认为疲倦得很快就能入睡,低估了心理应激对睡眠的干扰(传达任务后禁止与家人通信联系,更加重了焦虑情绪);③部分飞行人员此时不相信催眠药有效。因此,此次飞行前未服催眠药以较好入睡,是加重长时间夜航疲劳的一个重要原因,是飞行人员特殊条件下用药失败的一次教训。

3. 海湾战争 海湾战争中,大批美军战术飞机从美国本土转场到阿拉伯半岛,除了经受跨越5~7个时区15 h的飞行疲劳外,飞行人员还面临立即参战的心理应激。沙漠风暴与盾牌行动中,飞行人员因时差反应、昼夜频繁起飞、长时间空中警戒等因素,疲劳非常突出,中枢兴奋药右旋苯丙胺的应用起到了良好的抗疲劳作用。同时,时差和昼夜节律紊乱、疲劳、战时紧张情绪和心理应激以及环境因素,均严重干扰飞行人员的睡眠,美军飞行人员使用3-羟基安定和三唑仑促进睡眠。3-羟基安定平时被推荐于执行任务前休息时服用,用药后须在地面停留12 h。沙漠风暴行动中作为第二线催眠药,首次用药须在地面进行24 h的不良反应观察。通过预试验后,每天可服用3-羟基安定30 mg(美国的药品为硬胶囊),1次/天,连续服用不超过7 d,用药8 h后才能飞行。另外要在航空医师指导下用药。三唑仑现已不作为美军飞行人员平时的催眠药,但因其半衰期短,飞行人员用药后执行任务的时间更充裕,因而在沙漠风暴行动中作为第一线催眠药,首次用药须在地面进行24 h的不良反应观察。通过预试验后,每天可服用三唑仑0.25 mg,1次/天,连续用药不超过7 d,用药6 h后才能飞行。同样,要在航空医师指导下用药。使用3-羟基安定和三唑仑的理由,均是在正常生物节律紊乱和战时情绪紧张时调节飞行人员的睡眠,以保持和提高飞行人员的战斗力。

三、镇静催眠药在航空航天医学中的应用原则

1. **飞行人员镇静催眠药的应用原则** 一般来说,无论是对民用飞行人员还是军事飞行人员,平时飞行时镇静催眠药的使用应受到限制。国际民航组织在《民用航空医学手册》中规定,服过镇静剂、催眠及麻醉药等应禁止飞行;对飞行安全有明显作用的空中交通管制员,也适用这一原则。通常规定服用中枢抑制剂24 h后才允许恢复飞行,但当能确定使用的是短效安眠药时,可允许飞行人员返回岗位。在良好监督的条件下,特别是长距离飞行间期,为了保证休息时睡眠好,飞行人员使用短效安眠药是安全的;而在无医学监督时,飞行人员服用药物是不符合要求的,诸如自行用药应被禁止。《国际航空运输协会医学手册》中也规定,巴比妥类、苯二氮䓬类药物和其他镇静催眠药,被列为有可能被滥用或成瘾的药物。应教育飞行人员严禁自行使用这些药物,并采取有效的检查措施。因病服用这些药物后应该停飞,尤其不能将药物与酒精同时服用。我军《飞行员医学临时停飞标准》中规定,飞行员飞行前24 h应少用或不用药,尤其是中枢神经系统抑制药(镇静药、催眠和安定药),飞行前或飞行前夜一律禁用。

虽然飞行前夜(或飞行间期)原则上不能使用镇静催眠药,但一些作用持续时间短、迅速代谢后无明显副作用的药物,在严密观察下也可慎重应用,以防止失眠,恢复精力,为完成飞行任务创造条件。飞行人员合理应用镇静催眠药的原则为:①严格掌握用药时机。此类药物限于生物节律紊乱和高度情绪紧张等情况下合理使用。②严格掌握用药指征。在其他非药物措施无效或效果不明显的条件下可考虑用药。③选择合适的药物种类并优化个体用药方案。飞行人员一般选用短效催眠药,但切不可将药物半衰期的长短与用药后对飞行工作能力的影响程度切不可混淆。半衰期反映的是药物代谢的速率,与不良作用的持续时间有一定关系,但不能视为等同。另外,如同中枢兴奋药一样,镇静催眠药合理应用的关键,在于尽可能少用和低剂量用,以防耐受和成瘾。由于药物作用存在个体差异,所以应开展地面用药观察。④与中枢兴奋药合理联用。中枢功能的兴奋与抑制状态对立而又统一,必要时应联合使用中枢兴奋与抑制药物,以更好地调节飞行人员的中枢功能,使其适应完成某些特殊工作任务的需要。⑤建立严格的用药制度和管理办法,防止药物滥用。

2. **航天员镇静催眠药的应用原则** 载人航天飞行中,飞船约90~105 min绕地球飞行一圈,使飞船上出现快速交替的昼夜节律变化,从而影响人体生理节律,复合航天环境中的其他应激因素(如空间狭小、隔离单调、噪声干扰等)将严重干扰航天员睡眠,降低工作效率。关于航天飞行条件下航天员的睡眠特征,美、俄等国家和地区已开展了相关研究。俄罗斯利用“和

平”号轨道上的睡眠监测设备，观察了短期（10 d）和长期（241 d）航天飞行条件下航天员的睡眠特征。结果表明，飞行早期阶段快速眼动相睡眠潜伏期缩短、睡眠时间延长，睡眠质量较飞行前期有所改善；飞行后期阶段睡眠状态的变化趋势不一致，但睡眠结构发生了明显变化。

美国国家航空航天局（NASA）曾采用问卷调查的方式，对58名航天员短期航天飞行中的睡眠和用药情况进行了调查。结果表明，在任务头天和最后几天航天员睡眠时间明显缩短，如执行任务关键的第1、7 d的平均睡眠时间分别为5.7 h、5.6 h，而且很多航天员至少体验过1次少于4 h的睡眠，个别航天员有时仅睡眠2 h甚至更少；主诉干扰睡眠的主要因素包括运动病、噪声、情绪兴奋以及任务安排等；而服用催眠药物可改善睡眠，主要服用的催眠药和剂量为氟胺安定15 mg与30 mg、三唑仑0.25 mg与0.5 mg，个别人服用了水合氯醛。一项针对79名执行了航天飞行任务的美国航天员用药情况的调查结果显示，94%的航天员在飞行中用药，其中45%的药物被用于睡眠调节。因此，制定合理的作息制度和用药措施，对改善航天员睡眠质量、预防飞行疲劳十分重要。

航天员应用镇静催眠药的指导原则为：①严格掌握用药时机。一般来说，航天飞行任务前和任务初期合理用药，有利于调整睡眠周期和提高睡眠质量。如我国首次载人航天飞行的医学保障方案中，飞行前针对航天员作息制度和精神状态的调整即采用了药物措施，从航天员自身的反应及事后进行的问卷调查结果来看，药物的效果良好。②严格掌握用药指征。在其他非药物措施无效或效果不明显的情况下考虑用药。③选择合适的药物。调整航天员睡眠周期和睡眠质量的药物以短效催眠药为主。NASA使用唑吡坦10 mg，成功保障了执行航天飞行任务时航天员的睡眠。在没有催眠药能有效促进昼夜节律再同步的情况下，批准航天员在换班时使用唑吡坦调节睡眠、提高抗疲劳能力。④优化个体用药方案。对不同的航天员个体应在地面开展药物试验，根据药效和副作用观察选择合适的药物和不同的剂量；如在以往航天飞行中有过用药经验，亦可进行药物种类或剂量的调整。⑤建立严格的用药制度和药品管理办法，防止药物滥用。

（詹　皓　赵安东　吴玉梅）

参考文献

[1]詹皓. 飞行人员催眠与兴奋用药的评价方法和指标体系. 中华航空航天医学杂志，2001，12(1)：59－63

[2]景百胜，詹皓，辛益妹，等. 三唑仑对飞行学员睡眠质量和次日飞行能力的影响. 航空军医，2005，33(1)：9－11

[3]赵安东，詹皓，韦四煌. 正常人服用扎来普隆在噪声干扰下的催眠效果观察. 中华航空航天医学杂志，2007，18(1)：4－7

[4]詹皓,赵安东,贾宏搏,等.两种剂量水平的扎来普隆对正常人认知操作能力和前庭功能的影响.中华航空航天医学杂志, 2007, 18(1):8 – 11

[5]Harman BO, McKenzie RE. Hangover effect of secobarbital on simulated pilotage performance. Aerosp Med, 1966, 37(12): 1121 – 1124

[6]Nicholson AN. Long – range air capability and the South Atlantic Campaign. Aviat Space Environ Med, 1984, 55(4): 269 – 270

[7]Bisson RU, Boll PA, Storm WF, et al. Temazepam:G tolerance and performance effects in aircrew. Aviat Space Environ Med, 1988, 59(5): 478

[8]Santy PA, Kapanka H, Davis JR, et al. Analysis of sleep on Shuttle missions. Aviat Space Environ Med, 1988,59(11 Pt1): 1094 – 1097

[9]Ramsey CS, McGlohn SE. Zolpidem as a fatigue countermeasure. Aviat Space Environ Med, 1997, 68 (10): 926 – 931

[10]Paul MA, Gray G, Kenny G, et al. Impact of melatonin, zaleplon, zopiclone, and temazepam on psychomotor performance. Aviat Space Environ Med, 2003, 74(12): 1263 – 1270

[11]王来海,赵惠芳.治疗失眠症新药—艾司佐匹克隆.中国药学杂志, 2005, 40(20): 1597 – 1598

[12]杜彪,谢星星,张杰,等.右旋佐匹克隆与佐匹克隆治疗失眠症的系统评价.药物评价研究, 2016, 39(1):112 – 115

[13]田芳,张瑞,江岚.右佐匹克隆片联合艾司唑仑治疗慢性原发性失眠的临床疗效.现代实用医学, 2017, 29(10): 1347 – 1348

[14]Shi SJ, Garcia KM, Meck JV. Temazepam, but not zolpidem, causes orthostatic hypotension in astronauts after spaceflight. J Cardiovasc Pharmacol, 2003, 41(1):31 – 39

[15]Barger LK, Flynn – Evans EE, Kubey A, et al. Prevalence of sleep deficiency and use of hypnotic drugs in astronauts before, during, and after spaceflight: an observational study. Lancet Neurol, 2014,13(9): 904 – 912

[16]魏欣,杨圣俊,任炳南,等.新型镇静催眠药的临床应用及其进展.中国医院用药评价与分析, 2015,15(6): 841 – 843

[17]Lemon MD, Strain JD, Hegg AM, et al. Indiplon in the management of insomnia. Drug Des Devel Ther, 2009,3:131 – 142

[18]Sen Kew G, See B. Zolpidem as a Sleep Aid for Military Aviators. Aerosp Med Hum Perform, 2018, 89 (4): 406 – 408

[19]Paul MA, Gray G, Sardana TM,et al. Melatonin and zopiclone as facilitators of early circadian sleep in operational air transport crews. Aviat Space Environ Med, 2004,75(5): 439 – 443

[20]Paul MA, Gray G, Kenny G,et al. Impact of melatonin, zaleplon, zopiclone, and temazepam on psychomotor performance. Aviat Space Environ Med, 2003, 74(12):1263 – 1270

[21]Whitmore JN, Fischer JR, Barton EC,et al. Performance following a sudden awakening from daytime nap

induced by zaleplon. Aviat Space Environ Med, 2004,75(1): 29 - 36

[22] Chen LE, Zhao AD, Zhang QJ, et al. Investigation of the usefulness of zaleplon at two doses to induce afternoon - sleep under noise interference and its effects on psychomotor performance and vestibular function. Military Medical Research, 2016,3:5

[23] Simons R, Koerhuis CL, Valk PJ, et al. Usefulness of temazepam and zaleplon to induce afternoon sleep. Mil Med, 2006,171(10):998 - 1001

[24] Kong F, Liu G, Xu J. Pharmacological agents for improving sleep quality at high altitude: a systematic review and meta - analysis of randomized controlled trials. Sleep Med, 2018,51: 105 - 114

[25] Van Camp RO. Zolpidem in fatigue management for surge operations of remotely piloted aircraft. Aviat Space Environ Med, 2009,80(6): 553 - 555

第七章 7 抗运动病药

运动病(motion sickness, MS)系机体对不适应的运动刺激的正常反应。其主要症状和体征为上腹部不适、面色苍白、出汗、头晕、头痛,进而发展到恶心,甚至呕吐。运动病可发生于汽车、轮船、气垫船、飞机、飞行模拟器和航天飞机等多种运动环境中,还可出现于仅有视性运动如看宽屏幕电影时。随运动环境的不同,运动病又可分别被称为晕车病、海晕病、空晕病(或晕机病)以及航天运动病。引起运动病的两个主要感觉系统是前庭系统和视觉系统,本体感觉和心理因素也有一定影响。航空航天飞行中发生的直线加速度和角加速度以及失重等均可刺激前庭器官,当这些刺激强度过大或持续时间过长,超过机体的耐受阈限时即可发病。飞行过程中,由于气流不稳定使飞机发生颠簸,过度刺激内脏脏器和本体感受器,也可发病。

运动病的发病机制尚不十分清楚,已提出的各种假说中最重要的是神经失匹配学说。其要点是:视觉、前庭、本体系统的输入信息与脑内贮存的经验信息不一致,就会产生运动病。边缘系统,特别是中隔海马通路在运动病的发生和药物治疗中起重要作用。其次为神经元学说。该学说认为在前庭核及其邻近的网状结构中,有对乙酰胆碱反应的神经元和对去甲肾上腺素反应的两种神经元。在受到异常加速度刺激时,这两种功能上相互拮抗的神经元均可被兴奋而失去平衡,当乙酰胆碱能神经元活动占优势时,兴奋过程扩散到呕吐中枢引起呕吐反应;去甲肾上腺素能神经元活动占优势时,则抑制运动病的发生。因此,胆碱受体阻断药与肾上腺素受体激动药均具有一定的抗运动病作用。此外,抗组胺药物具有抗运动病作用,因为脑内组胺能系统调节前庭功能,此类药物的抗运动病机制可能包括组胺能神经作用于呕吐中枢的镇吐机制、中枢镇静作用以及对抗组胺 H_1 和 H_2 受体介导的前庭神经元兴奋作用;某些非选择性 H_1 受体阻断药还具有抗胆碱作用。钙拮抗剂也可用于防治运动病,其作用机制可能与阻止内耳细胞钙离子内流、降低机体对前庭刺激的敏感性有关。近年来,人们提出左右耳石不对称也是航天运动病发生机制的假说。由于运动病发病机制的复杂性,出现了抗运动病药物(antimotion sickness drugs)的多元化。本章主要介绍几类常见抗运动病药的药理作用及其航空航天医学应用。

第一节 抗运动病药的药理作用

一、M 胆碱受体阻断药

早前研究发现,副交感神经节后纤维所支配的效应器细胞膜上的胆碱受体对以毒蕈碱为代表的拟胆碱药较为敏感,被称为毒蕈碱型胆碱受体,又称 M 胆碱受体。M 胆碱受体阻断药能与 M 胆碱受体结合但不产生或极少产生拟胆碱作用,却能妨碍乙酰胆碱或胆碱激动药与平滑肌、心肌、腺体细胞、外周神经节和中枢神经系统的 M 胆碱受体结合,从而拮抗其拟胆碱作用。通常此类药物对乙酰胆碱引起的 N 胆碱受体兴奋作用影响较小,但有些药物具有较强的拮抗 N 胆碱受体的作用。现介绍具有较好抗运动病作用的 M 胆碱受体阻断药东莨菪碱和盐酸苯环壬酯。

(一)东莨菪碱

1. 结构与制剂 东莨菪碱(scopolamine)为存在于茄科植物中的一种生物碱,是由托品酸和莨菪醇结合而成的有机酯。其化学结构见图 7-1,因结构上有氧桥,故中枢作用强。东莨菪碱常用制剂有:氢溴酸东莨菪碱片剂(每片 0.2 mg)、注射剂(0.3 mg/ml、0.5 mg/ml)和贴敷剂。贴敷剂一般分为四层,外层为衬垫层;中层为药库;内层为限速膜,用以控制药物的释放速度;另外还有一粘贴面,用以附着于皮肤。常用贴敷剂的药库中含有 1.5 mg 东莨菪碱,粘贴层中含有 0.2 mg 东莨菪碱作为初始剂量。

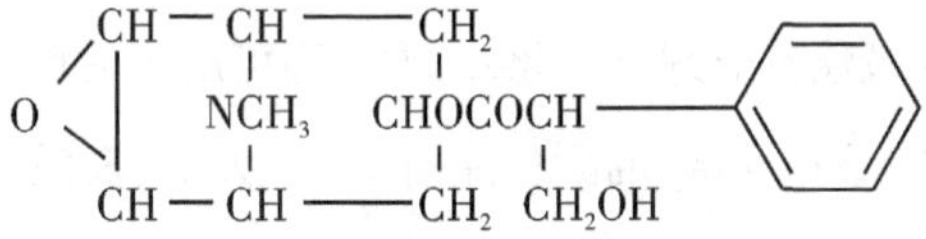

图 7-1 东莨菪碱的化学结构

2. 吸收与代谢 东莨菪碱为叔胺类生物碱,易透过生物膜,并从胃肠道吸收。口服 30~60 min 后即达峰值,约 4 h 后作用消失。注射用药作用较快,20 min 左右即达峰值。贴敷剂药物释放速度为 3 μg/h,使用 6~8 h 后起效,12~24 h 血药浓度最高,药物有效浓度可维持 3 d。东莨菪碱吸收后能广泛分布于全身组织,可透过血脑屏障。给予的东莨菪碱约 80% 经尿排出,半衰期为 2 h。

3. 药理作用

(1)中枢神经系统 东莨菪碱的作用机制为竞争性地阻断乙酰胆碱与胆碱受体的结合,从而拮抗乙酰胆碱对胆碱受体的激动作用。在莨菪类药物中,东莨菪碱对中枢神经的抑制作用最强,小剂量主要表现为镇静作用,应用较大剂量后,常产生催眠效应。对个别病员,特别是受到刺激,如严重疼痛存在时,本品也能产生不安、激动、幻觉乃至谵妄等中枢兴奋症状。本品的抗震颤作用和镇静作用也是莨菪类药物中最强者,故临床上东莨菪碱对各类抽搐病的镇静作用最佳。有人认为,东莨菪碱的中枢抗M胆碱能作用对M_1受体(影响意识活动)和M_2受体(影响运动功能)均较强,并推测它对中枢α肾上腺素受体的阻断作用亦是其中枢抑制机制之一。

(2)眼科　瞳孔括约肌和睫状肌是由胆碱能神经(来自动眼神经)支配的,当神经兴奋时,可使之收缩。东莨菪碱可阻断效应器上的M受体,从而使这些平滑肌松弛,表现为眼压升高、扩瞳和调节麻痹。

(3)腺体分泌　东莨菪碱通过阻断M胆碱受体抑制腺体的分泌,唾液腺和汗腺最为敏感,支气管腺和泪腺次之。较大剂量可减少胃液的分泌量,但对胃酸的分泌影响较小。

(4)平滑肌　东莨菪碱能松弛许多内脏平滑肌,对过度活动或痉挛的内脏平滑肌松弛作用较显著。它可抑制胃肠道运动,降低其张力、振幅和蠕动频率。

(5)心血管系统　东莨菪碱的心血管作用较弱。东莨菪碱贴敷剂可产生明显的心率减慢作用,治疗剂量对血管和血压无明显影响。

4. 临床应用、不良反应与禁忌证

(1)临床应用　东莨菪碱的临床应用主要包括:①麻醉前给药。东莨菪碱不仅具有镇静作用,还具有兴奋呼吸中枢及较强的抑制腺体分泌的作用。②防治运动病。口服本品0.1 mg可保护75%的敏感个体,并且不影响视力,口干罕见,肌注0.2 mg可控制症状。其作用机制可能与抑制大脑皮质或前庭系统以及抑制胃肠蠕动有关。也可用于妊娠呕吐及放射病呕吐。③治疗帕金森病。本品对缓解流涎、震颤和肌肉强直等有一定疗效。可能与其对抗中枢乙酰胆碱的作用有关。现认为用左旋多巴治疗此症时须与抗M胆碱药合用。应用东莨菪碱治疗时,一般从小剂量开始,逐步找到最佳有效剂量。此外,本品还可用于治疗有机磷农药中毒。

(2)不良反应　口服本品0.6 mg的副作用有口干、头晕、轻微头痛及嗜睡。有文献报道,给飞行学员注射东莨菪碱0.5 mg后,有人出现视觉障碍现象。另外,东莨菪碱可降低警觉性和短期记忆力。另有研究表明,1.2 mg的东莨菪碱就可明显损害多种认知操作能力,减慢心率,引起口干、头痛和头晕。东莨菪碱贴敷剂的副作用包括唾液减少、视物模糊、对新信息的记忆力下降、注意力不集中、警觉性降低等,但对贴敷剂的反应存在明显的个体差异。

(3)禁忌证　青光眼与前列腺增生者禁用东莨菪碱。另外,吩噻嗪类药物和三环抗抑郁药亦有抗胆碱作用,可与M受体阻断剂的作用相加,故不宜合用。

(二)苯环壬酯

1. 结构与制剂　苯环壬酯(phencynonate hydrochloride)的化学名为苯基环戊基羟乙酸-N-甲基-3-氮杂双环(3、3、1)壬-9α酯盐酸盐,其化学结构式见图7-2。该药是军事医学科学院毒物药物研究所合成的中枢抗胆碱药,1993年9月国家卫生部批准其为防治运动病的A类新药,商品名飞赛乐。常用制剂为片剂,每片2 mg。

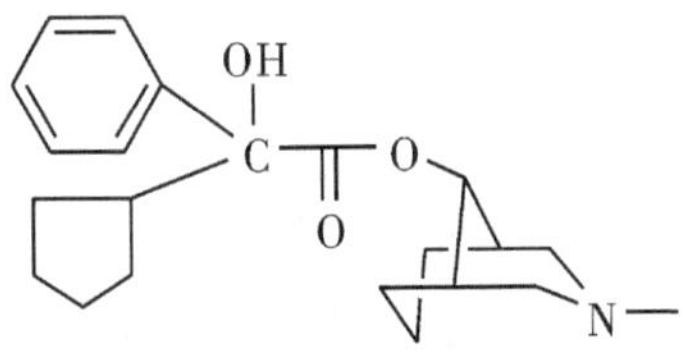

图 7－2　苯环壬酯的化学结构

2. 吸收与代谢　盐酸苯环壬酯片剂在体内的吸收速度较快，口服 15 min 后血中即可检测到药物，30 min 即可达到有效血药浓度，1～1.5 h 达峰值，一直到 4 h 血药浓度都维持在较高水平。口服 2 mg10 h 后或口服 4 mg16 h 后血药浓度降至较低水平，分别为 0.291 ng/ml 和 0.419 ng/ml，到 24 h 时接近零。苯环壬酯与人血浆蛋白结合率高达 75%，大部分药物留在中央室，进入周边室的量较少，半衰期约为 3.5 h。在体内的分布依次为肝、肺、尿、肾、脾、心、脑、肌肉。苯环壬酯主要自肾脏由尿液排泄，24 h 排出 88.61%，在第一个小时排泄速度最快，24 h 由粪便排出 3.65%，由胆汁排出 0.036%。药物在组织中没有蓄积作用。

3. 药理作用

（1）中枢抗胆碱作用　本品具有中枢抗 M 和 N 胆碱受体作用，其中枢抗 N 胆碱受体作用比阿托品的作用强。可对抗 M 胆碱受体激动剂槟榔碱引起的中枢性震颤，对抗梭曼引起的惊厥。

（2）外周抗胆碱作用　苯环壬酯具有外周 M 受体阻断作用，其作用强度为东莨菪碱的 1/12，但比地芬尼多（眩晕停）的作用强 18.3 倍。具有扩瞳和抑制唾液分泌的作用。但本品无外周抗烟碱样作用。

4. 临床应用、不良反应与禁忌证

（1）临床应用　主要用于运动病的预防，一般口服 2 mg 即可。对于严重的晕海病，可口服 4 mg。此外，也可用于救治有机磷毒物中毒。

（2）不良反应　本品的不良反应与用药剂量有关。口服 2 mg 出现轻微口干；口服 4 mg 出现口干、皮肤潮红、心悸等；口服 6 mg 出现明显口干，轻度头晕、面红、视物模糊，瞳孔稍大，下肢轻度无力，手轻度发抖等。

（3）禁忌证　本品的禁忌证同东莨菪碱的禁忌证。

二、非 M 胆碱受体阻断药

（一）组胺 H_1 受体阻断药

组胺（histamine）是广泛存在于人体组织的自身活性物质，组织中的组胺主要存在于肥大细胞及嗜碱性粒细胞中。肥大细胞颗粒中的组胺常与蛋白质结合，理化因素等刺激能使肥大细胞脱颗粒，导致组胺释放。H_1 受体阻断药主要用于抗过敏，但第一代 H_1 受体阻断药可进入中枢，而且有一定的抗胆碱效应，因而具有抗运动病作用。以下主要介绍异丙嗪和茶苯海明的药理作用和临床应用。

1. **异丙嗪**

(1)结构与制剂　异丙嗪(promethazine),又称非那根、盐酸普鲁米近,其化学结构见图7-3。常用制剂:片剂,每片12.5 mg、25 mg;注射针,25 mg/1 ml、50 mg/2 ml。

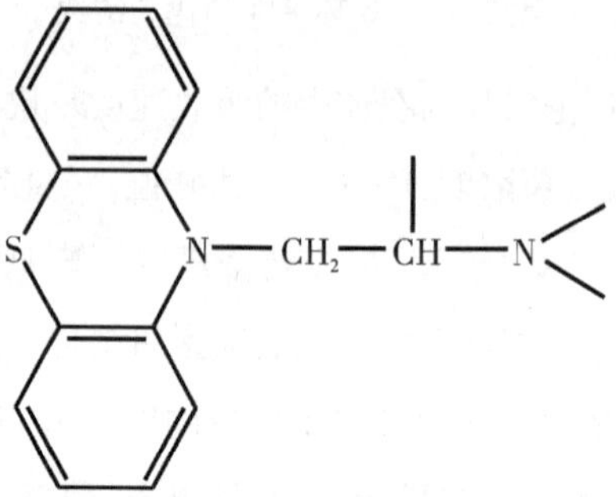

图7-3　异丙嗪的化学结构

(2)吸收与代谢　口服经胃肠吸收,0.5~1 h血药浓度达峰值,可维持疗效6~8 h。由单胺氧化酶在肝脏代谢,代谢产物经尿、粪便、汗液排出。

(3)药理作用　本药属第一代H_1受体阻断药中作用较强、疗效较持久的一种,能透过血脑屏障引起明显的中枢抑制效应。此药亦有较明显的抗胆碱作用。因其结构与氯丙嗪相似,故有镇吐、降温作用。

(4)临床应用与不良反应　主要广泛用于各种过敏性疾病。亦能兼作镇静催眠药,以及麻醉前给药及冬眠麻醉药。对于支气管哮喘,用本药制成合剂可以达到镇咳、祛痰、平喘的作用。还可用于晕车、晕船、晕机及功能性呕吐患者。

最明显的副作用为嗜睡,还伴有乏力感、注意力不集中,对学习、工作,特别是特殊作业人群的工作能力造成影响;还可出现口干、胃肠刺激感、痰液黏稠不易咳出等不良反应。

2. **茶苯海明**

(1)结构与制剂　茶苯海明(dimenhydrinate),又称乘晕宁、晕海宁,属氧链类乙醇胺类H_1受体阻断药,其化学结构见图7-4。常用制剂:片剂,每片25 mg、50 mg。

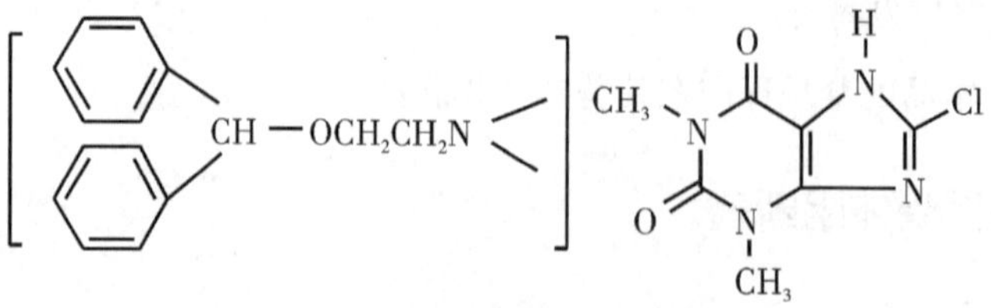

图7-4　茶苯海明的化学结构

(2)吸收与代谢　口服经胃肠吸收快而完全,服用后0.5~1 h起效,一次给药可维持疗效3~6 h。药物由肝脏代谢,代谢产物大部分经尿液和粪便排出。

(3)药理作用　本药的特点是抗组胺作用并不强,但有较强的抗眩晕、镇吐止恶心作用。其作用机制可能与中枢性抗胆碱作用有关(减轻前庭神经的兴奋和抑制迷路的激惹功能、降低前庭神经核的胆碱能突触的兴奋性)，亦可能与抑制延髓催吐化学感受器的作用有关。

(4)临床应用与不良反应 主要用于止晕、镇吐，如晕车、晕船、晕机。常见的不良反应有倦怠、嗜睡、反应迟钝、头痛、头晕等。

(二)桂利嗪

1. 结构与制剂 桂利嗪(cinnarizine)，亦称肉桂苯哌嗪、桂益嗪、脑益嗪，为钙通道阻滞药，同时也具有组胺 H_1 受体阻断作用，其化学结构见图7-5。常用制剂：片剂，每片25 mg；胶囊剂，每粒25 mg；注射剂，20 mg/20 ml。

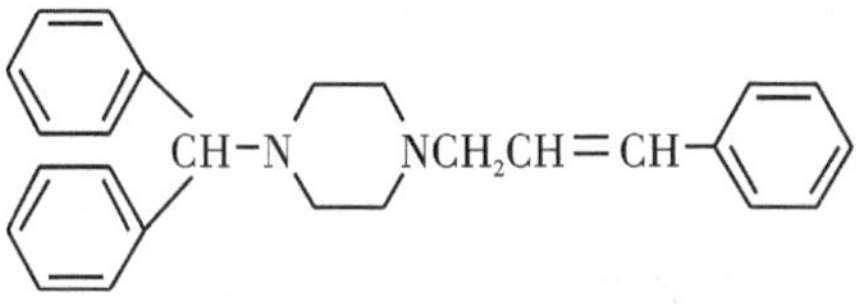

图7-5 桂利嗪的化学结构

2. 吸收与代谢 口服后3~7 h血药浓度达峰值，肝脏为主要代谢器官，口服72 h后以原形及代谢产物经粪便排出66%，经尿液排出23%。

3. 药理作用 本药仅对病理性过多的 Ca^{2+} 内流有阻滞作用，而对生理性 Ca^{2+} 内流无作用，即可选择性地阻断 Ca^{2+} 过量内流，防止细胞内"钙负荷"过重而造成的病理状态和损伤作用。对内源性去甲肾上腺素、5-羟色胺及前列腺素样物质引起的血管收缩则有明显的舒张效应。

4. 临床应用与不良反应 临床上用于治疗脑血管收缩和外周肢体血管痉挛性疾病。它对外周前庭功能也有抑制作用，可阻滞 Ca^{2+} 从内淋巴流向前庭感觉细胞，故用于运动病、眩晕和梅尼埃病的治疗。毒副作用轻微，偶见恶心、食欲不振、头痛、头晕等。

(三)麻黄碱

具有肾上腺素能受体激动作用的药物麻黄碱和苯丙胺以及中枢兴奋药咖啡因亦可用于抗运动病。苯丙胺和咖啡因作为中枢兴奋药的药理作用及其航空航天医学应用本书第四章中已详述，除此之外，它们还可以与某些抗运动病药联合用药，以对抗运动病药的中枢抑制效应(参阅本章第二节)。现主要介绍麻黄碱的药理作用及临床应用。

1. 结构与制剂 麻黄碱(ephedrine)，又称麻黄素，是从中药麻黄中提取的生物碱。麻黄碱现已人工合成，常用其盐酸盐，其化学性质稳定，结构与肾上腺素相似，不同之处是苯环上没有酚羟基，侧链的α碳原子上的一个氢基被甲基取代，见图7-6。药用其左旋体或消旋体。盐酸麻黄碱制剂有：片剂，每片25 mg；注射剂，30 mg/ml。

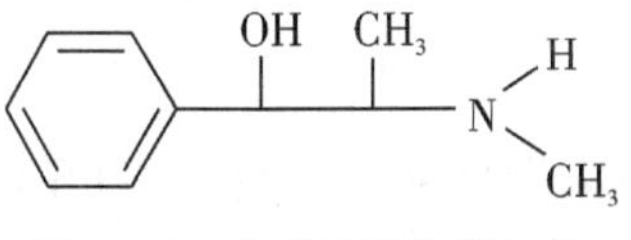

图7-6 麻黄碱的化学结构

2. 吸收与代谢 本品口服后在肠内易被吸收，皮下注射吸收较口服快，口服1 h后血药浓度达峰值。可透过血脑屏障,在体内仅少量脱氨氧化,约60% ~70%以原形随尿液排出。本品在体内不易被破坏,作用时间可持续3 ~6 h。

3. 药理作用 本品对肾上腺素α、β受体均有激动作用,其作用方式包括:直接作用于受体,发挥拟肾上腺素作用;促使肾上腺素能神经末梢释放递质,间接地发挥拟肾上腺素作用。与肾上腺素比较,麻黄碱具有的特点是:性质稳定、口服有效,拟肾上腺素作用弱而持久,具有较强的中枢兴奋作用。

(1)心血管系统作用 兴奋心脏,使心肌收缩力加强、心输出量增加。麻黄碱的升高血压作用出现缓慢,但维持时间较长,约3 ~6 h。收缩压升高比舒张压升高明显,脉压增加。对皮肤黏膜和内脏血管有收缩作用。

(2)对支气管的作用 松弛支气管平滑肌的作用比肾上腺素的作用弱,但作用更持久。

(3)中枢神经系统作用 具有比肾上腺素更显著的中枢兴奋作用,较大剂量可兴奋大脑和皮质下中枢,引起精神兴奋、不安和失眠等。

(4)快速耐受性 本品短期内反复应用作用可逐渐减弱,停药数小时后可以恢复。每日用药如不超过3次则快速耐受性不明显。其机制可能为递质逐渐耗损和受体的脱敏,后者可能使受体与麻黄碱的亲和力下降。

4. 临床应用与不良反应

(1)临床应用 可防治某些低血压状态。常用0.5% ~1%溶液滴鼻,以消除鼻黏膜肿胀。也可用于缓解荨麻疹和血管神经性水肿等过敏反应的皮肤黏膜症状。还可用于预防支气管哮喘发作和轻症的治疗,对于严重哮喘的急性发作效果差,一般不用。与组胺H_1受体阻断药异丙嗪联合应用于预防运动病的发生,既可对抗异丙嗪的副作用,又可兴奋肾上腺素能受体,维持脑内肾上腺素与乙酰胆碱的作用平衡。

(2)不良反应 有时可出现中枢兴奋所致的不安、失眠等。

第二节 抗运动病药的航空航天医学应用

一、抗运动病药的作用评价

(一)M胆碱受体阻断药

1. 东莨菪碱

(1)抗运动病效果观察与副作用评价 在单一制剂中,东莨菪碱为目前公认的作用最强的抗运动病药。在实验室条件下,采用电动转椅产生科里奥利加速度刺激诱发运动病,耐受的刺激强度高、受试者头动次数多,即反映其运动病耐力好。随着口服药物剂量增加,东莨菪碱的抗运动病效果逐渐增强。8名健康志愿者在服用东莨菪碱2 h后进行运动病耐力检测的结果表明,与安慰剂相比,口服东莨菪碱0.6 mg后头动次数增加81次;口服东莨菪碱1 mg后头动次数增加 183 次(图 7 - 7)。高剂量东莨菪碱产生的副作用包括视物模糊、眩晕、口干、嗜睡以及跟踪操作错误次数明显增加等。另有文献报道,采用电动转椅产生科里奥利加速度刺激诱发的运动病模型,同步比较健康志愿者交叉口服东莨菪碱 0.4 mg、异丙嗪 25 mg、氯苯苄嗪 25 mg、劳拉西泮 1.0 mg 和安慰剂的抗运动病效果。结果表明,与安慰剂相比,仅 0.4 mg 东莨菪碱使旋转持续时间明显延长(延长了 40%)。此外,口服东莨菪碱0.6 mg可抑制科里奥利加速度刺激后的迷走神经紧张度增加、胃肠运动增强和心率加快等生理反应,降低受试者的胃部不适或恶心感。

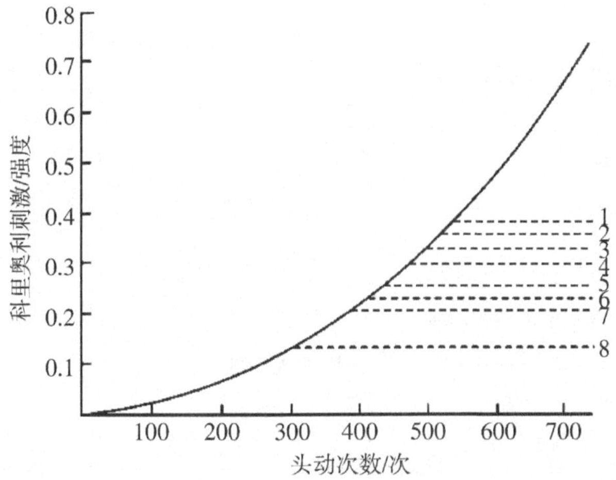

图 7 - 7　东莨菪碱、右旋苯丙胺及其复方制剂的抗运动病效果

引自:Wood CD, Manno JE, Wood MJ, et al. Mechanisms of antimotion sickness drugs. Aviat Space Environ Med, 1987,58(9 Pt2):A262 - 265

1:东莨菪碱 1.2 mg + 右旋苯丙胺 10 mg;2:东莨菪碱 1 mg + 右旋苯丙胺 10 mg;3:东莨菪碱 1 mg;4:东莨菪碱 0.6 mg + 右旋苯丙胺 5 mg;5:右旋苯丙胺 10 mg;6:东莨菪碱 0.4 mg + 右旋苯丙胺 5 mg;7:东莨菪碱 0.6 mg;8:安慰剂

口服用药虽然方便,但由于运动病抑制胃肠蠕动,所以口服给药会影响药效,而肌内注射给药则是有效的替代途径。利用电动转椅产生科里奥利加速度刺激诱发重度运动病症状,在刺激前 30 min 肌注不同药物和安慰剂。结果表明,安慰剂组的头动次数为 294,东莨菪碱 0.08 mg、0.1 mg、0.2 mg 和异丙嗪 12.5 mg、25 mg 使头动次数明显增加,其中异丙嗪 25 mg 使头动次数增加 78%,而且作用持续 12 h;东莨菪碱 0.2 mg 使头动次数增加 91%,作用持续 4 h;而东莨菪碱肌内注射给药的作用较口服的作用大 8 倍。

因东莨菪碱具有抗胆碱效应,有研究采用与认知操作能力高度相关的计算机控制的跟踪操作系统,对口服药物的中枢副作用进行了评估。该系统的跟踪图案呈蓝色,受试者以游戏杆控制的图案呈红色,采用三种跟踪图案,分别为正弦波、双正弦波和随机波,每种图案显示 5 次。于给药前、给药后 2 h 和 4 h 进行认知操作能力测定。结果表明,与安慰剂相比,口服东莨菪碱 0.25 mg、0.5 mg 或 0.6 mg 对认知操作能力无明显不良影响;口服东莨菪碱 0.8 mg 或

1 mg,东莨菪碱0.4 mg + 异丙嗪25 mg可明显降低认知操作能力;口服东莨菪碱1 mg + 右旋苯丙胺5 mg,口服东莨菪碱1 mg + 右旋苯丙胺10 mg、东莨菪碱0.4 mg + 异丙嗪25 mg + 右旋苯丙胺10 mg可提高跟踪操作能力(表7-1)。进一步的研究表明,口服东莨菪碱对认知操作能力的副作用与剂量水平以及认知操作任务类型有关。一般来说,剂量低于0.15 mg无明显不良影响;剂量低于0.5 mg有一定不良影响,如敏感的复杂操作任务和主观感受有变化;剂量大于1.0 mg会损害操作效能。

表7-1 东莨菪碱单用和联合用药对人体认知操作能力的影响

用药方案	统计学结果
1. 对认知操作能力无明显影响的药物	
(1)安慰剂	NS
(2)东莨菪碱0.25 mg	NS
(3)东莨菪碱0.5 mg	NS
(4)东莨菪碱0.6 mg	NS
(5)东莨菪碱1.0 mg + 右旋苯丙胺5 mg	NS
(6)异丙嗪25 mg + 右旋苯丙胺10 mg	NS
(7)东莨菪碱0.4 mg + 异丙嗪25 mg + 右旋苯丙胺10 mg	NS
(8)右旋苯丙胺5 mg	NS
2. 降低认知操作能力的药物	
(1)东莨菪碱0.8 mg	显著低于安慰剂
(2)东莨菪碱1.0 mg	显著低于安慰剂
(3)东莨菪碱0.4 mg + 异丙嗪25 mg	显著低于安慰剂
(4)异丙嗪25 mg口服,25 mg肌注,另加口服右旋苯丙胺10 mg	显著低于安慰剂
3. 增强认知操作能力的药物	
(1)右旋苯丙胺10 mg	显著高于安慰剂
(2)东莨菪碱1.0 mg + 右旋苯丙胺10 mg	显著高于安慰剂

注:显著性水平为 $P<0.05$,NS为与安慰剂相比无显著差异

引自:Wood CD, Manno JE, Manno BR, et al. Evaluation of antimotion sickness drug side effects on performance. Aviat Space Environ Med, 1985, 56(4): 310-316

由于口服或静脉和肌内注射东莨菪碱的作用时间较短,而且因中枢和外周的抗胆碱作用产生明显的副作用,不利于长时间航海的晕海病以及航天飞行条件下运动病的防治,于是人们开发了经皮给药的东莨菪碱贴敷剂(简称贴片)。贴片通常含有1.5 mg东莨菪碱,粘贴层含有140 μg左右的药物为初始剂量,可快速经皮吸收入血,随后以5μg/h的速率释放,每天缓慢释放0.5 mg药物、维持3 d。估计东莨菪碱的有效浓度是50 pg/ml,贴片制剂在6 h后可达到此血药浓度,8~12 h后达100 pg/ml。综合相关的研究结果可见,东莨菪碱贴片具有一定的抗运动病效果。东莨菪碱贴片对实验室诱发的运动病模型有效,对中等或非常恶劣海况下的晕海病有更明显的预防效果,而对轻微波动的海浪诱发的晕海病无明显对抗作用。作用强度与口服茶苯海明50 mg的作用强度相当,大于口服氯苯苄嗪25 mg的作用强度;亦有文献

报道口服用药的效果明显大于贴片的效果。但贴片的作用存在明显的时效特征，用药2～3 h后的效果尚不明显，5～6 h后显效，8～9 h后效果明显。因此，东莨菪碱贴片不适合急性运动病的治疗。为加强其抗晕海病效果，可使用两张东莨菪碱贴片。研究证实，两张贴片较一张贴片的平均血药浓度明显升高（分别为127 pg/ml与81 pg/ml，$P<0.01$），而心率、血压、认知功能无明显差异，仅视物模糊程度有差异，但其程度并无明显临床意义。还有实验观察到，东莨菪碱贴片可预防持续3 d时间航海中的晕海病，但3 d后，使用东莨菪碱的受试者比用安慰剂的受试者更易出现呕吐，由此推测东莨菪碱可能是延迟了对运动的适应过程。同样，因其外周抗胆碱作用，东莨菪碱贴片亦可产生口干、心率减慢、视物模糊等副作用，重复用药时视力障碍更明显，尤其是远视者，中枢抗胆碱作用会导致记忆力下降、注意力不集中、警觉性降低。另外，不同个体和同一个体使用不同贴片均存在一定的差异。因此，东莨菪碱贴片与口服东莨菪碱片剂的抗运动病效果相近，综合其药效和副作用，外用贴敷剂并不比口服片剂有多大改善。东莨菪碱贴片的主要优点是使用方便，作用持久；主要不足之处是必须在运动前6～8 h使用，药效的变异较大。

虽然肌注东莨菪碱的效率大于口服的效率，而且肌注东莨菪碱0.5 mg治疗抛物线飞行中出现的严重运动病有效，但存在引发疼痛和在特殊作业环境中（如在轨飞行过程中的出舱活动）操作困难等问题。有文献报道，颊部含服东莨菪碱对抛物线飞行诱发的运动病有效。制剂是将氢溴酸东莨菪碱1 mg加入羟丙基甲基纤维素基质中，该制剂的外观与羟丙基甲基纤维素片的外观相同。21名男性志愿者分两次参加KC－135飞机的抛物线轨迹循环飞行，共飞行40圈，约持续2 h，飞行产生的重力变化顺序为，0 G 20 s、2 G 25 s、1 G 15 s、1.8 G 25 s，在第5次飞行5圈后颊部含服含东莨菪碱或安慰剂的小药袋，飞行30圈后（约55 min）移开，观察飞行中运动病的症状和体征，特别是呕吐的情况，于飞行前后进行系列认知操作能力测试。结果表明，颊部含服东莨菪碱可明显降低恶心感和呕吐的发生率（降低了50%）。该制剂可快速释放入血，避免肠道吸收的首过效应，并且使用方便，发生运动病症状后可及时给药，无明显副作用。

除通过口服和注射途径给药外，为促进药物吸收和快速进入中枢，采用低剂量鼻腔喷雾途径给予东莨菪碱亦有一定的抗运动病作用。德国空军航空医学研究所的研究表明，浓度为0.2%的东莨菪碱鼻腔喷雾剂的抗运动病作用优于安慰剂和茶苯海明的作用，给药后30 min内起效，且无鼻腔或鼻咽部黏膜刺激症状。另有研究采用随机交叉和双盲给药的实验设计，给16名运动病易感者分别应用0.4 mg东莨菪碱鼻腔喷雾剂和安慰剂，40 min后让他们接受科里奥利加速度刺激至中度恶心，比较两组药物的抗运动病效果和有关副作用。结果表明，安慰剂组受试者的头动次数为（230.7±76.4）次，而药物组受试者的头动次数为（275.9±120.5）次，给药15 min后血药浓度达到可测定的水平，药物组受试者的舒张压和心率明显降低，无主观嗜睡感等副作用。提示该剂型适于作为在动态作业环境中要求对认知操作能力无明显不良影响的抗运动病用药。

(2)联合用药的效果评价　考虑到增强东莨菪碱的抗运动病效果,特别是拮抗其副作用,实际应用时东莨菪碱多与右旋苯丙胺或其他中枢兴奋药物联合使用。例如,上述利用电动转椅刺激诱发运动病的实验模型中,口服东莨菪碱 0.6 mg + 右旋苯丙胺 10 mg 后头动次数增加 165 次,口服东莨菪碱 1 mg + 右旋苯丙胺 10 mg 后头动次数增加 201 次,说明增加东莨菪碱的给药剂量以及将其与右旋苯丙胺合用可提高人体的科里奥利加速度耐力(图 7-7);而且联合用药可明显减少除口干以外的其他因服用东莨菪碱产生的副作用。另有研究评价了口服东莨菪碱0.5 mg + 右旋苯丙胺 5 mg 对人体认知操作能力的影响。8 名健康志愿者分次交叉服用安慰剂、东莨菪碱 0.5 mg、右旋苯丙胺 5 mg、东莨菪碱 0.5 mg + 右旋苯丙胺 5 mg,用药 150~180 min 后进行系列认知操作能力测评,包括数字符号替换、简单反应时、图形识别、数字广度记忆、图形记忆等。结果表明,东莨菪碱 0.5 mg 与右旋苯丙胺 5 mg 单用以及联合用药对认知操作能力均无明显不良影响。采用上述计算机控制的跟踪操作评价系统的研究结果亦证实,口服东莨菪碱 1 mg + 右旋苯丙胺 5 mg、口服东莨菪碱 1 mg + 右旋苯丙胺 10 mg、口服东莨菪碱 0.4 mg + 异丙嗪 25 mg + 右旋苯丙胺 10 mg 可提高跟踪操作的能力(表 7-1)。

考虑到航空航天作业中对视觉功能的特殊要求,而东莨菪碱的外周抗胆碱作用会对视觉功能造成一定程度的不良影响,因而与中枢兴奋药联合用药后的视觉功能变化备受关注。有研究人员选用 131 名飞行员为对象,按体重进行用药剂量平衡(50 kg 以下者口服东莨菪碱 0.4 mg + 右旋苯丙胺 5 mg,51~91 kg 者口服东莨菪碱 0.8 mg + 右旋苯丙胺 5 mg,91 kg 以上者口服东莨菪碱 1.2 mg + 右旋苯丙胺 5 mg),于用药前和飞行后对有关视觉功能指标进行了测定。结果表明,用药后,瞳孔平均增大了 1.1 mm,仅 1.6% 的用药者体验到 3 m 以外的视敏度变化,屈光度的变化为 1.34 cm,年龄增大者调节能力明显降低,但总体而言,以上变化并不具有明显的临床意义。

2. 盐酸苯环壬酯

(1)抗运动病效果观察　实验室条件下,以 9 名科里奥利旋转刺激耐受水平低于 90°/s 的男性志愿者为对象,利用电动转椅刺激诱发运动病,观察盐酸苯环壬酯对急性运动病的预防效果(在电动转椅旋转过程中的胃电周期和急性运动病症状)以及用药对视动性眼震(OKN)、前庭眼动反射(VOR)和视前庭眼动反射(VVOR)的频率与最大慢相速度的影响,并与东莨菪碱进行量效比较。受试者交叉服用盐酸苯环壬酯 2 mg 与 4 mg、东莨菪碱 0.3 mg 与 0.6 mg以及安慰剂,用药 1 h 后进行指标测定。结果表明,盐酸苯环壬酯有显著的预防急性运动病的效应,对 OKN、VOR 和 VVOR 三种眼动反射均有一定的抑制作用,且其效应有剂量依赖性。说明该药具有与东莨菪碱相近的抗运动病效应,服用盐酸苯环壬酯 2 mg 和 4 mg 的作用分别与服用东莨菪碱 0.3 mg 和 0.6 mg 的作用相当。

由北京大学医学部主持的多中心临床药理研究表明,口服盐酸苯环壬酯 2 mg 和 4 mg 防乘车、乘船发生运动病(301 例)的总有效率为 81.40%、显效率 60.80%、有效率 20.60%、部分有效率 11.96%、无效率 6.64%。总有效率与安慰剂的相比,差异极为显著,与口服地芬尼多(眩晕停)25 mg 和 50 mg 相比亦有明显差异(表 7-2)。其中,服用盐酸苯环壬酯 2 mg 与地芬尼多 25 mg 以及安慰剂乘车试验的总有效率分别为 87.27%、63.64% 和 16.35%,两种药物组的总有效率均显著高于安慰剂组的,且盐酸苯环壬酯组的总有效率显著高于地芬尼多组的;乘船试验的总有效率分别为 80.00%、76.67% 和 0%,两种药物组的总有效率显著高于安慰剂组的。此外,盐酸苯环壬酯还可有效预防装甲车辆乘载员的运动病。64 名坦克乘员分次交叉服用盐酸苯环壬酯 2 mg、茶苯海明 50 mg 和安慰剂(维生素 C 100 mg),分别在乘车 30 min和 60 min 时观察各组受试者的临床表现,并在试验结束后进行有关指标复查。结果表明,盐酸苯环壬酯组的总有效率 77.42%、显效率 48.38%,与安慰剂组相比差异非常显著,与茶苯海明组相比无统计学差异;但盐酸苯环壬酯组受试者的嗜睡感显著低于另外两组受试者的。综合有关临床研究结果可见,盐酸苯环壬酯的不良反应主要是轻度口干(发生率 9.7%)和轻度思睡(9.97%,仅发生于晕车晕船试验中)。

表 7-2 盐酸苯环壬酯的抗运动病效果观察

治疗效果	盐酸苯环壬酯(n = 301)		地芬尼多(n = 104)		安慰剂(n = 104)	
	n	%	n	%	n	%
总有效率	245	81.40	73	70.20	10	9.62
显效率	183	60.80	60	57.70	3	2.88
有效率	62	20.60	13	12.50	7	6.73
部分有效率	36	11.96	16	15.38	20	19.23
无效率	20	6.64	15	14.42	74	71.15

引自:徐国柱,蔡志基,董良,等. 盐酸苯环壬酯预防晕动病临床试验研究. 中国临床药理学杂志,1993,9(2):65-74

因此,盐酸苯环壬酯与地芬尼多、茶苯海明和东莨菪碱的抗运动病效果相当,中枢不良反应更少。它适用于多种运动病的防治,预防性给药效果较好。预防运动病的等效剂量较东莨菪碱的大 3.4~3.6 倍,为地芬尼多的 1/100。一般口服 2 mg 即可;对于严重的海晕病,可口服 4 mg。

(2)对空晕病易感飞行学员脱敏习服能力和加速度作用下人体空间定向知觉的影响　空晕病是飞行学员停飞的主要医学原因之一,降低空晕病的停飞率具有重要的航空医学意义。已知 M 胆碱受体阻断药东莨菪碱可加速前庭习服,那么,较东莨菪碱中枢副作用更少的苯环壬酯能否加速空晕病易感飞行学员的脱敏、习服训练过程呢?选择经阶梯式累加科里奥利加速度刺激评定为空晕病易感者的 18 名飞行学员为受试者,以格雷比尔急性运动病诊断标准 MⅢ为终点的科里奥利加速度耐受值为评定指标,将受试者分两组,分别在训练前 1 h 服用安慰剂或盐酸苯环壬酯 3 mg,观察两组受试者脱敏训练过程的差别,并在停药后连续 3 d 测试有无反弹现象。结果表明,盐酸苯环壬酯明显加速脱敏习服训练过程,停药后未见科里奥利加速度耐力下降和易感性反弹现象。飞行检验(每名飞行学员都完成包括各种复杂特技的10 h、36 架次检验飞行训练课目)的结果证实,盐酸苯环壬酯组飞行学员经习服训练获得的抗空晕病耐力好于安慰剂组飞行学员(表 7-3)。

表 7-3　两组飞行学员检验飞行中晕机反应

分　组	人数	飞行架次	按人数统计			按飞行架次统计	
			晕机反应	空晕病反应	空晕病停飞	晕机反应	空晕病反应
盐酸苯环壬酯+脱敏	9	324	1	0	0	1	0
安慰剂+脱敏	9	324	2	2	0	9	6
χ^2值			1.1339	2.25	—	6.500	6.054
P值			>0.05	>0.05	—	<0.05	<0.05

引自:于立身,刘传缋,戴建国,等.盐酸苯环壬酯对空晕病易感飞行学员脱敏习服的影响.中华航空航天医学杂志,2001,12(1): 22-25

前庭知觉是人类通过前庭感受器将作用于人体的各种加速度刺激反映到大脑高级神经中枢而形成的对自身状态和运动情况的认识,它对航空航天飞行中的空间定向具有重要作用。防治运动病的药物主要通过抑制前庭神经系统及自主神经系统来控制运动病的各种症状,因而此类药物对前庭知觉的影响是其能否被应用于航空航天飞行人员的关键。有研究人员比较观察了盐酸苯环壬酯和东莨菪碱对承受线性加速度时人体前庭知觉的影响。8 名健康男性志愿者分次交叉口服盐酸苯环壬酯2 mg、东莨菪碱0.6 mg 和安慰剂(乳糖2 mg),用药后1 h 接受由 GL-2000 型空间定向障碍模拟器产生的0.461 G、0.698 G、0.984 G、1.319 G 和1.704 G 线加速度刺激,受试者端坐位,在达到设定的加速度值时自行调节荧光指针到认为适宜的水平位。主观水平位与实际水平位之间夹角即代表受试者知觉到的体位状态,即此时前庭知觉量的大小。结果表明,不同药物组受试者的前庭知觉量无明显差异,其原因可能与用药剂量适宜以及药物对前庭知觉的前庭皮质通路影响较小有关。以上研究结果提示,口服盐酸苯环壬酯2 mg 对人体线性加速度作用下的前庭知觉无明显影响,但对角加速度及复合加速度的影响尚需综合评估。

(二)非 M 胆碱受体阻断药

1. 异丙嗪和茶苯海明

(1)异丙嗪和茶苯海明的抗运动病效果评价与副作用观察

①抗运动病效果评价:研究表明,单纯口服或肌注异丙嗪即有明显的抗运动病效果,但报道的剂量效应存在一定差异,可能与观察例数、刺激条件、观察指标以及用药时间不同等有关。例如,12 名中年男性志愿者经过1 d 训练后交叉肌注异丙嗪25 mg、50 mg 和生理盐水(每

次用药间隔1周),观察受试者对电动转椅产生旋转刺激诱发运动病的耐受能力变化。结果表明,与安慰剂相比,25 mg异丙嗪可明显提高抗运动病耐力,但50 mg的效果不明显。对抛物线飞行诱发的严重运动病肌注异丙嗪50 mg有效,10 min内78%的受试者症状缓解,但肌注异丙嗪25 mg无效。实验室评价和现场试验均证实茶苯海明亦具有一定的抗运动病作用。以35名对科里奥利加速度刺激敏感的受试者为对象,让他们分次交叉口服安慰剂、茶苯海明50 mg(在运动刺激前30~40 min应用)以及使用东莨菪碱贴片(含药物1.5 mg,在运动刺激前12~24 h使用),观察它们对运动病的预防效果。结果表明,防运动病发生的有效率:安慰剂为41%、茶苯海明为68%、东莨菪碱贴片为84%;对恶心的保护率:茶苯海明为46%、东莨菪碱贴片为73%。还有研究人员对比观察了茶苯海明与东莨菪碱贴片的抗晕海病作用。以140名男性志愿者为对象,将其随机分为以下四组:安慰剂对照组(n=28)、口服茶苯海明50 mg组、东莨菪碱贴片组(1.5 mg活性药物,10 μg/h速率释放,持续72 h)、船员对照组。航海条件为3~4级海况,航行时间约12 h。结果表明,茶苯海明的晕海病保护率为48.88%,东莨菪碱贴片的保护率为61.67%,提示口服茶苯海明50 mg有一定的抗运动病效果,但效果低于剂量为1.5 mg的东莨菪碱贴片的。通过观察用药对科里奥利加速度作用下中枢觉醒度和胃电图的影响,表明茶苯海明的抗运动病作用至少部分与中枢镇静效应以及对异常胃电活动的抑制作用有关。

②副作用观察:异丙嗪对认知操作能力和自主神经功能的影响与用药剂量、给药途径以及实验条件有关。67名健康志愿者分别服用异丙嗪25 mg、东莨菪碱0.4 mg、氯苯苄嗪25 mg和劳拉西泮1 mg,45 min后接受电动转椅刺激,比较用药前后和诱发运动病条件下记忆功能的变化。结果表明,旋转刺激本身明显降低任务准确性和选择反应速度,使记忆延迟;单独口服劳拉西泮1 mg使反应速度降低,在旋转刺激后任务准确性亦降低;单独口服异丙嗪25 mg无明显副作用,但在旋转刺激后任务准确性和反应速度均降低;单独口服东莨菪碱0.4 mg任务准确性降低,在旋转刺激后反应速度亦降低;单独口服氯苯苄嗪25 mg以及旋转刺激后认知操作能力均无明显变化。12名中年男性志愿者经过1 d训练后交叉肌注异丙嗪25 mg、50 mg和生理盐水(每次用药间隔1周)。给药前和给药后1 h和4 h进行选择反应时、数字符号替换、双手击键、非利手击键、跟踪操作、模拟空战动作等12项认知操作能力和主观情绪、困倦状态测定,在用药后15 min、30 min、1 h、2 h、4 h测定血药浓度。结果表明,与安慰剂相比,肌注异丙嗪25 mg、50 mg分别能使其中的一项认知操作任务能力受损;给药后1 h、4 h有关认知操作能力的明显受损与血药浓度相关;异丙嗪主要对警觉性和疲劳感有影响。另有实验观察到,口服异丙嗪25 mg、茶苯海明50 mg,尤其是异丙嗪50 mg和茶苯海明100 mg,可明显降低视动性眼震,使眼球的跟踪运动能力降低。在警觉状态下,服药组受试者的前庭性眼震无明显影响;但在放松状态时,茶苯海明和异丙嗪明显抑制前庭性眼震。这些药物还影响受试者运动时的凝视能力。此外,还有研究以飞行人员为对象,采用交叉、双盲服药的实验设

计,比较了单剂量使用茶苯海明、桂利嗪、东莨菪碱(贴片)和安慰剂对模拟海军飞行任务能力的影响。60 名飞行人员分别口服茶苯海明 100 mg(n = 20)、桂利嗪 50 mg(n = 15)、外用东莨菪碱贴片(n = 25)后,进行计算机和纸笔任务测试并填写副作用问卷。结果表明,茶苯海明显著损害决策反应时间和听觉数字记忆广度,大部分服药者主诉"健康感"降低;而桂利嗪和东莨菪碱贴片对认知操作能力无明显影响,东莨菪碱的主要副作用是口干。

8 名健康男性志愿者交叉口服异丙嗪 25 mg、茶苯海明 25 mg、地芬尼多 50 mg 和安慰剂(每次用药间隔 1 周)对前庭 - 听觉认知任务和自主神经反应活动影响的实验结果表明,对前庭自主神经反应的抑制强度:异丙嗪 > 茶苯海明 > 地芬尼多 > 安慰剂,对前庭刺激下脑认知能力的影响:异丙嗪 > 茶苯海明 > 安慰剂 > 地芬尼多。但异丙嗪对静息状态下人体的动脉压、心电 R - R 间期、R - R 间期功率谱、颈动脉压力反射功能和静脉血浆儿茶酚胺水平无明显影响。

由于此类药物的副作用与血浆和脑组织的血药浓度快速升高有关,有研究人员比较了单次口服茶苯海明片剂 50 mg、分次服用口腔咀嚼片 60 mg(每次 20 mg,间隔 30 min,共服 3 次)和安慰剂的抗运动病作用和中枢副作用。结果表明,两种制剂的抗运动病效果相当,但快速释放药物的片剂对警觉性和听觉诱发电位的副作用明显大于咀嚼片的副作用。

(2)联合用药的效果评价 多项研究采用了不同的认知工效评价方法,不同药物、不同剂量单用与联合用药的比较结果证实,口服异丙嗪 25 mg + 右旋苯丙胺 10 mg 可克服异丙嗪的中枢抑制效应,可作为航空航天作业人员的抗运动病用药。

①一般计算机目标跟踪操作任务。22 名健康志愿者交叉服用以下不同药物:口服安慰剂、分别口服东莨菪碱 0.2 mg 与 0.5 mg、分别口服与肌注异丙嗪 25 mg、口服异丙嗪 25 mg + 右旋苯丙胺 10 mg、口服异丙嗪 25 mg + 肌注异丙嗪 25 mg + 口服右旋苯丙胺 10 mg,观察用药后计算机屏幕上靶刺激应答的操作误差变化。结果表明,口服东莨菪碱 0.2 mg 与 0.5 mg 对任务能力无明显影响,口服异丙嗪 25 mg + 右旋苯丙胺 10 mg 使任务能力稍有下降,而分别口服与肌注异丙嗪 25 mg 使任务能力明显降低,口服异丙嗪 25 mg + 肌注异丙嗪 25 mg + 口服右旋苯丙胺 10 mg 对任务能力的影响程度亦小于分别口服与肌注异丙嗪 25 mg。

②系列心理运动和计算机模拟飞行跟踪操作任务。21 名健康志愿者交叉服用以下药物:安慰剂、异丙嗪 25 mg、氯苯苄嗪 25 mg、茶苯海明 50 mg、异丙嗪 25 mg + 右旋麻黄碱 60 mg、异丙嗪 25 mg + 右旋苯丙胺 10 mg,于用药前和用药后 7 h 观察主观嗜睡感、选择反应时、逻辑推理、连续减法运算等心理运动和计算机模拟飞行跟踪操作任务能力的变化(每小时 1 次)。结果表明,单用三种抗组胺药均引起嗜睡感增加,口服茶苯海明 50 mg 对反应时有轻度和短时间的影响,口服氯苯苄嗪 25 mg 与异丙嗪 25 mg 对认知操作能力有明显的不良影响(其中氯苯苄嗪的作用程度稍轻且出现稍迟),与右旋麻黄碱联合用药拮抗异丙嗪副作用的效果不明显,但异丙嗪 25 mg + 右旋苯丙胺 10 mg 联合用药对系列心理运动和计算机模拟飞行跟踪操

作任务能力无明显不良影响，亦不增加主观嗜睡感。

③静态和动态跟踪操作任务能力。70 名大学生志愿者口服以下不同药物：安慰剂、茶苯海明 50 mg 与 100 mg、异丙嗪 25 mg 与 50 mg、异丙嗪 25 mg + 右旋苯丙胺 10 mg，观察用药前以及用药后第 1、2、4 h 在静态和加速度旋转状态下对计算机模拟飞行姿态调节能力的变化。结果表明，单一用药对静态跟踪操作任务能力影响较小，但损害动态跟踪操作任务能力；异丙嗪 25 mg + 右旋苯丙胺 10 mg 联合用药无明显副作用。

一般认为，航天运动病是由于半规管与耳石间的信息冲突所致，而且通常采用肌内注射异丙嗪进行治疗。然而，该药对航天运动病的疗效尚不够稳定。有研究人员基于药物抑制半规管功能可以缓解航天运动病的设想，比较了敏克静 25 mg、茶苯海明 40 mg 分别与桂利嗪 25 mg合用，以及异丙嗪 25 mg 与右旋苯丙胺 10 mg 合用对人体半规管和耳石功能的影响。分别采用眼颤电图评价半规管功能、用单向离心试验评价椭圆囊功能、用前庭诱发肌源性电位试验评价球囊功能。结果表明，敏克静、茶苯海明与桂利嗪合用主要影响前庭内侧核功能；异丙嗪为前庭功能抑制剂，合用苯丙胺可对抗该药的抑制作用并翻转眼动扫视反应时的疲劳效应。研究结果提示通过抑制半规管功能缓解运动病值得进一步探讨。

研究证实，口服异丙嗪 25 mg + 咖啡因 200 mg 不仅具有明显的抗运动病效果，并可对抗异丙嗪的中枢副作用。将 16 名男性志愿者随机分为四组：①口服异丙嗪 25 mg + 咖啡因 200 mg；②口服氯苯苄嗪 25 mg；③耳后使用东莨菪碱贴片 1.5 mg；④安慰剂对照。每人间隔 7 d 参加两次实验，1 次用药，1 次使用安慰剂，参加 30 min 模拟夜间空降的直升机飞行。比较各组受试者的恶心感和运动病症状程度评分可见，仅异丙嗪与咖啡因联合用药可有效减轻空晕病症状，而且使反应时较安慰剂组受试者明显缩短。另有研究人员采用航天警戒作业模拟系统和斯坦福睡眠量表，比较了单独肌内注射异丙嗪 25 mg 和联合咖啡因给药（于肌注异丙嗪前 1 h 口服咖啡因 200 mg）对志愿者认知功能的影响；然后，通过 Kinetica 软件计算异丙嗪在咖啡因联用前后的药代动力学参数变化；最后，使用代谢组学方法对潜在生物标志物进行了鉴定。结果表明，咖啡因可以对抗异丙嗪的镇静作用，并改善志愿者的认知功能，其可能的作用机制与联合给药后异丙嗪在体内代谢速度加快，多巴胺、去甲肾上腺素和肾上腺素相关通路发生变化有关。以上研究结果为异丙嗪和咖啡因联合用药防治航天运动病提供了新思路、新方案。

此外，茶苯海明与右旋苯丙胺的复方制剂具有明显的抗晕海病效果。我国海军医学研究所研究人员在 20 世纪 70 年代至 80 年代对抗运动病药物的效果进行了系统研究，观察到复方茶苯海明，或称抗晕灵（含茶苯海明 50 mg 和右旋苯丙胺硫酸盐 5 mg），在海上中涌中浪条件下，对 279 名易晕船者的有效率为 84.1%、保护率为 68.2%，无明显副作用，而且视觉信息传递量增加，但在大涌大浪条件下的效果不甚理想；对 36 名报务人员用药后对其认知活动进行观察，未见明显不良影响；相反，半数以上的受试者某些指标还稍有改善。

2. 桂利嗪

(1)抗运动病效果评价　实验室研究和现场评价均证实桂利嗪具有一定的抗运动病作用。79名易晕车的儿童在长途汽车旅行前口服桂利嗪15 mg,如果需要,以后每8 h加服半片,81%的儿童认为用药有效,69%的儿童认为该药较以前服用的其他药物“更好”或“好得多”;仅4%的儿童出现呕吐,嗜睡或困倦的发生率为14%。采用双盲服药、安慰剂对照的实验设计,将95名受试者随机分为3组:桂利嗪50 mg组(n=31)、25 mg组(n=32)和安慰剂组(n=32)。受试者根据以往在海上航行的体验来回答标准问卷,进行晕海病的敏感性和严重程度的判定,另外对药物的副作用进行问卷测评。结果表明,50 mg剂量组受试者的症状改善率为65%,而25 mg剂量组和安慰剂组受试者的改善率仅为41%、31%(显著低于50 mg剂量组)。另有研究人员观察到,95名志愿者在恶劣海况条件下,服用桂利嗪25 mg、50 mg对晕海病症状的改善率明显高于安慰剂组(分别为69%、35%、31%),口服桂利嗪50 mg对呕吐的保护率达63%,因此,口服桂利嗪50 mg对预防晕海病有效。实验室条件下,服用桂利嗪25 mg、50 mg使正弦摆动刺激下的视前庭眼动反应增益下降,用药使前庭敏感性降低可解释其抗晕海病的作用机制。

但桂利嗪的抗运动病作用弱于东莨菪碱的抗运动病作用,有效率以及用药的不良反应与药物剂量和剂型有关。口服桂利嗪50 mg抗晕海病的效果低于口服东莨菪碱0.3 mg。将179名舰船乘员随机分为两组,双盲服用桂利嗪与东莨菪碱。桂利嗪的初始剂量为30 mg,于实验前4 h给药,每6 h重复给药1次,重复剂量为每次15 mg。结果显示,中等至严重海况时,桂利嗪的抗晕海病效果弱于东莨菪碱的效果;而在温和条件下,桂利嗪由于副作用较小而更易被受试者接受。76名海员在航海的第2 d随机服用桂利嗪25 mg或使用东莨菪碱贴片(含1.5 mg药物),主观评价的结果显示,东莨菪碱贴片的效果优于桂利嗪的效果,中度至高度嗜睡感的发生率,桂利嗪明显高于东莨菪碱(分别为34%、17%),选择东莨菪碱贴片的比例大于选择桂利嗪的比例(分别为41%、12%)。

(2)副作用观察　前文已提及桂利嗪与东莨菪碱的抗晕海病效果和有关用药不良反应。进一步的研究表明,桂利嗪对认知能力的影响低于东莨菪碱的影响。12名健康男性志愿者分次交叉口服桂利嗪30 mg、75 mg(为常规剂量的2.5倍),东莨菪碱1.2 mg(为常规剂量的2倍)和安慰剂后进行系列认知、心理运动和有关生理功能测试的结果显示,东莨菪碱的副作用非常显著,而桂利嗪无明显副作用,即使用药剂量达到75 mg;东莨菪碱用药后1~3 h损害认知能力,而桂利嗪在用药后5~7 h出现有关效应,这与桂利嗪的抗运动病作用起效较慢相吻合。

很多研究人员比较了桂利嗪与茶苯海明等药物的中枢副作用。有研究报道,30名受试者交叉服用桂利嗪20 mg、茶苯海明40 mg和50 mg、抗眩啶12 mg(服用每种剂量的药物间隔1周),于用药前和用药后1.5 h、3 h记录自发脑电、诱发电位(P300)和反应时以评价认知操作能力的变化。结果表明,三种药物均使 P300 延迟、峰值降低,用药后 3 h 引起的 P300 延迟作用最大(其中茶苯海明作用最强,延迟 16.42 ms;抗眩啶作用最弱,延迟 6.33 ms)。茶苯海明使脑电 α 功率谱轻度下降。用药对反应时无影响。受试者均无瞌睡感或其他副作用。桂利嗪 20 mg 与茶苯海明 40 mg 合用对认知操作能力的影响轻微,与抗眩啶(通常认为该药是无镇静作用的抗眩晕药)无明显差异。另有实验观察了 20 名受试者分别服用桂利嗪 20 mg 与茶苯海明 40 mg 合剂、茶苯海明 50 mg、安慰剂(间隔 1 周)对认知操作能力的影响。于用药前、第 1 次和第 4 次用药后 1 h、2.5 h 测定听觉事件相关电位(ERPs)、反应时和认知操作能力。结果表明,药物对被动听和要求分辨的感觉 ERP 组分(N100)的潜伏期和幅度无影响,茶苯海明使出现较少的靶音刺激反应时的 P300 潜伏期明显延长,但联合用药时与安慰剂无明显差异。用药对反应时、认知操作能力、情绪状态均无明显影响。

6 名青年志愿者交叉服用桂利嗪 15 mg、30 mg、45 mg,于用药前 1 h 和用药后 8 h 测定数字符号替换、跟踪操作、警觉性和瞌睡度等指标的变化。结果表明,桂利嗪 15 mg 对认知操作能力无不良影响,用药后 3.5 h、5 h 睡眠潜伏期缩短,用药后 5 h、6.5 h 主观瞌睡感增加;桂利嗪 30 mg 用后 5 h、6.5 h、8 h 认知操作能力明显受损,睡眠潜伏期没有缩短,但用药后 5 h 主观瞌睡感增加;桂利嗪 45 mg 用后 5 h 认知操作能力显著受损,用药后 5 h、6.5 h 睡眠潜伏期缩短,用药后 6.5 h 主观瞌睡感增加。因此,常规剂量(15 mg、30 mg)服用桂利嗪亦有一定的中枢副作用。不同研究结果的差异可能与用药剂量、实验对象、研究方法及测试指标等因素有关。

3. **麻黄碱** 肾上腺素能受体激动药麻黄碱和右旋苯丙胺都具有一定的抗运动病效果,但主要利用它们的中枢兴奋作用,常与 M 胆碱受体阻断药、组胺 H_1 受体阻断药等抗运动病药物配伍使用(有关右旋苯丙胺与其他药物联合用药的抗运动病作用参阅本章有关内容),现主要介绍麻黄碱的抗运动病作用和联合用药效果评价。

(1) *抗运动病效果观察* 实验室模拟和实际航海条件下用药的研究表明,麻黄碱与东莨菪碱联合用药时预防晕海病的效果与东莨菪碱单独用药相比无明显差异。30 名海军学员交叉服用安慰剂、东莨菪碱 0.3 mg、东莨菪碱 0.3 mg +麻黄碱 25 mg,在 5 d 航海任务中根据天气预报在风速大于 10 m/s 时预防用药,每天觉醒状态下间隔 5 ~6 h 重复用药 1 次。此外,加服维生素 B_6。结果表明,降低恶心感的效果,前 2 d 单用东莨菪碱的效果稍大于联合用药的效果,明显大于安慰剂的效果;对呕吐的抑制作用,第 1 d 联合用药的效果优于东莨菪碱或安慰剂的,第 2 d 两组药物的效果相当,且明显优于安慰剂的效果。另有研究采用与上相同的药物分组,分别在 24 h 航海任务中和实验室电动转椅诱发运动病的条件下观察药效。28 名海军学员参加航海实验,在实验前 3 h 用药,以后每 6 h 重复用药 1 次。此外,可加服维生素 B_6。另外 30 名海军学员参加电动转椅刺激实验,于用药前、用药后 2 h 和 4 h 进行科里奥利加速度刺激后的有关指标测定。结果表明,航海实验中,东莨菪碱单用与麻黄碱合用的作用相当,麻黄碱并无明显增强东莨菪碱作用的效果。东莨菪碱贴片加服不同剂量麻黄碱对电动转椅刺激诱发运动病的增效作用亦不明显。采用拉丁方设计,8 名男性志愿者使用以下不同剂量的药物:①东莨菪碱贴片(剂量为 10 μg/h,与 0.3 mg 口服的效果相当)+口服安慰剂;②东莨菪碱贴片+口服麻黄碱 12.5 mg;③东莨菪碱贴片+口服麻黄碱 25 mg;④东莨菪碱贴片+口服麻黄碱 50 mg。其中,东莨菪碱贴片于实验前夜使用,麻黄碱于实验前 2 h 服用。结果表明,单用东莨菪碱贴片(与安慰剂合用)的保护率为60%,与不同剂量麻黄碱联合应用的保护率仅为57%。麻黄碱的效果不明显可能与用药剂量有关。此外,有研究利用电动转椅诱发的运动病模型,观察 18 名志愿者交叉服用安慰剂、氯苯那敏 12 mg、氯苯那敏 12 mg+麻黄碱 50 mg 后 3.25 h 的抗运动病效果,以及用药前、药效峰值和加速度刺激后的中枢副作用。结果表明,氯苯那敏单用以及与麻黄碱合用均有一定的抗运动病效果,麻黄碱并不增加氯苯那敏的作用,但可有效对抗其嗜睡的副作用。虽然麻黄碱对东莨菪碱和氯苯那敏的抗运动病作用无增强效应,但有文献报道,麻黄碱与异丙嗪合用可提高抗运动病效果。在电动转椅诱发运动病的模型中,8 名健康男性志愿者的实验结果表明,异丙嗪 12.5 mg+麻黄碱 25 mg 的有效率仅为29%,而异丙嗪 25 mg+麻黄碱 12.5 mg 的有效率达到86%。

虽然麻黄碱的抗运动病效果不明显,但运动病发生后,除恶心、呕吐等外,还伴有认知能力降低、脑生物电节律异常以及胃肠活动抑制等多种症状和体征,而肌注麻黄碱具有一定的治疗作用。40 名健康志愿者分次在实验室采用电动转椅诱发严重运动病症状后,立即肌内注射以下不同药物:安慰剂(生理盐水)、东莨菪碱 0.1 mg、东莨菪碱 0.2 mg、东莨菪碱 0.3 mg、茶苯海明 50 mg、麻黄碱 25 mg,比较有关主观症状和客观体征的变化。结果表明,针对旋转刺激后出现的眩晕和嗜睡感,肌注茶苯海明可明显降低眩晕感,肌注麻黄碱明显降低眩晕感和嗜睡感,而肌注东莨菪碱使之呈剂量相关性加重;旋转刺激后额区脑电 α 波减慢伴随出现 θ 波和 δ 波,肌注麻黄碱 25 mg 或茶苯海明 50 mg 可拮抗 α 波的减慢,而给予东莨菪碱 0.3 mg 产生相加作用;计算机跟踪操作任务能力与脑电的变化相关,运动病发生后,安慰剂组受试者的操作错误较旋转刺激前增加了 282 次,肌注麻黄碱明显改善操作成绩(操作错误较旋转刺激前仅增加了 139 次,明显低于安慰剂组),肌注茶苯海明的效果不明显(操作错误较旋转刺激前增加了 239 次),而给予东莨菪碱反使操作错误呈剂量相关性增加。此外,与安慰剂组相比,肌注麻黄碱或东莨菪碱 0.1 mg 可明显增加胃排空率。因此,以上研究结果表明肌注东莨菪碱治疗运动病的效果不明显,但肌注麻黄碱对运动病发生后出现的认知操作能力下降、脑电波减慢和嗜睡感等具有一定的治疗作用。

(2)拮抗其他抗运动病药物的副作用评价　本节前文已提及,异丙嗪 25 mg 与右旋麻黄碱 60 mg 联合用药,拮抗心理运动和计算机模拟飞行跟踪操作任务能力副作用的效果不明显。氯苯那敏 12 mg+麻黄碱 50 mg 合用,麻黄碱可对抗氯苯那敏的中枢嗜睡作用。此外,有研究者以健康志愿者为对象,采用安慰剂对照、双盲给药的实验设计,观察了麻黄碱、东莨菪碱单独使用及二者合用对认知操作能力的影响。结果表明,单剂量静脉给予东莨菪碱 6 μg/kg(或氢溴酸东莨菪碱7.4 μg/kg)对主观和客观的不同认知操作能力均有损害,引起镇静、协调和反应技巧降低、视力障碍、短时记忆力受损。口服氢溴酸东莨菪碱0.3 mg、0.9 mg,或0.9 mg,2/ d,连续3 d,亦有一定的副作用,短时记忆力轻度受损,临界闪光融合频率下降;口服氢溴酸东莨菪碱0.9 mg,2/d,使视近点和瞳孔直径增加,一些受试者主诉视物模糊、头晕。东莨菪碱产生明显的心血管效应,使心率和收缩压降低。而麻黄碱单用或与东莨菪碱合用均无明显副作用;相反,麻黄碱可有效拮抗东莨菪碱对临界闪光融合频率和心血管功能的不良影响。

二、抗运动病药的航空航天医学应用

1. 飞行人员抗运动病药的应用 国际民航组织《民用航空医学手册》中有关规定指出,拟交感药物,如麻黄碱、肾上腺素和苯丙胺似乎有引起焦虑、紧张、震颤、心动过速、易激惹和判断力下降的可能性,因而不建议用于民用航空操作人员。对于现役飞行机组成员,禁止使用副交感抑制剂是较安全的选择。我国的有关飞行卫生工作条例规定,从飞行前夜起到结束飞行为止,对飞行人员原则上不用药。因此,原则上抗运动病药不应作为飞行人员的常规用药。但它作为预防用药可以帮助飞行学员适应在飞行训练中可能诱发运动病的新奇环境,从而获得更好的条件学习并防止发生条件反射性的运动病。预防用药还可能有助于预防学员因发生运动病而产生抑郁。而抑郁可以使运动病发展成自身难以解脱的恶性循环。倘若需要,可分两阶段给药,即在飞行训练开始时和进入特技飞行时分别服用药物2 ~4 训练架次,这样用药之后,飞行学员就不应再服用抗运动病药。

目前飞行人员最常用的抗运动病药为“东莨菪碱 + 右旋苯丙胺”合剂,其中东莨菪碱0.3 ~0.6 mg,右旋苯丙胺5 ~10 mg。另一种有效的合剂是异丙嗪和麻黄碱各25 mg,在进入运动环境前1 h口服。需要强调的是,抗运动病药的应用应严格限制在飞行学员双座飞行的情况下,既不单独控制飞机,也不负责空中的关键任务,而且飞行教员不服用抗运动病药。单飞时绝对禁止用药。至于其他机组人员和空中战勤人员,在用药管理上可适当放宽。因为这类人员更易发生运动病,而且用药对飞行安全的影响程度相对较小。

总之,飞行人员应用抗运动病药应遵循以下原则:①严格掌握用药指征和时机,选择合理的药物配伍。应用抗运动病药时应考虑药物的抗运动病效果和副作用,考虑刺激强度、刺激的持续时间、任务特点和个体的运动病敏感程度等因素,如对双座飞行的飞行学员宜选择副作用最小的药物配伍,而轰炸机非驾驶人员包括领航员、导弹系统操纵员等对药物副作用的要求可相对放宽。②掌握好用药的时间和剂量。不同抗运动病药达到有效血药浓度的时间和药效持续时间等药动学、药效学参数均有差别,因此,应结合飞行任务和个体特点,慎重考虑药物种类、用药剂量、用药时间和重复用药间隔时间。③航空医师应严格监督飞行人员用药、密切观察其用药反应,首次单剂量用药应在地面观察24 h,严禁飞行人员自行用药,以确保飞行安全。

2. 航天员抗运动病药物的应用 航天运动病是指在航天飞行中出现的运动病,一般在失重早期出现,最早出现在发射后 12 min,最迟在 48 h 内,在 8 ~ 12 h 症状最严重,而且发病率高达 70% 左右。一般 4 ~ 7 d 内症状逐渐消失且不再重复出现。针对航天运动病的防治应采用人员选拔、适应性训练和合理用药等综合对策。美国早期采用东莨菪碱 + 右旋苯丙胺的用药方案,但存在口干、嗜睡等副作用。1991 年,美国首次成功使用肌注异丙嗪 50 mg 治疗航天运动病,经治疗的航天员其运动病症状明显缓解,后来未重复出现症状,且无明显副作用,成为航天运动病主要的治疗方案。

一项针对 79 名执行了航天飞机任务的美国航天员的用药情况调查显示,94% 的航天员在飞行中用药,其中 47% 的药物用于抗运动病,45% 的药物用于睡眠调节,其余药物用于治疗头痛、背痛和鼻窦充血。给药途径通常是口服,然后依次为鼻腔喷雾、肌注和直肠栓剂。通常在飞行的前 2 d 使用抗运动病药,在飞行的前 4 d 使用止痛药,其余药物一直持续应用到飞行第9 d。异丙嗪是唯一可以三种剂型(口服片剂、肌注针剂和直肠栓剂)使用的药物,其中肌注最有效,疗效近似东莨菪碱的。异丙嗪不仅可有效防治航天运动病,而且对乘坐航天器带来的不良反应如失眠、头痛等亦有一定疗效。对首次参加航天飞行的航天员采用肌注异丙嗪治疗运动病的效果观察表明,在轨飞行的第 1 d 肌注异丙嗪后,第 2 d 仅 25% 的航天员患病,明显低于未用异丙嗪的发病率(为 50%);90% 的用药者认为用药后症状立即缓解,而未用异丙嗪者的症状持续 72 ~ 96 h;口服东莨菪碱 + 右旋苯丙胺仅能延迟症状的发生。有研究观察到,19 名航天飞行人员采用口服东莨菪碱 + 右旋苯丙胺预防用药,仅 3 人有效,9 人症状延迟出现,7 人无效;另 14 人在出现症状后应用异丙嗪(6 人为肌注给药、8 人为栓剂给药),12 h 内症状缓解,无须加用其他药物。给予异丙嗪的航天员无 1 例出现迟发的运动病症状。对执行了 14 次航天飞行任务的 21 名航天员应用异丙嗪治疗航天运动病时副作用的回顾性调查结果显示,肌注异丙嗪 25 ~ 50mg,仅 1 人感到了不影响操作能力的镇静效应,镇静副作用的发生率≤5%,与地面的 60% ~ 73% 的高发生率形成明显反差。12 名志愿者在卧床模拟失重前和模拟失重后 48 h 口服或肌注异丙嗪 50 mg,进行药动力学研究的结果显示,模拟失重并不影响静息/急救状态下肌注药物的时量曲线下面积比值,但使静息/急救状态下口服药物的时量曲线下面积比值明显升高(升高 26%),这可能与口服药物的肠内吸收时间延长有关;两种条件下,肌注药物的时量曲线下面积升高 3 倍。说明肌内注射是口服给药的良好替代途径。因此,美国航空航天局建议在航天运动病出现后采用异丙嗪治疗,而非口服东莨菪碱 + 右旋苯丙胺预防给药,因为预防用药仅延迟症状发生,而且早期飞行期间口服用药吸收不稳定。

目前,航天员抗运动病药物的应用一般分为以下两个阶段:①航天飞行前的药物试用。航天飞行前应做好药物特异性反应检测和副作用观察,并使任务航天员掌握用药方法。②航天飞行中的药物应用。除了预防用药外,一般推荐肌内注射异丙嗪 25 ~ 50 mg 治疗中度到重度航天运动病,在睡前用药。关于地面模拟实验观察到异丙嗪确有一定的中枢副作用,这与实际航天飞行用药经验存在一定差异,可能与航天飞行条件下的影响因素更为综合进而产生药动学和药效学的变化有关,同时提示应当把握好用药时机以避免或减少用药的不良影响,或者采用联合用药的方式如加服中枢兴奋药对抗异丙嗪的副作用。

（詹　皓）

参考文献

[1]于立身,刘传缋,戴建国,等. 盐酸苯环壬酯对空晕病易感飞行学员脱敏习服的影响. 中华航空航天医学杂志, 2001,12(1):22 -25

[2]王林杰,张丹,董卫军. 航天前、中、后空间运动病研究. 航天医学与医学工程,2003,16(5):382 -386

[3]王林杰,魏金河,曹毅,等. 三种抗运动病药对前庭 - 听觉认知和自主神经反应活动影响分析. 中华航空航天医学杂志, 2009, 12(1):10 -18

[4]黄敏,高建义,翟志刚,等. 基于药代动力学和代谢组学研究咖啡因对异丙嗪镇静作用的影响. 高等学校化学学报, 2013, 34(4):829 -836

[5]梁力. 基于生理药动学模型的异丙嗪在模拟失重大鼠体内的处置研究. 第四军医大学博士学位论文, 2015 年

[6]Wood CD,Manno JE,Wood MJ et al. Mechanisms of antimotion sickness drugs. Aviat Space Environ Med, 1987, 58(9 Pt2):A262 -265

[7]Davis JR,Jennings RT,Beck BG,et al. Treatment efficacy of intramuscular promethazine for space motion sickness. Aviat Space Environ Med, 1993, 64(3Pt1):230 -233

[8]Putcha L, Berens KL, Marshburn TH, et al. Pharmaceutical use by U. S. astronauts on space shuttle missions. Aviat Space Environ Med, 1999, 70(7):705 -708

[9]Boyd JL,Putcha L, Wang ZW. Effect of sampling Schedule on pharmacokinetic parameter estimates of promethazine in astronauts. J Gravit Physiol, 2005, 12(1):283 -284

[10] Huang M, Gao JY, Zhai ZG, et al. An HPLC - ESI - MS method for simultaneous determination of fourteen metabolites of promethazine and caffeine and its application to pharmacokinetic study of the combination therapy against motion sickness. J Pharm Biomed Anal, 2012(62):119 -128

[11]Weerts AP, Vanspauwen R, Fransen E, et al. Space motion sickness countermeasures: a pharmacological double - blind,placebo - controlled study. Aviat Space Environ Med, 2014, 85(6):638 -644

第八章 心血管系统药物

8

心血管系统疾病是全球每年致死率最高的疾病之一，已成为重大的公共卫生问题。根据《中国心血管病报告2017》数据，中国心血管疾病患病率及死亡率仍处于上升阶段，推算现患心血管疾病人数高达2.9亿人，其中脑卒中1300万人，冠心病1100万人，肺源性心脏病500万人，心力衰竭450万人，风湿性心脏病250万人，先天性心脏病200万人，高血压2.7亿人。飞行员和航天员属于特殊的职业群体，行业安全性要求高，他们的健康是保证航空航天安全的重要前提。受其职业因素的影响，如高度精神紧张，不规律的饮食习惯，航空噪声、震动、低气压、干燥，长航线跨时区飞行、疲劳等，飞行员和航天员比普通人更易发生高血压、高脂血症、心律失常等心血管系统疾病。

心血管疾病治疗药物主要有抗高血压药物、抗动脉粥样硬化药、抗心律失常药、治疗心力衰竭药物等。高血压的药物治疗始于20世纪40年代，当时应用硫氰酸盐类药物治疗高血压。随后，神经节阻断药（美卡拉明）、中枢性降压药（甲基多巴）、扩张血管药（二氮嗪）等相继研制成功。目前，世界卫生组织（WHO）推荐的一线降压药，包括利尿剂、血管紧张素转换酶抑制剂、血管紧张素Ⅱ受体拮抗剂、钙离子拮抗剂（钙通道阻滞药）和β受体阻滞剂五类。抗动脉粥样硬化药的种类很多，例如调血脂药、抗氧化药、抗血小板药、多烯脂肪酸及中草药等。抗心律失常药的分类已沿用了近30年，由Vaughan Williams根据药物作用的电生理特点提出，共包含四类，Ⅰ类钠通道阻滞药、Ⅱ类β受体阻滞剂、Ⅲ类延长动作电位时程药和Ⅳ类钙通道阻滞药。本章将结合飞行安全详细介绍一线抗高血压药、调血脂药及抗心律失常药的应用特点与治疗效果，为飞行员和航天员正确合理地选择心血管系统药物提供参考。

第一节 抗高血压药

一、常用抗高血压药的药理作用

（一）利尿剂

利尿剂用于治疗高血压已有30年历史，是一种作用温和、价廉、剂量小、不良反应少的抗高血压药。目前共有四类利尿剂可用于高血压治疗。第一类是噻嗪类利尿剂，代表药物是氢氯噻嗪、氯噻嗪及苄噻嗪，临床常用氢氯噻嗪。第二类为髓袢利尿剂，代表药物为呋塞米、布美他尼和托拉塞米。第三类为保钾利尿剂，其结构和醛固酮相似，为醛固酮的竞争抑制剂，代表药物为螺内酯及依普利酮，临床常用螺内酯。第四类为噻嗪类利尿剂类似物，代表药物为氯噻酮和吲达帕胺，临床常用吲达帕胺。以上四类利尿剂以髓袢利尿剂作用最强，为高效利尿剂，噻嗪类利尿剂及其类似物为中效利尿剂，保钾利尿剂为低效利尿剂。在高血压的治疗过程中，常用中效利尿剂，本节将重点介绍噻嗪类利尿剂。

1. **结构与制剂** 噻嗪类利尿剂是苯唑噻嗪类利尿剂的简称，其基本结构由苯骈噻二嗪和磺酰胺基组成（图 8－1）。噻嗪类利尿剂类似物的化学结构含有磺酰胺基，但无苯骈噻二嗪结构，前者为利尿作用的必要基团（表 8－1）。噻嗪类利尿剂的常见制剂：苄氟噻嗪，片剂，每片 5 mg；氢氯噻嗪，片剂，每片 10 mg。

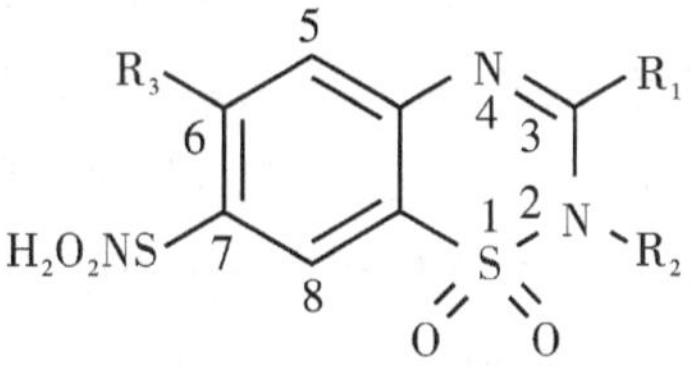

图 8－1 噻嗪类利尿剂的化学结构

表 8－1 几种噻嗪类利尿剂的化学结构

药物	3－4 键	R_1	R_2	R_3
氯噻嗪	双键	H	H	Cl
氢氯噻嗪	单键	H	H	Cl
氢氟噻嗪	单键	H	H	CF_3
环戊氯噻嗪	单键	CH_2－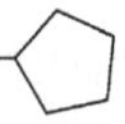	H	Cl
苄氟噻嗪	单键	CH_2－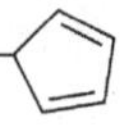	H	CF_3
泊利噻嗪	单键	$CH_2SCH_2CF_3$	CH_3	Cl

2. **吸收与代谢** 噻嗪类利尿剂口服易经胃肠道吸收，各种制剂在胃肠道的吸收、作用维持时间及效价强度与其油水分布系数相关。噻嗪类药物很少经肝脏代谢，主要以原形从肾小管排泄。除氯噻嗪外，其他噻嗪类药物的脂溶性较高，口服后 80% 以上的药物被吸收，一般在 1～2 h 内发挥利尿作用。由于不同药物在脂溶性、血浆蛋白结合率、肾小管再吸收率，以及肝肠循环等方面存在差异，因此，它们的血药浓度达峰时间和疗效持续时间也各不相同。长效利尿剂如苄氟噻嗪，其脂溶性高，进入小管液后，可被肾小管再吸收，药效维持超过 24 h。中效利尿剂如双氢氯噻嗪，口服后 4～6 h 作用达到高峰，疗效维持约 18 h。短效利尿剂如氯噻嗪，口服后约 4 h 作用达高峰，药效维持 6～12 h。

3. **药理作用** 利尿剂的降压机制与血容量减少和外周阻力降低有关，噻嗪类利尿剂发挥利尿作用的机制主要有：①抑制远曲小管前段和近曲小管对氯化钠的重吸收，从而促进远曲

小管和集合管的 Na^+-K^+ 交换，使 K^+ 分泌增加；②抑制磷酸二酯酶活性，减少肾小管对脂肪酸的摄取和线粒体氧耗，从而抑制肾小管对 Na^+、Cl^- 的主动重吸收；③使肾小管对水、Na^+ 的重吸收减少，肾小管内压力升高，流经远曲肾小管的水和 Na^+ 增加，促使致密斑通过管-球反射，使肾内肾素-血管紧张素分泌增加，肾小管收缩，肾血流量下降，肾小球入球和出球小动脉收缩，肾小球的滤过率也随之下降。

口服噻嗪类利尿剂后一至数周，血容量和心排出量明显减少，血压下降。由于减压反射作用，可短暂引起儿茶酚胺分泌增多、肾素-血管紧张素-醛固酮系统（renin angiotensin aldosterone system，RAAS）活化，导致外周阻力增加，心排出量恢复，出现短暂平衡期，但随后血压继续下降，总外周阻力降低。噻嗪类利尿剂的持续降压作用与小动脉扩张有关。其扩血管机制可能与下列因素有关：①利尿排 Na^+ 作用使血管平滑肌细胞内 Na^+ 浓度降低，降低了血管平滑肌对内源性升压物质（儿茶酚胺、血管紧张素）的反应；②血管平滑肌细胞内 Na^+ 减少，Na^+-Ca^{2+} 交换减少，继而使细胞内 Ca^{2+} 减少，血管收缩性降低。

4. 临床应用与不良反应 利尿剂可单用，也可与其他抗高血压药如β受体阻滞剂、血管紧张素转换酶抑制剂、钙通道阻滞药、扩血管药等合用治疗各期高血压、老年高血压或合并心衰的复杂高血压。单纯收缩期高血压和肥胖的高血压患者对利尿剂的降压反应较好。噻嗪类利尿剂的降压作用高峰出现较缓慢，故给药后需耐心观察。

噻嗪类利尿剂的不良反应主要与使用剂量和疗程有关，低治疗剂量时不良反应发生较少，且症状较轻。常见的不良反应有：①水、电解质紊乱所致的副作用。由于噻嗪类利尿剂有排钾作用，服用后易发生低钾血症，长期缺钾可损伤肾小管，严重失钾可引起肾小管上皮的空泡变化，以及引起严重的快速性心律失常。此外，低氯碱中毒、低钠血症等不良反应也有发生。上述水、电解质紊乱的临床常见反应有口干、烦渴、肌肉痉挛、恶心、呕吐和极度疲乏无力等。②高糖血症。可使糖耐量降低，血糖升高，可能与抑制胰岛素释放有关。③高尿酸血症。干扰肾小管排泄尿酸，少数可诱发痛风。由于通常无关节疼痛，故高尿酸血症易被忽视。④过敏反应。如皮疹、荨麻疹等，但较为少见。⑤血白细胞减少或缺乏症、血小板减少性紫癜等亦少见。⑥其他。如胆囊炎、胰腺炎、性功能减退、光敏感、色觉障碍等，但较罕见。

（二）血管紧张素转换酶抑制剂

血管紧张素转换酶抑制剂（angiotensin converting enzyme inhibitors，ACEI）是治疗高血压的初始与维持药物。自1981年卡托普利（Captopril）批准上市以来，目前国内外已批准上市的ACEI药物有20多种，正在研制的有80余种。ACEI在心血管疾病治疗中起着重要作用，是临床上治疗高血压的主要药物。

1. 结构与制剂 根据血管紧张素转换酶（ACE）活性部位模型，ACEI的共同作用是与ACE的活性部位 Zn^{2+} 结合，使之失活。这类药物的结构特点为含有与 Zn^{2+} 结合的巯基（卡托普利）、羧基（依那普利）、磷酸基（福辛普利）或异羟肟基（伊屈普利），见表8-2。几种常用制剂：卡托普利，片剂，每片12.5 mg；依那普利，片剂，每片2.5 mg；贝那普利，片剂，每片5 mg。

表 8－2　几种血管紧张素转换酶抑制剂的化学结构

卡托普利 (catopril)	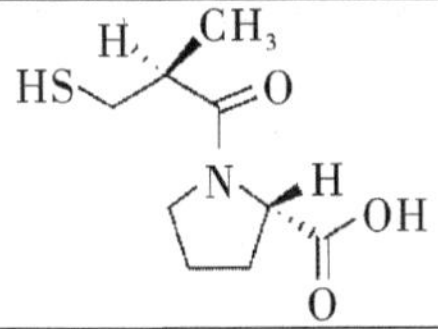	巯基类 ACEI 药物
阿拉普利 (alacepril)	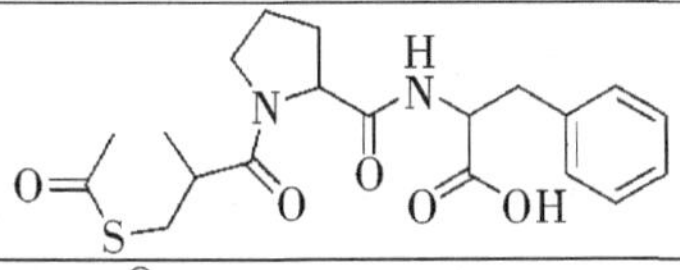	
莫维普利 (moveltipril)	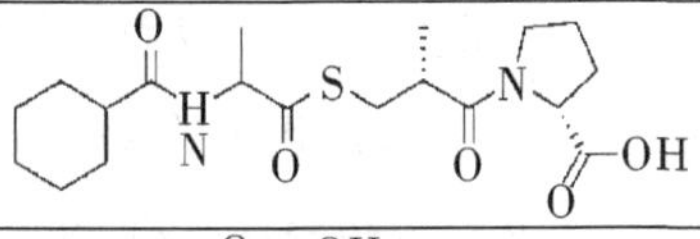	
依那普利 (enalaprilat)	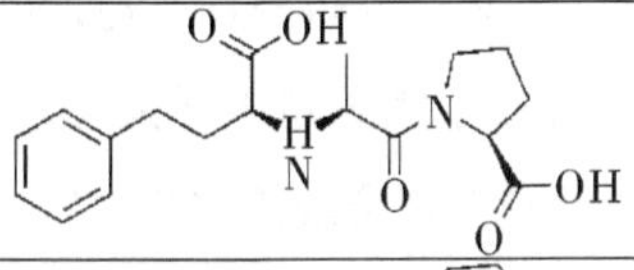	羧基类 ACEI 药物
贝那普利 (benazepril)	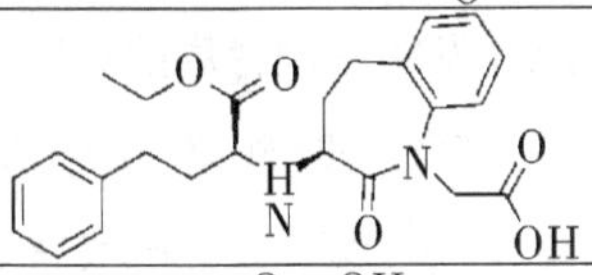	
雷米普利 (ramiprilat)	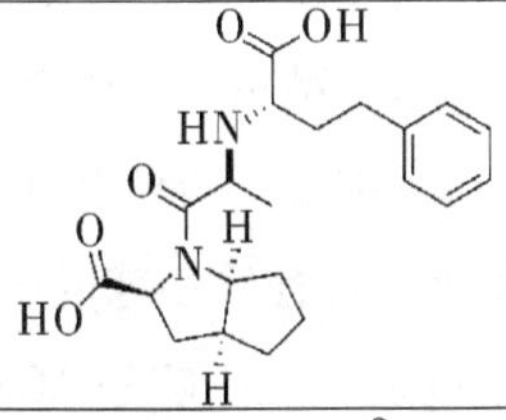	
赖诺普利 (lisinopril)	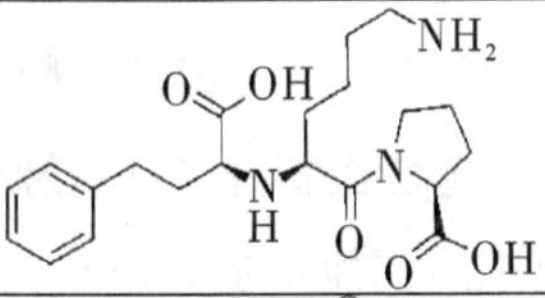	
西拉普利 (cilazapril)	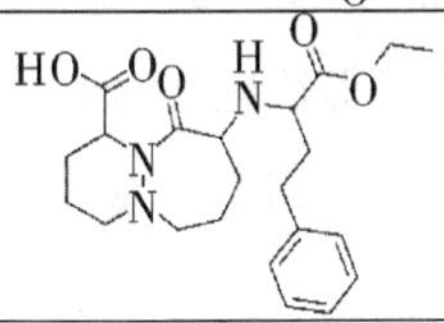	
培哚普利 (perindopril)	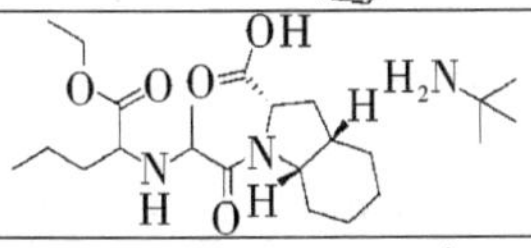	
咪达普利 (imidapril)	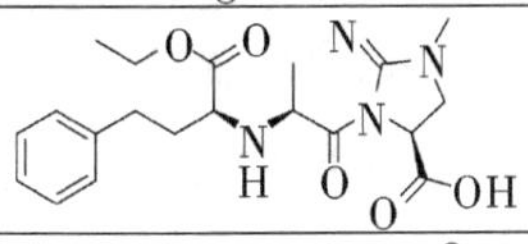	
福辛普利 (fosinopril)	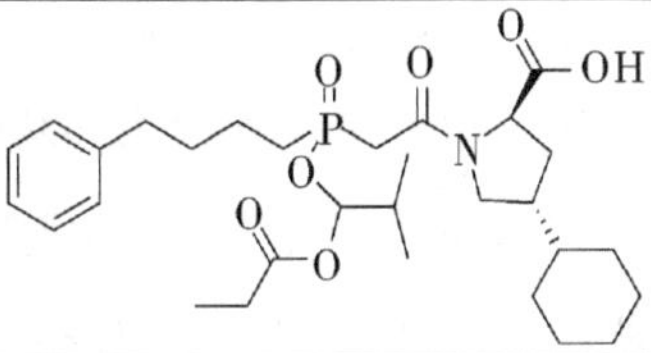	次磷酸基类 ACEI 药物

2. **吸收与代谢** 卡托普利为有机酸，口服吸收良好，胃内可吸收小部分，主要在小肠吸收，易受食物影响。空腹服用吸收口服量的60%～75%，饭后服用则仅吸收口服量的30%～40%。服药后0.8～0.9 h血药浓度达到峰值0.8～1.9 mg/L。有效血药浓度为50 ng/ml，血浆半衰期为1.9 h。约20%～30%的药物与血浆蛋白结合，除脑组织外，卡托普利分布于全身。主要经肾脏代谢，50%以原形排出体外。

3. **药理作用** ACEI降压机制与以下环节有关：①作用于肾素－血管紧张素－醛固酮系统，降低血浆血管紧张素Ⅱ(AngⅡ)的水平，引起血管扩张，达到降压效果；②抑制激肽酶Ⅱ，减少缓激肽降解，同时可激活前列腺素系统；③由于醛固酮分泌减少、肾血流量增加从而达到排钠利尿作用，这种负钠平衡有助于ACEI降压作用的长期维持。

4. **临床应用与不良反应** 作为抗高血压药的首选药，可单独治疗轻度、中度原发性或肾性高血压，也可与其他抗高血压药如利尿药、钙通道阻滞药、α_1受体阻滞剂等联合应用。单用时降压疗效为50%～60%，与其他抗高血压药联合应用时其降压疗效增至80%～90%。同时对肾脏具有保护作用，能防止或延缓高血压并发糖尿病肾病的进展，改善高血压患者的生活质量。

连续长期用药不产生耐受性，停药无反跳现象，由于ACEI可使AngⅡ、醛固酮生成受阻及缓激肽、前列腺素活化，因此不良反应主要有：①血浆肾素水平高的患者在首次应用ACEI时较易出现一过性低血压，可尝试将ACEI减量一半继续观察，如合并使用利尿剂则可将利尿剂减量或暂停服用。②暂时性肾功能损害或原有的肾功能损害加重，ACEI扩张肾小球出球小动脉的程度大于扩张入球小动脉的程度，使肾小球内压降低。③ACEI使醛固酮生成减少，肾脏排钾减少，可能导致血钾升高。④刺激性干咳是ACEI常见的不良反应，发生率为3%～22%，停药后通常在1周内缓解。⑤急性血管神经性水肿：可发生于嘴唇、舌头、口腔、鼻子与面部其他部位，偶尔可发生于喉头。急性血管神经性水肿罕见，但可危及生命，常在首剂之后48 h之内发生，一旦发生应立即停药。其他不良反应与药物结构有关，如含有巯基基团的卡托普利有味觉障碍、皮疹与白细胞缺乏等反应。味觉障碍可能是羧酸抑制剂与锌结合的结果。皮疹多为瘙痒性皮疹，常发生于用药几周内，继续服药常可自行消退。ACEI用于妊娠期可引起胎儿畸形、发育不良甚至死亡。

（三）血管紧张素Ⅱ受体拮抗剂

血管紧张素Ⅱ受体拮抗剂(angiotensin Ⅱ receptor blocker, ARB)，是一类作用于RASS的药物，主要应用于治疗高血压、糖尿病肾病和充血性心力衰竭，且无ACEI类药物的干咳、血管神经性水肿等副作用，代表药物有缬沙坦(Valsartan)、厄贝沙坦(Irbesartant)、坎地沙坦(Candesartant)、依普沙坦(Eprosartant)、替米沙坦(Telmisartant)等。

1. **结构与制剂** 根据化学结构，ARB主要分为二苯四咪唑类药物和非杂环类药物。二苯四咪唑类药物以氯沙坦为代表，还有厄贝沙坦、坎地沙坦等；非杂环类药物以缬沙坦为代表(表8－3)。常见制剂：氯沙坦钾，片剂，每片50 mg；缬沙坦，胶囊，每片80 mg；厄贝沙坦，片剂，每片 150 mg；替米沙坦，片剂，每片 40 mg；坎地沙坦西酯，片剂，每片 4 mg。

2. 吸收与代谢 氯沙坦口服易吸收，生物利用度为 33%，给药后达峰值时间为 1 h，消除半衰期为 2 h。在肝脏代谢为 5－羧酸代谢产物。氯沙坦及其活性代谢产物的血浆蛋白结合率≥99%，血浆清除率为 600 ml/min，肾清除率为 74 ml/min，主要经胆汁和尿液排泄。厄贝沙坦口服吸收良好，生物利用度为 60% ~80%，血浆蛋白结合率约为 96%，半衰期为 11 ~15 h，在肝脏与葡萄糖醛酸结合氧化而被代谢，主要通过胆汁和肾排泄。缬沙坦口服后吸收迅速，绝对生物利用度为 25%，血浆达峰时间为 2 ~3 h，消除半衰期为 6 ~7 h，血浆蛋白结合率为 94% ~97%。缬沙坦以原形代谢，主要经胆汁排泄，其余通过肾脏排泄。

表 8－3 几种血管紧张素Ⅱ受体拮抗剂的化学结构

氯沙坦 (losartant)	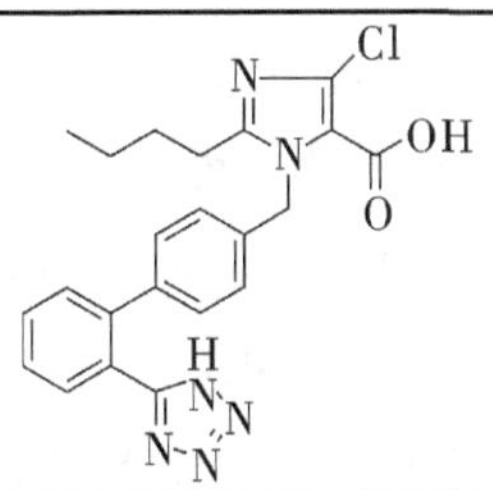	二苯四咪唑类药物
厄贝沙坦 (irbesartant)	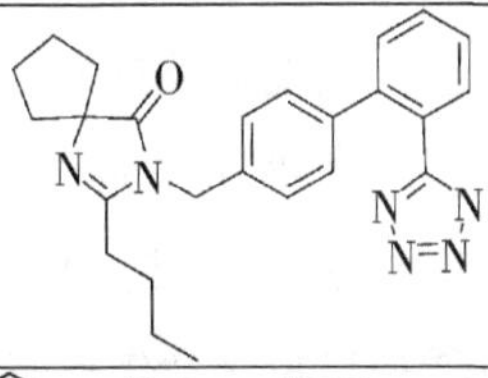	
坎地沙坦 (candesartan)	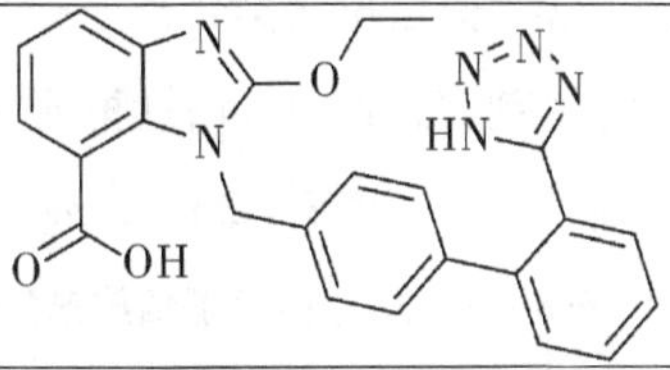	
奥美沙坦 (olmesartan)	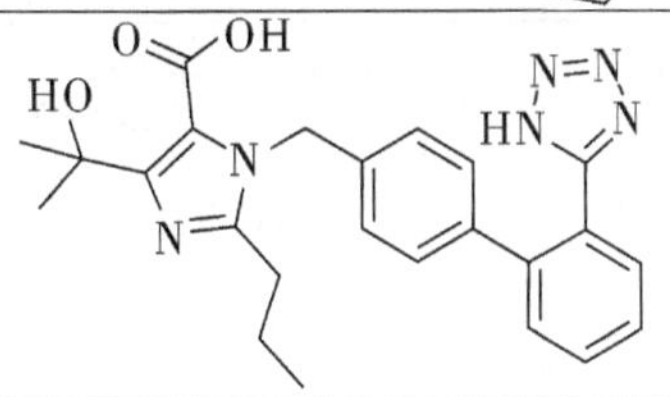	
替米沙坦 (telmisartan)	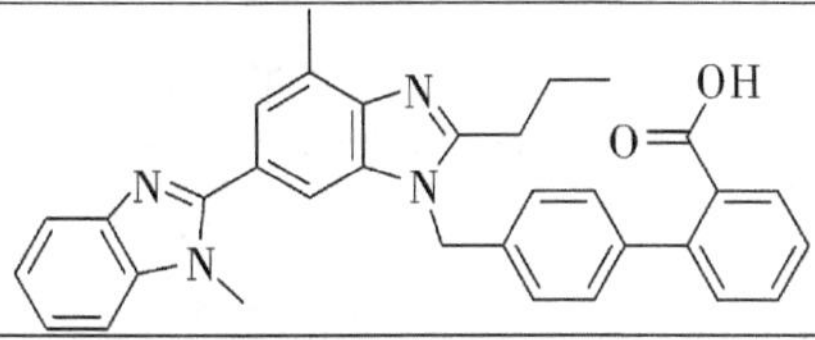	
缬沙坦 (valsartant)	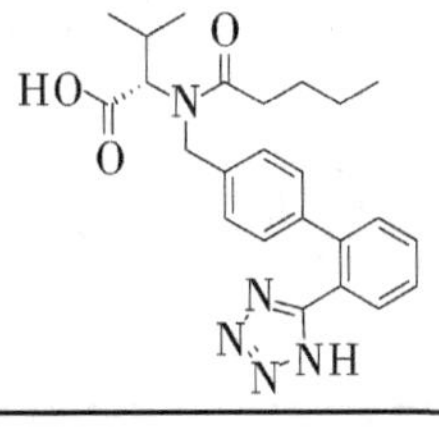	非杂环类药物

3. **药理作用** AngⅡ是已知的作用最强的血管收缩物质，至少含有4种亚型受体（AT_1、AT_2、AT_3、AT_4），其中AT_1对血流动力学影响最大，主要分布于血管、心脏、肾脏、脑、肺及肾上腺皮质，介导血管和心肌收缩、垂体激素和醛固酮分泌、水钠重吸收等。ARB通过阻断AngⅡ与AT_1受体结合，抑制AngⅡ引发的血管收缩和醛固酮分泌效应，进而降低血压。与ACE I相比，其作用选择性更强，不影响ACE介导的激肽的降解。

4. **临床应用与不良反应** ARB是目前一线或初始降压药，具有降压长效、平稳及高效的特点。沙坦类药物耐受性较好，不良反应轻微且短暂，很少引起咳嗽。氯沙坦和缬沙坦等有头晕的不良反应。

（四）钙离子拮抗剂

钙离子拮抗剂是指具有选择性阻滞钙离子经细胞膜上的钙离子通道进入细胞内，从而降低细胞内钙离子浓度的一类药物，又称为钙通道阻滞药（calcium channel blocker，CCB）。20世纪60年代，钙离子拮抗剂被发现具有抗心绞痛作用。随后，钙离子拮抗剂被广泛用于高血压的治疗，在高血压治疗领域发挥重要的作用。

1. **结构与制剂** 钙离子拮抗剂可分为选择性钙离子拮抗剂和非选择性钙离子拮抗剂。其中选择性钙离子拮抗剂分为：①二氢吡啶类钙离子拮抗剂：硝苯地平、尼莫地平、尼卡地平、尼群地平、氨氯地平、非洛地平、拉西地平和贝尼地平；②苯烷胺类钙离子拮抗剂：维拉帕米、加洛帕米；③硫苯䓬类钙离子拮抗剂：地尔硫䓬。非选择性钙离子拮抗剂分为：①氟桂利嗪类钙离子拮抗剂：桂利嗪、氟桂嗪；②普尼拉明类钙离子拮抗剂：普尼拉明；③其他：哌克昔林（表8－4）。常用制剂：尼群地平，片剂，每片10 mg；盐酸尼卡地平，片剂，每片10 mg；针剂，每支5 mg；尼索地平，片剂，5 mg；非洛地平，片剂，每片2 mg；氨氯地平，片剂，每片2.5 mg。

表8－4 几种钙离子拮抗剂的化学结构

硝苯地平（nifedipine）	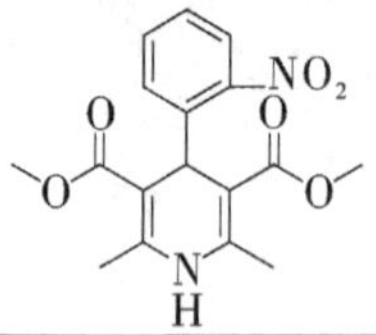	二氢吡啶类钙离子拮抗剂
尼莫地平（nimodipine）	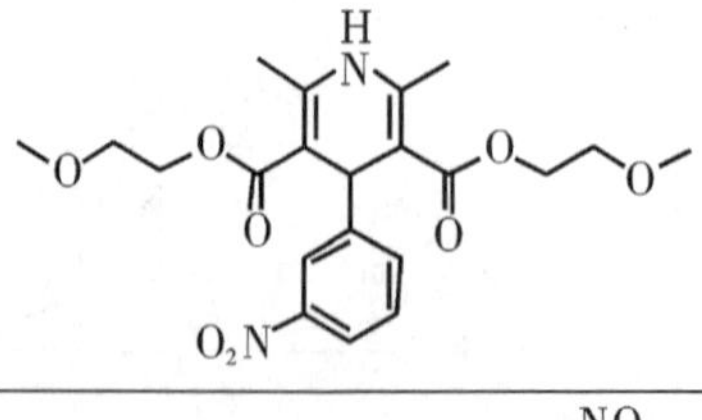	
尼卡地平（nicardipine）	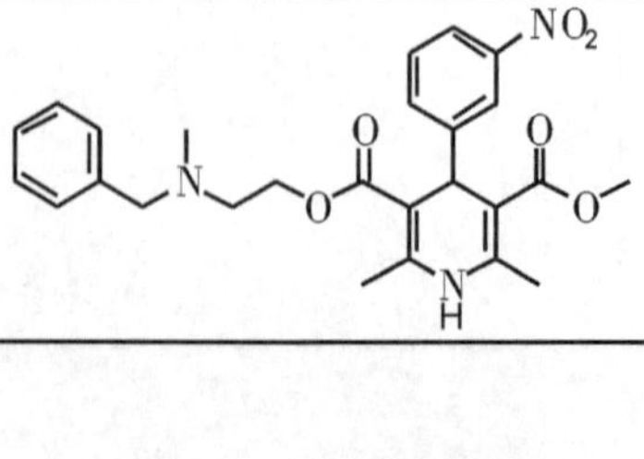	

续表

尼群地平 (nitrendipine)	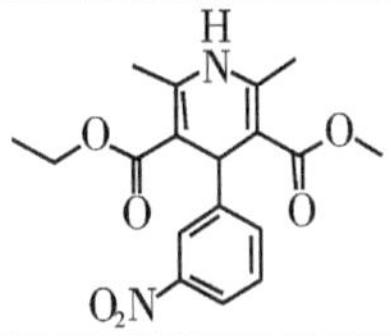	
氨氯地平 (amlodipine)	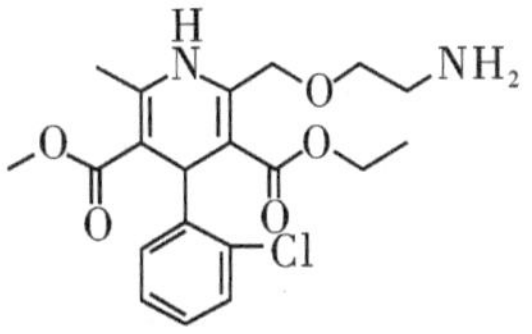	
非洛地平 (felodipine)	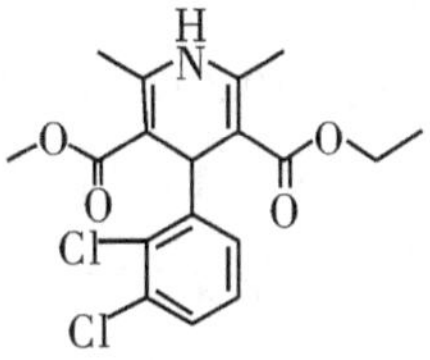	
维拉帕米 (verapamil)	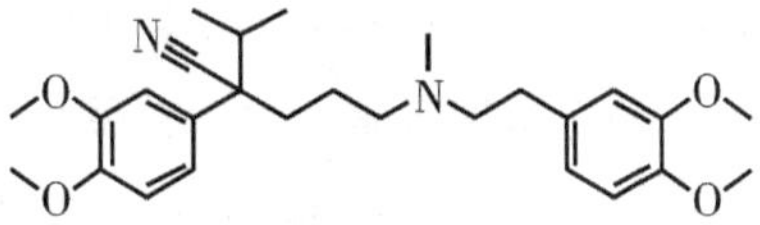	苯烷胺类钙离子拮抗剂
地尔硫䓬(diltiazem)	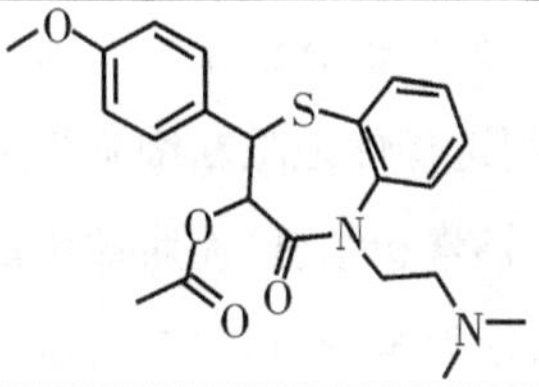	硫苯䓬类钙离子拮抗剂
桂利嗪 (stugeron)	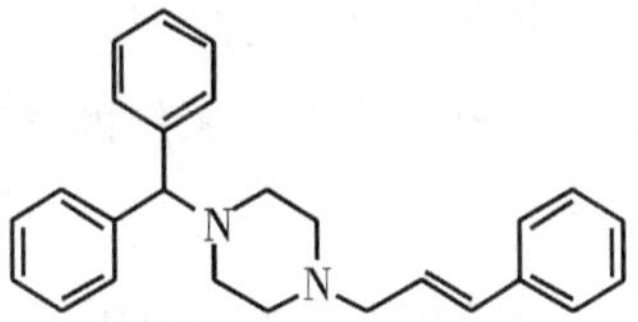	氟桂利嗪类钙离子拮抗剂
氟桂嗪 (flunarizine)	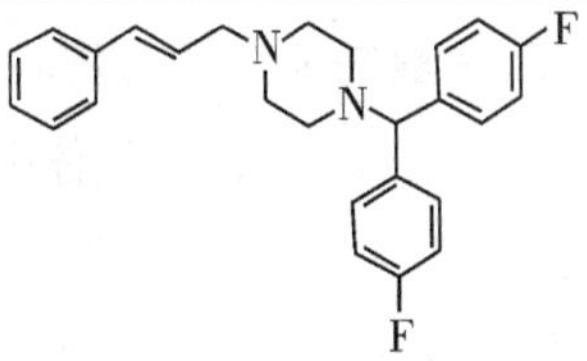	
普尼拉明 (prenvlamine)	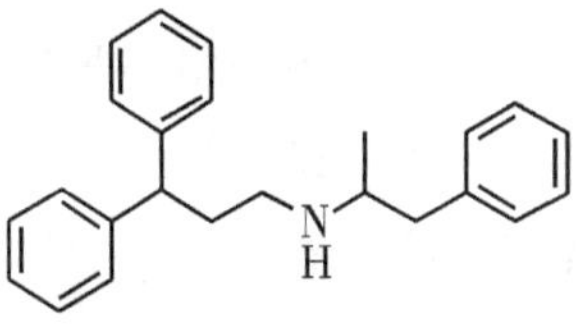	普尼拉明类钙离子拮抗剂

续表

哌克昔林 (perhexiline)	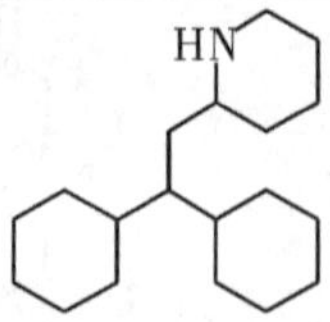	
乐卡地平 (lercanidipine)	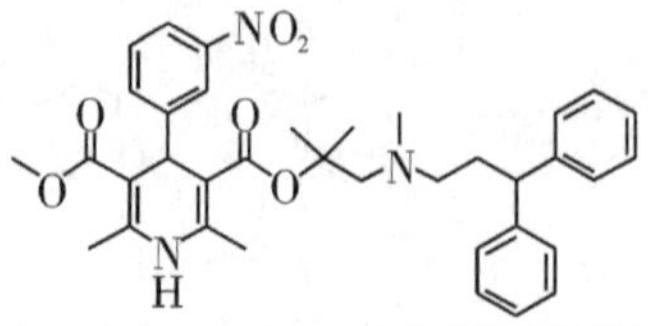	

2. **吸收与代谢** 尼群地平口服吸收良好,达90%以上。口服后约1.5 h血药浓度达峰值,血浆蛋白结合率>90%,生物利用度约30%,$t_{1/2}$为2 h。口服后30 min收缩压开始下降,60 min舒张压开始下降,降压作用在口服后1~2 h最大,药效持续6~8 h。在肝内代谢,70%经肾排泄,8%随粪便排泄。氨氯地平口服吸收后,6~12 h血药浓度达至高峰,绝对生物利用度约为64%~90%,通过肝脏被广泛代谢,约90%被代谢为无活性的代谢产物,其他10%以原形排出。硝苯地平口服给药后几乎完全吸收。由于首过效应,即释型硝苯地平口服给药后的生物利用度为45%~65%。稳态浓度时硝苯地平控释片的生物利用度相当于硝苯地平的68%~86%。血浆蛋白结合率>95%。硝苯地平绝大多数以代谢产物形式经肾排泄,另有约5%~15%经胆汁排泄到粪便中,尿中仅有微量原形药物。

3. **药理作用** 钙离子拮抗剂选择性地阻断细胞膜上的钙离子通道,使胞内肌浆网释放钙离子减少,同时减少钙离子与调钙素相结合,使肌球蛋白氢键激酶活化,肌球蛋白与肌动蛋白相互作用引起的收缩作用减弱,使得全身血管扩张,血压下降。此外,钙离子拮抗剂还具有抑制心肌收缩力、降低心肌耗氧量、松弛血管平滑肌、引起血流动力学变化等心血管系统方面的作用,以及抑制血小板聚集、抑制神经及内分泌系统的兴奋分泌偶联以及减少交感神经末梢递质的释放等作用。

4. **临床应用与不良反应** 对于轻度或中度高血压,单独给予钙离子拮抗剂治疗可达到满意的降压效果。对于重度高血压,一般需要多种药物联合治疗方可达到满意控制血压的效果。在这种情况下钙离子拮抗剂可以与利尿剂、β受体阻滞剂、ACEI、ARB等其他类型的降压药联合应用以取得更好的降压效果。由于非二氢吡啶类钙离子拮抗剂维拉帕米和地尔硫䓬均有负性肌力作用并可引起心率减慢,故与β受体阻滞剂联合应用时需谨慎。

长效钙离子拮抗剂降压作用良好,不影响糖代谢和脂质代谢,有保护血管内皮和抗动脉粥样硬化等降压以外的作用,长期应用能够显著减少心脑血管事件尤其是脑卒中的发生。在高血压的联合药物治疗中,钙离子拮抗剂有其独特的作用,几乎可以与各类抗高血压药联合使用而增强降压疗效,具有广阔的应用前景。

钙离子拮抗剂的不良反应主要与其过度血管扩张有关,如硝苯地平可引起反射性心率增快、头痛、脸部潮红、踝部水肿。短效、速效二氢吡啶类钙离子拮抗剂不宜用于高血压合并冠心病患者，也不宜应用于大剂量治疗原发性高血压患者。维拉帕米可抑制心脏传导系统和引起便秘。还有报道称钙离子拮抗剂长期应用可引起牙龈增生。

（五）β 受体阻滞剂

β 受体阻滞剂的发现和临床应用被认为是 20 世纪药理学和药物治疗学上重大进展的里程碑之一。β 受体阻滞剂对冠心病患者具有减慢心率、降低心肌耗氧量、全面降低心肌做功的作用，可用于治疗心绞痛、心肌梗死及高血压等。

1. **结构与制剂** β 受体阻滞剂根据其作用特性不同而分为三类：第一类作用于 β_1 和 β_2 受体，常用药物为普萘洛尔；第二类选择性作用于 β_1 受体，常用药物为美托洛尔、阿替洛尔、比索洛尔、倍他洛尔；第三类可同时作用于 β 和 α_1 受体，具有外周扩血管作用，常用药物为卡维地洛、拉贝洛尔、阿罗洛尔（表 8－5）。常用制剂：盐酸普萘洛尔，阿替洛尔，片剂，每片 12.5 mg；酒石酸美托洛尔，片剂，每片 25 mg；针剂，每支 2 mg。

表 8－5 几种 β 受体阻滞剂的化学结构

普萘洛尔（propranolol）	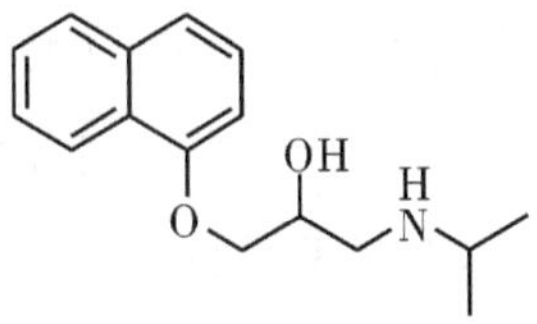	作用于 β_1 和 β_2 受体
美托洛尔（metoprolol）	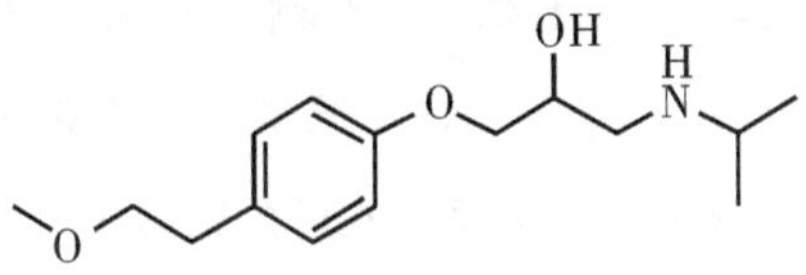	作用于 β_1 受体
阿替洛尔（atenolol）	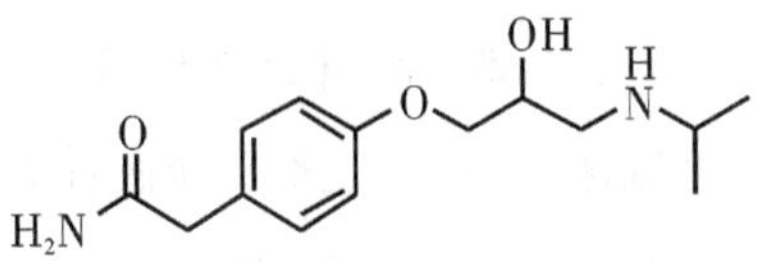	
比索洛尔（bisoprolol）	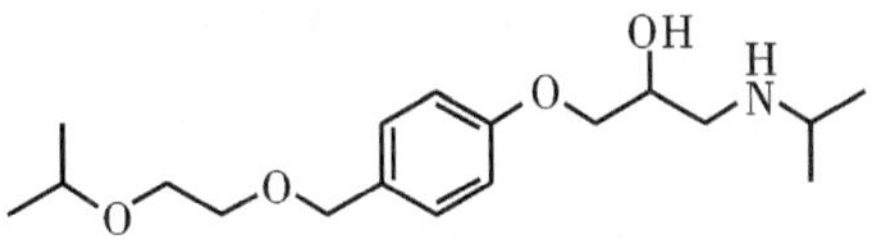	
倍他洛尔（betaxolol）	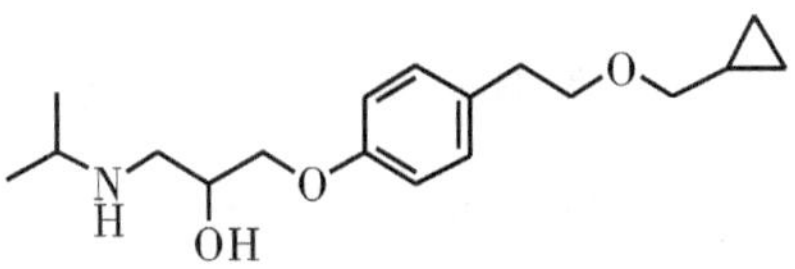	

续表

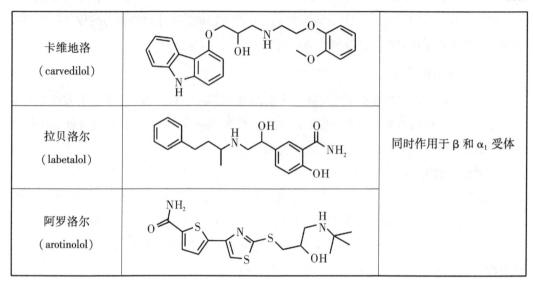

卡维地洛 (carvedilol)	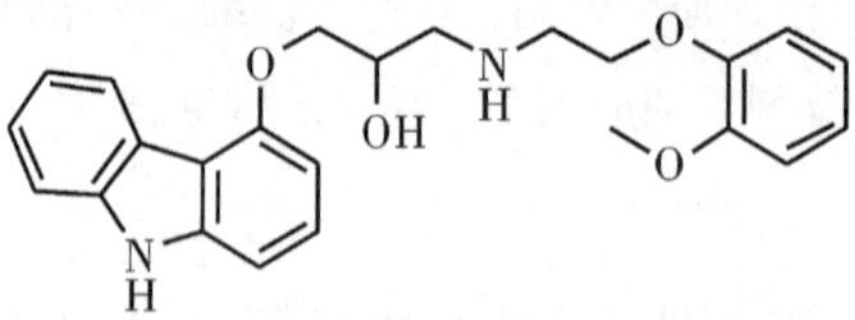	同时作用于 β 和 α_1 受体
拉贝洛尔 (labetalol)	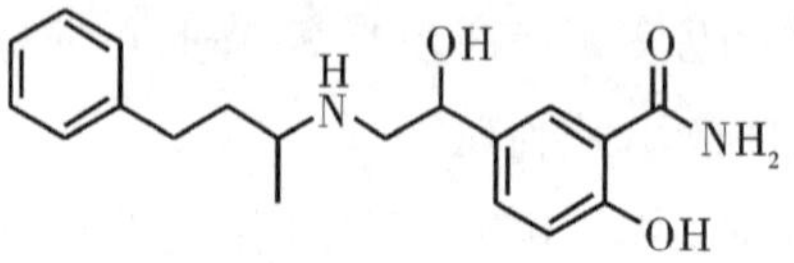	
阿罗洛尔 (arotinolol)	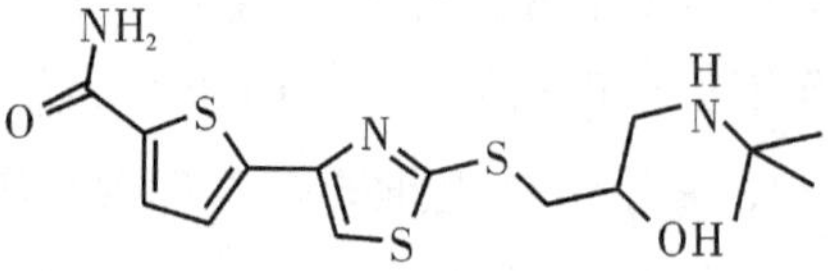	

2. **吸收与代谢** 芳香族环状结构的不同使各种 β 受体阻滞剂在吸收、分布、代谢和排泄等方面存在显著差异。普萘洛尔和美托洛尔脂溶性高,口服后几乎完全经胃肠道吸收,吸收率大于 90%。由于首过效应,其生物利用度仅为 30%。受肝脏中 P450 酶系统基因多态性的影响,其生物利用度、血药浓度峰值水平、血浆半衰期个体差异很大。当加大剂量,肝脏的摄取开始饱和时,可使血浆中浓度超比例上升。如普萘洛尔的剂量为 120 ~ 240 mg/d,增至 480 mg/d 时,剂量增加 4 倍,而血药浓度上升 10 倍。阿替洛尔和纳多洛尔亲水性强,胃肠道的吸收率分别为 50% 和 30%,阿替洛尔小剂量可通过血脑屏障。血浆蛋白结合率为 6% ~ 10%。服后 2 ~ 4 h 作用达峰值,半衰期为 6 ~ 7 h,主要以原形自尿排出。

3. **药理作用** β 受体阻滞剂的降压机制主要在于阻断心脏的 β_1 肾上腺素受体,降低心脏收缩力和速率,进而减小动脉血压和心脏负荷。此外肾脏 β_1 肾上腺素受体阻断抑制肾素的释放,进而降低血管紧张素Ⅱ和血浆醛固酮水平,降低整个交感神经的活性从而减少心脏排出量、降低血浆容量、降低血管张力从而产生降压作用。β 受体阻滞剂不仅可以对抗交感神经系统的过度激活而发挥降压作用,同时还可以通过降低交感神经张力而预防儿茶酚胺的心脏毒性作用,通过抑制过度神经激素和肾素 – 血管紧张素 – 醛固酮的激活而发挥心血管保护作用。

4. **临床应用与不良反应** β 受体阻滞剂常用于原发性高血压,可单独应用作为抗高血压的首选药,也可与其他抗高血压药合用;对于年轻高血压患者、心排出量及肾素活性偏高者疗效较好,心肌梗死患者,高血压伴有心绞痛、偏头痛、焦虑者也是应用 β 受体阻滞剂的适用人群。与其他抗高血压药相比,其优点为不引起直立性低血压,较少引起头痛和心悸,且与利尿药合用时对多数高血压患者有效。

β 受体阻滞剂产生的不良反应主要有:①心血管反应,如心力衰竭、低血压、心动过缓和传导阻滞等，有心脏传导阻滞病史、病窦综合征或存在Ⅱ度房室传导阻滞的患者禁用。②支气管痉挛，所有 β 受体阻滞剂对支气管哮喘患者甚至支气管炎患者，可诱发支气管痉挛。③反跳现象，长期应用后突然停药可导致血压上升、严重心律失常发作次数增加等现象，其机制可能与受体上调有关。④其他不良反应，如肢端循环障碍，低血糖，中枢神经系统反应（如多梦、幻觉、失眠和抑郁症），以及腹泻、恶心、胃痛等消化道症状。

二、抗高血压药的航空医学应用

1. **飞行人员高血压流行病学资料** 《中国高血压防治指南》(2018 年修订版）根据血压水平、危险因素、靶器官损害程度及临床相关疾病将高血压分为 4 种：①低危组：男性年龄 <55 岁，女性年龄 <65 岁，高血压 1 级、无其他危险因素，或血压值在 130 ~ 139/85 ~ 89 mmHg 之间，有 1 ~ 2 个危险因素。典型情况下，10 年随访中患者发生心血管事件的危险 <15%。②中危组：高血压 2 级、无其他危险因素，或高血压 1 级，同时有 1 ~ 2 个危险因素。典型情况下，该组患者随后 10 年中发生主要心血管事件的危险约 15% ~ 20%。③高危组：高血压 3 级、无其他危险因素，或高血压 2 级，同时有 1 ~ 2 个危险因素，或血压值在 130 ~ 139/85 ~ 89 mmHg 之间，高血压 1 ~ 2 级，兼有 3 种或更多危险因素，靶器官损害或慢性肾脏疾病 3 期，无并发症的糖尿病。典型情况下，该组患者随后 10 年中发生主要心血管事件的危险约 20% ~ 30%。④极高危组：高血压 3 级同时有 1 种以上危险因素，或兼靶器官损害或慢性肾脏疾病 3 期，无并发症的糖尿病；血压值在 130 ~ 139/85 ~ 89 mmHg 之间或高血压 1 ~ 3 级并有临床相关疾病或慢性肾脏疾病高于 4 期，有并发症的糖尿病。典型情况下，该组患者随后 10 年中发生主要心血管事件的危险≥30%。

飞行人员虽经过严格选拔，但由于其特殊的工作性质和饮食习惯等原因，高血压仍是其常患的疾病之一，高血压所带来的器官损害严重威胁飞行人员飞行安全。文献报道，我国民航飞行人员的高血压患病率为 3.83% ~ 6.80%，美国民航飞行员患病率为 7.82%，我国空军飞行员高血压患病率为 9.7%。根据 2012 年《民用航空人员体检合格证管理系统》的数据统计显示，在岗现役飞行员（不含飞行学生）共 27 660 人，患高血压患者人数为 2237 人，患病率为8.09%，患病率较文献报道的有所上升，且随着年龄增长，患病率也明显增加，40 岁以上飞行员高血压患病率接近 10%。1995 至 1999 年在飞行人员住院疾病谱中，高血压的构成比逐年上升，最高达 29.9 %；高血压在韩国民航飞行人员临床疾病谱中占比约 19.7%，在美军飞行员停飞的疾病谱中排位第二。

2. **飞行人员抗高血压药使用原则** 抗高血压药的治疗目标不仅仅是控制血压至正常水平，而且还应该降低并发症的发生率。药物治疗高血压应遵从以下原则：①采用较小的有效剂量以减少不良反应，如疗效不满意时再逐步增加剂量；②每天 24 h 内血压应稳定控制在目标范围内,以防止血压波动损害靶器官;③当低剂量单药治疗疗效不满意时可以采用两种或多种降压药物联合治疗,以增强降压效果而不增加不良反应。此外,对于患高血压飞行员的药物治疗,除了平稳降压、维护和改善生活质量外,还应该尽可能地减少药物的不良反应以免对飞行安全造成影响。

中国民用航空局(CAAC)和美国联邦航空管理局(FAA)判定飞行员高血压的标准为收缩压/舒张压持续高于155/95 mmHg。CAAC 和 FAA 规定允许使用的抗高血压药有:噻嗪类利尿剂、ACEI、ARB、钙通道阻滞药和 β 受体阻滞剂,禁止服用中枢性降压药物。CAAC 规定首次或更换使用(含调整剂量)抗高血压药,应地面观察至少 2 周,收缩压/舒张压持续控制在155/95 mmHg 以内,无症状,无所服药物的不良反应;无影响安全履行职责的心、脑或肾等重要器官并发症。FAA 规定如使用单一降压药不能控制血压时,最多可同时使用 3 种上述允许使用的降压药;更换使用(含调整剂量)抗高血压药时,应地面观察 7 d,降压平稳有效,无不良反应方可执行飞行任务。

美国空军和陆军飞行员高血压的判别标准为收缩压/舒张压持续高于 140/90 mmHg。美国空军是军队中唯一不需要批准就可以使用降压药的机构。允许使用的药物有:单独服用噻嗪类利尿剂、ACEI 或 ARB,以及联合使用噻嗪类利尿剂与保钾利尿剂(氨苯蝶啶)。当飞行员收缩压/舒张压不高于 160/100 mmHg 时,美国《空军特许飞行指南》(*Air Force Waiver Guide*)建议,通过调整生活方式降低血压,如无高血压症状,每年可连续完成 6 个月的飞行任务。服用单一降压药的飞行员需要地面观察,降压有效才能许可飞行。如无效须附加药物治疗或使用规定外的其他降压药时,则暂停其飞行资格,特许鉴定合格后方可飞行。患有高血压的陆军飞行员,服用降压药需经过批准,允许服用的药物包含 ACEI、ARB 和 α 受体阻滞剂三类,其他降压药物不允许使用。飞行员服用药物后要进行地面观察,考察药物的疗效及不良反应,如果产生药物耐受性,航空医生或其指挥官可临时停止其执行飞行任务,临时停飞时间最高达 1 年。美国海军飞行员高血压的判别标准为,收缩压不高于 150 mmHg,如通过调节生活方式降低血压后,每年可连续完成 6 个月的飞行任务,未经允许不得私自服用降压药。《海军航空医学特许指南》(*The U. S. Navy Aeromedical Reference and Waiver Guide*)推荐使用 ACEI 作为一线降压药,因为其长期使用不产生药物耐受性及不良反应少等。指南中规定还可使用噻嗪类利尿剂,但 ARB 经过论证后方可以使用。服用降压药的海军飞行员,需经海军航空医生复检后方可执行飞行任务。

3. 抗高血压药在航空医学中的应用 国际民用航空组织制定的《民用航空医学手册》中指出,随着大量安全、有效的抗高血压药的出现,许多过去因高血压而丧失驾驶资格的飞行员,现在仍能参加飞行。大多数良性原发性高血压,对于一般性卫生措施和服用一种或联合应用几种抗高血压药(如利尿药与钙离子拮抗剂联用、钙离子拮抗剂与 ACEI 和 ARB 联用)有良好反应。此外，还应注意飞行人员的服药剂量，以及允许服用的药物可能引起影响飞行安全的不良反应，如对中枢神经系统、运动耐力、认知操作能力和情绪状态以及睡眠的影响等。

(1)利尿药 航空医学界已广泛接受噻嗪类利尿剂的降压疗法。此类药物通过增加尿钠排泄减少血容量，达到降压效果，尤其对于盐敏感性高血压，利尿剂的降压效果更好。我国人群食盐摄入量高于西方国家人群摄入量，我国盐敏感性高血压人数约占全部高血压人数的60%。使用利尿剂早期往往伴有心排出量下降和外周血管功能增强，随着用药时间的延长，血容量和心排出量恢复至治疗前水平而外周压力下降。利尿剂对于心脏功能和血管反射功能无影响，而且可以和多种其他类别降压药联合使用，同时利尿剂不会影响智力和操作能力，对于飞行人员来说，利尿剂是一个很好的选择。

对于患高血压的飞行人员，建议每天使用氢氯噻嗪的剂量不超过25～50 mg。对于接受治疗的飞行人员，在恢复飞行前，必须有一个数周的观察期，以排除副作用和药物的特异反应。即使患者对利尿剂已完全接受，仍须监护可能出现的低血钾、高尿酸症和血糖升高。

(2)β受体阻滞剂 虽然β受体阻滞剂种类繁多，但其副作用也很明显，除了会引起代谢问题如脂代谢紊乱、糖耐量下降外，男性功能下降也是一种常见的副作用。此外，β受体阻滞剂引起的易疲劳、运动耐力下降及中枢神经系统表现如睡眠问题、注意力减退等也使这类药物在航空领域内的使用受到了限制。

①β受体阻滞剂对中枢功能的影响。在一项普萘洛尔对人心理运动功能影响的试验中，受试者分别采用单剂量与连续用药，用视觉运动反应评价用药对中枢系统的影响。结果表明：单剂量服用普萘洛尔，视觉运动反应时明显延长；连续用药1周后的视觉运动反应亦明显延长；但更长时间用药时视觉运动反应时与安慰剂无明显差别。在研究阿替洛尔对人体模拟飞行工作能力和血流动力学影响的试验中，分别测定受试者交叉服用阿替洛尔和安慰剂后，在以下几种模拟飞行因素作用下中枢认知功能的变化：地面；模拟海拔3812.5 m低压缺氧；地面，20 min内经受－5.33 kPa(－40 mmHg)～0下体负压。结果表明，上述单一因素对人体认知能力均无明显影响，但低氧复合下体负压使工作能力明显降低。

②β受体阻滞剂对心血管功能的影响。瑞典皇家空军曾研究普萘洛尔对飞行员进行模拟飞行和踏车运动时心血管功能的影响。结果显示：模拟飞行时，飞行员心率、动脉血压和心输出量增加，外周血管阻力轻度下降，说明模拟飞行时飞行员出现了一定程度的应激反应；体力负荷使心率和心输出量增加更为明显，血压升高较少，可见飞行活动的精神负荷与踏车运动的体力负荷对心血管功能产生的影响不同，体力活动后代谢产物可引起骨骼肌血管舒张；普萘洛尔主要降低模拟飞行时的心血管应激反应，对体力负荷的心血管反应无明显作用，这说明飞行应激时心血管反应与β受体的关系较为密切（普萘洛尔主要使模拟飞行时的心率和心输出量的增幅降低，对血压的影响相对较小），可能实验中普萘洛尔用量较小，对飞行操纵

能力无明显副作用。

Lategola 等也观察了普萘洛尔对飞行员在模拟飞行因素作用下心血管功能的影响。实验应激为:①模拟海拔 3800 m 低压缺氧 75 min;②低气压条件下经受 -5.33 kPa(-40 mmHg) ~0 下体负压 2 min;③50 W 功率脚踏车运动 6 min,记录实验过程中飞行员心率、血压、动脉血氧饱和度(SaO_2)和颞动脉血液流速(Temporal artery biood fiow velocity, TAFV)的变化。结果表明,普萘洛尔使三种应激条件下飞行员的心率、血压、SaO_2和 TAFV 均明显降低。以上研究说明,单剂量的普萘洛尔(40mg)使血压正常的飞行员心血管功能下降,具有降低飞行耐力的不良作用。虽然下体负压的实验条件较载人离心机相对简单,但人体立位下体负压的耐受性可以间接反映其 + Gz 耐力。因此,飞行员服用普萘洛尔、阿替洛尔等 β 受体阻滞剂均有可能降低飞行中的心血管功能与 + Gz 耐力。

(3)ACEI 和 AT1 受体阻断药　ACEI 的副作用较少,对心理运动能力不产生明显影响,因此在航空医学中颇受青睐。AT1 受体阻断药的抗高血压效果与 ACEI 类似,而且还避免了如咳嗽等 ACEI 的副作用。大量研究证实 AT1 受体阻断药与其他类别降压药如 β 受体阻滞剂、钙离子拮抗剂相比,可明显降低心血管事件的发生率。

ACEI 对中枢功能的影响。Croog 等将 486 例患者随机分为卡托普利组、普萘洛尔 + 甲基多巴组、普萘洛尔 + 甲基多巴 + 双氢克尿噻组,治疗 24 周后,包括躯体症状、睡眠、性功能、工作能力与满意程度、情绪状态、社交、认知能力等指标的积分以卡托普利组的最高。Sudilovsky 等进一步观察了卡托普利、普萘洛尔和甲基多巴治疗后高血压患者认知能力的变化。结果表明,用卡托普利治疗后脑功能较普萘洛尔或甲基多巴治疗后有明显改善。若与治疗第 8 周时的积分值相比,服用卡托普利 16 周脑功能明显改善,而普萘洛尔或甲基多巴呈轻度下降,与卡托普利组有明显差别。Currier 等比较观察了单剂量卡托普利、去甲羟基安定和阿替洛尔对中枢功能的影响。结果表明,卡托普利对中枢功能无任何损害,反而明显提高短时记忆成绩与字母删除数目;而去甲羟基安定使数字符号译码积分、字母删除数目、按键速率明显减少,选择反应时明显延长;阿替洛尔使按键数目明显减少,但字母删除数目显著提高。卡托普利对情绪状态无明显影响,但去甲羟基安定使机警度明显降低,阿替洛尔使嗜睡感明显增加。

(4)钙离子拮抗剂　维拉帕米、地尔硫草和硝苯地平等钙离子拮抗剂对外周血管的作用相似,但前两者由于对心脏传导系统有影响,此外,维拉帕米对心脏收缩能力影响较大,因此维拉帕米、地尔硫草不适用于飞行人员,关于钙离子拮抗剂对认知能力影响的实验数据多集中在硝苯地平。此外,由于钙离子拮抗剂直接降低血管张力,因此是否对抗荷耐力产生影响是航空医学关注的焦点,但至今尚未有相关报道。

EHS/ESC2007 中明确提出抗高血压治疗的最大益处来源于血压下降本身,而与所使用的抗高血压药无关。目前常规应用的抗高血压药有五类:噻嗪类利尿药、β 受体阻滞剂、钙离子拮抗剂、ACEI、ARB，这五类药单独使用或合用均可作为治疗高血压的首选或维持用药。但由于各类药物均有其优点及使用限制，故在对飞行人员的用药选择中应有所侧重。美国民用航空医学研究所研究人员曾对飞行人员使用的抗高血压药的种类进行了抽样调查，结果表明，单用一种降压药的54人中，服用ACEI者占35%、服用β受体阻滞剂者占33%、服用利尿剂者占15%、服用钙离子拮抗剂者占13%、服用其他者占4%；使用多种降压药的33人中，82%的人服用了利尿剂、55%的人服用了β受体阻滞剂、18%的人服用了ACEI。因此，β受体阻滞剂、ACEI及利尿剂是飞行人员常用的抗高血压药。上述五类主要降压药均被获准在飞行人员中应用，但至少应证明飞行人员在服药后一定地面观察时间内无明显影响飞行的副作用，并且血压得到有效控制，方可考虑服药飞行。

第二节 高脂血症与动脉粥样硬化的治疗药物

一、常用高脂血症与动脉粥样硬化治疗药物的药理作用

（一）羟甲戊二酰辅酶A还原酶抑制剂（他汀类药物）

人体胆固醇约有1/3为外源性的，大部分在肝脏合成。3－羟－3－甲基戊二酰辅酶A（3－hydroxy－3－methylglutaryl CoA，HMG－CoA）还原酶是肝细胞合成胆固醇过程中的限速酶，能催化HMG－CoA生成甲羟戊酸（mevalonic acid，MVA），为内源性胆固醇合成的关键步骤，若抑制此酶则减少内源性胆固醇合成。

1976年Endo等从桔曲霉菌培养液中发现compactin有抑制HMG－CoA还原酶的作用，只因其副作用而未能用于临床。1979年他又在红曲霉菌中发现monacolin K。1980年Alberts从土曲霉菌发现monacolin。后来证明两者为同一物质，即洛伐他汀（lovastatin）。因洛伐他汀具有良好的调血脂作用，1987年美国FDA首先批准上市从而开启了HMG－CoA还原酶抑制剂研发的新纪元。辛伐他汀（simvastatin）是洛伐他汀的甲基化衍生物，调脂作用较洛伐他汀有所增强。同时发现compactin的活性代谢产物普伐他汀（pravastatin）也有很好的应用价值。氟伐他汀（fluvastatin）是第一个人工合成品，此后又合成了阿伐他汀（atovastatin）、西立伐他汀（cerivastatin）、瑞舒伐他汀（rosuvastatin）等，至今新品种仍在不断出现。这类药物简称他汀类药物。近年我国研制的血脂康，其主要成分为洛伐他汀，也属于此类药物。

1. 结构与制剂 他汀类药物都具有羟甲基戊二酸结构，有内酯环型和开环羟基酸型。内酯环型他汀在肝脏转换成开环羟基酸后呈药理活性。洛伐他汀和辛伐他汀都是内酯环型他汀，亲脂性较强，易透过细胞膜进入肝细胞，然后转化为开环羟基酸型他汀；普伐他汀是洛伐他汀的开环羟基酸型，水溶性较强。他汀类药物的化学结构见表8－6。常见制剂：洛伐他汀，片剂，每片10 mg；辛伐他汀，片剂，每片5 mg；普伐他汀，片剂，每片10 mg；阿托伐他汀，片剂，每片10 mg。

表 8-6　几种他汀类药物的化学结构

洛伐他汀 (lovastatin)	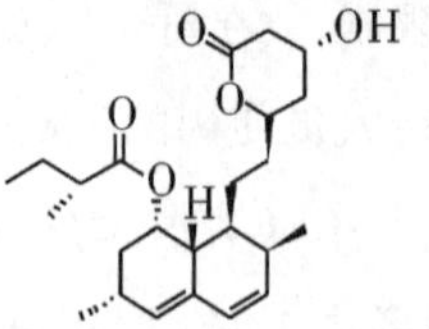	内环酯型他汀
辛伐他汀 (simvastatin)	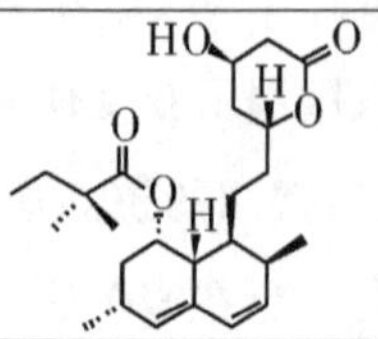	
普伐他汀 (pravastatin)	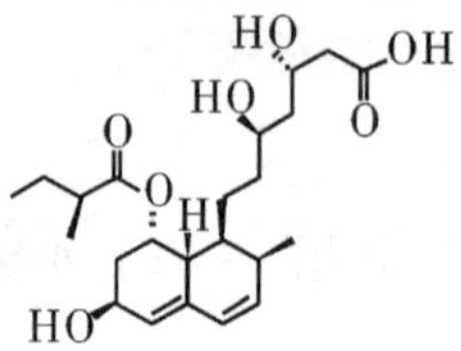	开环羟基酸型他汀
阿伐他汀(atovastatin)	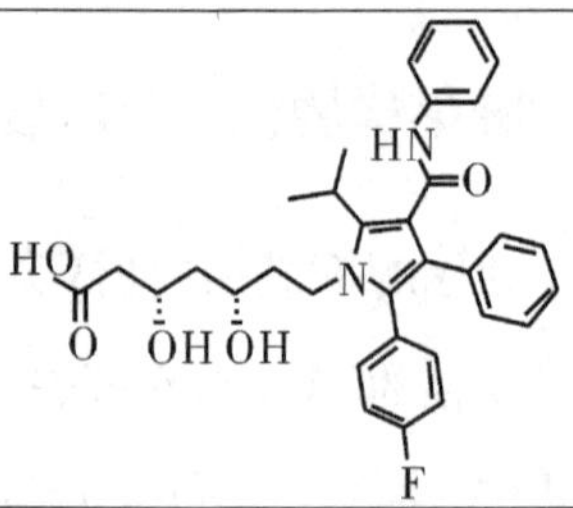	
瑞舒伐他汀 (rosuvastatin)	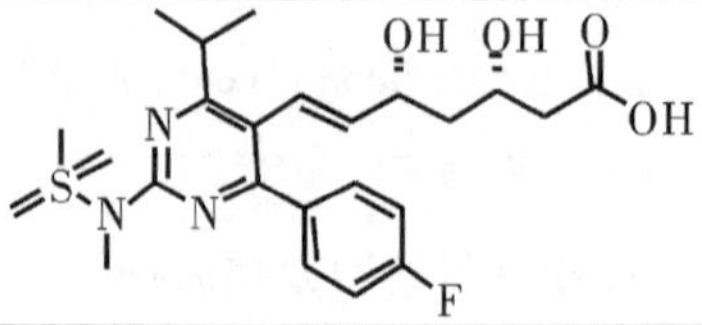	

2. **吸收与代谢**　他汀类药物口服吸收迅速，一般 4 h 内可达最大血药浓度。除普伐他汀外，大部分血药浓度较低。吸收后通过肝脏转化，由于首过效应，其生物利用度较低。洛伐他汀、辛伐他汀和阿托伐他汀经 CYP3A4 代谢，氟伐他汀主要经 CYP2C9 代谢而失活，西立伐他汀经 CYP3A4 和 CYP2C8 转化成 M1、M23 和 M24 三个仍具药理活性的代谢产物。代谢产物大部分经胆汁由肠道排出，少部分由肾排出。

3. **药理作用**　他汀类药物结构中的羟甲基戊二酸与 HMG-CoA 相似，能抑制 HMG-CoA 向 MVA 的转化，阻断细胞内羟甲戊酸代谢途径，使细胞内胆固醇合成减少，从而反馈性刺激细胞膜表面低密度脂蛋白(low density lipoprotein，LDL)受体数量增加、活性增强，使血清胆固醇清除增加。此外，能一定程度地降低甘油三酯(triglyceride，TG)和升高高密度脂蛋白(high density lipoprotein，HDL)。

4. **临床应用与不良反应**　他汀类药物适于高胆固醇血症和以胆固醇升高为主的混合型高脂血症。与胆汁酸结合树脂类药物联合应用，可提高降血清 LDL 效应 20% ~30%；若与烟酸或贝特类药物联合应用,可明显降低血清甘油三酯。他汀类药物有较好的耐受性和安全性,不良反应发生率约2% ~9%,可有胃肠反应、皮肤潮红、头疼等暂时性反应;可引起约1%的人的转氨酶升高超过正常值的3倍,并与剂量有关,若发生应立即停药,一般停药2 ~3个月后即可恢复。故在开始用药时或增加剂量3 ~6个月后应监测转氨酶。肌病综合征的发生率 <1%,主要特征为肌痛,若即时停药可逐渐恢复。儿童、孕妇、哺乳期妇女、肝功能和肾功能异常者不宜应用。

(二)胆汁酸螯合剂

胆汁酸是胆固醇的代谢产物,随胆汁排入肠腔,随后约95%的胆汁酸再经小肠被重吸收,形成“肝肠循环”而被重复利用。胆汁酸螯合剂相对分子质量大,进入小肠后不被破坏和吸收,能与胆汁酸螯合,阻止胆汁酸的肝肠循环,使肝细胞胆固醇不断地被转化为胆汁酸,致使胆固醇大量消耗,进而使得血浆TG和LDL水平逐渐降低。

1. 结构与制剂 胆汁酸螯合剂为碱性阴离子交换树脂,难溶于水,不易被消化酶破坏,是一类安全有效的降血浆TG和LDL药物。常用药有考来烯胺(chlestyramine,消胆胺)、考来替泊(colestipo,降胆宁),以及美国新上市的考来维仑(colesevelam,商品名Welchol,维康)。考来烯胺的分子式为 $C_{27}H_{47}N$,制剂主要为散剂,每包4 g;考来替泊的分子式为 $C_{11}H_{28}ClN_5O$,制剂主要为散剂,每包5 g;考来维仑分子式为 $C_{13}H_{67}Cl_3N_4O$,化学结构见图8 -2,常用制剂为盐酸考来维仑片,每片625 mg。

2. 吸收与代谢 考来烯胺口服后胃肠道难吸收,用药后1 ~2周,血浆胆固醇浓度开始降低,可持续降低1年以上,停药后2 ~4周血浆胆固醇浓度恢复至基础水平。与胆酸在肠道结合成复合物随粪便排出体外。

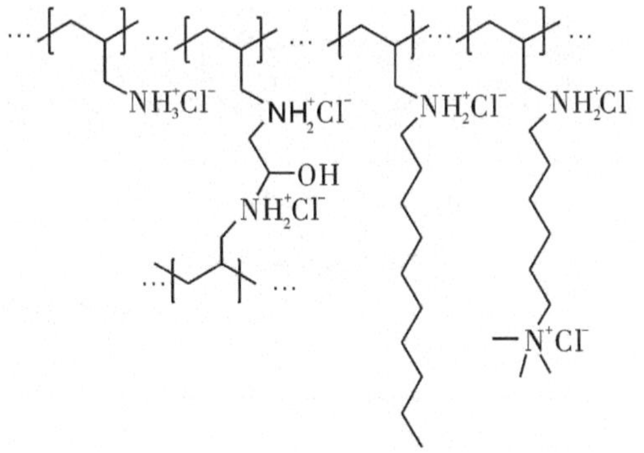

图8 -2 考来维仑的化学结构

3. 药理作用 考来烯胺和考来替泊不易被消化酶破坏,也不被消化道吸收,在肠道内与胆汁酸形成络合物随粪便排出,故可阻断胆汁酸的重吸收和胆固醇的合成。同时肝脏代偿性增加了肝细胞表面LDL受体数量,促进血中LDL向肝内转移,导致血中LDL和TG浓度下降。

4. 临床应用与不良反应 适用于Ⅱa及Ⅱb型高脂蛋白血症、家族性杂合体高脂蛋白血症。因胆固醇降低后肝脏代偿性羟甲基戊二酰辅酶HMG - CoA还原酶活性增强,则可促进胆固醇合成,故本类药物常与 HMG - CoA 还原酶抑制剂合用,以增强降低血清 LDL 和胆固醇的作用。对纯合子家族性高脂血症患者,因其肝细胞表面缺乏 LDL 受体,因此本类药物治疗效果较差。本类药物的用药剂量较大,又有一定的刺激性,可引起恶心、腹泻、便秘和食欲减退等,这些症状一般可在 2 周后逐渐消失;若便秘过久,应该停药。还有可能出现短期的转氨酶升高、高氯酸血症和脂肪痢等。Ⅲ、Ⅳ、Ⅴ型高脂血症患者忌用,完全性胆道梗阻等患者禁用。

(三)苯氧酸类药物

苯氧酸类药物又称贝特类药物,20 世纪 60 年代开发的苯氧芳酸衍生物氯贝丁酯有降低 TC 及 VLDL 的作用特点,但对 LDL 的作用不一致。此类药物,特别是以吉非贝齐为代表的新一代产品,降低 TG 的疗效确切,而升高 HDL 水平的作用强于他汀类药物的。

1. 结构与制剂 苯氧芳酸类药物有氯贝丁酯(clofibrate)、吉非贝齐(gemfibrozil)、非诺贝特(fenofibrate)、苯扎贝特(bezafibrate)等。苯氧芳酸类药物降血脂作用强,起效快,降甘油三酯的作用比降胆固醇的作用强,其化学结构见表 8 - 7。常见制剂:氯贝丁酯,胶囊,每粒0.5 g;吉非贝齐,片剂,每片 150 mg;非诺贝特,片剂,每片 150 mg;苯扎贝特,片剂,每片 200 mg。

表 8 - 7 几种胆苯氧酸类药物的化学结构

氯贝丁酯 (clofibrate)	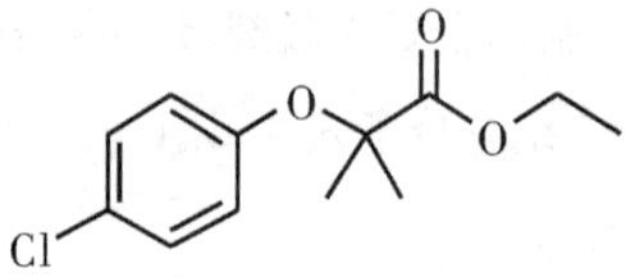	苯氧酸类型
吉非贝齐 (gemfibrozil)	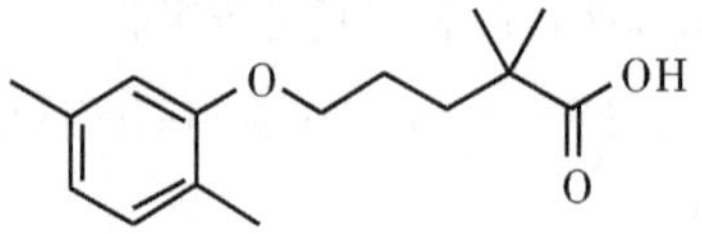	
非诺贝特 (fenofibrate)	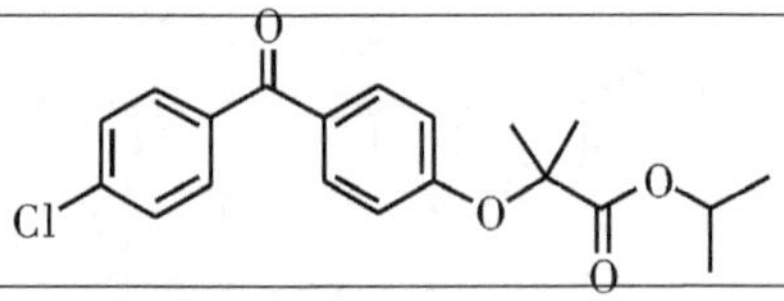	
苯扎贝特 (bezafibrate)	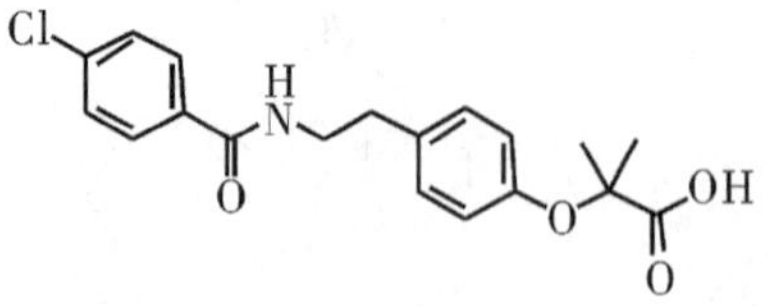	

2. 吸收与代谢 苯氧酸类药物口服吸收迅速而完全,数小时即达血药浓度峰值,与血浆蛋白结合率高。部分有肝肠循环,此类药物的半衰期从数小时至 24 h 不等。大部分药物经肝脏与葡萄糖醛酸结合,少量以原形经肾排出。肾功能不良者可使血药浓度提高和 $t_{1/2}$ 延长。由于其化学结构各有差异,代谢亦不尽相同。吉非贝齐和苯扎贝特具活性酸形式,吸收后发挥作用速度快,持续时间短,$t_{1/2}$ 仅 1 ~ 2 h;氯贝丁酯和非诺贝特需先水解成活性酸形式而发挥作用,t_{max} 约为 4 ~ 5 h,$t_{1/2}$ 约 13 ~ 20 h。

3. **药理作用** 苯氧酸类药物能减少 VLDL 的合成，增强脂蛋白酯酶活性，促进 VLDL 的分解代谢而降低 TG，还能促进载脂蛋白（apolipoprotein，apo）A－Ⅰ和 A－Ⅱ的合成而使 HDL 含量增加。贝特类药物通过激活过氧化物酶增殖体活化受体 α（peroxisome proliferator activated receptor alpha，PPAR－α），刺激脂蛋白脂酶（lipoprotein lipase，LPL）、apoA－Ⅰ、apoA－Ⅱ、apoA－Ⅴ基因的表达，增强 LPL 活性，从而降低 TG 和升高 HDL 水平，促进胆固醇的逆向转运。

4. **临床应用与不良反应** 苯氧酸类药物主要用于原发性高 TG 血症，对Ⅲ型高脂蛋白血症和混合型高脂蛋白血症也有较好的疗效，也可用于 2 型糖尿病的高脂血症。特别是对于Ⅲ型高脂蛋白血症的敏感者，它能明显降低已升高的 TG。非诺贝特除调血脂外，还可降低尿酸水平，可用于伴有高尿酸血症的患者。苯扎贝特能改善糖代谢，可用于糖尿病伴有 TG 血症的患者。与口服抗凝药同用，可使抗凝活性增强，常需减少抗凝药 1/3～1/2 的剂量。与他汀类药联合应用，有提高肌病发生的可能。一般耐受良好，不良反应发生率约 5%～10%。主要为消化道反应，如食欲不振、恶心、腹胀等，其次为乏力、头痛、失眠、皮疹、阳痿等，偶有肌痛、尿素氮增加、转氨酶升高，停药后可恢复。

（四）烟酸类药物

烟酸为水溶性维生素 B 族，在人体内转化为烟酰胺，烟酰胺是辅酶Ⅰ和辅酶Ⅱ的组成部分，参与体内脂质代谢。烟酸类药物主要用于治疗由于 LDL 胆固醇增多和 HDL 胆固醇减少所导致的血脂异常。

1. **结构与制剂** 烟酸又名尼克酸，也称作维生素 B_3，分子式为 $C_6H_5NO_2$，分子量为 123.11。烟酸可与其他物质结合成酯，如烟酸戊四醇酯（niceritorl）、烟酸肌醇酯（inositol hexanicotinate）、尼可莫尔（nicomol）、烟酸生育酚酯（tocopheryl nicotinate）等，服用后在体内释放出烟酸仍有效。

2. **吸收与代谢** 口服吸收迅速而完全（>95%），t_{max}为 30～60 min。口服 1 g，1 h 内血浆浓度可达 15～30 μg/ml。很少与血浆蛋白结合（<20%），$t_{1/2}$为 20～45 min。小剂量应用主要被肝脏摄取，转为代谢产物烟尿酸（nicotinuric acid）经尿液排出；若大剂量应用，则有较多的原形药经尿液排出。

3. **药理作用** 烟酸在体内转化成烟酰胺，后者是烟酰胺腺嘌呤二核苷酸（NADH）和烟酰胺腺嘌呤二核苷酸磷酸（NADP）的前体物质。NADH 和 NADP 是脂质代谢尤其是脂肪酸合成及 β 氧化所必需的辅酶，从而影响机体的脂质代谢。烟酸抑制脂肪组织内的甘油二酯酶活性从而抑制脂肪组织的动员，减少脂肪组织中甘油三酯游离脂肪酸的动员，降低血浆中游离脂肪酸含量，从而减少肝脏的 TG 合成和 VLDL 的分泌；增强 LPL 活性，促进血浆 TG 的水解，降低 VLDL 浓度；减少 apo B 的合成，促进 VLDL 的分解代谢，从而降低 VLDL 和 TG 水平。早年发现大剂量烟酸能降低血清 TG，预防实验性动脉粥样硬化，后证明其抗动脉粥样硬化作用与在体内转化烟酰胺无关。

4. **临床应用与不良反应** 烟酸为广谱调血脂药，尤其对Ⅱb 和Ⅳ型高脂血症效果最好，适用于混合型高脂血症、高 TG 血症、低 HDL - 胆固醇血症及高脂蛋白(a)血症。长期大规模观察认为烟酸能减少冠心病的发作次数和降低死亡率。若与他汀类或贝特类药物配伍使用，可提高疗效。由于所用剂量较大，开始时常有皮肤潮红及瘙痒，故应从小剂量开始(每次0.1g,2 次/日)。阿司匹林不仅能缓解烟酸所致的皮肤血管扩张，还能延长其半衰期，并防止烟酸所致的尿酸浓度升高，因此，烟酸若与阿司匹林配伍使用，可使反应减轻。此外，烟酸刺激胃黏膜而发生消化道症状，加重或引起消化道溃疡，餐时或餐后服用可以减轻这些症状。长期应用可致皮肤干燥、色素沉着或棘皮症。偶有肝功能异常、血尿酸增多、糖耐量降低等，停药后可以恢复，故应定期检测肝功能、血糖和尿酸。一般溃疡病、糖尿病、痛风及肝功能异常者禁用。

(五)多烯脂肪酸类药物

多烯脂肪酸类(polyenoic fatty acids)药物又称多不饱和脂肪酸类(polyunsaturated fatty acids, PuFAs)药物，根据其不饱和键在脂肪酸链中开始出现的位置不同，可将其分为 n - 3 型和 n - 6 型。主要的 n - 3 型多烯脂肪酸有二十碳五烯酸(eicosapentaenoic acid, EPA)、二十二碳六烯酸(docosahexaenoic acid, DHA)和 α - 亚麻酸(α - linolenic acid, α - LNA)。它们主要来自海洋生物的油脂，个别陆地生物的油脂中含有少量的 α - LNA。n - 6 型多烯脂肪酸主要来源于植物油，包含亚油酸(Linoleic acid, LA)和 γ - 亚油酸(γ - liinolenic acis, γ - LNA)。

n - 3 型多烯脂肪酸有明显的调血脂药理作用，降低 TG 及 VLDL - TG 的作用较强，能使其分别下降 20% ~28% 和 42% ~52%；升高 HDL 的作用较为明显，增大 apo A - Ⅰ/apo A - Ⅱ的比值；LDL 和 apo B 一般无改变，甚至轻度升高，这可能与制品中 EPA 和 DHA 的比例不同有关。n - 3 型多烯脂肪酸较广泛地分布于细胞膜磷脂，可取代花生四烯酸(arachidonic acid, AA)，作为三烯前列腺素和五烯白三烯的前体，产生相似的活性物质，呈多方面的药理作用。n - 6 型多烯脂肪酸中的亚油酸和 γ - 亚麻酸本身有较弱的调血脂作用，后者在体内转化为二高 - γ - 亚麻酸(dihomo - γ - linolenic acid, DGLA)，代谢产生 PGE_1，呈现调血脂、抗血小板的抗动脉粥样硬化效应。

二、高脂血症与动脉粥样硬化治疗药物在航空医学中的应用

1. **飞行人员高脂血症现状** 血浆中的脂质包括胆固醇、胆固醇酯、TG、磷脂及游离脂肪酸等，以结合形式存在于血液中，其中游离脂肪酸与白蛋白结合，其余脂质都与球蛋白结合成脂蛋白。凡空腹血清总胆固醇超过 5.98 mmol/L，甘油三酯超过 1.65 mmol/L 可诊断为高脂血症。我国飞行人员存在超重及血脂升高倾向。有关资料表明，超重飞行人员血脂水平明显升高，其冠心病患病率亦明显升高。我国飞行人员 30 岁组的 LDL、TG 及动脉硬化指数即 HDL 胆固醇与 HDL 之比达到一般人群 40 ~50 岁的水平。北约成员国医学研究所曾在 20 世纪

70 年代至 80 年代对 120 名飞行人员进行调研，发现患高脂血症者高达 30% ~68.5%。我军空军航空医学研究所在同时期也对 120 名飞行人员血胆固醇的水平与分型进行了研究。10 年前血胆固醇超常者占 19.1%，10 年后达到 30.5%，增高了 11.4%，结合其他血脂测定，血脂异常者达 54.2%。现在，飞行人员的肥胖和高脂血症问题仍较突出。由于高脂血症与心血管疾病的发生发展有密切关系，因此应高度重视飞行人员高脂血症的防治。

2. 飞行人员高脂血症的治疗与用药原则 飞行人员的高脂血症首先应采用营养治疗，其原则为：①肥胖和超重者每天减少 836.8 ~1173.6 kJ(200 ~400 kcal)热量，每月降低体重 1 ~2 kg；②脂肪占总热量的 25%，其中动物性脂肪应为总热量的 1/3 以下；③糖占总热量的 60%；④蛋白质占总热量的 15%；⑤胆固醇每天限制在 500 mg 左右。在进行药物治疗前，营养治疗至少应进行 3 ~6 个月。调节膳食可使胆固醇降低 10% 左右，若不能进一步控制，则应结合降脂药物进行治疗。

对于军事飞行员，尤其是喷气式高性能飞机的飞行员，应首选结合胆汁酸的降脂药，因这些药物疗效较好且较为安全，但这类药物携带不便，且会产生胃肠不适症状，飞行人员难以接受。苯氧异丁酸类衍生物和 HMG - CoA 还原酶抑制剂具有更强的降脂作用，患者易于接受，短期与中长期用药的严重副作用较少，亦可推荐飞行人员使用。由于飞行人员体质较好，一些药物毒副作用应经观察和实验室检查确认无影响后才能恢复飞行。由于降脂治疗往往需要长时间用药，飞行人员服用降脂药物的起始 6 ~12 个月应每隔 6 周做 1 次肝功和肌酸激酶等检查，以后每年检查 2 ~3 次，以上指标合格后，飞行员才能恢复飞行，但不能单飞，可恢复副驾驶资格；航空工程师可恢复飞行资格，但仍需定期检查。

3. 飞行人员应用降脂药物的注意事项 许多情况下高胆固醇血症治疗需要长期服药，服药后对飞行人员思维、认知、记忆、判断、反应、警觉以及飞行操作和飞行耐力有何影响，是临床航空医学关注的一个重要问题，也是判断飞行人员服药后能否继续飞行的基本依据。由于降脂治疗时体内胆固醇水平下降，而胆固醇是中枢神经系统的重要组成部分，约占机体非交换型胆固醇库的 20%，因此，降脂治疗可能会影响中枢神经系统功能，出现情绪、认知能力等方面的异常。目前，这一问题尚无明确结论，还需进一步研究。

近些年来的循证医学研究表明，他汀类药物对减少心血管病发病和降低终点事件发生率有显著作用，是治疗高胆固醇血症的最常用药物，其在飞行人员中应用的安全性如何值得关注。曾有学者认为，在限定飞行人员职责的情况下，应用他汀类和贝特类药物应该是安全的，但要注意监测长期服药反应及其对中枢神经系统功能的影响。据报道，有的他汀类药物可损害白天的认知功能，进而有可能影响飞行人员的操作能力。Gibellato 等观察了普伐他汀和洛伐他汀对飞行人员白天认知功能的影响，表明两种药物能有效降低胆固醇，未出现治疗相关的副作用，对认知功能的影响与对照组无明显差异，说明使用普伐他汀和洛伐他汀对飞行操作不会有明显影响。Beigel 等对平均年龄为 43 岁、接受他汀类药物治疗的 84 名军事飞行人员进行了为期3年的随访,99%的人员在治疗后3个月LDL胆固醇降低到控制目标以内。Framingham评估冠心病风险显著降低,没有人因此影响飞行,治疗顺应性高达98%,说明他汀类药物用于飞行人员降脂治疗安全、有效。Harrison等以25名健康志愿者为对象,采用交叉、双盲服药与安慰剂对照的实验设计,观察了交叉服用辛伐他汀(40 mg/d)、普伐他汀(40 mg/d)和安慰剂4周(服另一种药物间隔4~6周)其中枢神经系统功能的变化。测定指标包括:EEG诱发电位和功率谱分析、睡眠问卷、焦虑抑郁症状态量表、数字符号替换积分。与安慰剂相比,两种药物均明显降低胆固醇水平,普伐他汀作用更强;脑电、焦虑抑郁状态、数字符号替换积分无明显差异;睡眠问卷积分也无明显差异,睡眠分级与血浆胆固醇水平、EEG诱发电位均无明显相关性。说明辛伐他汀和普伐他汀虽然产生明显的降脂效果,但对脑电活动、情绪、睡眠及认知能力均无明显不良影响。此外, Gibellato等从159名男性军事飞行人员中筛选出80名高胆固醇者为受试者,他们被随机分为3组,分别服用洛伐他汀、普伐他汀和安慰剂4周。用药组受试者降胆固醇效果明显。采用美国联邦航空管理局组织研发的医学认知测试系统,对其进行注意分配、协调、双重任务等多项认知操作的速度、正确率和工作效率等进行单项和综合评分,结果表明洛伐他汀和普伐他汀均无明显副作用。即使如此,飞行人员选用降脂药亦应考虑其脂溶性的特点以及对中枢功能的影响。此外,由于少数患者服用他汀类降脂药发生肌痛、无力、肌酸激酶升高等骨骼肌溶解症状,飞行人员用药应定期检查,严防此类副作用的发生。

第三节　抗心律失常药

心律失常是心动频率和节律的异常。当心脏冲动的频率、节律、起源部位、传导速度或激动次序出现任何异常都会引起心律失常。心律失常分为室上性心律失常、室性心律失常和心脏病及其他疾病引起的心律失常。临床治疗心律失常的方法为药物治疗,非药物治疗如射频导管消融、心脏起搏器治疗、心源性猝死和植入型心率转复除颤器治疗。本节将介绍不同类型的抗心律失常药。

一、常用抗心律失常药的药理作用

目前在用的抗心律失常药的分类是Vaughan Williams提出的以心肌细胞膜生理学为分类基础,将众多化学结构不同的药物归纳成四大类,具体如下:

Ⅰ类:钠通道阻滞药,代表药物为奎尼丁、利多卡因、普罗帕酮等。

Ⅱ类:β受体阻滞剂,代表药物为普萘洛尔。

Ⅲ类:延长动作电位时程药,代表药物为胺碘酮、索他洛尔等。

Ⅳ类:钙通道阻滞药,代表药物为维拉帕米和地尔硫䓬。

上述药物通过作用于离子通道而影响动作电位的产生和传导,从而影响心肌活动,产生抗心律失常作用。但是由于当时医学科学领域对于心脏电生理的发生机制认识较局限,对于抗心律失常药的药代动力学的认识也不够全面,所以此种分类存在局限。比如,药物作用机制概念混杂,某类药物具有多种类别的抗心律失常作用,某些药物产生的抗心律失常作用与药物机制并无关联等相关不足。

2018 年 10 月,牛津大学华人学者雷鸣等在原有分类的基础上,于 *Circulation* 杂志上发布了八大类 32 种新的抗心律失常药物分类方法,全面涵盖了抗心律失常药的作用机制、电生理效应。八大类抗心律失常药新分类法如下:

0 类:HCN 通道阻滞剂。

Ⅰ 类:电压门控钠离子通道阻断剂。

Ⅱ类:自主神经抑制剂和激动剂。

Ⅲ 类:钾离子通道阻滞与开放剂。

Ⅳ类:钙离子触控调节剂。

Ⅴ 类:机械敏感性通道阻滞剂。

Ⅵ 类:缝隙连接通道阻滞剂。

Ⅶ类:上游靶向调节剂。

(一)0 类:HCN 通道阻滞剂

HCN 通道阻滞剂(HCN channel blockers)伊伐布雷定(Ivabradine)是该种分类的首个也是唯一的用药,是由法国 Servier 公司首先研制开发的抗心绞痛新药,用于治疗对 β 受体阻滞剂禁忌或不耐受的慢性稳定性心绞痛,也通过拮抗 If 离子通道,减少去极化 Ca^{2+} 内流,从而减缓窦房结起搏点活动速度,降低窦房结自律性。其单纯降缓心率的作用好。

1. 结构与制剂 伊伐布雷定由氮杂环庚烷和盐酸胺苯噁二唑合成的一系列苯丙环烷衍生物筛分得到(图 8-3)。常见制剂:盐酸伊伐布雷定,片剂,每片 2.5 mg。

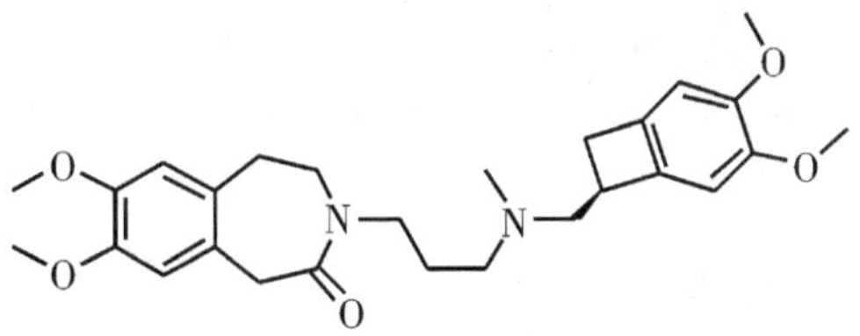

图 8-3 伊伐布雷定的化学结构

2. 吸收与代谢 伊伐布雷定口服易吸收,生物利用度为 33%,给药后达峰时间为 0.75~1.5 h,$t_{1/2}$为 2 h。在肝脏 CYP3A4 代谢为去甲伊伐布雷定。伊伐布雷定及其活性代谢产物血浆蛋白结合率为 70%~75%,总清除率为 400 ml/min,肾清除率为 70 ml/min。

3. 药理作用 伊伐布雷定通过降低心率来改善心肌缺血,而不改变 Q-T 间期。同时它能剂量依赖性地增加心脏舒张时间,降低耗氧量,心肌耗氧量与心率呈现线性关系。同时,它也可以通过这种方式来抑制 If 电流，以降低窦房结自律细胞戒律的方式来降低心率，还可以降低交感神经兴奋性，延长左心室舒张期充盈时间，增加冠状动脉血流量，降低耗氧量，改善心舒张功能。

4. **临床应用与不良反应** 依伐布雷定临床主要用于治疗不耐受 β 受体阻滞剂的慢性稳定性心绞痛，同时为选择特异性心脏起搏电流抑制剂，起到减缓窦房结起搏点活动速度的作用。不良反应有头晕、头疼，偶见恶心、心悸、腹泻、室性期前收缩、室上性期外收缩。较常见的不良反应为窦性心动过缓和一过性视觉症状。伊伐布雷定能干扰视锥细胞的超级化激活电流，缩短视锥细胞对强光的反应，从而影像视觉的瞬时分辨率，这些不良反应属于剂量依赖性的、可逆的。

（二）Ⅰ类：电压门控钠离子通道阻滞剂

Ⅰ类抗心律失常药为电压门控钠离子通道阻滞剂，它能阻滞 Na^+ 通道，抑制 Na^+ 内流，降低 0 相上升速度，减慢传导，抑制自律性，从而影响动作电位。根据对总动作电位的影响，可将其分为四个亚类。Ⅰa 类药，包括奎尼丁（quinide）、阿义马林（ajmaline）、丙吡胺（disopyramide）。Ⅰb 类药，包括美西律（mexiletine）、利多卡因（lidocine）、苯妥英钠（phenytoin sodium）。Ⅰc 类药，包括普罗帕酮（propafenone）、氟卡尼（flecainide）。新增分类Ⅰd 类药，包括雷诺嗪（ranolazine）。

1. **结构与制剂** Ⅰ类抗心律失常药有奎尼丁、阿义马林、丙吡胺、美西律、利多卡因、苯妥英钠、普罗帕酮、氟卡尼、雷诺嗪，其化学结构见表 8－8。

表 8－8 几种Ⅰ类抗心律失常药的化学结构

奎尼丁（quinide）	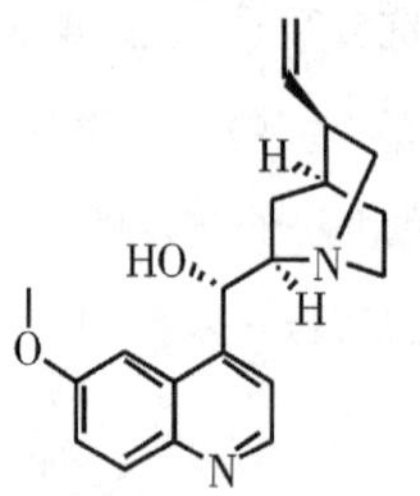	片剂：每片 0.2 g；葡萄糖酸奎尼丁注射液：每支 0.5 g/10 ml	
阿义马林（ajmaline）	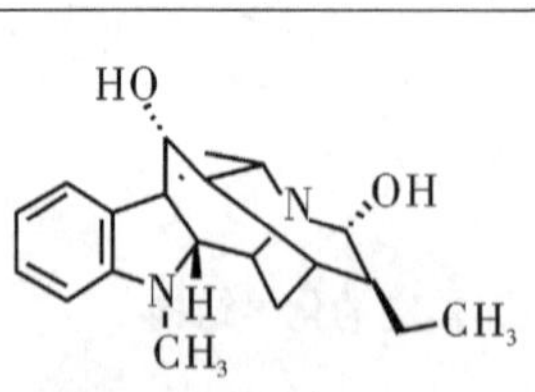	片剂：每片 50 mg；注射液：每支 50 mg/2 ml	Ⅰa 类药
丙吡胺（disopyramide）	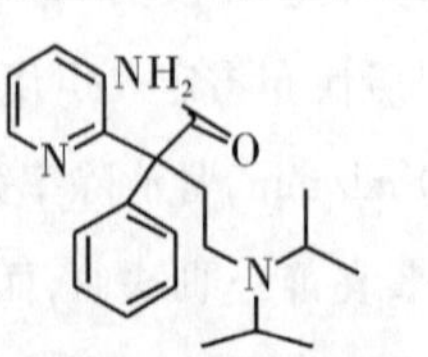	片剂：每片 100 mg；注射液：每支 50 mg/2 ml	

续表

美西律 (mexiletine)	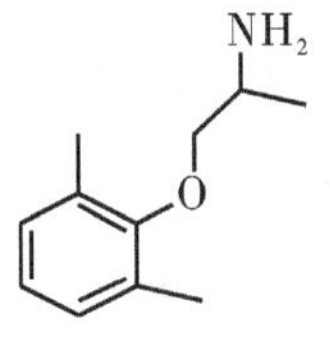	片剂:每片 50 mg;100 mg;400 mg;注射液:每支 50 mg/2 ml、100 mg/2 ml;	
利多卡因 (lidocine)	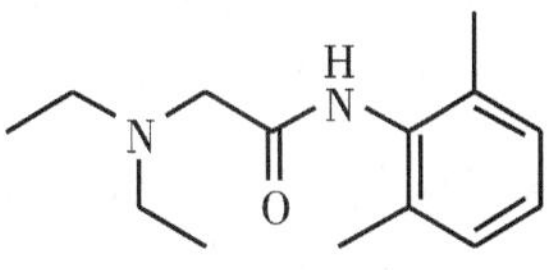	注射液:1 每支 100 mg/5 ml、400 mg/20 ml	Ⅰb 类药
苯妥英钠 (phenytoin sodium)	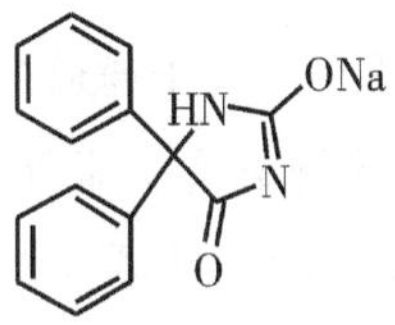	片剂:每片 50 mg、100 mg;注射液:每支 250 mg/5 ml	
普罗帕酮 (propafenone)	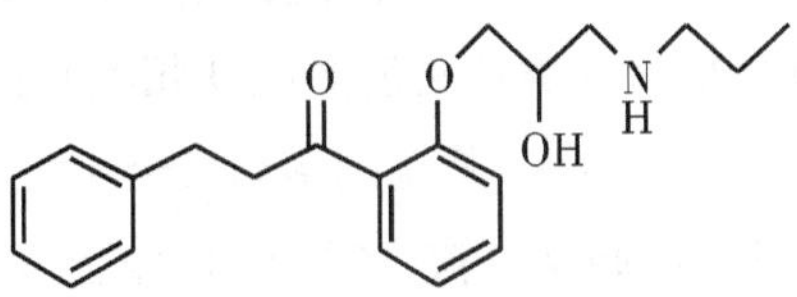	片剂:每片 50 mg;胶囊剂:每粒 100 mg;注射液:每支 17.5 mg/5 ml、35 mg/10 ml	Ⅰc 类药
氟卡尼 (flecainide)	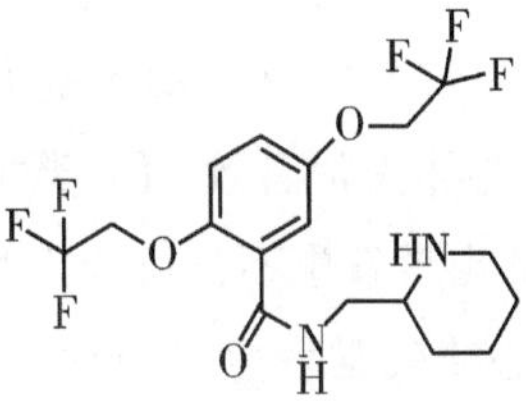	片剂:每片 100 mg;注射剂:每支 50 mg	
雷诺嗪 (ranolazine)	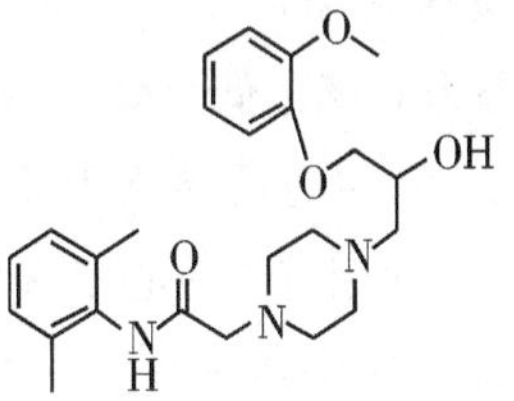	片剂:每片 500 mg	Ⅰd 类药

2. **吸收与代谢** 奎尼丁口服吸收快,生物利用度个体差异大约为 44% ~98%,正常人血浆蛋白结合率为 80% ~88%,大部分药物经肝脏代谢成为 3 - 羟基奎尼丁等有活性的物质,$t_{1/2}$为6 ~8 h、2 ~3 h(静注)。丙吡胺口服吸收良好,可达 90%,广泛分布于全身,$t_{1/2}$为 7 ~9 h,静脉给药治疗血药浓度 2 ~4 μg/ml,经肝脏代谢为脱去异丙基,经肾排泄。阿义马林代谢与奎尼丁代谢基本相同。利多卡因与血浆蛋白结合率约为 51%,肌注 5 ~15 min 起效,静脉注射后立即起效。治疗有效血药浓度为 1.5 ~5 μg/ml,中毒血药浓度达 5 μg/ml 以上。90% 经过肝脏代谢,代谢产物单乙基甘氨酰二甲苯胺(MEGX)及甘氨酰二甲苯胺(GX)有药理活性。持续静滴 24 h 以上者代谢产物会产生治疗及中毒作用。经由肾排泄,10% 为原药,

58%为代谢产物GX,其不能完全被血液透析。美西律口服30 min起效,持续8 h,2~3 h血药浓度达峰值,有效血药浓度为0.5~2 μg/ml,中毒血药浓度与有效血药浓度相似,少数患者在有效血药浓度时即可出现严重不良反应。主要由肝脏CYP2D6酶代谢,尿液pH值对其消除速度和血药浓度有显著影响。普罗帕酮口服吸收良好,首过效应明显,口服后2~4 h达峰,血药浓度个体差异大,同一剂量同一时间内不同个体血药浓度可相差7.9倍。普罗帕酮主要由肝脏CYP2D6代谢酶代谢,依据患者体内羟基代谢快慢,可将其分为快代谢和慢代谢,90%的患者为快代谢。雷诺嗪口服达峰时间为2~5 h,每天2次,连续用药3 d后达稳态。其口服利用度为76%,血浆蛋白结合率约为62%。吸收后在肝脏代谢,主要经由肝脏CYP3A代谢,75%经由肾排泄,25%经由粪便排泄。

3. **药理作用** 钠离子通道阻滞剂主要通过作用于离子通道影响动作电位产生和传导,进而影响心肌活动,产生抗心律失常作用。Ⅰa类药物适度阻滞Na^+通道,降低0相上升速度,减慢传导速度并延长复极时间(抑制Na^+内流,抑制K^+外流,使Q-T间期延长)。Ⅰb类药物轻度阻滞Na^+通道,轻度降低0相上升速度(抑制Na^+内流,促进K^+外流,使Q-T间期缩短),以缩短APD更为显著,相对延长ERP。Ⅰc类药物能影响0相上升速度,轻度延长复极时间,减慢传导的作用最明显(抑制Na^+内流,对K^+外流无影响或轻度促进K^+外流,使Q-T间期轻度延长或不变)。Ⅰd类药物通过抑制晚钠电流,还抑制I_{Na}电流、I_{Kr}电流,缩短心肌细胞的APD和Q-T间期,减轻细胞内超载,从而发挥抗心律失常作用。

4. **临床应用与不良反应** Ⅰa类抗心律失常药广泛应用于室上性或室性心律失常;Ⅰb类抗心律失常药除莫雷西嗪外其余仅对室性心律失常有效;Ⅰc类抗心律失常药为广谱型抗心律失常药。奎尼丁治疗指数低,约有1/3的患者发生不良反应。其主要常见不良反应为恶心、呕吐、痛性痉挛、腹泻、食欲下降;还可促心律失常发生,导致心脏停搏及传导阻滞。美西律在静脉注射时更容易产生不良反应,原有窦房结综合征者易发生窦性心动过缓或窦性停搏。大剂量时可致低血压、房室传导阻滞及心力衰竭。偶见致心律失常,如心房颤动和室性心动过速。利多卡因的不良反应与剂量有关,大剂量时可导致严重心动过缓、心脏停搏、严重房室传导阻滞及心肌收缩力减弱,心房扑动患者使用可能使心室率增快。普罗帕酮可导致心动过缓、心脏停搏等各类房室传导阻滞,尤其原有窦房结或房室结功能障碍者、大剂量静脉给药者,有促心律失常作用。雷诺嗪的不良反应为心动过缓、低血压、心悸、直立性低血压和心血管迷走晕厥、剂量依赖。

(三)Ⅱ类:自主神经抑制剂和激动剂

自主神经抑制剂和激动剂(autonomic inhibitors and activators),是在原有Ⅱ类抗心律失常药β受体阻滞剂的基础上拓展延伸而得到的。新分类中根据其受体作用不同而将其分为五个亚类。Ⅱa类药为非选择性β受体阻滞剂和选择性β受体阻滞剂,常用药物包括卡维地洛(carvedilol)、普萘洛尔(propranolol)、纳多洛尔(nadolol)、比索洛尔(bisoprolol)、美托洛尔(metoprolol)。Ⅱb类药为非选择性β肾上腺素能受体抑制剂,包括异丙肾上腺素(Isoproterenol)。Ⅱc类药为毒蕈碱型M_2受体抑制剂,包括阿托品(atropine)、山莨菪碱(anisodamine)、东莨菪碱(hyoscine)。Ⅱd 类药为 $Na^{+}-K^{+}$ATP 酶抑制剂,如地高辛(digoxin)。Ⅱe 类药为腺苷 A1 受体激动剂,包括腺苷(adenosine)。

1. **结构与制剂** Ⅱ类抗心律失常药的化学结构见表 8-9,β 受体阻断剂见本章第一节。常见制剂:异丙肾上腺素,注射液,每支 0.5 mg/0.5 ml、1 mg/ml;片剂,每片 10 mg。阿托品,片剂,每片 0.3 mg。山莨菪碱,片剂,每片 5 mg。东莨菪碱,片剂,每片 0.2 mg;注射剂,每支 0.3 mg/ml。地高辛,片剂,每片 0.25 mg,注射液,每支 0.25 mg/ml。腺苷,注射剂,每支 6 mg/2 ml、20 mg/10 ml。

表 8-9 几种Ⅱ类抗心律失常药的化学结构

异丙肾上腺素 (isoproterenol)	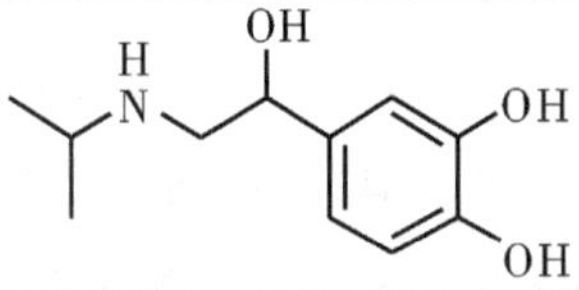	Ⅱb 类药
阿托品 (atropine)	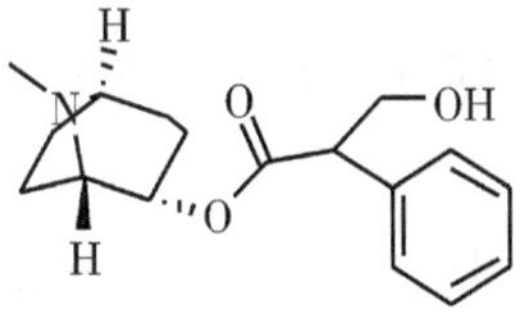	Ⅱc 类药
山莨菪碱 (anisodamine)	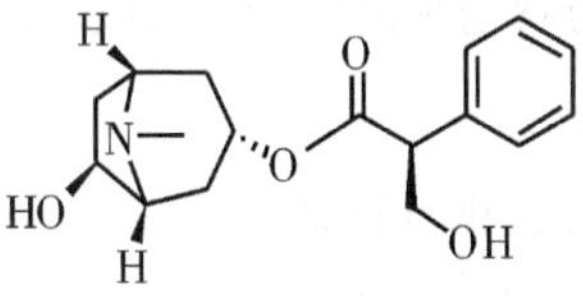	
东莨菪碱 (hyoscine)	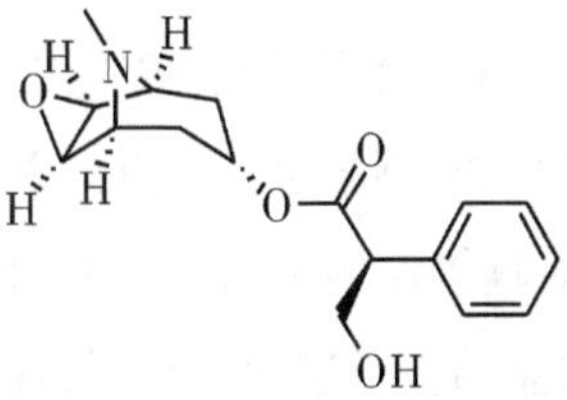	
地高辛 (digoxin)	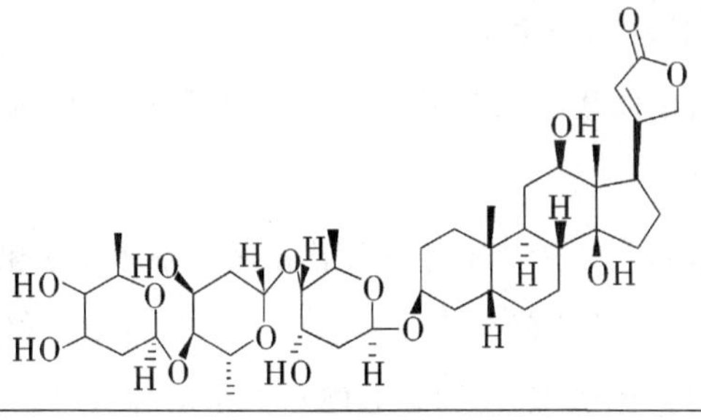	Ⅱd 类药
腺苷 (adenosine)	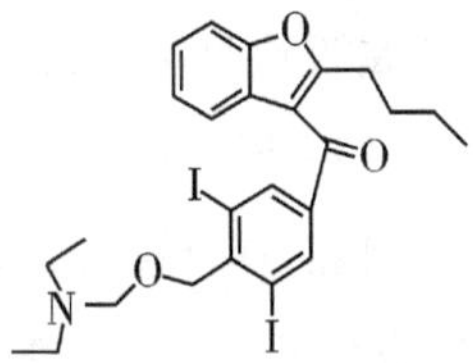	Ⅱe 类药

2. **吸收与代谢** 异丙肾上腺素通常静注，作用维持不到1 h，静注后作用于β肾上腺素受体，半衰期为1 min。主要在肝脏代谢，通过肾排泄。山莨菪碱口服吸收较差，口服30 mg后组织内的药物浓度与肌内注射10 mg后的浓度相近。静注后1～2 min起效。半衰期约为40 min。肾脏代谢，无蓄积作用。地高辛口服经由小肠上部吸收，口服吸收率约为75%，片剂的生物利用度为60%～80%，口服起效时间为0.5～2 h，达峰时间为2～3 h，以原形经由肾排泄。腺苷静注给药，快速进入血液循环，在细胞内很快被代谢，或经过腺苷激酶而成为单磷酸腺苷或肌苷，或经过腺苷脱氨酶形成肌苷，细胞外半衰期小于10 s，其代谢、排泄均不经过肝肾，因此肝肾功能不全患者，不会改变本药药效。

3. **药理作用** Ⅱ类抗心律失常药为自主神经激动剂和抑制剂。Ⅱa类药阻滞β受体，降低交感神经效应，减轻由β受体介导的心律失常，同时此类药物能降低I_{CaL}、起搏电流，由此减慢窦率。主要药物普萘洛尔，能抑制窦房结、心房、浦肯野纤维自律性，其阻断β受体的浓度时不影响传导速度，血药浓度超过100 ng/ml时，有膜稳定作用，降低0相上升速度。对房室结ERP有明显延长作用。

Ⅱb类药，其主要抗心律失常作用方面为对心脏β受体起强大的激动作用，缩短舒张期和收缩期。扩张冠头动脉，增加冠状动脉流量，但剂量过大可引起血管强烈扩张，使灌注量下降。加快心率及传导作用强。

Ⅱc类药代表药物为山莨菪碱。山莨菪碱的经典药理学为抗胆碱能神经剂，抗心律失常作用方面为其能延长心室肌细胞动作电位时程（APD），同时使有效不应期（ERP）明显延长。ERP/APD_{50}比值递增，使心肌细胞自发频率约降低40%，东莨菪碱通过延长ERP及降低心肌细胞的自律性，阻遏兴奋折返的发生，抑制异位起搏点的兴奋性而起到抗心律失常的作用。

Ⅱd类药通过对心肌电活动的直接作用和对迷走神经的间接作用，降低窦房结自律性；提高普肯野纤维的自律性；减慢房室结传导速度，延长其有效不应期，致房室结隐匿性传导增加，减慢心房纤颤或心房扑动的心室率。

Ⅱe类药作用于G蛋白偶联的腺苷受体，激活乙酰胆碱敏感K^+通道，降低自律性，同时抑制I_{CAL}，延长房室结ERP。

4. **临床应用与不良反应** β受体阻滞剂如普萘洛尔临床用于窦性心动过速，尤其对于交感神经亢进、甲状腺功能亢进及嗜铬细胞瘤所致的心律失常效果好，也可以应用于由室上性和室性期前收缩及心动过速预激综合征和LQTS引起的心律失常。美托洛尔是第二代对心脏具有高度选择性的β受体阻滞剂，其不良反应见本章第一节。异丙肾上腺素临床用于救治心脏骤停、三度房室传导阻滞及心率每分钟不及40次，采用静滴治疗。其常见不良反应为口咽发干、心悸不安，少见不良反应为头晕、目眩、面部潮红、恶心、心率加快等。

M_2受体阻滞剂山莨菪碱的不良反应与异丙肾上腺素类似，常见的不良反应为口干、面红、视物模糊。地高辛临床采用静脉推注或缓慢滴注治疗心律失常，常见的不良反应为促心律失常作用、胃纳不佳或恶心、呕吐，少见的不良反应为视觉异常。腺苷临床用于阵发性室上性心动过速，对于房室结参与折返的阵发性室上性心动过速非常有效，也作为室上性心动过速的鉴别诊断用药。不良反应为面部潮红、呼吸困难。

（四）Ⅲ类：钾离子通道阻滞与开放剂

钾离子通道阻滞与开放剂（K^+ channel blockers and openers），基本以钾离子通道阻滞剂为主，能延长心肌细胞动作电位、复极时间及有效不应期，有效终止各种折返和治疗房颤。新分类中针对不同 K^+ 通道，又将其分为Ⅲa 类、Ⅲb 类和Ⅲc 类钾离子通道阻滞剂。Ⅲa 类药为电压依赖 K^+ 通道阻滞剂，Ⅲa_1类为非选择性 K^+ 通道阻滞剂，包括胺碘酮（amiodarone）；Ⅲa_2类为 K_V11.1/HERG 介导的 I_{KR}阻滞剂，包括多非利特（dofetilide）、伊布利特（ibutilide）；Ⅲa_3类为 K_V7.1 介导的 I_{KS}阻滞剂，目前无上市药物；Ⅲa_4类为 K_V1.5 介导的 I_{KUR}阻滞剂，包括维纳卡兰（vernakalant）；Ⅲa_5类为 K_V1.4 和 K_V4.2 介导的 I_{TO}阻滞剂，包括替地沙米（tedisamil）。Ⅲb 类药为代谢依赖的 K^+ 通道开放剂，包括尼可地尔（nicorandil）。Ⅲc 类药为递质依赖的 K^+ 通道阻滞剂，包括正在申请上市的 BMS914392。

1. **结构与制剂** 胺碘酮结构为碘化苯丙呋喃类衍生物，含有两个碘分子。伊布利特为甲磺酸酯衍生物，多非利特的结构与伊布利特的结构相似。Ⅲ类抗心律失常药具体结构见表 8－10。其常见制剂为：胺碘酮，片剂，每片 100 mg、200 mg；胶囊剂，每粒 100 mg；注射液，每支 150 mg/2 ml。伊布利特，注射液，每支 1 mg/10 ml。多非利特，胶囊剂，每粒 125 μg、250 μg、500 μg。维纳卡兰，注射液，每支 200 mg/10 ml。替地沙米，片剂，每片 50 mg、100 mg。尼可地尔，片剂，每片 2.5 mg、5 mg。

表 8－10 几种Ⅲ类抗心律失常药的化学结构

胺碘酮（amiodarone）	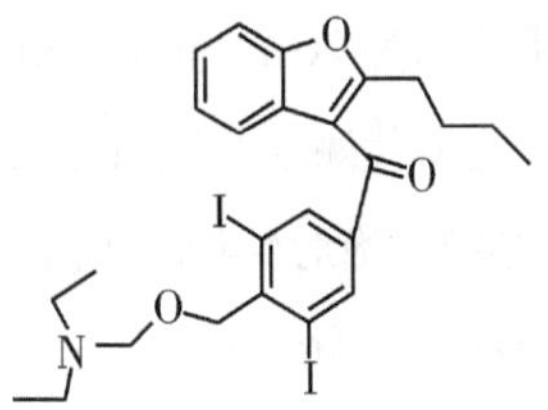	Ⅲa_1类药	Ⅲa 类药
多非利特（dofetilide）	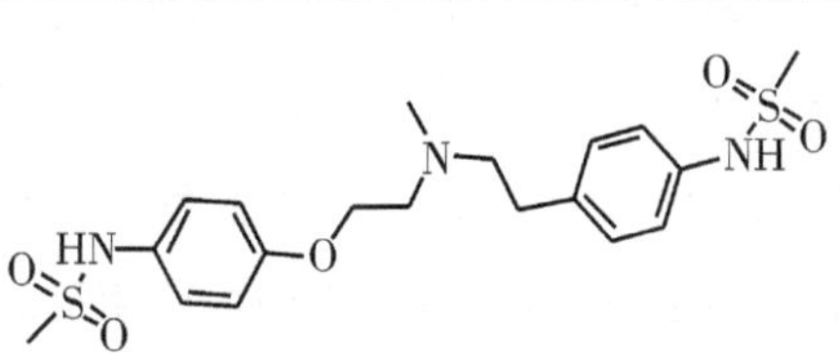	Ⅲa_2类药	
伊布利特（ibutilide）	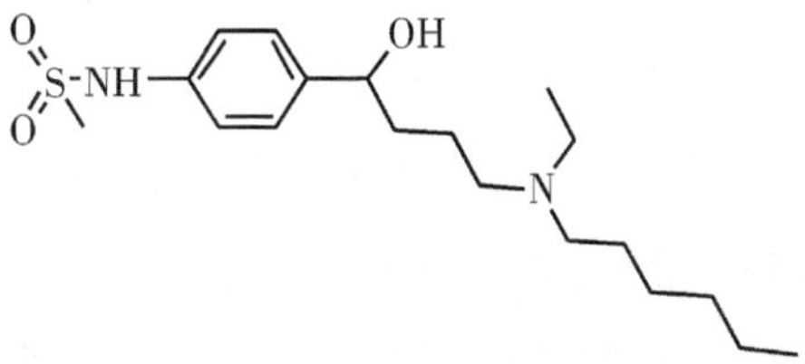		

续表

维纳卡兰 (vernakalant)	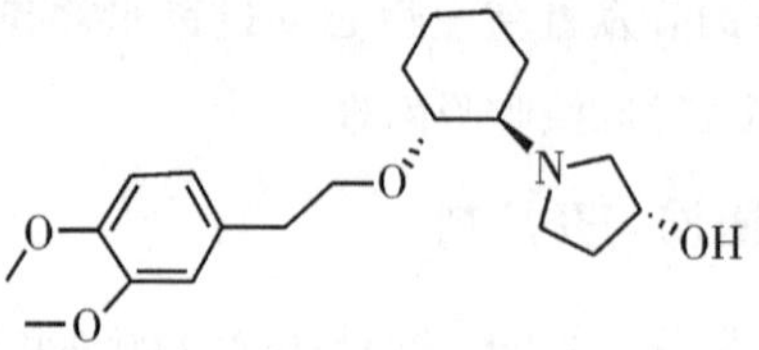	Ⅲa_4类药	
替地沙米 (tedisamil)	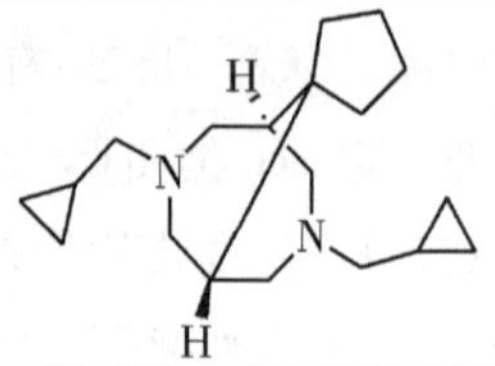	Ⅲa_5类药	
尼可地尔 (nicorandil)	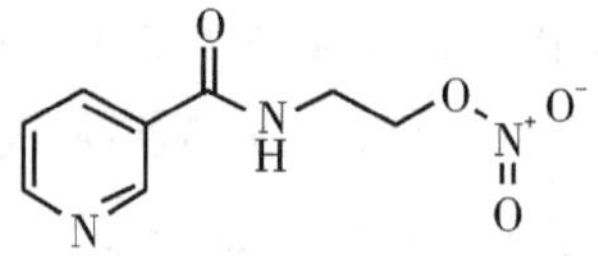	Ⅲb 类药	

2. **吸收与代谢** Ⅲ类抗心律失常药胺碘酮,口服吸收缓慢且不规则,生物利用度约 50%。口服 3 ~7 h 血药浓度达峰值,约 1 个月可达稳态血药浓度(0.92 ~3.75 μg/ml)。静注后 5 min起效,血浆中的药物浓度为 62.1%,表观分布容积约为 60 L/kg。本药主要在肝内代谢为去乙基胺碘酮,尿中排出碘量 5%,血液透析不能清除。多非利特口服吸收完全,生物利用度为 92% ~96%,血浆蛋白结合率为 60% ~70%,口服 3 h 血浆浓度达峰,静脉注射后体内分布广泛,$t_{1/2}$为 6.2 ~9.7 h。本药主要通过肾小管被动过滤和肾小球分泌从体内清除,约 60% 的药物以原形从肾脏清除。维纳卡兰静脉注射 5.0 mg/kg,血药浓度为 83 ~910 μg/ml,达峰时间为 10 min。口服吸收利用度约为 20%,健康人群口服一定量的药物,约第 4 d 达到稳定的血药浓度。本药经由肝脏代谢,主要代谢成为无活性的 RSD1385,从肝和肾排泄。尼可地尔口服吸收迅速,0.3 ~1.0 h 血浆浓度达峰,绝对生物利用度为(75 ±23)%,给药剂量在 5 ~40 mg 范围内,药 – 时曲线呈线性关系。经肝脏代谢脱硝基。

3. **药理作用** Ⅲ类抗心律失常药基本为多通道阻滞剂。胺碘酮对冠状动脉及周围血管有直接扩张作用,同时还具有轻度非竞争性的 α 及 β 肾上腺素阻滞功能。伊布利特主要机制为高选择性阻断快速激活的延迟电流 I_{KR}以及延迟心房和心室细胞的有效不应期,其对心房的有效不应期的作用比对心室的更为明显。多非利特的作用机制为选择性抑制 I_{kr},延长动作电位时程和有效不应期而不影响传导速率,其对 K^+通道有高度选择性,对缓慢延迟 I_{ks}无影响。维纳卡兰的主要机制为选择性阻滞心房 K^+通道迅速转复 AFI,其主要靶点为心房特异表达的延迟整流钾电流的超速激活成分 I_{kur},同时阻断瞬时外向钾电流。尼可地尔是作用于平滑肌的 K^+通道开放剂,可解除冠脉痉挛,增加冠脉血流量。

4. **临床应用与不良反应** 胺碘酮口服应用于阵发性室性心动过速及心室颤动的预防,也可用于其他药物治疗无效的阵发性室上心动过速;静脉注射适用于利多卡因治疗无效的室性心动过速。其常见不良反应为抗心律失常药所致的心律失常,常见窦性心动过缓、一过性窦性停搏或窦房传导阻滞;内分泌系统常见不良反应为甲状腺功能异常。联合华法林用药时会影响其药物代谢过程,显著增加脑卒中和全身栓塞的风险。多非利特临床用于治疗和预防房性心律异常和阵发性室上性心动过速,对转复新近发生的 AFI、AFL 方面的疗效明显优于其他抗心律失常药。其不良反应为 QTC 延长及室性心律失常,其他反应为肌肉痛、胸痛和眩晕。伊布利特临床用于短期 AFI 快速复律,其静注可导致部分患者 Q－T 间期延长,同时短阵室性心动过速为其主要不良反应。维纳卡兰对于新发 AFI 具有肯定疗效,主要不良反应为室性心律失常和味觉障碍、打喷嚏。

(五) Ⅳ类:钙离子通道阻滞与开放剂

钙离子通道阻滞与开放剂,主要阻滞心肌细胞 I_{CaL} 介导的兴奋收缩偶联,减慢窦房结和房室结的传导速度。Ⅳa 类膜表面 Ca^{2+} 通道阻滞剂,又分为非选择性的膜表面 Ca^{2+} 通道阻滞剂,包括药物卞普地尔(bepridil);L 型 Ca^{2+} 通道阻滞剂,包括维拉帕米(verapamil)和地尔硫䓬(diltiazem)。Ⅳb 类为 SR、RyR2－Ca^{2+} 通道阻滞剂,包括普罗帕酮(propafenone)和氟卡尼(flecainide)。其他亚类目前暂无临床治疗药物。

1. 结构与制剂 卞普地尔分子式为 $C_{24}H_{37}CLN_2O_2$,分子量为 421.02,本品为片剂,每片 100 mg;注射剂,每支 100 mg,具体化学结构见图 8－4。维拉帕米、地尔硫䓬见本章第一节,普罗帕酮、氟卡尼见本节Ⅰ类抗心律失常药部分。

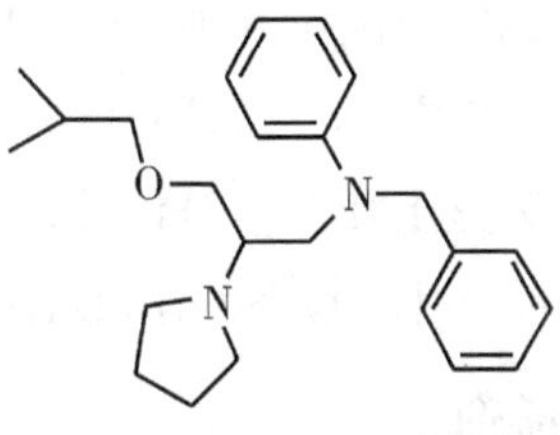

图 8－4 卞普地尔的化学结构

2. 吸收与代谢 卞普地尔口服吸收约 40%,达峰时间为 2～3 h,血浆蛋白结合率为 98%～99%,主要在肝内代谢,部分代谢产物有心血管活性,主要经肾脏代谢、随肠道粪便排出。维拉帕米、地尔硫䓬、普罗帕酮、氟卡尼分别见本章第一节和本节前文。

3. 药理作用 钙离子通道阻滞剂主要通过阻滞慢钙离子通道,减少 Ca^2 内流而使窦房结的兴奋性下降房室结传导性下降,不应期延长。卞普地尔为新型钙离子拮抗剂,可抑制 Ca^{2+} 内流,高浓度有抑制快钠离子通道,明显抑制房室结有效不应期,减慢房室传导速度,对房室旁路组织有同样的作用,同时还可抑制 K^+ 外流,从而延长动作电位和有效不应期。维拉帕米通过减少 Ca^{2+} 内流,延长房室结的有效不应期,减慢传导速度,降低慢性心房颤动和心房扑动患者的心室率,降低室上性心动过速发作的频率。地尔硫䓬具有负性肌力作用,可减慢窦房结和房室结的传导从而起到抗心律失常的作用。普罗帕酮、氟卡尼见本节前文。

4. 临床作用与不良反应 维拉帕米主要用于室上性心律失常和房室结折返引起的心律失常，为阵发性室上性心动过速首选药，对急性心肌梗死、心肌缺血及强心苷中毒引起的室性早搏有效。地尔硫䓬可用于室上性心律失常和变异性心绞痛。卞普地尔为长效广谱药物，主要用于控制及预防阵发性室上性心动过速，对心绞痛有效。其常见不良反应为抗心律失常药所致的心律失常反应，如维拉帕米可致窦性心动过缓、房室传导阻滞，地尔硫䓬可延长房室结不应期，罕见情况下可减慢心率或致房室传导阻滞。

（六）Ⅴ类：机械敏感性离子通道阻滞剂

机械敏感性离子通道阻滞剂（mechanosensitive channel blockers，MSC）目前尚在研究中，代表性候选药物有氨茴酸（anthranilic acid，ACA），其分子式为 $C_{21}H_{23}NO_3$，分子量为 337.4，化学结构见图 8－5。

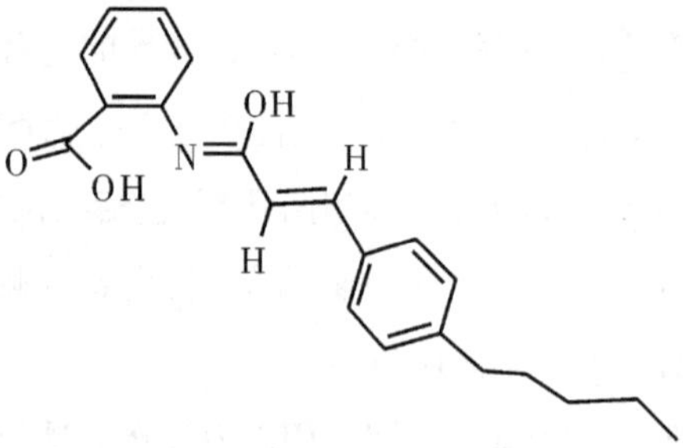

图 8－5 氨茴酸的化学结构

当活细胞和有机体受到环境中的机械刺激时，机械敏感性离子通道阻滞剂能将机械信号转化为生物信号，此过程被称为机械信号传导；心肌中的 MSC 主要为瞬时受体电位通道（TRPC），TRPC 为选择性阳离子通道（主要为 Ca^{2+}），其介导的 Ca^{2+} 内流可激活多种蛋白激酶，产生一系列如可致心律失常的反应，因此阻断此信号传导过程可发挥潜在的抗心律失常作用。氨茴酸潜在的机制可能为拮抗 TRPC 受体，减少 EAD/DAD 的活动。

（七）Ⅵ类：缝隙连接通道阻滞剂

缝隙连接通道阻滞剂（gap junction channel blockers），缝隙连接主要由缝隙连接蛋白（Cx）构成，不同的 Cx 亚型在心脏中分布不同，代表性药物有生胃酮（carbenoxolone）。

1. 结构与制剂 Ⅵ类抗心律失常药生胃酮，具体化学结构见图 8－6。生胃酮常见制剂：片剂，每片 50 mg；胶囊剂，每粒 50 mg。

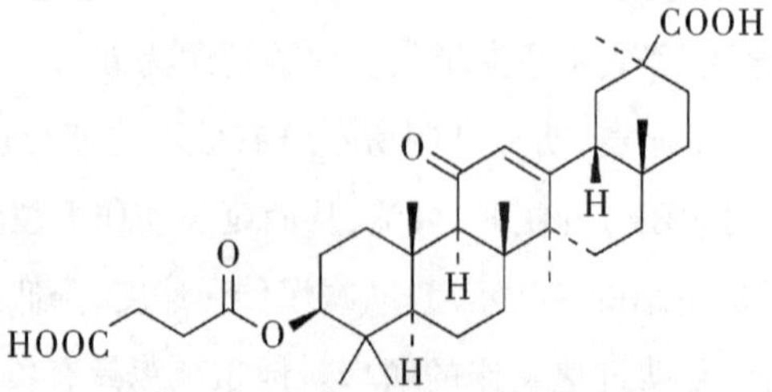

图 8－6 生胃酮的化学结构

2. **口服与吸收** 本品在胃中吸收，胃内 pH > 2 时，吸收减少。由肠肝循环，经粪便排泄。

3. **药理作用** 缝隙连接通道阻滞剂通过心肌细胞彼此间的缝隙连接完成动作电位的扩散（电偶联），缝隙连接主要由缝隙连接蛋白构成，不同的亚型在心脏中的分布不同。生胃酮可通过降低心肌传导速度，发挥抗心律失常作用。

4. **临床应用与不良反应** 生胃酮可用于缺血性室性心律失常，其可通过降低心肌缺血性室性心律失常传导速度而发挥抗心律失常作用，具体不良反应尚在观察中。

（八）Ⅶ类：上游靶向调节剂

高血压、心肌梗死等导致的心肌重塑纤维化一般会伴随离子通道表达异常，导致其电生理学特性发生改变。上游靶向调节剂又分为：①血管紧张素转换酶抑制剂，包括卡托普利（captopril）、依那普利（enalapril）；②血管紧张素受体拮抗剂，包括氯沙坦（losartan）、坎地沙坦（candesartan）。

二、抗心律失常药在航空医学中的应用

1. **各地区飞行员心律失常现状及相关政策** 心律失常的原因为各种器质性心脏病及其他脏器疾病，电解质紊乱及酸碱平衡失调，药物影响，手术及其他诱因。心律失常患者可能会出现胸痛、呼吸短促、心悸、头晕、晕厥或心源性猝死。心律失常可引发心源性猝死（sudden cardiac death, SCD），每年因为 SCD 死亡的患者比脑卒中、肺癌、乳腺癌和艾滋病死亡的总和还多。有约 88% 的 SCD 是由心律不齐引起的，而其他心脏病只占了约 12%。在导致 SCD 的心律失常中有约 62% 为心室纤维颤动，约 17% 为心动过缓，约 13% 为尖端扭转，约 8% 为心房纤颤。

飞行员多为无器质性心脏病的功能性心律失常，通常造成的原因有加速度变化、长时间跨时区飞行。欧洲联合航空局（Joint Aviation Authorities, JAA）和美国的联邦航空管理局（Federal Aviation Administration, FAA）是飞行员的认证医疗管理机构，其中 FAA 航空医学认证司每天处理 1900 份新的或者更新的申请，约有 1% 的人因为达不到标准被拒绝申请。根据美国航空医学办公室的飞行员协会调查结果可知，每年会有大约 42 人因为心律失常而与航空医学办公室联系。其中有过半数的人经历过晕厥发作，副驾驶每年有 5 ~ 10 人。在过往 5 年的102 例晕厥案例分析中，大部分空勤人员被诊断为心动过缓，在复检后被予以复飞。少数诊断为室上性心律失常的飞行员则会被永久停飞。在欧洲，心血管疾病是失去飞行驾照的常见原因，而心律失常占有很大的比例，其中频繁的室性早搏、非持续性室颤和阵发性房颤为最常见的心律失常症状。

中国民航局在 AC – 67FS – 001《空中人员和空中交通管制员体检鉴定医学标准》中规定，各级体检合格证申请人患有严重的心律失常或伴有器质性病变导致的心律失常及患有伴有阵发性室上性心动过速史的预激综合征为不合格。申请人患有早搏、左前分支传导阻滞、

左后分支传导阻滞、完全性右束支传导阻滞，并行心律、窦房传导阻滞、二度Ⅰ型房室传导阻滞，无临床症状排除器质性病变可为合格。心律失常治疗后停服抗凝药和抗心律失常药至少3个月，无复发、无并发症及后遗症且近3个月动态心电图检查无明显异常可为合格。

欧洲颁布的联合航空要求(Joint Aviation Requirements, JAR)中对于空勤人员心律失常部分的要求为，对于申请一级体检合格证的人员不得有任何先天或者后天心血管方面的异常，即使拥有特许飞行鉴定证明也依然要遵守这项规定。在第一次出具医疗证明时需要一并提供标准的12导联心电图结果，以后心电图方面的要求为30岁前每五年做一次，30~40岁每两年做一次，50岁之后每年做一次。40岁后需要检查血脂、胆固醇含量，以便在开具医疗证明时进行风险评估。进一步检查项目为24小时动态心电图、电生理研究、心肌灌注扫描、心脏核磁技术和冠脉造影。JAR中对于心律失常种类认定有：房性心律失常(atrial arrhythmias)、房室束传导阻滞(bundle branch block)、房室传导障碍(atrioventricular conduction disturbances)、心动过速/兴奋前综合征(tachycardias/pre - excitation syndromes)、心房颤动(atrial fibrillation)、房性心律失常(atrial arrhythmias)、室上性心动过速(supraventricular tachycardia)、室性早搏(premature ventricular contractions)、室性心动过速(ventricular tachycardia)。

日本航空进行了一项研究，调查在2722名无明显心血管和脑病的健康男性飞行员中完全性右束支传导阻滞(complete right bundle branch block, CRBBB)的概率。研究调查表明，2722名飞行员中发现完全性右束支传导阻滞36人，占总人数的1.3%，其中32人(89%)原始心电图正常，只有4人(11%)显示完全性右束支传导阻滞。其中首次查出患病的年龄分布为30岁以下8人(23%)，30~40岁22人(60%)，50岁以上6人(17%)，因此可以看出83%的患者可以在50岁之前被首次诊断出。36人中有4人(11%)患有高血压，3人(9%)患有糖尿病，8人(22%)患有高脂血症，12人(33%)患有高尿酸血症，由此可见完全性右束支传导阻滞常伴有其他代谢性疾病。随后对这36名CRBBB人员进行进一步包括跑步运动训练，运动测试中达到其最大心率85%以上，这些人员并没有胸痛症状，心电图也没有显示出异常。通过对心脏功能进行检查，及超声心电图检查，也没有发现器质性病变。1985年以前，日本患有CRBBB的飞行员需要进行冠脉造影检查，并没有发现局部缺血性心脏病和心功能不全。该项结论与中国民航局颁布的AC - 67FS - 001体检标准中完全性右束传导阻滞无器质性病变可以合格的结论吻合。

2. 飞行人员心律失常的治疗与用药原则 快速心律失常如房性早搏、心房纤颤等容易引起低血压，从而影响大脑等重要器官血流灌注而导致晕厥，尤其在起飞或着陆等飞行的关键阶段，会严重威胁飞行安全。同时，航空飞行中的特殊环境会导致新发或者反复发作的房颤。民航航班在飞行中，机舱内会增压，增压后的高度相当于海拔1524~2438米(5000~8000英尺)，因而在该环境中氧气含量稀少，会增加易感人群发生房颤的概率。因此，民航乘客在航行过程中突发心律失常时，需要得到彻底救治，使心室颤动恢复至初始心律，减少骤停的发生，建议在商业航空公司航班上备自动除颤仪，并对机组人员进行相关的培训。

房颤引发的轻微的分心或者是突然丧失能力，对于机组来说都属于飞行安全事故，因此在对飞行员进行房颤治疗和评估时需要考虑职业特点。现行的英国国家尼斯指南（UK national NICE Guidelines）指出，对于房颤治疗需要结合患者的年龄、对药物的耐受性、并发症状和禁忌证来控制心率和节律。β 受体阻滞剂和钙离子通道阻滞剂是公认的治疗心律失常的药物。其他药物如地高辛和胺碘酮也作为常用药物。地高辛也可以用于 β 受体阻滞剂或钙离子通道阻滞剂无效的患者，以及代偿性心力衰竭患者。β 受体阻滞剂和钙离子通道阻滞剂可以作为治疗房颤的日常用药，也可以作为“Pill - in - the - pocket”方案使用。

在抗心律失常药物使用方面欧洲联合航空当局颁布的“欧洲一级机组人员指南”（Guidelines for European Class 1 Aircrew）和英国皇家空军（RAF aviation policy）有着不同。欧洲航空局规定在飞行时禁止使用胺碘酮，其他的药物如 β 受体阻滞剂、钙通道阻滞药和决奈达隆都可以使用。RAF 允许使用氨氯地平和硝苯地平，其他钙通道阻滞药和 β 受体阻滞剂则限制使用，强心苷禁止使用，决奈达隆和胺碘酮暂无相关政策。

在航天员航行过程中，面对突发的心律失常问题，由于条件所限，药物治疗成为应对突发心律失常的主要措施。在美国宇航局的穿梭计划的前 33 次飞行中，机组人员接受了超过 500 个单独剂量的 31 种不同的药物，其中抗心律失常药有普鲁卡因胺、利多卡因、维拉帕米。

（乔　湜　许海山　李清艳　李小强）

参考文献

[1]巴特金，郑军. 飞行人员高血压病危险因素研究进展. 中华航空航天医学杂志，2013，24(2)：150 - 154

[2]陈修，陈维洲，曾贵云. 心血管药理学. 北京：人民卫生出版社，2002 ：426 - 464

[3]娄峰阁，沈茜，徐林，等. 民航飞行员高血压患病率及危险因素. 环境与职业医学，2015，32(8)：735 - 738

[4]孙宁玲，唐朝枢，廖玉华. 高血压治疗学. 北京：人民卫生出版社，2009：460 - 609

[5]中国成人血脂异常防治指南修订联合委员会. 中国成人血脂异常防治指南 2016. 中国循环杂志，2016，31(10)：937 - 957

[6]中国高血压防治指南修订委员会. 中国高血压防治指南 2010. 中国医学前沿杂志（电子版），2011，3(5)：42 - 93

[7]周茂金，苏美英，张卫东. 心血管药物手册. 北京：中国医药科技出版社，2013：71 - 131

[8]董震海，解晓静. 实用新药手册. 北京：人民卫生出版社，2009，296 - 333

[9]陈新，黄从新，王方正. 临床心律失常学. 2 版. 北京：人民卫生出版社，2009，725 - 780

[10]Cziraky MJ. The impact of residual CVD risk in the managed care setting. Am J Manag Care，2009，15

(3 suppl): S74 - S80

[11] Grossman A, Grossman C, Barenboim E. Pre - hypertension as a predictor of hypertension in military aviators: A longitudinal study of 367 men, Aviat Space Environ Med, 2006, 77(11): 1162 - 1165

[12] Houston S, Mitchell S, Evans S. Prevalence of cardiovascular disease risk factors among UK commercial pilots, Eur J Cardiovasc Prev Rehabil, 2011, 18(3): 510 - 517

[13] James PA, Oparil S, Carter BL, et al. 2014 evidence - based guideline for the management of high blood pressure in adults: report from the panel members appointed to the Eighth Joint National Committee (JNC 8). JAMA, 2014, 311(5):507 - 520

[14] Lusis AJ. Atherosclerosis. Nature, 2000,407(6801): 233 - 241

[15] Pizzi C, Evans SA, De Stavola BL, et al. Lifestyle of UK commercial aircrews relative to air traffic controllers and the general population, Aviat Space Environ Med, 2008, 79(10): 964 - 974

[16] Rivière G, Michaud A, Breton C, et al. Angiotensin - converting enzyme 2 (ACE2) and ACE activities display tissue - specific sensitivity to undernutrition - programmed hypertension in the adult rat. Hypertension, 2005, 46(5):1169 - 1174

[17] Safar ME, Levy BI, Struijker - Boudier H. Current perspectives on arterial stiffness and pulse pressure in hypertension and cardiovascular disease. Circulation, 2003,107(22): 2864 - 2869

[18] Sharma M, Ansari MT, Abou - Setta AM, et al. Systematic review: comparative effectiveness and harms of combination therapy and monotherapy for dyslipidemia. Ann Intern Med, 2009, 151(9): 622 - 630

[19] Tikhonova GI, Roubtsova NB, Pokhodzeĭ LV, et al. Evaluation of occupational risk caused by exposure to electromagnetic rays, Med Tr Prom Ekol, 2004(5): 30 - 34

[20] Woolley RB. You're the Flight Surgeon. Aerosp Med Hum Perform, 2018, 89(11):1013 - 1015

[21] Saivin S, Pavy - Le Traon A, Soulez - LaRivière C, et al. Pharmacology in space: pharmacotherapy. Adv Space Biol Med, 1997, 6: 93 - 105

[22] Kast J, Yu Y, Seubert CN, et al. Drugs in space: Pharmacokinetics and pharmacodynamics in astronauts. Eur J Pharm Sci, 2017, 109S: S2 - S8

[23] Pavy - Le Traon A, Guell A, Saivin S, et al. The use of medicaments in space - - therapeutic measures and potential impact of pharmacokinetics due to weightlessness. ESA J, 1994, 18(1):33 - 50

[24] Katuntsev VP, Osipov YY, Barer AS, et al. The main results of EVA medical support on the Mir Space Station. Acta Astronaut, 2004, 54(8):577 - 583

[25] Du B, Daniels VR, Vaksman Z, et al. Evaluation of physical and chemical changes in pharmaceuticals flown on space missions. AAPS J, 2011, 13(2):299 - 308

[26] Khine HW, Steding - Ehrenborg K, Hastings JL, et al. Effects of Prolonged Spaceflight on Atrial Size, Atrial Electrophysiology, and Risk of Atrial Fibrillation. Circ Arrhythm Electrophysiol, 2018, 11(5): e005959

[27] Zawadzka - Bartczak EK, Kopka LH. Cardiac arrhythmias during aerobatic flight and its simulation on a

centrifuge. Aviat Space Environ Med, 2011,82(6):599 - 603

[28]Ruskin KJ, Ricaurte EM, Alves PM. Medical Guidelines for Airline Travel: Management of In - Flight Cardiac Arrest. Aerosp Med Hum Perform, 2018,89(8):754 - 759

[29]Alys H, Hunter, Andrew C, et al. A 5 - year review of atrial fibrillation in military aircrew. Avia Space Environ Med, 2013,84(12):1249 - 1254

[30]Long B, Robertson J, Koyfman A, et al. Emergency medicine considerations in atrial fibrillation. Am J Emerg Med, 2018,36(6):1070 - 1078

[31]Taniguchi M, Nakano H, Kuwahara K, et al. Prognostic and clinical significance of newly acquired complete right bundle branch block in Japan Airlines pilots. Intern Med, 2003,42(1):21 - 24

[32]Mantziari L, Styliadis C, Kourtidou - Papadeli C, et al. Arrhythmias, sudden cardiac death and incapacitation of pilots. Hippokratia, 2008,12(Suppl 1):53 - 58

[33]Lei M, Wu L, Terrar DA, et al. Modernized Classification of Cardiac Antiarrthythmic Drugs. Circulation, 2018,138(17):1879 - 1896

第九章 糖尿病治疗药物

9

改革开放以来，随着经济高速发展和工业化进程的加速，我国人口老龄化与生活方式的变化，糖尿病患病率呈快速上升趋势。1980 年我国 14 省市 30 万人的流行病学资料显示，糖尿病患病率为 0.67%。2013 年我国慢性病及其危险因素监测显示，18 岁及以上人群糖尿病患病率为 10.4%，糖尿病成为继心脑血管疾病、肿瘤之后另一个严重危害人民健康的重要慢性非传染性疾病。据世界卫生组织（World Health Organization，WHO）估计，2005 到 2015 年间中国由于糖尿病及相关心血管疾病导致的经济损失达 5577 亿美元。各国政府对以糖尿病为代表的慢性非传染性疾病的防治工作均非常重视，2012 年 5 月举行的世界卫生大会上形成了一项重要决议，各国政府确立了到 2025 年将慢性疾病造成的过早死亡人数减少 25% 的新目标，这一目标的确立将促使各国政府制定国家防治策略并采取具体可行的实际行动落实此策略。

糖尿病是一种进展性的疾病，随着病程的进展，血糖有逐渐升高的趋势。控制高血糖常需要多种手段联合治疗。生活方式干预是 2 型糖尿病的基础治疗措施，应贯穿于糖尿病治疗的始终。运动锻炼在 2 型糖尿病患者的综合管理中占重要地位。流行病学研究结果显示：规律运动 8 周以上可将 2 型糖尿病患者糖化血红蛋白降低 0.66%；坚持规律运动 12 ~ 14 年的糖尿病患者病死率显著降低。糖尿病是心、脑血管疾患的独立危险因素。如果单纯通过改变生活方式不能使血糖控制达标，应开始单药治疗。与非糖尿病人群相比，糖尿病患者发生心、脑血管疾病的风险增加 2 ~ 4 倍。空腹血糖和餐后血糖升高，即使未达到糖尿病诊断标准，心、脑血管疾病发生风险也显著增加。因此，糖尿病的控制不是传统意义上的治疗而是系统的管理，治疗的目标是使血糖正常化，纠正代谢紊乱，防止或减少并发症，提高生活质量。2011 年，一项针对中国民航 5012 名飞行员的调查显示，糖尿病患病率为 0.43%。有调查显示，飞行人员群体患有糖尿病会因糖尿病相关并发症或药物治疗副作用引起失能事件的发生。毋庸置疑，控制血糖对于避免并发症至关重要，但也应警惕药物引起的低血糖。飞行人员因其特殊的职业环境及不规律的作息方式，对于糖尿病的管理及用药方面有其特殊性，本章将结合飞行人员职业群体的特殊性质来详细介绍各类糖尿病治疗药物的治疗作用及其在航空医学中的具体应用。

第一节　糖尿病治疗药物的药理作用

一、胰岛素

1921 年加拿大医学专家 Banting、Best、Macleod 等人合作，首次从动物胰脏中提取出胰岛素，并成功治疗了第一例糖尿病患者。胰岛素可有效控制高血糖和纠正高血糖所引发的一系列代谢紊乱及多脏器损害，降低糖尿病患者的死亡率，提高其生活质量。迄今为止，胰岛素疗法为治疗糖尿病的核心疗法，在糖尿病治疗中占有极其重要的地位。

1. **结构与制剂**　胰岛素是一种含 51 个氨基酸的蛋白质激素，由胰岛 β 细胞合成分泌。其分子结构是由 A、B 两条多肽链通过 3 个二硫键连接而成的酸性蛋白质，A 链有 21 个氨基酸，B 链有 30 个氨基酸，两链之间在 A7 和 B7、A20 和 B19 的半胱氨酸由两个二硫键相连接，A 链在 A6 和 A11 也由一个二硫键相连接从而使胰岛素成为立体结构。

由于来源和纯度不同，胰岛素制剂可分为从动物胰腺提取的动物胰岛素和生物合成的人胰岛素及其类似物。人胰岛素比动物胰岛素的免疫原性更低，生物活性明显提高，吸收速率增快，注射部位很少出现硬结或脂肪萎缩等副作用。根据人胰岛素的作用时间不同，胰岛素可分为短效胰岛素、中效胰岛素、长效胰岛素和预混胰岛素。表 9 - 1 介绍了常用胰岛素制剂种类及其特点。

2. **吸收与代谢**　胰岛素口服无效，可采用皮下注射、肌内注射或静脉注射给药，吸收快、代谢快，终末消除期的表观分布容积为 0.6 L/kg，半衰期为 9 min，作用可维持数小时。胰岛素主要在肝脏代谢，少部分经肾脏降解，组织中的胰岛素经胰岛素酶和谷胱甘肽胰岛素脱氨酶灭活。

3. **药理作用**　胰岛素通过与胰岛素受体结合而发挥作用。胰岛素受体作为细胞表面的糖蛋白，由 2 个 α 亚单位(125 KD)和 2 个 β 亚单位(90 KD)组成，当胰岛素与其受体 α 亚单位结合后，迅速引起 β 亚单位的自身磷酸化和胞内其他蛋白的酪氨酸残基磷酸化，从而启动磷酸化连锁反应，如激活磷脂酰肌醇 - 3 激酶(Phosphoinositide 3 - kinase，PI - 3K)及其下游效应分子〔例如，蛋白激酶 B(protein kinase B，PKB)〕，最终产生细胞效应。

胰岛素具有广泛的生物学效应，可调节糖代谢、脂肪代谢和蛋白质代谢，影响细胞生长、分化及繁殖。胰岛素促进葡萄糖在细胞膜的主动转运，通过增加糖酵解中关键酶的活性加速葡萄糖的氧化和酵解。此外胰岛素激活磷酸二酯酶，降低细胞内腺苷 - 3′,5′ - 环化一磷酸(cyclic Adenosine monophosphate，cAMP)水平，从而活化糖原合成酶，增加糖原合成，抑制糖原分解和糖异生从而降低血糖。胰岛素刺激脂肪组织合成脂质是由于：①能促进脂肪合成并降低脂酶活性，抑制脂肪分解，减少游离脂肪酸和酮体的生成；②增加脂肪酸的转运，使其利用增加。胰岛素促进蛋白质的合成，抑制蛋白质的分解，同时减少尿素形成，抑制氨基酸转变为葡萄糖。

表 9-1　常用胰岛素制剂种类及其特点

类型	制剂	来源	注射途径	作用时间(h)		
				开始	最强	持续
短效	正规胰岛素(regular insulin, RI)	动物	静脉	即刻	1/2	2
			皮下	1/2~1	2~4	6~8
	结晶锌胰岛素(crystalline zinc insulin, CZI)	动物	静脉	即刻	1/2	2
			皮下	1/3~1/2	2~4	6~12
中效	低鱼精蛋白锌胰岛素(neutral protamine hagedom, NPH)	动物	皮下	3~4	6~12	24~28
	精蛋白锌重组人胰岛素	人	皮下	1~2	4~10	16~20
长效	鱼精蛋白锌胰岛素(protamine zinc insulin, PZI)	动物	皮下	4~6	14~20	24~36
	结晶胰岛素锌悬液〔insulin zinc suspension, crystalline, IZS(C)〕	动物	皮下	4~6	16~18	30~36
预混	诺和灵 30R	人	皮下	0.5		
	诺和灵 50R	人	皮下	0.5		
	优泌林 70/30	人	皮下	0.5	2~8	16~20
	优泌林 50/50	人	皮下	0.5	2~8	16~20

4. **临床应用与不良反应**　胰岛素可用于治疗 1 型糖尿病。1 型糖尿病患者应在饮食控制的基础上,给予胰岛素治疗。理想的胰岛素治疗应最大限度模拟内源性胰岛素分泌模式,即基础胰岛素及餐后胰岛素分泌。模拟餐后胰岛素分泌多选用起效快、使用方便的速效胰岛素类药物,例如,门冬胰岛素和赖脯胰岛素,可以餐前或餐后即刻皮下注射,达峰时间与餐后血糖峰值时间保持一致,因此餐前低血糖的发生率较低。临床采用基础加餐后胰岛素治疗方案,以达到既有基础胰岛素,又有餐后胰岛素峰值的目的,从而有效控制血糖。

此外,2 型糖尿病患者在出现以下情况时,应及时给予胰岛素治疗:①2 型糖尿病经饮食控制和使用口服降血糖药未能控制者;②2 型糖尿病患者在应激时(例如,手术、严重感染、创伤、急性心肌梗死等),可暂用胰岛素治疗;③2 型糖尿病患者出现酮症酸中毒、非酮症性高渗性昏迷、乳酸性酸中毒等急性并发症时,应即刻给予胰岛素控制症状;④口服降血糖药虽有效,但患者出现明显体重减轻、营养不良、生长发育迟缓的情况,应加服胰岛素或改用胰岛素治疗;⑤多数 2 型糖尿病患者晚期尤其是患有慢性并发症的患者,需要胰岛素和药物联合治疗控制血糖,延缓胰岛 β 细胞功能衰竭。另外,胰岛素也可用于治疗继发性糖尿病,例如,垂体性糖尿病。

胰岛素常见的不良反应为低血糖,这是由于胰岛素过量所致,患者可出现饥饿、头晕、出汗、心跳、烦躁、惊厥甚至昏迷。过敏反应发生率较低,为局部反应,轻微而短暂,表现为荨麻疹、血管神经性水肿、紫癜，偶尔可引起休克；近几年来应用高纯度制剂或人胰岛素，此反应发生率明显降低。糖尿病患者应用胰岛素剂量超过100～200 U，持续48～72 h者，即发生胰岛素耐受。

二、口服及注射类降血糖药

随着糖尿病研究的不断深入，特别是对糖尿病发病原因及其机制认识的提高，治疗糖尿病的新药层出不穷。糖尿病流行病学调查结果显示，我国糖尿病患者以2型糖尿病为主，1型糖尿病及其他类型糖尿病少见。2013年全国调查中2型糖尿病患病率为10.4%，男性高于女性(11.1%:9.6%)。由于大多数患者属于2型糖尿病，因此，人工合成口服降血糖药是主要的治疗手段。2型糖尿病的治疗方案通常基于患者临床特点、高血糖的严重性和治疗的有效性选择。目前临床使用的口服及注射类降糖药主要有以下几类：①双胍类药物；②磺脲类药物；③噻唑烷二酮(thiazolidinediones，TZDs)类药物；④格列奈类药物；⑤α－糖苷酶抑制剂；⑥二肽基肽酶Ⅳ(dipeptidyl peptidase－4，DDP－4)抑制剂；⑦胰高糖素样肽－1(glucagon－like peptide－1，GLP－1)类似物等。

二甲双胍、磺脲类药物和TZDs类药物是目前世界范围内应用最广的口服降血糖药，单独使用可降低糖化血红蛋白水平达1%～1.5%，在2型糖尿病的初始治疗中占有极其重要的地位。二甲双胍在没有耐受性和禁忌证的情况下是治疗糖尿病的一线选择。除了有效控制血糖之外，它还可以降低体重和低密度脂蛋白胆固醇(low－density lipoprotein cholesterol，LDL－C)水平以及心血管事件的发生风险。二线选择包括磺脲类药物、TZDs类药物、α－糖苷酶抑制剂、DDP－4抑制剂、GLP－1类似物和胰岛素。DDP－4抑制剂是唯一的肠促胰岛素家族中的口服药物。

下面介绍目前临床上常用的口服及注射类降血糖药。

(一)双胍类药物

目前临床上使用的双胍类药物主要是盐酸二甲双胍。双胍类药物的主要药理作用是通过减少肝脏葡萄糖的输出和改善外周胰岛素抵抗而降低血糖。许多国家和国际组织制定的糖尿病诊治指南中均推荐二甲双胍作为2型糖尿病患者控制高血糖的一线用药和药物联合中的基本用药。对临床试验的系统评价显示，二甲双胍的降糖疗效(去除安慰剂效应后)为糖化血红蛋白下降1.0%～1.5%，并可减轻体重。

在我国2型糖尿病人群中开展的临床研究显示，二甲双胍可使糖化血红蛋白下降0.7%～1.0%。在500～2000 mg/d剂量范围之间，二甲双胍疗效呈现剂量依赖效应；在低剂量二甲双胍治疗的基础上联合DPP－4抑制剂的疗效与将二甲双胍的剂量继续增加所获得的血糖改善程度和不良事件发生的比例相似。英国前瞻性糖尿病研究结果证明，二甲双胍还可减少肥胖的2型糖尿病患者的心血管事件和死亡。在我国伴冠心病的2型糖尿病患者中开展的针对二甲双胍与磺脲类药物对再发心血管事件影响的临床随机分组对照试验结果显示，二甲双胍的治疗与主要心血管事件的显著下降相关。单独使用二甲双胍不导致低血糖，但二甲双胍与胰岛素或胰岛素促泌剂联合使用时可提高低血糖发生的风险。

1. 结构与制剂 双胍类口服降血糖药的化学结构由一个双胍母核连接不同侧链而构成。本类药物主要有苯乙双胍、二甲双胍和丁福明，其侧链分别为苯乙基、二甲基和正丁基。因苯乙双胍可引起乳酸升高，可能发生乳酸性酸中毒，已较少使用。目前此类药物中被广泛使用的是毒性较小的二甲双胍（图 9－1）。常用制剂：二甲双胍，片剂，每片 0.25 g。

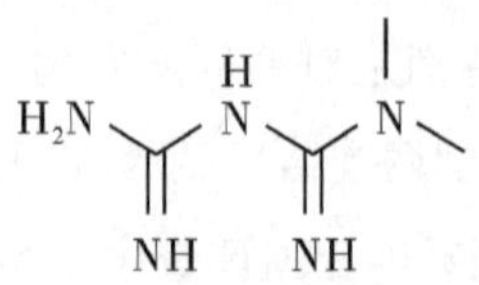

图 9－1 二甲双胍的化学结构

2. 吸收与代谢 二甲双胍口服后主要在小肠吸收，一般在 6 h 左右吸收完全。双胍类药物呈快速分布，主要聚集于食管、胃、十二指肠、唾液腺、肾脏和肝脏。半衰期短（1.5～2.8 h），很少在肝脏代谢，也不与血浆蛋白结合，几乎全部以原形随尿液排出。肾功能损害者和老年人排泄半衰期延长，与肾功能减退成正比。

3. 药理作用 双胍类降血糖药可明显降低糖尿病患者的血糖，但对正常人血糖无明显影响。其降血糖作用是增加外周组织对葡萄糖的摄取，抑制肝糖原异生，抑制胃肠道吸收葡萄糖，增强胰岛素与受体的结合能力，降低血浆胰高血糖素水平。此外，双胍类降血糖药可降低 LDL－C、血浆游离脂肪酸和甘油三酯水平，降低体重，抑制血小板聚集，恢复血小板功能。

4. 临床应用与不良反应 双胍类降血糖药主要用于单用饮食控制无效的轻度、中度 2 型糖尿病患者，尤其适用于肥胖者或超重的 2 型糖尿病患者，亦可用于非肥胖的糖尿病患者的初始治疗。磺酰脲类药物、阿卡波糖、胰岛素治疗效果不理想的 2 型糖尿病患者，加服二甲双胍可取得满意疗效。

双胍类降血糖药最主要的不良反应是胃肠道反应，表现为食欲不振、腹泻、口中有金属味或疲倦、体重减轻等。如果肠道反应较重，可改在餐前或餐后服用。此外，还可引起乳酸增高及乳酸酸中毒，二甲双胍较苯乙双胍诱发血乳酸升高及乳酸性酸中毒的机会明显减少。个别患者可出现皮疹。长期使用可能造成维生素 B_{12} 吸收不良，二甲双胍治疗 1 年后，7% 的患者出现血清维生素 B_{12} 水平降低，但极少引起贫血。

（二）磺脲类药物

磺脲类药物是 20 世纪 50 年代中期第一个问世的口服降血糖药，是治疗 2 型糖尿病最常用的一类药物，目前已经研发出两代磺酰脲类降血糖药。第一代磺酰脲类药物包括甲苯磺丁脲与氯磺丙脲，因其具有肝脏毒性和容易发生低血糖，现已极少应用。第二代磺酰脲类药物包括格列本脲、格列吡嗪、格列齐特、格列喹酮和格列波脲等，因作用强、剂量小、毒性低而广泛应用于临床。磺脲类药物可使糖化血红蛋白降低 1.0%～1.5%（去除安慰剂效应后）。前瞻性、随机分组的临床研究结果显示，磺脲类药物的使用与糖尿病微血管病变和大血管病变发生的风险下降相关。目前在我国上市的磺脲类药物主要为格列本脲、格列美脲、格列齐特、格列吡嗪和格列喹酮。磺脲类药物如果使用不当可导致低血糖，特别是对于老年患者和肝、肾功能不全者；磺脲类药物还可导致体重增加。有肾功能轻度不全的患者，宜选择格列喹酮。消渴丸是含有格列本脲和多种中药成分的固定剂量复方制剂。消渴丸的降糖效果与格列本脲的效果相当。与格列本脲相比，消渴丸导致低血糖的风险低，改善糖尿病相关中医症候的效果更显著。

1. **结构与制剂** 磺脲类药物的基本化学结构有两个特征性的活性基团，即一个磺脲基团和一个苯甲酰基团（氯茴苯酸），以及两个辅基，其中两个基团决定药物具有降低血糖作用，而两个辅基决定药物降糖作用的强度、作用时间和代谢途径不同，因此此类药物的治疗范围、适用人群和服药次数、剂量都不尽相同。此类药物不能用于1型糖尿病患者。

苯环对位的取代基，如甲基、氨基、乙酰基、卤素、甲硫基和三氟甲基等都可增强降血糖活性，并因代谢差异而影响该类药物的作用持续时间。当苯环的对位引入体积较大的取代基如β－芳酰氨乙基时，活性更强，此即第二代口服降血糖药，如格列本脲、格列美脲、格列吡嗪、格列喹酮等，其特点是吸收迅速，与血浆蛋白的结合率高，作用强且长效，毒性低。脲基上的取代基R′应具有一定的体积和亲脂性。N－甲基取代时无效，乙基取代稍有活性；取代基的碳原子数在3～6时，则具有显著的降血糖活性；但当碳原子数超过12时，活性消失。R′可以是直链、脂环（五元环、六元环或七元环）或某些杂环（图9－2）。常见制剂：格列本脲，片剂，每片2.5 mg；格列齐特，片剂，每片80 mg；格列齐特缓释片，每片30 mg；格列吡嗪，片剂，有2.5 mg和5 mg两种规格；格列吡嗪控释片，每片5 mg；格列喹酮，片剂，每片30 mg；格列美脲，片剂，有1 mg和2 mg两种规格。

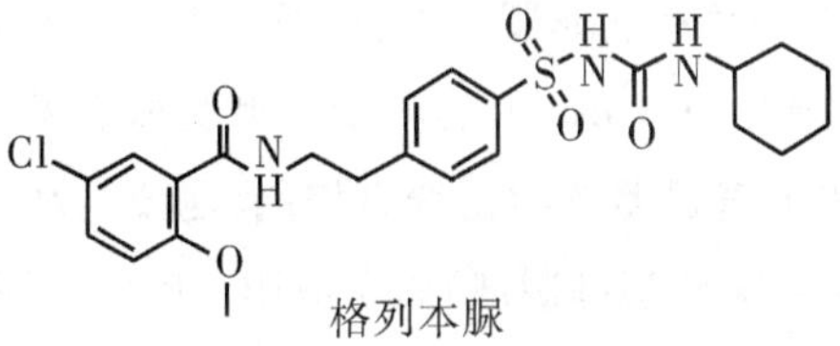
格列本脲

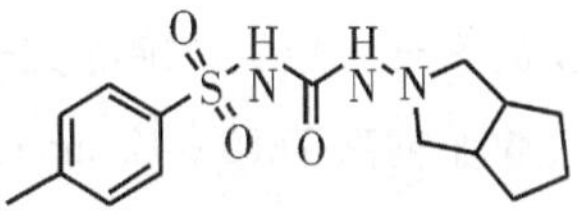
格列齐特

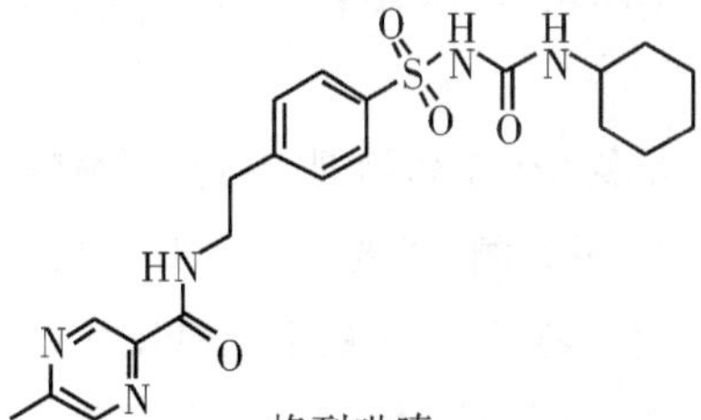
格列吡嗪

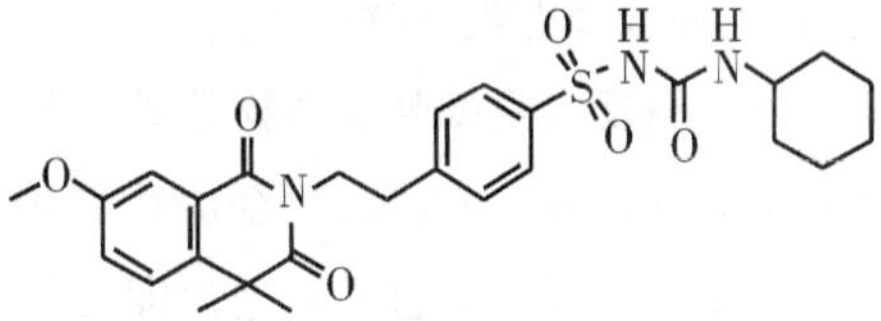
格列喹酮

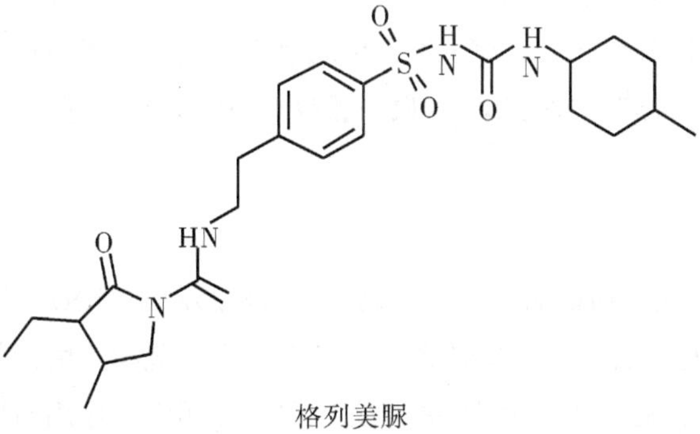
格列美脲

图9－2 磺脲类代表性药物的化学结构

2. 吸收与代谢 磺脲类降血糖药口服吸收良好，在胃肠道吸收迅速而完全，多数药物在肝内氧化成羟基化合物，药物入血后均与血浆蛋白紧密结合，代谢产物经肾和胆道排泄。格列喹酮在肝脏代谢，多于95%的代谢产物经胆道随粪便排出，少于5%代谢产物经肾脏排出。

格列本脲口服后2～5 h血药浓度达峰值。血浆蛋白结合率为95%。在肝内代谢，由肝和肾排出各约50%。其代谢产物仍有生物活性，肾功能不良者因排出减慢可能导致低血糖。持续作用24 h，半衰期为10 h。

格列吡嗪口服后3 min起效，1～2.5 h血药浓度达峰值，最高药效时间与进餐后血糖达峰的时间较一致。主要经肝代谢，代谢产物无药理活性，65%～80%经尿排出，10%～15%由粪便中排出。清除半衰期为3～7 h。

格列美脲口服后吸收较迅速而完全，空腹或进食时对吸收无明显影响。达峰时间为2～3 h，口服4 mg后血药达峰浓度为300 ng/ml。半衰期约为5～8 h。在肝脏内通过细胞色素P450酶氧化代谢，代谢产物无降糖活性。60%经尿排泄，40%经粪排泄。

3. 药理作用 本类药物对正常人和胰岛功能尚存的患者有降血糖作用，但对1型或严重2型糖尿病患者及切除胰腺者则无作用。此外，磺脲类药物可以促进肝糖原合成，减少肝糖的产生，并能减缓肝脏葡萄糖向血液中的释放速率。同时，磺脲类药物可使周围组织对葡萄糖的摄取、利用增加，并可增加细胞膜上胰岛素受体的数量，从而使机体的胰岛素敏感性增加。

4. 临床应用与不良反应 本类药物可用于2型糖尿病非肥胖者，该类患者发病原因主要是由于胰岛素分泌减少。磺脲类药物对空腹血糖8～9 mmol/L的早期2型糖尿病患者效果较好。空腹血糖高于10～12 mmol/L时，单独使用磺脲类药物血糖难控制，需要与胰岛素或其他口服降血糖药（双胍类药物、TZDs类药物、α－糖苷酶抑制剂）联合应用。此外，以胰岛素抵抗为主的2型糖尿病肥胖者或超重者，使用双胍类药物、TZDs类药物等药物仍不能控制血糖时，可加服磺脲类药物。

低血糖反应是磺脲类药物常见的严重副作用，大多发生于药物剂量过大或血糖下降后未及时减量、服药后未进食、联合应用其他降血糖药、大量饮酒、年老体弱和肝肾功能损害者。轻微的低血糖反应通过及时进食即可纠正，但仍须密切监护；严重的低血糖反应则需给予葡萄糖治疗，并密切监视血糖24 h以上。中长效的磺脲类药物如优降糖，常会导致难以纠正的低血糖，且纠正后还会再次发生，因此监护时间应延长到72 h以上。消化道反应包括食欲减退、恶心呕吐、上腹部不适、腹胀、腹痛、腹泻等，一般反应轻，不需中断治疗。偶可引起胆汁淤积性黄疸、肝功能损害。此外，还可引起白细胞、中性粒细胞、血小板或全血细胞减少、溶血性贫血等，以第一代磺脲类药物更多见。

（三）TZDs类药物

TZDs为新研制的一类胰岛素增敏剂，该类药物能明显增强机体组织对胰岛素的敏感性，改善胰岛β细胞功能，实现对血糖的长期控制，以此降低糖尿病并发症发生的危险。由于其同时具有良好的耐受性与安全性，因此具有延缓糖尿病进展的潜力。单药使用降糖作用与磺脲类药物、二甲双胍的降糖作用类似，可以降低糖化血红蛋白水平达1.0%～1.5%。

1. **结构与制剂** TZDs 类衍生物含有一个 thiazolidine－2,4－dione 的结构，具有改善胰岛素敏感性的作用（图 9－3）。常见制剂：吡格列酮，片剂，每片 15 mg；罗格列酮，片剂，每片 4 mg。

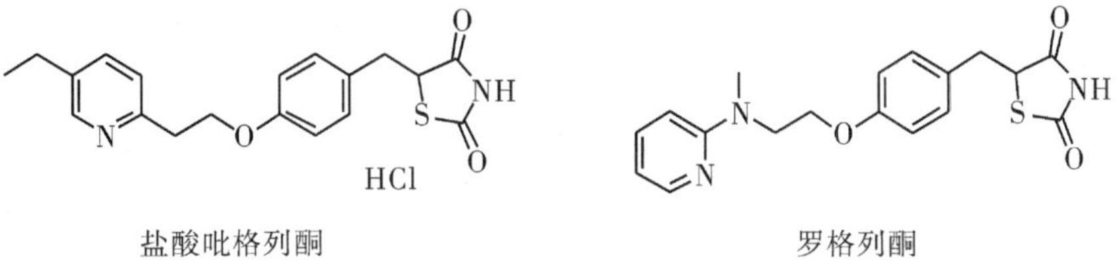

图 9－3 TZDs 类代表性药物的化学结构

2. **吸收与代谢** TZDs 类药物口服后迅速吸收，生物利用度甚高，经肝脏代谢。中、重度肝损害者，血药峰值及血药曲线下面积较健康人增加 2～3 倍，消除半衰期也明显延长，故此类药物禁用于肝病及血清转氨酶明显升高者。

3. **药理作用** TZDs 类药物的作用机制是激动过氧化物酶增殖体活化受体 γ（peroxisomal proliferator－activated receptor gamma，PPARγ），增加脂肪细胞、肝细胞及骨骼肌细胞对胰岛素的敏感性，促进胰岛素靶细胞对血糖的摄取、转运和氧化利用，还可增强葡萄糖转运子－1 和葡萄糖转运子－4 对葡萄糖的摄取，以降低血糖。另外也降低口服及餐后胰岛素水平，其降糖作用弱于二甲双胍和磺脲类药物。TZDs 类药物亦具有改善脂肪代谢紊乱的作用，能显著降低 2 型糖尿病患者血浆中游离脂肪酸、甘油三酯水平，增加高密度脂蛋白水平，降低极低密度脂蛋白和低密度脂蛋白的含量。罗格列酮还可改善动脉粥样硬化、纠正血脂紊乱、抗炎、抗肿瘤和抗脏器纤维化。

4. **临床应用与不良反应** TZDs 类药物主要用于其他降血糖药疗效不佳的 2 型糖尿病，尤其是胰岛素抵抗患者。可单独应用，亦可与磺脲类药物或胰岛素联合应用。该类药物的主要副作用是嗜睡、水肿、肌肉和骨骼痛、头痛、消化道症状（腹泻、恶心、呕吐）。TZDs 类药物单独使用时不导致低血糖，但与胰岛素或胰岛素促泌剂联合使用时可增加低血糖发生的风险。体重增加和水肿是 TZDs 类药物的常见不良反应，这些不良反应在与胰岛素联合使用时表现得更加明显。TZDs 类药物的使用与骨折和心力衰竭风险增加相关。有心力衰竭（纽约心脏学会心功能分级Ⅱ级以上）、活动性肝病或转氨酶升高超过正常上限 2.5 倍及严重骨质疏松和有骨折病史的患者应禁用本类药物。由于曲格列酮具有明显的肝毒性，可使小部分患者出现肝功能衰竭而死亡，因此，曲格列酮已被弃用，而罗格列酮和吡格列酮目前尚未发现具有肝毒性。

（四）格列奈类药物

格列奈类药物为非磺脲类胰岛素促泌剂，能够刺激胰岛 β 细胞分泌胰岛素，包括瑞格列奈和那格列奈，前者是氨基甲酰甲基苯甲酸衍生物，为第一个进餐时服用的葡萄糖调节药物；后者是 D－苯丙氨酸衍生物，其降糖效果与瑞格列酮的基本相同。瑞格列奈单药使用平均可以降低空腹血糖 32 mg/dl，降低糖化血红蛋白和空腹血糖的水平与二甲双胍相比没有明显差别，而降低餐后血糖的能力更强，与磺脲类药物相比没有差别。两种格列奈类药物相比，瑞格列奈降低糖化血红蛋白和空腹血糖的能力更强，对于降低餐后血糖的效果两者相似。

1. 结构与制剂 瑞格列奈是氨甲酰甲基苯甲酸的衍生物，其分子结构中含有一手性碳原子，其活性有立体选择性，S－(＋)－异构体的活性是R－(－)－异构体的100倍，临床上使用其S－(＋)－异构体。构象分析发现，瑞格列奈的优势构象与格列本脲和格列美脲一样，都呈U形，其中疏水性支链处于U形的顶部，U形的底部是酰胺键，而无活性的类似物则呈现不同构象。

那格列奈为D－苯丙氨酸衍生物，其降糖作用是其前体D－苯丙氨酸的50倍。由于其基本结构为氨基酸，决定了该药的毒性很低，降糖作用良好。那格列奈为手性药物，其R－(－)－异构体活性为S－(－)－异构体活性的100倍（图9－4）。常见制剂为：瑞格列奈，片剂，每片2 mg；那格列奈，片剂，每片0.12 g；米格列奈，片剂，有10 mg、5 mg和2 mg三种规格；胶囊，每片10 mg。

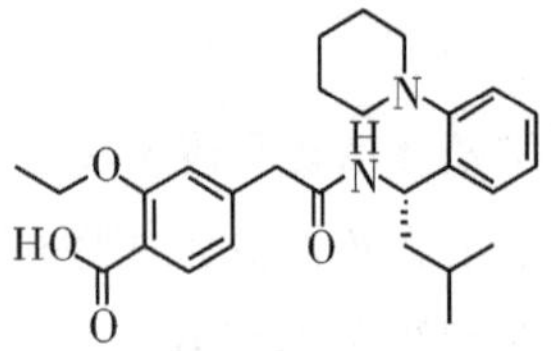

瑞格列奈

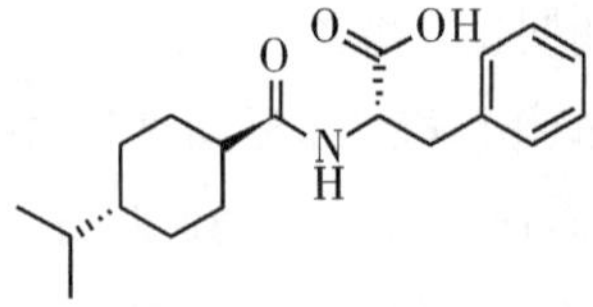

那格列奈

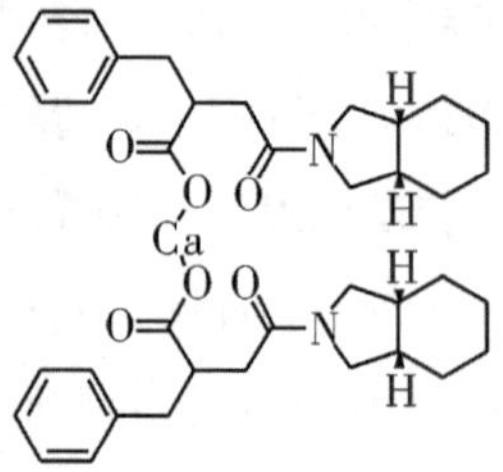

米格列奈

图9－4 格列奈类代表性药物的化学结构

2. 吸收与代谢 同为胰岛素促泌剂，与磺脲类药物相比，格列奈类药物在胰岛β细胞膜上的结合位点不同，不进入胰岛β细胞内而发挥作用，不抑制细胞内蛋白质（如胰岛素原）合成，不引起胰岛素的直接胞泌作用。基于以上几点，格列奈类药物的药物代谢动力学有其特点：吸收快，起效迅速，仅为0～30 min，达峰时间快，作用时间短，$t_{1/2}$为1 h，代谢迅速。达峰时间与餐后血糖高峰时间一致，经肝脏代谢为非活性物质，90%以上经胆汁排泄，仅6%经肾排泄，适用于肾功能不良者。瑞格列奈无论是空腹还是进食时服药均吸收良好，30～60 min后达血浆峰值，并在肝内快速代谢为非活性产物，大部分随胆汁排泄。那格列奈体内至少产生8种代谢产物，均为异丙基氧化形成，其中只有一种有微弱活性。该药口服后20 min起效，生物利用度为73%，白蛋白结合率为98%，消除半衰期为1.5 h。

3. 药理作用 格列奈类药物的作用机制与磺酰脲类药物相似，通过抑制胰岛β细胞的K_{ATP}通道，使β细胞膜去极化，钙离子通道开放，导致胰岛素分泌。格列奈类药物模仿胰岛素的生理性分泌，正常人餐后出现胰岛素分泌高峰，而2型糖尿病患者餐后胰岛素分泌高峰延迟，减低甚至消失，导致餐后高血糖。格列奈类药物可恢复糖尿病患者的餐后早期胰岛素分泌时相，有效地降低餐后高血糖。

4. 临床应用与不良反应 此类药物主要通过刺激胰岛素的早时相分泌而降低餐后血糖，可将糖化血红蛋白降低0.5%～1.5%。此类药物需在餐前即刻服用，可单独使用或与其他降血糖药联合应用（与磺脲类降血糖药联合应用需慎重）。在我国新诊断的2型糖尿病人群中，瑞格列奈与二甲双胍联合治疗较单用瑞格列奈可更显著地降低糖化血红蛋白，但发生低血糖的风险显著增加。格列奈类药物可以在肾功能不全的患者中使用。格列奈类药物的常见不良反应是低血糖和体重增加，但低血糖的风险和程度较磺脲类药物的轻。此外，短暂的视力障碍、胃肠道功能紊乱以及个别病例肝酶轻度而短暂升高也是其不良反应。

(五)α－糖苷酶抑制剂

α－糖苷酶抑制剂通过抑制碳水化合物在小肠上部的吸收而降低餐后血糖，为20世纪70年代研发的治疗2型糖尿病的产品，适用于以碳水化合物为主要食物成分和餐后血糖升高的患者。单药治疗可以平均降低糖化血红蛋白达0.8%，空腹血糖20 mg/dl，餐后血糖41 mg/dl。

1. 结构与制剂 α－糖苷酶抑制剂是一种生物合成的假性四糖，它的结构与寡糖非常相似。目前用于临床的α－糖苷酶抑制剂的化学结构均为单糖或者多糖类似物。其中，构效关系表明，阿卡波糖活性部位包括取代的环己烯环和4,6－脱氧－4－氨基－D－葡萄糖。米格列醇的结构类似葡萄糖，伏格列波糖是氨基糖类似物(图9－5)。常见制剂为：阿卡波糖，片剂，每片50 mg；伏格列波糖，片剂，每片0.2 mg；米格列醇，片剂，每片50 mg。

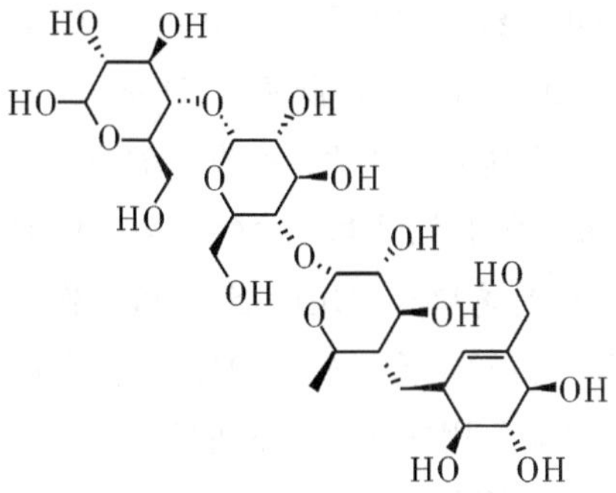
阿卡波糖

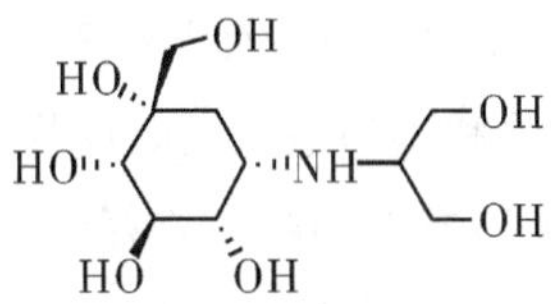
伏格列波糖

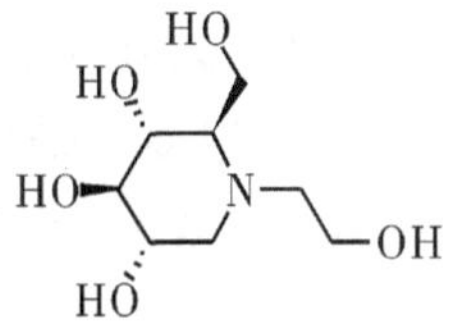
米格列醇

图9－5 α－糖苷酶抑制剂代表性药物的化学结构

2. 吸收与代谢 此类药物口服吸收较少，主要在肠道内起作用，半衰期为2.8 h，经肾排泄。阿卡波糖口服后很少被吸收，大部分以原形活性药物保留在胃肠道内发挥作用，并且被肠内的酶和菌群所代谢。大约35%的药物以代谢产物的形式被吸收。阿卡波糖通过尿液和粪便排出体外。

3. 药理作用 阿卡波糖化学结构与碳水化合物类似，在小肠中竞争性抑制α－葡萄糖苷酶，阻止1,4－糖苷键水解，使淀粉、麦芽糖、蔗糖等水解产生葡萄糖减少，因而延缓吸收，降低餐后高血糖，平抑血糖曲线，也可避免餐后高胰岛素血症。长期应用后，可降低空腹血糖和减轻尿糖，亦可以降低甘油三酯和减轻体重。该药不影响钠离子依赖性葡萄糖转运，故不影响口服葡萄糖的吸收。

4. 临床应用与不良反应 临床上可单用或与其他降血糖药合用治疗糖尿病，尤其适用于肥胖型、以餐后血糖升高为主的早期2型糖尿病患者，并可延缓糖耐量减低向糖尿病发展进程。α－糖苷酶抑制剂可单独用于2型糖尿病患者的治疗，亦可与胰岛素、磺脲类以及双胍类降血糖药合用治疗上述药物降糖效果不佳的患者，其目的是增强降糖效果，并减少药物的用量和不良反应。对我国2型糖尿病人群开展的临床研究结果显示：①在初诊的糖尿病患者中，每天服用300 mg阿卡波糖的降糖疗效与每天服用1500 mg二甲双胍的疗效相当；②在初诊的糖尿病患者中，阿卡波糖的降糖疗效与DPP－4抑制剂(维格列汀)的疗效相当；③在二甲双胍治疗的基础上，阿卡波糖的降糖疗效与 DPP－4 抑制剂（沙格列汀）的疗效相当。α－糖苷酶抑制剂可与双胍类、磺脲类、TZDs 类药物或胰岛素联合使用。对我国冠心病伴糖耐量异常（impaired glucose tolerance，IGT）人群的研究显示，阿卡波糖能降低 IGT 向糖尿病转变的风险。

α－糖苷酶抑制剂的常见不良反应为胃肠道反应如腹胀、排气等。从小剂量开始，逐渐加量可减少不良反应。该药本身不促进胰岛素的分泌，因此单独服用本类药物通常不会发生低血糖。用 α－糖苷酶抑制剂的患者如果出现低血糖，治疗时需使用葡萄糖或蜂蜜，而食用蔗糖或淀粉类食物则纠正低血糖的效果差。

（六）DPP－4 抑制剂（列汀类药物）

DPP－4 抑制剂即二肽基肽酶 4 抑制剂，因其作用机制独特、疗效确定、低血糖发生率低、对体重影响小、心血管安全性良好等特点而备受瞩目。

与安慰剂相比，此类药物单药推荐使用剂量降低糖化血红蛋白水平约在 0.4% ~0.8%，在一定范围内，基线糖化水平越高，其降低糖化的幅度越大。与二甲双胍相比，DDP－4 抑制剂总体降糖能力稍弱，达标率也更低。而与磺脲类药物相比其降糖和达标率没有劣势。与二甲双胍、磺脲类、TZD 类药物和胰岛素联用时同样具有较好的有效性和安全性。与二甲双胍联用其降低糖化、空腹和餐后血糖的能力要好于任何一种药物单独使用的能力，可以作为单药治疗失败后的首选。与磺脲类药物或者胰岛素联用后，虽然改善了血糖的控制，但是以低血糖为主的不良反应明显增加。而与 TZDs 类药物联用其副作用的增加并不明显。

1. **结构与制剂** 迄今已上市多种 DPP－4 抑制剂，包括西格列汀（sitagliptin）、维格列汀（vildagliptin）、沙格列汀（saxagliptin）、阿格列汀（alogliptin）、利格列汀（linagliptin）、吉格列汀（gemigliptin）和替格列汀（teneligliptin）等（图 9－6）。常见制剂为：西格列汀，片剂，每片 100 mg；沙格列汀，片剂，每片 5 mg；维格列汀，片剂，每片 50 mg；利格列汀，片剂，每片 5 mg；阿格列汀，片剂，每片 25 mg。

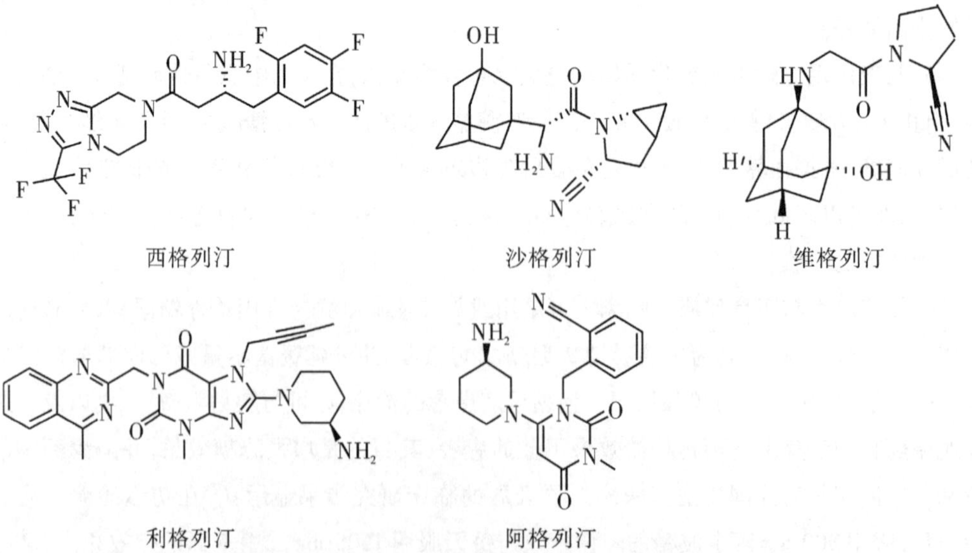

图 9－6　DPP－4 抑制剂代表药物的化学结构

2. 吸收与代谢 西格列汀、利格列汀由于半衰期较长，可以每日服用一次；而沙格列汀和维格列汀半衰期较短，不过前者有活性代谢产物，所以仍为每日服用一次，而后者要每日服用两次。DDP－4抑制剂主要通过肾排泄，利格列汀和维格列汀是双通道（肝、肾）清除。因此，除了利格列汀，其余药物均需在肾功能下降时调整剂量。维格列汀不推荐用于肝功能异常的患者。沙格列汀在与CYP3A4抑制剂如酮康唑、克拉霉素和阿扎那韦共同使用时需要调整剂量。

3. 药理作用 DPP－4抑制剂能够抑制GLP－1和葡萄糖依赖性促胰岛素分泌多肽（GIP）的灭活，提高内源性GLP－1和GIP的水平，促进胰岛β细胞释放胰岛素，同时抑制胰岛α细胞分泌胰高血糖素，从而提高胰岛素水平，降低血糖，且不易诱发低血糖和增加体重。

4. 临床应用与不良反应 DPP－4抑制剂可抑制DPP－4活性，有效减少GLP－1的失活，从而降低血糖。DPP－4抑制剂适用于成人2型糖尿病患者或血糖控制。西格列汀、沙格列汀、维格列汀、阿格列汀可配合饮食控制与运动，单药或与二甲双胍联合使用可改善血糖控制；利格列汀与二甲双胍和磺脲类药物联合使用可改善血糖控制。

在我国2型糖尿病患者中的临床研究结果显示DPP－4抑制剂的降糖疗效为：可降低糖化血红蛋白0.4%～0.9%。单独使用DPP－4抑制剂不增加低血糖发生的风险。西格列汀、沙格列汀、阿格列汀不增加心血管病变发生风险。2型糖尿病患者使用沙格列汀的心血管结果评估研究显示，在具有心血管疾病高风险的患者中，沙格列汀的使用与因心力衰竭而住院的风险增加相关。肾功能不全的患者使用西格列汀、沙格列汀、阿格列汀和维格列汀时，应注意按照药物说明书来减少药物剂量。肝、肾功能不全的患者使用利格列汀时不需要调整剂量。我国的研究显示在二甲双胍联用西格列汀的基础上加格列美脲、格列奇特缓释片、瑞格列奈或阿卡波糖后可以进一步降低糖化血红蛋白。

目前已经上市的DPP－4抑制剂具有良好的安全性和耐受性，大部分患者只出现轻微的药物不良反应，如腹泻、上呼吸道感染等。2型糖尿病患者普遍存在超重现象，DPP－4抑制剂治疗2型糖尿病患者过程中不增加患者的体重。据上市后的病例报告报道，使用DPP－4抑制剂的患者中有过急性胰腺炎的病例，但目前的证据不足以确定DPP－4抑制剂会增高患胰腺炎和胰腺癌风险。对于心血管方面，美国FDA曾对沙格列汀和阿格列汀可能会引起患者心力衰竭做出警告，尤其是心血管疾病或肾衰竭的患者。此外，DPP－4抑制剂可能会导致患者产生严重的关节疼痛。由于DPP－4抑制剂的上市时间较短，对于其安全性问题有待于进一步的研究。

（七）GLP－1受体激动剂

GLP－1受体激动剂通过激动GLP－1受体而发挥降低血糖的作用。GLP－1受体激动剂以葡萄糖浓度依赖的方式增强胰岛素分泌、抑制胰高血糖素分泌，并能延缓胃排空，通过中枢性的食欲抑制来减少进食量。

1. **结构与制剂** 目前上市的 GLP－1 受体激动剂共有 5 种，即艾塞那肽、利西拉肽、利拉鲁肽、阿必鲁肽及度拉鲁肽。其中艾塞那肽、利西拉肽和阿必鲁肽为艾塞那肽类似物。艾塞那肽是从蜥蜴唾液中分离的 GLP－1 类似物，和人 GLP－1 有 53% 的同源性。因其 N 端第二个氨基酸由甘氨酸替代丙氨酸，不被人 DPP－4 降解，因而具有更长的半衰期和较强的生物活性。利拉鲁肽和度拉鲁肽是人 GLP－1 类似物，和人 GLP－1 具有更高的同源性，因此免疫原性更低。利拉鲁肽通过偶联的脂肪酸侧链可以形成七聚体，可以和白蛋白结合达到延长半衰期的目的。阿必鲁肽通过融合白蛋白达到长效目的。度拉鲁肽则通过融合 Fc 片段，起到长效的作用。常见制剂：艾塞那肽，注射笔，每支 0.3 mg；利拉鲁肽，预充多剂量笔，6 mg/ml，每支 3 ml。

2. **吸收与代谢** 艾塞那肽、利西拉肽等短效 GLP－1 受体激动剂的半衰期为 2～4 h，给药后血药浓度迅速升高，对 GLP－1 受体的激动作用能维持 6 h。而长效 GLP－1 受体激动剂如阿必鲁泰的体内半衰期为 6～8 d，给药期间能维持较高的血药浓度。

3. **药理作用** 该类药物通过激活体内的 GLP－1 受体，提高 GLP－1 的水平，以葡萄糖依赖的方式促进胰岛 β 细胞分泌胰岛素，减少胰岛 α 细胞分泌胰高血糖素，在降低血糖（包括空腹血糖和餐后血糖）的同时，很少引起低血糖的发生。GLP－1 受体激动剂还可以通过多种途径减轻体重，如抑制消化道蠕动和胃液分泌，抑制食欲和摄食，延缓胃排空。此外，它还可以作用于中枢神经系统（特别是下丘脑），使人体产生饱腹感和食欲下降，使摄食量减少。

4. **临床应用与不良反应** GLP－1 受体激动剂可有效降低血糖，并有显著降低体重和改善 TG、血压和体重的作用。单独使用 GLP－1 受体激动剂不显著增加低血糖发生的风险。GLP－1 受体激动剂可以单独使用或与其他降糖药联合使用。多项临床研究结果显示，在一种口服降糖药（二甲双胍、磺脲类药物）治疗失效后加用 GLP－1 受体激动剂有效。

该类药物最常见的胃肠道不良反应是胃肠功能紊乱，特别是恶心、呕吐和腹泻。短效和长效制剂作用于中枢神经系统受体，增加饱腹感，同时也会引起恶心。此外，GLP－1RAs 作为一种肽类药物，具有免疫原性，产生过敏反应可能导致药物失效。该类药物也可引起注射部位过敏反应。

第二节 糖尿病治疗药物的航空航天医学应用

在航空医学领域，有关飞行人员糖尿病的患病情况屡有报道：哥伦比亚民航的调查数据显示飞行人员糖尿病的患病率达 1.3%；在对 2071 例的日本航班飞行人员的调查中发现，糖耐量下降或患 2 型糖尿病者达 92 例；美军飞行员每年新患糖尿病人数达 10 人左右，且年龄大于 35 岁者属于高危人群，美国空军对 1995 年至 1999 年飞行人员的停飞原因进行调查，显示因糖尿病停飞的排在第 5 位。在一项对民航飞行事故 1335 例飞行员调查中发现，有 43 例飞行员玻璃体液或尿液中糖水平升高,其中20例血液标本中有9例糖化血红蛋白超标,其中只有4例曾明确诊断为糖尿病,提示飞行员中存在未诊断或未报告的糖尿病病例。由于糖尿病及其并发症带来的危害对飞行安全威胁极大,对于飞行人员糖尿病的早期预防、早期诊断、治疗以及医学鉴定等问题是航空医学关注的重点。

对糖尿病飞行人员来说,如果血糖得不到有效控制,或未对飞行中低血糖采取预防措施,都可能给飞行人员带来不良后果。长此以往,会增加糖尿病患者患严重并发症的危险,如视觉损害、屈光改变及认知操作能力下降等问题,这些并发症属于飞行不合格。另外,酮症酸中毒、低血糖昏迷,对飞行安全也很危险。飞行事故调查发现,许多事故是由于飞行人员在空中失能造成的,其中部分原因与糖尿病有关。如美国海军有一名飞行人员,出现糖尿病症状已有两个月,仍坚持飞行,但他在执行任务期间发生空中失能。美军曾对一起飞行空难事故调查,发现该飞行人员生前一直在服用治疗冠心病和糖尿病的药物。多数案例调查表明,事故发生前都未对飞行人员的糖尿病做出正确诊断。这些问题提醒我们,在飞行前应对飞行人员是否患有糖尿病做出明确诊断。

一、2型糖尿病的诊断

糖尿病的临床诊断应依据静脉血浆血糖而不是毛细血管血糖检测结果。目前国际通用的诊断标准和分类是WHO(1999年)标准。空腹血浆葡萄糖或75 g口服葡萄糖耐量试验(oral glucose tolerance test,OGTT)后的2 h血浆葡萄糖值可单独用于流行病学调查或人群筛查。如OGTT的目的是用于明确糖代谢状态时,仅需检测空腹和糖负荷后2 h血糖。我国资料显示仅查空腹血糖则糖尿病的漏诊率较高,理想的调查是同时检查空腹血糖及OGTT后2 h血糖值。OGTT其他时间点血糖不作为诊断标准。建议已达到糖调节受损的人群,应行OGTT检查,以提高糖尿病的诊断率。急性感染、创伤或其他应激情况下可出现暂时性血糖升高,若没有明确的糖尿病病史,就临床诊断而言不能以此时的血糖值诊断糖尿病,须在应激消除后复查,再确定糖代谢状态。检测糖化血红蛋白(糖化血红蛋白)有助于诊断。糖尿病的诊断标准见表9-2。

2011年WHO建议在条件具备的国家和地区采用糖化血红蛋白诊断糖尿病,诊断切点为糖化血红蛋白≥6.5%。我国2010年开始进行"中国糖化血红蛋白教育计划",随后国家食品药品监督管理总局发布了糖化血红蛋白分析仪的行业标准,国家卫生和计划生育委员会(卫计委)临床检验中心发布了糖化血红蛋白实验室检测指南,并实行了国家临床检验中心组织的室间质量评价计划,我国的糖化血红蛋白检测标准化程度逐步提高,但各地区差别仍较大。国内一些研究结果显示,在中国成人中糖化血红蛋白诊断糖尿病的最佳切点为6.2%~6.4%。以6.3%的依据为多。

表 9-2　糖尿病的诊断标准

诊断标准	静脉血浆葡萄糖(mmol/L)
(1)典型糖尿病症状(烦渴多饮、多尿、多食、不明原因的体重下降)加上随机血糖或加上	≥11.1
(2)空腹血糖或加上	≥7.0
(3)葡萄糖负荷后 2 h 血糖无典型糖尿病症状者,需改日复查确认	≥11.1

引自《中国 2 型糖尿病防治指南》(2017 版)

二、2 型糖尿病高血糖控制的策略和治疗路径

《中国 2 型糖尿病防治指南》(2017 版)指出,2 型糖尿病是一种进展性的疾病,随着病程的进展,血糖有逐渐升高的趋势,控制高血糖的治疗强度也应随之加强,常需要多种手段联合治疗。生活方式干预是 2 型糖尿病的基础治疗措施,应贯穿于糖尿病治疗的始终。如果单纯生活方式不能使血糖控制达标,应开始单药治疗。2 型糖尿病药物治疗的首选是二甲双胍。若无禁忌证,二甲双胍应一直保留在糖尿病的治疗方案中。不适合二甲双胍治疗者可选择 α 糖苷酶抑制剂或胰岛素促分泌剂。如单独使用二甲双胍治疗而血糖仍未达标,则可进行二联治疗,即加用胰岛素促分泌剂、α-糖苷酶抑制剂、DPP-4 抑制剂、TZDs、胰岛素或 GLP-1 受体激动剂。三联治疗:上述不同机制的降糖药物中选择三种药物联合使用。如三联治疗控制血糖仍不达标,则应将治疗方案调整为多次胰岛素治疗(基础胰岛素加餐时胰岛素或每日多次预混胰岛素)。采用多次胰岛素治疗时应停用胰岛素促分泌剂。

此外,根据《糖尿病分阶段管理策略》(第 3 版)所述,2 型糖尿病的主要决策路径中有四种一般治疗类别,分别为:医学营养治疗和运动治疗(medicine nutrition treatment,MNT)、单药治疗(通常是二甲双胍)联合 MNT、联合治疗(2~3 种药物治疗方案)加上 MNT、胰岛素联合 MNT 方案。患者主要根据血糖控制水平按照一系列标准进入相应治疗组,但血糖水平并非唯一根据。治疗方案的选择基于科学的原理和患者的意愿。患者接受并坚持治疗的意愿受到社会经济、教育和心理因素的影响。

三、2 型糖尿病的预防

宣扬健康的饮食方式、鼓励适度运动是 2 型糖尿病的一级预防方法。对于存在 2 型糖尿病危险因素如腹型肥胖、脂肪肝、高脂血症、高尿酸血症等的患者,更应加强管理。在每年的体检中应重视葡萄糖耐量筛查,早期诊断糖耐量异常和轻度糖尿病的人群。目前对于糖尿病前期的干预,主要分为两大类,即改变生活方式和药物预防。葡萄糖耐量异常患者一般可尝试采用加强锻炼、控制饮食和改变不良生活方式来逆转糖耐量受损(impair glucose tolerance,IGT)向糖尿病的发展过程。最早的美国内科医师健康研究就证明了运动对糖尿病的保护作

用，芬兰的糖尿病预防研究（Diabetes Prevention Study，DPS）（n = 522）和美国的糖尿病预防计划（Diabetes Prevention Program，DPP）（n = 3234）都证明了强化生活方法干预能使 IGT 向 2 型糖尿病进展的风险降低 58%。其他试验也得出了相似的结果。但是，对于航空人员这种工作休息时间不规律的人群来说，改变生活方式很难长期持续。因此是否应该制定一套适合于空勤人员的生活方式干预方法，又或者是否应该对糖调节异常的航空人员的工作时间做出适当的调整，还需深入探究。

目前已有许多药物预防糖尿病的临床试验。DPP 这一多中心随机前瞻性研究给出了二甲双胍 850 mg、2 次/天能使 2 型糖尿病发生的风险降低 31% 的循证医学证据。阻止 2 型糖尿病发生研究（study to prevent non – insulin dependent diabetes mellitus，STOP – NIDDM）（n = 1429）显示，阿卡波糖 100 mg，3 次/天进餐时服用能够使 2 型糖尿病发生的风险降低 36%。雷米普利和罗格列酮预防糖尿病研究（diabetes reduction assessment with ramipril and rosiglitazone medication，DREAM）（n = 5269）显示，罗格列酮 8 mg，1 次/天能够使糖调节异常者 2 型糖尿病发生的风险降低 60%。因此，通过药物干预能够预防或者延缓 2 型糖尿病发生。

四、糖尿病药物用药安全性评价及安全用药原则

对于飞行员而言，严格血糖控制至关重要。血糖控制良好有助于延缓并发症的发生。然而，低血糖仍然是血糖控制的主要限制因素。低血糖导致认知障碍，可能表现为情绪变化、视力障碍或听觉功能障碍、判断力下降甚至意识丧失，引起失能。意识丧失是由于中枢神经系统缺乏葡萄糖和缺血性心律失常导致。在糖尿病受试者中进行的一项研究显示，这些患者更容易发生驾驶事故，这取决于治疗方法、驾驶前血糖监测的频率以及低血糖发作率。在一项 1995 年至 1999 年有关美国空军飞行员和导航员的研究中，患糖尿病是五个被永久取消飞行资格的原因之一。根据 1995 年的一项研究，糖尿病的发生率为每 1000 名飞行员每年 0.47 例，78% 丧失飞行资格。随着对 1 型糖尿病的理解和研究的深入，近年允许有可接受的航空医学风险的部分糖尿病飞行员重返限制性飞行任务岗位。

对于航天员而言，太空飞行环境更为复杂。一项研究分析了 15 名军用飞机飞行员在太空飞行前、飞行中及飞行后血浆儿茶酚胺（肾上腺素和去甲肾上腺素）对胰岛素诱导的低血糖的反应。通过插入肘静脉的插管收集试验期间的血液样本，在太空飞行结束时将其转移到地球的特殊容器中进行分析。胰岛素给药导致了在飞行前、飞行中以及飞行后的低血糖症。在飞行前研究中，低血糖导致肾上腺素水平显著增加和去甲肾上腺素中度增加。然而，在太空飞行期间和飞行后休息期间给予胰岛素后，发现肾上腺素反应明显减少。因此，在太空飞行的实际微重力和飞行后休息期间模拟微重力条件下，胰岛素诱导的低血糖激活肾上腺髓质系统的程度小于地球引力条件。大脑中血流增加可能是肾上腺素对胰岛素反应减少的原因。因此，航天员糖尿病用药评价需要考虑更多因素。

对于空勤人员的糖尿病治疗，应选择低血糖风险小、对内脏功能影响小以及耐受性高的药物进行治疗，以保证治疗的安全性。目前被允许使用的降糖药物主要有双胍类药物或α-糖苷酶抑制剂。二甲双胍对于血糖正常者无降糖作用，因而单独使用一般不引起低血糖。鉴于二甲双胍不增加体重且有心血管获益的特点，因此被国内外2型糖尿病治疗指南定为一线降糖药物。二甲双胍常见不良反应为胃肠反应，主要出现在用药初期，表现为恶心、呕吐、食欲减退、腹痛、腹泻、便秘、口腔金属异味等，大部分患者能自行缓解；罕见不良反应为乳酸酸中毒，但国外文献报道其发生率低于十万分之一，较苯乙双胍安全。α-糖苷酶抑制剂单用时同样不引起低血糖反应。近期文献报道该类药物还有独立于降糖外的抗氧化应激作用。不良反应主要是胃肠道反应，如腹胀、排气增多、腹泻、便秘等，但通常不影响日常工作。关于上述副作用是否会与高空胃肠胀气等航空性疾病相叠加，目前尚未见病例报道。胰高糖素样多肽具有葡萄糖浓度依赖的促胰岛素分泌作用，在降糖的同时能降低低血糖发生率，除此以外还有抑制胃排空、增加饱腹感、抑制食欲、抑制胰岛细胞分泌胰高血糖素以及抑制胰岛细胞凋亡等作用。目前GLP-1受体激动剂和DPP-4抑制剂已经在国内外上市并批准用于治疗2型糖尿病，鉴于这两类药物具有葡萄糖浓度依赖的降糖作用且不增加体重及心血管风险，在2013年美国临床内分泌医师学会（American Association of Clinical Endocrinologists，AACE）指南中成为仅次于二甲双胍的单药或联合治疗选择。随着临床使用的增加，它也有望应用于飞行人员。除此以外，一些新型降糖药物如钠-葡萄糖同向转运蛋白2（sodium-glucose cotransporters，SGLT-2）抑制剂已经通过了3期临床试验。

飞行人员安全用药原则如下：①飞行人员因糖尿病治疗时不得擅自服药。作为一名飞行人员，应该为自己的飞行安全负责，牢记自己正在治疗的状况或药物作用的结果都可以导致停飞。如果有疑问应该咨询自己的医生或航空医生。②飞行人员糖尿病用药应选择有效而安全的药物。患有糖尿病的飞行人员，只能服用如二甲双胍或单独使用α-糖苷酶抑制剂，如阿卡波糖。其副作用主要是胃肠道反应而不会引起低血糖反应。胰岛素、磺脲类药物等的副作用会引起低血糖风险，应限制使用。③飞行人员糖尿病用药应该规律，遵医嘱规律服药。所有明确诊断为糖尿病的飞行人员以及糖尿病前期的飞行人员都应该进行非药物治疗，即饮食控制和进行体育锻炼，部分患者可以达到降糖的理想效果；若血糖控制不理想需药物治疗，必须在航空医生的指导下进行。

总之，航空人员是一个特殊的群体，随着代谢性疾病发病率的增加，应重视血糖的管理和控制。安全、有效地控制血糖仍然是航空人员血糖治疗的重点和难点，糖尿病治疗和血糖控制目标的界定、药物治疗的安全性需要更多的循证医学证据去完善。

（于红燕　刘国如　李清艳）

参考文献

[1] 中华医学会糖尿病学分会. 中国 2 型糖尿病防治指南(2017 年版). 中华糖尿病杂志, 2018, 10(1):4-67

[2] 汪斌如, 徐先荣, 翟丽红, 等. 不同机种飞行人员停飞疾病谱的比较研究(2006-2012). 解放军医学院学报, 2014, 35(4): 308-311

[3] 韩学平, 于丽. 糖尿病与飞行安全研究进展. 人民军医, 2007, 50(2): 80-82

[4] 黄晓荣, 刘云, 傅晓莹. 民航飞行员 2 型糖尿病防治策略. 航空航天医学杂志, 2013, 24(11): 1326-1327

[5] 刘莹, 王培丽. 空勤人员糖尿病前期的干预效果. 中国药物经济学, 2014(11):91-93

[6] 王璐宁, 杨彩哲, 朱迪, 等. 空军飞行人员糖尿病前期及 2 型糖尿病的临床特点与鉴定. 空军医学杂志, 2016, 32(6): 416-417

[7] 汪娟. 飞行人员糖尿病与安全用药. 航空航天医学杂志, 2013, 24(11): 1323-1325

[8] 徐蜀宣, 郑军, 陈同欣. 飞行人员糖尿病临床特点及医学鉴定. 空军总医院学报,2004, 20(1):5-7

[9] Tang LH, Wu J. Prevalence and distributing feather of controllable cardiovascular risk factors in Chinese pilots. Zhonghua Xin Xue Guan Bing Za Zhi, 2011, 39(7):670-673

[10] Junttila IS, Vuorio A, Budowle B, et al. Challenges in investigation of diabetes - related aviation fatalities - an analysis of 1491 subsequent aviation fatalities in USA during 2011 - 2016. Int J Legal Med, 2018, 132(6):1713-1718

[11] Jendle J, Heinemann L. Real - Time Continuous Glucose Monitoring Usage in Pilots with Diabetes: An Option to Improve Safety. Diabetes Technol Ther, 2018, 20 (7): 453-454

[12] Salpeter SR, Greyber E, Pasternak GA, et al. Risk of fatal and nonfatal lactic acidosis with metformin use in type 2 diabetes mellitus. Cochrane Database Syst Rev, 2010, 14(4): CD002967

[13] Garber AJ, Abrahamson MJ, Barzilay JI, et al. AACE comprehensive diabetes management algorithm 2013. Endocr Pract, 2013, 19(2):327-336

[14] Sherifali D, Nerenberg K, Pullenayegum E, et al. The effect of oral antidiabetic agents on A1C levels: a systematic review and meta - analysis. Diabetes Care, 2010, 33(8):1859-1864

[15] Ji L, Han P, Wang X, et al. Randomized clinical trial of the safety and efficacy of sitagliptin and metformin co - administered to Chinese patients with type 2 diabetes mellitus. J Diabetes Investig, 2016, 7(5):727-736

[16] Ji L, Li L, Kuang J, et al. Efficacy and safety of fixed - dose combination therapy, alogliptin plus metformin, in Asian patients with type 2 diabetes: A phase 3 trial. Diabetes Obes Metab, 2017, 19(5): 754-758

[17] Hirst JA, Farmer AJ, Dyar A, et al. Estimating the effect of sulfonylurea on HbA1c in diabetes: a

systematic review and meta - analysis. Diabetologia, 2013, 56(5):973 - 984

[18] Hanefeld M, Monnier L, Schnell O, et al. Early treatment with basal insulin glargine in people with type 2 diabetes: lessons from ORIGIN and other cardiovascular trials. Diabetes Ther, 2016, 7(2):187 - 201

[19] Ji L, Tong X, Wang H, et al. Efficacy and safety of traditional Chinese medicine for diabetes: a double - blind, randomised, controlled trial. PLoS One, 2013, 8(2):e56703

[20] Lü ZH, Pan CY, Gao Y, et al. A randomized, double blind, placebo - controlled, parallel and multicenter study to evaluate the safety and efficacy of pioglitazone with sulphonylurea in type 2 diabetic patients. Zhonghua Nei Ke Za Zhi, 2011, 50(10):826 - 830

[21] Hernandez AV, Usmani A, Rajamanickam A, et al. Thiazolidinediones and risk of heart failure in patients with or at high risk of type 2 diabetes mellitus: a meta - analysis and meta - regression analysis of placebo - controlled randomized clinical trials. Am J Cardiovasc Drugs, 2011, 11(2): 115 - 128

[22] Yang W, Liu J, Shan Z, et al. Acarbose compared with metformin as initial therapy in patients with newly diagnosed type 2 diabetes: an open - label, non - inferiority randomised trial. Lancet Diabetes Endocrinol, 2014, 2(1):46 - 55

[23] Du J, Liang L, Fang H, et al. Efficacy and safety of saxagliptin compared with acarbose in Chinese patients with type 2 diabetes mellitus uncontrolled on metformin monotherapy: Results of a Phase Ⅳ open - label randomized controlled study (the SMART study). Diabetes Obes Metab, 2017, 19(11): 1513 - 1520

[24] Holman RR, Coleman RL, Chan JC, et al. Effects of acarbose on cardiovascular and diabetes outcomes in patients with coronary heart disease and impaired glucose tolerance (ACE): a randomised, double - blind, placebo - controlled trial. Lancet Diabetes Endocrinol, 2017, 5(11):877 - 886

[25] 王姮, 杨永年. 糖尿病现代治疗学. 北京:科学出版社, 2005

[26] 李俊. 临床药理学. 4 版. 北京:人民卫生出版社, 2008

[27] 陈新谦, 金有豫, 汤光. 新编药物学. 17 版. 北京:人民卫生出版社, 2011

[28] 迟家敏. 实用糖尿病学. 4 版. 北京:人民卫生出版社, 2015

[29] 耿洪业, 王少华. 实用治疗药物学. 北京:人民卫生出版社, 2003

[30] 马中立, 王建昌. 临床航空医学进展 2010. 北京:人民卫生出版社, 2011

[31] 母义明, 郭代红, 彭永德, 等. 临床药物治疗学:内分泌代谢疾病. 北京:人民卫生出版社, 2017

[32] Roger S Mazze, Ellie S Strock, Richard M Bergenstal, et al. 糖尿病分阶段管理策略. 3 版. 邸阜,译. 天津:天津科技翻译出版有限公司,2017

附录　世界主要航空大国对糖尿病申请人的管理规定

(一)中国民用航空局(Civil Aviation Administration of China,CAAC)对糖尿病申请人的相关规定

《空勤人员和空中交通管制员体检鉴定》(AP-67FS-002)第7.7.1.1条规定:

1. 各级体检合格证申请人患有胰岛素控制的糖尿病应当评定为不合格。

2. 各级体检合格证申请人如患有无须用药物控制的糖尿病,控制后其空腹血糖≤126 mg/dl(7 mmol/L),且餐后2 h血糖≤180 mg/dl(10 mmol/L),糖化血红蛋白<7.5%、无并发症,可评定为合格。

3. 各级体检合格证的申请人患有需用口服降糖药物控制的糖尿病,如果满足下列条件可评定为合格:

(1)所服药物为双胍类药物,如二甲双胍;或单独使用的α-糖苷酶抑制剂,如阿卡波糖;不能服用磺脲类药物。

(2)初次口服此类降血糖药物后,经地面观察至少60 d,证实其病情得到控制,无所服用药物的不良反应。

(3)近3个月每月的空腹血糖≤126 mg/dl(7 mmol/L),且餐后2 h血糖≤180 mg/dl(10 mmol/L),糖化血红蛋白<7.5%。

(4)无并发症。

4. 大于60周岁的I级体检合格证申请者如患有糖尿病应当评定为不合格。

(二)加拿大航空运输安全局(Canadian Air Transport Security Authority,CATSA)对糖尿病申请人的规定

1. 非胰岛素治疗糖尿病申请人

(1)仅通过饮食控制即可控制血糖水平的申请人可以考虑为其颁发所有级别的执照,其中,前提条件是这些申请人没有在执行其执照许可权限时导致不明显或突发性失能的糖尿病的心血管、神经、眼科或视神经并发症。

(2)需要接受口服降糖药物治疗以控制其血糖水平的申请人在满足下述标准时可以考虑为其颁发体检合格证:

① 既往12个月内没有发生需要干预的低血糖反应。

② 申请人服用降糖药物必须超6个月(二甲双胍和thiolipinogones治疗为3个月);近3个月的服用剂量应固定。

③ 血糖控制至少3个月必须保持稳定,测定参数如下所示:糖化血红蛋白(患者/标准上限比值小于2.0);快速血糖仪测定的90%血糖数值>5.5 mmol/L。

④ 没有出现在执行执照许可权限时导致不明显或突发性失能的糖尿病的心血管、神经、眼科或视神经并发症。

⑤ 使用带有记忆芯片的血糖仪进行血糖监测。除该设备外，申请人在执行其执照权限时也应随身携带易吸收葡萄糖食品。

⑥ 在首次申请时和以后的每年，都应有眼科医生的评定报告。

⑦ 心血管评价中，静息心电图为常规检测项目，40～50 岁的申请人应每 5 年做一次运动心电图，50 岁以上的每 2 年做一次。每年做一次静息心电图。

2. **胰岛素治疗糖尿病申请人** 该组包括使用胰岛素治疗并辅助饮食控制的 1 型和 2 型糖尿病申请人。

本组需要注意的是，1 型糖尿病申请人需要进行低血糖危险度的评估。该评估按照糖尿病专家意见绘制的表格进行，分为低风险和高风险胰岛素治疗（insulin－treated diabetes mellitus，ITDM）。符合低风险所有项的申请人可以获得 4 级（滑翔机/超轻型飞机）或 2 级体检合格证（空中交通管制员）。所有 2 级体检合格证申请人在获得体检合格证之前应当提交至渥太华的高级顾问医生进行评定。

在加拿大以及其他司法机构收集到 2 级体检合格证数据前，患有 ITDM 的 3 级体检合格证申请人将被认为是不合格的。对于已经持有 1 级体检合格证的 ITDM 航空人员，被评定为低风险后，在多机组飞行的限制下可被认定为合格。

（三）欧洲联合航空局（Joint Aviation Authorities，JAA）对糖尿病申请人的规定

胰岛素依赖性糖尿病患者禁止申请合格证。仅非胰岛素依赖性糖尿病（Non－insulin dependent diabetes mellitus，NIDDM）患者和简单糖尿病患者可申请合格证。接受胰岛素治疗的患者禁止参与任何飞行相关的活动。双胍类（和 TZDs 类）药物应在相应的监测下或 α－葡萄糖苷酶抑制剂结合饮食控制才可获得许可。磺脲类和格列奈类药物仅对于特定类别的 2 级体检合格证患者才可适用。

（四）美国联邦航空局（Federal Aviation Administration，FAA）对糖尿病申请人的规定

1. **胰岛素治疗糖尿病申请人** FAA 规定允许胰岛素治疗申请人经特许体检鉴定申请 3 级体检格证。

仅过去 6 个月或以上接受胰岛素治疗血糖控制稳定的申请人适用此项规定。胰岛素治疗糖尿病申请人不能申请 1 级或 2 级体检合格证。适用于本项规定的申请人要求提供大量有关其治疗史、疾病相关的意外情况以及疾病现有状况方面的文件。如果获得执照，则要求申请人坚持严格的监测要求，并禁止参与美国领域以外的航线飞行。以下总结了评价方案以及 FAA 适用的情形概括：

（1）初次体检鉴定。

（2）飞行期间需采取的监测和措施。

(3)后续体检鉴定。

胰岛素泵是可接受的治疗形式。不允许胰岛素和 β 受体阻滞剂联合使用。胰岛素与其他降糖药物联合使用:FAA 并不允许所有的降糖药物与胰岛素联合使用,即使联合应用的药物在作为单一疗法时是可接受的。

2. 非胰岛素治疗糖尿病申请人 本方案适用于所有接受口服降血糖药或 GLP－1 受体激动剂(艾塞那肽)治疗的糖尿病申请人(本文中简称为药物)。

经药物治疗血糖控制稳定的糖尿病申请人可向 FAA 申请特许体检合格证。药物治疗开始后,必须经过 60 天后才可申请体检鉴定,以确保病情稳定、血糖充分控制且无药物引起的并发症或副作用。

首次许可决定由航空航天医学证书部(Aerospace Medical Certification Division,AMCD)做出,而非由体检医师做出。体检医师根据许可条款可为航空人员颁发随后的体检合格证。

基于治疗医生报告做出首次许可决定。从对许可有利角度来考虑,此报告必须包含使用的药物、用法与用量、是否存在不良反应以及临床明显的低血糖症状和血糖控制良好的指征。同时,必须包括过去 30 天内的糖化血红蛋白测定水平。请注意,也必须指出是否存在心血管、神经系统、肾脏和(或)眼部疾病。如果存在上述一项或多项相关的疾病,虽然不能排除该申请人申请合格证,但是,必须对疾病进行仔细评估,以测定是否会对飞行安全产生其他风险。

根据许可条款的体检合格证再签发也要基于治疗医生的报告而进行。报告内容必须含有与首次签发所需信息相同的信息,同时,需要特别指出血糖是否达到满意控制、药物用法与用量以及用药类型、是否发生其他变化以及是否存在药物引起的并发症或副作用。如果申请人糖尿病状态发生了不良变化(血糖控制不佳或药物所致的并发症或副作用),或出现了相关的全身性疾病,则体检医师必须做出暂时停飞的决定,并将所有的文件转给 AMCD,进行下一步考虑。

对暂时停飞情形进行进一步审查后,如果 AMCD 决定可以再签发体检合格证,则体检医师可能再次获得许可来签发体检合格证,这是根据相应的许可规定并基于治疗医生提供的数据(包括评价相关疾病状态可能所需的一些信息)而进行的。

对于所有级别的体检合格证,至少每年有一份来自治疗医生的申请人糖尿病状态的随访评价报告。

2 型糖尿病申请人应向其体检医师咨询有关疾病影响及其可能并发症方面的问题。

治疗医生应告知申请人低血糖反应潜在性,并提醒其密切监测血糖水平。

当申请人更换药物或调整药物用法用量时,应获得相应的建议,同时,在申请人和治疗医生认为糖尿病已经得到控制、稳定、对航空安全无风险以及与签发体检合格证的体检医师、AMCD 或区域飞行外科医生(regional flight surgeon,RFS)沟通之后,申请人才应从事航空人员活动。

胰岛素治疗糖尿病申请人可能仅能申请三级体检合格证。

降血糖药和降血压药物联合使用时：

(1)不允许的联合用药。禁止非磺脲类胰岛素促分泌剂或磺脲类药物与β受体阻滞剂联合使用。常用的非磺脲类胰岛素促分泌剂包括瑞格列奈(prandin)和那格列奈(starlix)。常用的磺脲类药物包括:醋磺环己脲(dymelor)、氯磺丙脲(diabinese)、妥拉磺脲(tolinase)、甲苯磺丁脲(orinase)、格列美脲(亚莫利)、格列吡嗪(glucotrol,glucotrol XL)、格列本脲(diaBeta,micronase 和 glynase)、格列本脲+二甲双胍(glucovance)、格列吡嗪+二甲双胍(metaglip)。

(2)允许的联合用药。允许β受体阻滞剂与下述糖尿病药物联合使用:α-葡萄糖苷酶抑制〔阿卡波糖(precose)、米格列醇(glyset)〕、双胍类药物〔二甲双胍(glucophage)〕、TZDs类药物〔吡格列酮(actos)〕、DDP-4抑制剂〔西他列汀(januvia)〕和GLP-1受体激动剂〔艾塞那肽(byetta)〕。

第十章 10 抗感染药物

抗感染药物是指用于治疗病原体所致感染的各种药物，包括抗菌药、抗真菌药、抗病毒药和抗寄生虫药。其中抗菌药根据化学结构和来源的不同，主要分为：①β－内酰胺类抗生素；②大环内酯类及多肽类抗生素；③氨基糖苷类抗生素；④四环素类抗生素；⑤人工合成的氟喹诺酮类和磺胺类抗菌药；⑥其他抗菌药。目前应用于临床的抗感染药物种类繁多，但是这些药物在用于治疗或预防感染性疾病时的有效性却受到太空环境诸多因素的影响，包括：①细菌生理学和毒力特征的变化；②航天员免疫系统功能的失调；③肠道微生物群间及其与宿主之间的交互影响；④药物敏感性和稳定性的下降；⑤航天器内环境的污染等。因此，考虑到这些药物在航空航天医学领域的实际应用和研究进展，本章主要选择上述各类别中的代表性药物加以介绍。

第一节 抗感染药物的药理作用

一、抗菌药

（一）β－内酰胺类抗生素

青霉素类和头孢菌素类抗生素

（1）氨苄西林（ampicillin）和阿莫西林（amoxicillin）

①结构与制剂：氨苄西林和阿莫西林属于β－内酰胺类抗生素，为半合成广谱青霉素类抗菌药。二者结构相似，在氨苄西林侧链苯基的C－4位引入羟基即可得到阿莫西林，故阿莫西林又称为羟氨苄青霉素（图10－1）。临床常用的氨苄西林剂型和规格包括：钾盐注射用无菌粉末（0.25 g、0.5 g）、钠盐注射用无菌粉末（0.24 g、0.48 g、0.96 g）、胶囊剂（0.1 g、0.25 g）、片剂（0.125 g）和颗粒剂（0.125 g）。阿莫西林临床常用的剂型及规格包括：片剂（0.125 g、0.25 g）、胶囊剂（0.12 g、0.2 g、0.5 g）、注射剂（0.5 g）和干糖浆（0.125 g、0.25 g）。

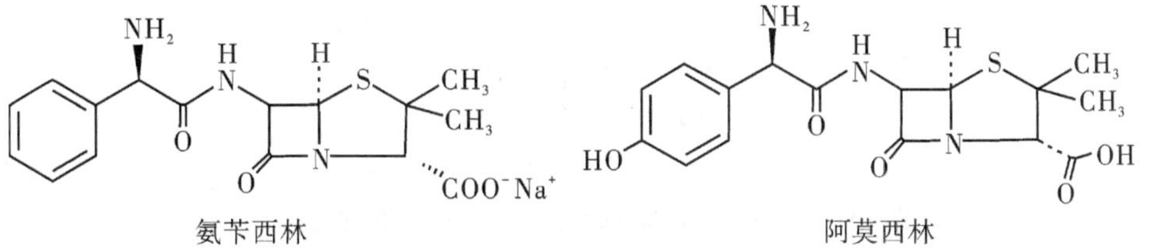

图10－1 氨苄西林和阿莫西林的化学结构

②吸收与代谢:氨苄西林和阿莫西林可通过口服、肌内注射及静脉注射形式给药。口服 0.5 g 后,氨苄西林和阿莫西林的血药峰浓度分别为 5.2 mg/L 和 5.5 ~7.5 mg/L,达峰时间为 1 ~2 h。进入体内后,氨苄西林和阿莫西林主要分布于细胞外液,在胆汁与尿液中存在较高浓度,不易透过血脑屏障。氨苄西林和阿莫西林的血浆蛋白结合率约为 20%,血浆消除半衰期约 1 ~1.5 h。氨苄西林给药后约 12% ~50% 在肝脏代谢。阿莫西林主要以肾小球分泌的形式快速排泄,50% ~70% 的药物以原形从尿中排出。肾功能减退的患者氨苄西林和阿莫西林半衰期显著延长。

③药理作用:氨苄西林和阿莫西林的抗菌作用机制和抗菌谱相同,通过与青霉素结合蛋白结合,抑制细菌细胞壁的合成继而发挥抗菌作用。对本类药物敏感的细菌包括:非产酶金黄色葡萄球菌、溶血性链球菌、肺炎链球菌、脑膜炎奈瑟菌、淋病奈瑟菌、白喉棒状杆菌、炭疽芽孢杆菌、流感嗜血杆菌、百日咳鲍特菌。对本类药物敏感性较差的细菌包括:铜绿假单胞菌和耐药不动杆菌属。微生物对氨苄西林和阿莫西林具有完全的交叉耐药性。

④临床应用与不良反应:主要用于治疗敏感菌所致的呼吸道感染、胃肠道感染、泌尿道感染、软组织感染、脑膜炎、败血症、心内膜炎等。阿莫西林也是根治幽门螺杆菌经典疗法中的主要抗生素之一。不良反应与青霉素相似,以过敏反应较为多见,大剂量静脉给药可发生抽搐等神经系统毒性症状。

(2)*头孢羟氨苄*(cefadroxil)、*头孢克洛*(cefaclor)*和头孢克肟*(cefixime)

①结构与制剂:头孢羟氨苄、头孢克洛和头孢克肟均属于 β - 内酰胺类抗生素,分别为第一代、第二代和第三代头孢菌素类抗生素的代表药物,化学结构见图 10 - 2。临床常用的头孢羟氨苄剂型和规格包括:胶囊剂(0.25 g、0.5 g)、片剂(0.125 g、0.25 g、0.5 g)、分散片(0.125 g)、颗粒剂(0.125 g)。临床常用的头孢克洛剂型和规格包括:胶囊剂(0.25 g)、片剂(0.125 g、0.25 g)和颗粒剂(干糖浆 5 ml:125 mg、5ml:250 mg)。临床常用的头孢克肟剂型和规格包括:分散片(0.1 g)、干混悬剂(0.05 g)、胶囊剂(0.05 g、0.1 g、0.2 g)、颗粒剂(0.05 g、0.1 g)、咀嚼片(0.05 g)、片剂(0.05 g、0.1 g、0.2 g)。

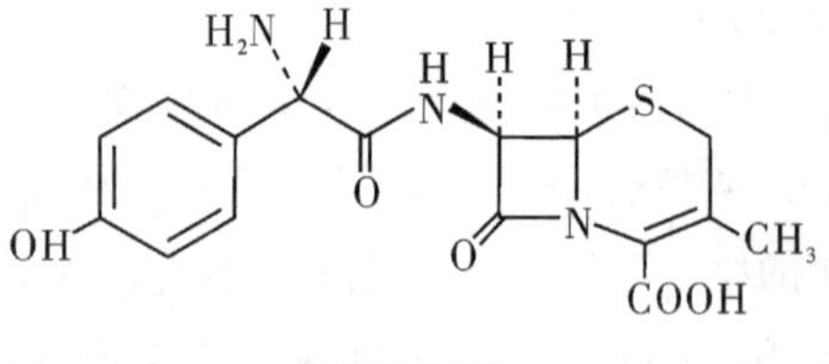

头孢羟氨苄

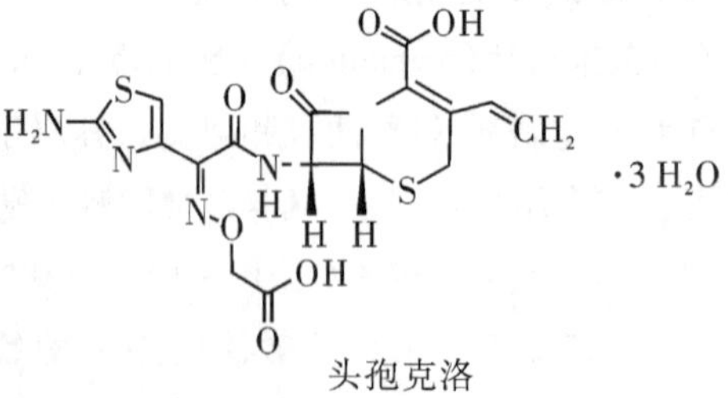

头孢克洛

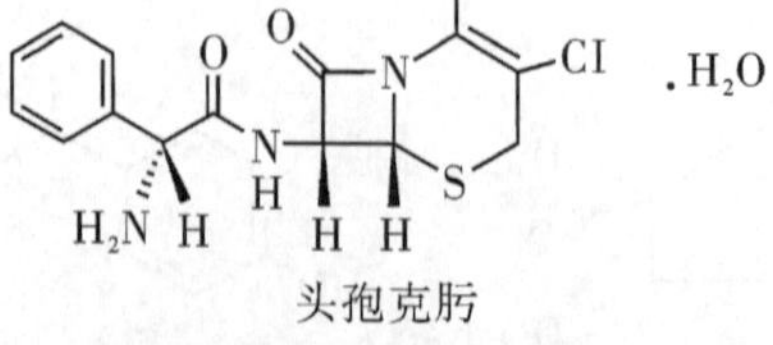

头孢克肟

图 10 - 2　头孢羟氨苄、头孢克洛和头孢克肟的化学结构

②吸收与代谢：头孢羟氨苄和头孢克洛口服吸收良好，口服0.5 g后0.5~1.5 h达血药峰浓度，分别为16 mg/L和12 mg/L，血浆消除半衰期分别为2.25 h和0.57 h，血浆蛋白结合率分别为20%和25%。体内分布广泛，头孢羟氨苄可进入胎盘和乳汁，头孢克洛在中耳脓液中可达到足够的浓度，在唾液和泪液中浓度高；头孢羟氨苄和头孢克洛主要自肾排泄，尿药浓度高。头孢克肟口服吸收率为40%~52%，血浆蛋白结合率约为70%，消除半衰期为3~4 h。肾功能不良患者血浆蛋白结合率下降，消除半衰期延长。

③药理作用：头孢羟氨苄、头孢克洛和头孢克肟抗菌作用机制相同，通过抑制细菌细胞壁的合成发挥抗菌作用。对头孢羟氨苄和头孢克洛敏感的细菌包括：产青霉素酶金黄色葡萄球菌、A组溶血性链球菌、草绿色链球菌和表皮葡萄球菌，革兰阴性杆菌包括大肠埃希菌和肺炎克雷伯菌。其中对不产酶金黄色葡萄球菌和肺炎球菌、奇异变形杆菌、沙门菌属和志贺菌属的抗菌作用头孢克洛较头孢羟氨苄的作用强。对头孢羟氨苄和头孢克洛敏感性较差的细菌包括：甲氧西林耐药葡萄球菌、吲哚阳性变形杆菌属、沙雷菌属等肠杆菌科细菌、铜绿假单胞菌属及脆弱拟杆菌等。头孢克肟抗菌活性高，广泛耐酶，对链球菌有高度活性，对淋病奈瑟菌、卡他莫拉菌、流感嗜血杆菌（含产酶菌株）、肠杆菌属（如枸橼酸杆菌）、沙雷菌属和氨苄西林耐药菌株均有活性；对金黄色葡萄球菌敏感性差，对不动杆菌和脆弱类杆菌无抗菌活性。

④临床应用与不良反应：头孢羟氨苄、头孢克洛和头孢克肟主要用于治疗敏感菌泌尿道、呼吸道、软组织、关节及胃肠道感染；头孢克洛和头孢克肟还可用于中耳炎、鼻窦炎、胆道感染。上述药物不良反应均较少，以胃肠道反应为主，如软便、腹泻、胃部不适、食欲不振、恶心、呕吐、嗳气等；头孢克洛导致的血清病样反应较其他抗生素多见，小儿尤其常见，典型症状包括皮肤反应和关节痛。

（3）奥格门汀（augmentin）

①结构与制剂：奥格门汀为阿莫西林与克拉维酸钾组成的复方制剂。其中阿莫西林为广谱半合成青霉素类抗生素，不耐青霉素酶；克拉维酸钾为β-内酰胺酶抑制剂，其结构中含有β-内酰胺环，抗菌作用很弱，但具有强效、广谱抑酶活性。临床常用的奥格门汀剂型和规格包括：片剂（阿莫西林0.875 g∶克拉维酸0.125 g、阿莫西林0.25 g∶克拉维酸0.125 g）、注射用无菌粉末（阿莫西林1.0 g∶克拉维酸0.2 g）。

②吸收与代谢：奥格门汀静脉输注后在体内符合二室开放模型，两个药物的血浆蛋白结合率均较低，约70%以游离状态存在于血清中，均以很高的浓度从尿中排出。奥格门汀片剂口服后胃肠道吸收良好。食物对阿莫西林的药动学参数影响较小，血浆消除半衰期约为1.3 h，8 h尿排出率约为60%。克拉维酸于1 h达血药浓度峰值，血浆蛋白结合率为22%~30%，血浆消除半衰期为0.76~1.4 h，8 h尿排出率约为50%。

③药理作用：奥格门汀对产酶金黄色葡萄球菌、表皮葡萄球菌、凝固酶阴性葡萄球菌及肠球菌均具良好作用，对某些产β-内酰胺酶的肠杆菌科细菌、流感嗜血杆菌和脆弱拟杆菌等

也有较好抗菌活性;但对耐甲氧西林葡萄球菌及产染色体介导Ⅰ型酶的肠杆菌科细菌和假单胞菌属无作用。

④临床应用与不良反应:奥格门汀适用于敏感菌引起的上呼吸道感染如鼻窦炎、扁桃体炎、咽炎等,下呼吸道感染如急性支气管炎、慢性支气管炎急性发作、肺炎、肺脓肿和支气管合并感染等,泌尿系统感染如膀胱炎、尿道炎、肾盂肾炎、前列腺炎、盆腔炎、淋病奈瑟菌尿路感染及软性下疳等,皮肤和软组织感染如疖、脓肿、蜂窝织炎、伤口感染、腹内脓毒症等,以及其他感染如中耳炎、骨髓炎、败血症、腹膜炎和手术后感染等。

奥格门汀耐受性良好,绝大多数不良反应轻微而短暂,常见胃肠道反应如腹泻、恶心和呕吐等。其他不良反应包括皮疹,尤其易发生于传染性单核细胞增多症者,过敏性休克、药物热和哮喘等;偶见血清氨基转移酶升高、白细胞降低及念珠菌或耐药菌引起的二重感染。

(4)泰能(tienam)

①结构与制剂:泰能为亚胺培南(Imipenem)和西司他丁钠(Cilastatin Sodium)的复合制剂。亚胺培南是通过对沙纳霉素进行结构改造而得到的碳青霉烯类β-内酰胺类抗生素,西司他丁钠是一种肾脏脱氢肽酶Ⅰ抑制剂,其能阻断亚胺培南在肾脏内的代谢,从而提高泌尿系统中亚胺培南原形药物的浓度。临床常用的剂型为注射剂(亚胺培南0.5 g和西司他丁钠0.5 g)。

②吸收与代谢:泰能口服不吸收,肌内注射或静脉给药吸收良好。进入体内后亚胺培南可广泛分布于各种组织和体液中,如痰液、胸腔积液、组织间液、胆汁、房水、生殖器组织及骨组织中,其中尤以胸腔积液、组织间液、腹腔积液及生殖器组织中药物浓度较高。药物能透过胎盘,但难以透过血脑屏障。亚胺培南和西司他丁的血浆蛋白结合率分别约为20%和40%,两者的消除半衰期均为1 h。肾功能损害者,消除半衰期明显延长。泰能给药后10 h内,70%~76%的药物经肾小球滤过及肾小管分泌排出;肾功能减退时,尿中排泄量减少。

③药理作用:泰能为一种广谱抗生素,对绝大多数革兰氏阳性、革兰氏阴性的需氧和厌氧菌具有抗菌作用。其敏感菌包括:革兰氏阳性需氧菌,如肺炎链球菌、化脓性链球菌、金黄色葡萄球菌(包括产酶菌株)、表皮葡萄球菌、链球菌C族等;革兰氏阴性需氧菌,如流感嗜血杆菌、奇异变形杆菌、沙雷杆菌、产气肠杆菌、布鲁氏菌、假单胞菌属、百日咳杆菌、大肠埃希菌、奈瑟淋病球菌、沙门菌属、副流感嗜血杆菌、军团菌属、志贺菌属等;革兰氏阳性厌氧菌,如放线菌属、双歧杆菌属、梭状芽孢杆菌属等;革兰氏阴性厌氧菌,如多形拟杆菌、吉氏拟杆菌、脆弱拟杆菌、普通拟杆菌、坏疽梭形杆菌等。

④临床应用与不良反应:泰能适用于治疗敏感革兰氏阳性菌及阴性杆菌所致的严重感染如败血症、感染性心内膜炎、下呼吸道感染、腹腔感染、盆腔感染、皮肤软组织感染、骨和关节感染、尿路感染以及多种细菌引起的混合感染。

泰能的不良反应以皮疹、皮肤瘙痒、发热等过敏反应和恶心、呕吐、腹泻等胃肠道症状较多见;既往有抽搐病史或肾功能减退者用药后可出现中枢神经系统不良反应(如头昏、抽搐、肌阵挛及精神症状等)；长期用药可致二重感染，静脉滴注速度过快时可出现头昏、出汗、全身乏力、血栓性静脉炎等症状。

(二)大环内酯类及多肽类抗生素

1. 大环内酯类抗生素

(1)红霉素(erythromycin)

①结构与制剂：本品为第一个用于临床的14元环大环内酯类抗生素，其化学结构见10-3。临床常用的红霉素剂型和规格包括：肠溶片剂、胶囊(0.125 g)、琥珀酸乙酯片剂及胶囊剂(0.125 g)、注射用无菌粉末(0.25 g)、眼膏剂(0.5%)和软膏剂(1%)。

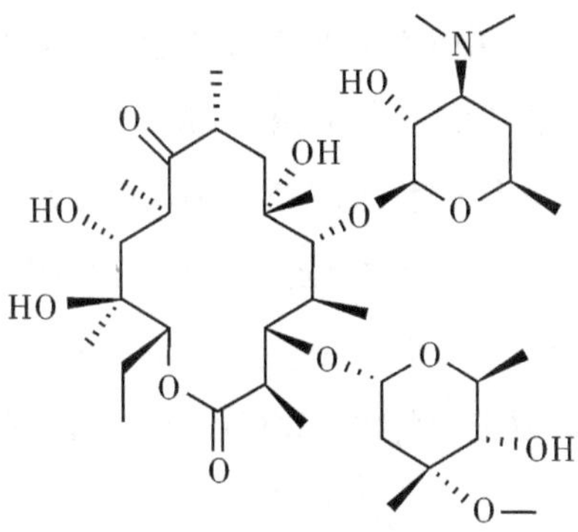

图10-3　红霉素的化学结构

②吸收与代谢：红霉素口服吸收少，临床用其肠衣片或酯化产物。药物吸收后除脑脊液和脑组织外，广泛分布于各组织和体液中，尤以肝、胆汁和脾中的浓度较高，也有一定量进入前列腺及精囊中，但不易透过血脑屏障，可进入胎儿血循环和母乳中。血浆蛋白结合率为70%~90%，血浆消除半衰期为1.4~2 h。红霉素主要在肝脏代谢，以活性形式聚集和分布在胆汁中，并进行肝肠循环。

③药理作用：红霉素是由链球菌产生的一种碱性抗生素，属于抑菌剂，但在高浓度时对高度敏感的细菌也具杀菌作用。其作用机制是与细菌核糖体的50S亚基不可逆性结合，阻断肽酰基-tRNA移位，使细菌蛋白质合成受到抑制，从而发挥抗菌作用。红霉素抗菌谱广，对葡萄球菌属、链球菌、肺炎球菌、炭疽杆菌、白喉杆菌、嗜血流感杆菌、百日咳杆菌、肺炎军团菌和李斯特菌抗菌活性好，对梅毒螺旋体、肺炎支原体、立克次体、衣原体等也有较好的抑制作用。

④临床应用与不良反应：红霉素在临床上用于敏感菌导致的上呼吸道感染，如溶血性链球菌、肺炎球菌等所致的急性扁桃体炎、急性咽炎、鼻窦炎；下呼吸道感染如支原体肺炎、衣原体肺炎、军团菌肺炎；泌尿生殖系感染；此外还用于非淋菌性尿道炎(宫颈炎)、淋病、梅毒、软下疳、衣原体淋巴肉芽肿(性病性淋巴肉芽肿)、痤疮以及金黄色葡萄球菌性皮肤感染、猩红热、沙眼衣原体结膜炎、厌氧菌所致口腔感染等。

红霉素的不良反应以腹泻、恶心、呕吐、中上腹痛、食欲减退等胃肠道症状较为多见，偶可出现乏力、黄疸及肝功能异常等肝毒性。

(2)罗红霉素(Roxithromycin)、克拉霉素(Clarithromycin)和阿奇霉素(Azithromycin)

①结构与制剂:罗红霉素、克拉霉素和阿奇霉素均属于第二代大环内酯类抗生素,其中罗红霉素和克拉霉素为14元环,阿奇霉素为15元环,其化学结构见图10-4。临床常用的罗红霉素剂型和规格包括:片剂(0.05 g、0.075 g、0.15 g)、胶囊剂(0.05 g、0.075 g、0.15 g)、颗粒剂(0.025 g、0.05 g、0.075 g)。临床常用的克拉霉素剂型和规格包括:片剂(0.125 g、0.25 g)、胶囊剂(0.125 g、0.25g)、颗粒剂(0.05 g、0.1 g、0.125 g、0.25 g)。临床常用的阿奇霉素剂型和规格包括:片剂和胶囊剂(0.25 g)、颗粒剂(0.1 g)、注射剂(0.125 g、0.25 g、0.5 g)。

②吸收与代谢:罗红霉素、克拉霉素和阿奇霉素口服吸收良好。药物吸收后在组织和体液中分布比红霉素分布高,在组织中的浓度明显高于血药浓度(罗红霉素峰值血药浓度在所有大环内酯类药物中最高)。在扁桃体、鼻窦、中耳、肺、前列腺及其他泌尿生殖道组织中的药物浓度均可达有效治疗水平。罗红霉素、克拉霉素和阿奇霉素的消除半衰期分别为8.4~15.5 h、2.6~4.4 h和35~48 h。罗红霉素主要随粪便以原形排泄,也有部分以脱糖代谢产物排泄。克拉霉素的血浆蛋白结合率为42%~70%,主要经粪便及尿液排泄。阿奇霉素的血浆蛋白结合率低(7%~23%),50%以上的药物以原形由胆汁排泄,部分为去甲基的代谢产物。

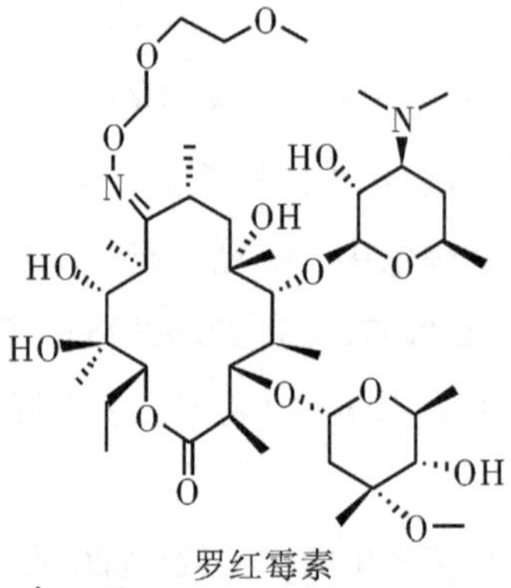

罗红霉素

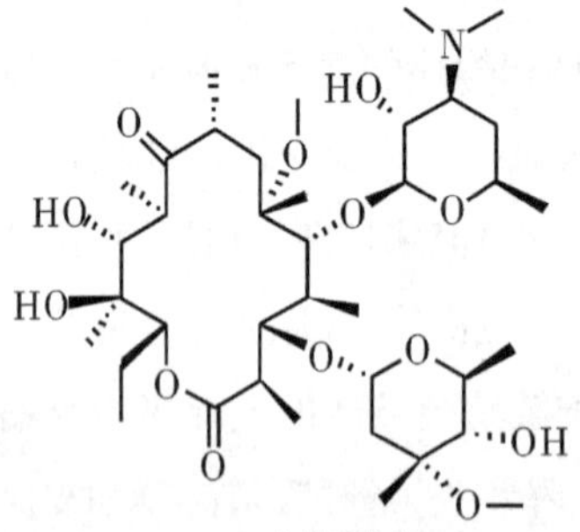

克拉霉素

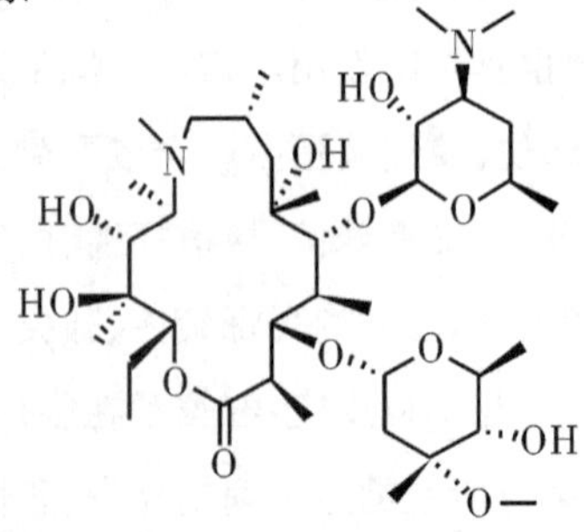

阿奇霉素

图10-4　罗红霉素、克拉霉素和阿奇霉素的化学结构

③药理作用:罗红霉素、克拉霉素和阿奇霉素的作用机制与红霉素的相同,主要是与细菌50S核糖体亚基结合,从而抑制细菌蛋白质的合成而发挥抗菌作用。其特点是能较快进入巨噬细胞、肺细胞、肺泡、多形核白细胞内。罗红霉素、克拉霉素的抗菌谱和体外抗菌作用与红

霉素的相似，体内抗菌作用比红霉素的作用强1～4倍。阿奇霉素比红霉素具有更广泛的抗菌谱，能抑制多种革兰氏阳性球菌、支原体、衣原体及嗜肺军团菌，尤其是对一些重要的革兰氏阴性杆菌如流感嗜血杆菌等具有良好的抗菌活性，弥补了大环内酯类抗生素对嗜血杆菌作用差的不足。

④临床应用与不良反应：主要用于敏感菌所致的呼吸道、皮肤软组织感染和衣原体所致的传播性疾病。阿奇霉素对于流感杆菌、肺炎球菌和摩拉卡他菌等所致的急性支气管炎、慢性阻塞性肺疾病合并感染、肺炎等的有效率达90%，细菌清除率达85%。

罗红霉素的不良反应轻微，以腹痛、腹泻、恶心、呕吐等胃肠道症状较为多见；克拉霉素的不良反应是可发生过敏反应如药疹、荨麻疹等；阿奇霉素主要的不良反应为腹痛、恶心、呕吐、胃痉挛和腹泻等胃肠道症状，也可发生严重的过敏反应如神经血管性水肿和过敏性休克等。

2. 多肽类抗生素

(1)*万古霉素*(vancomycin)

①结构与制剂：万古霉素是从链霉菌培养液中分离获得的，其化学结构见图10－5，化学性质稳定。临床常用的万古霉素剂型和规格主要为注射剂(0.4 g、0.8 g)。

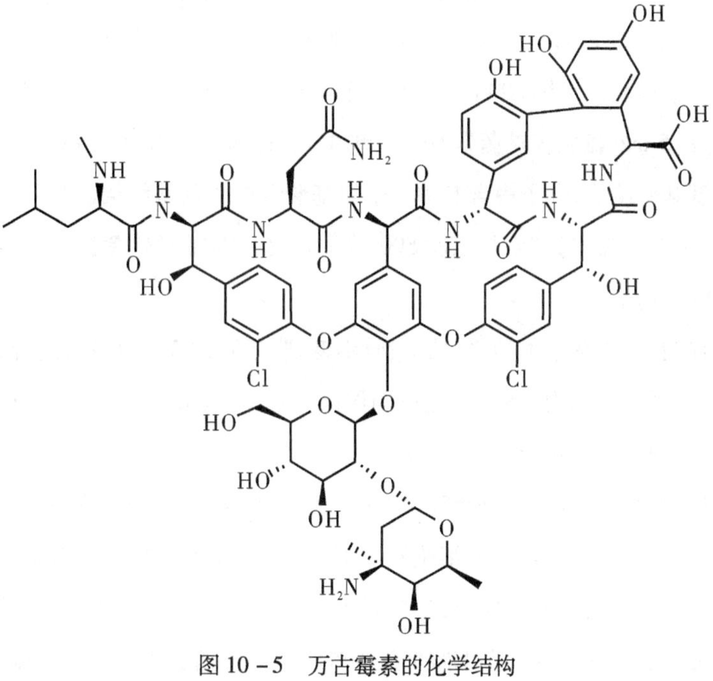

图10－5 万古霉素的化学结构

②吸收与代谢：万古霉素口服吸收不良，肌注后局部有剧痛，通常静滴给药。进入体内后可广泛分布于身体各种组织和体液，但不易通过血脑屏障和血眼屏障。血浆蛋白结合率低，主要由肾排泄，血浆消除半衰期为6 h，肾功能不全者谨慎使用。

③药理作用：万古霉素直接与细胞壁肽聚糖前体五肽侧链末端D－丙胺酰－D－丙氨酸结合，阻止肽聚糖多聚酶的转肽作用，干扰细菌细胞壁肽聚糖前体的交叉联结，使细胞壁不能

形成三维空间结构而发挥杀菌效果。万古霉素对多种革兰氏阳性菌有杀菌活性，所有革兰氏阴性菌、明串珠菌、分枝杆菌对万古霉素天然耐药。万古霉素对葡萄球菌具有杀菌作用，但对肠球菌主要为抑菌作用。

④临床应用与不良反应：万古霉素限用于耐甲氧西林金黄色葡萄球菌所致的系统感染、难辨梭状芽孢杆菌所致的肠道感染和系统感染，也用于对青霉素过敏者的肠球菌心内膜炎、棒状杆菌属（类白喉杆菌属）心内膜炎的治疗，对青霉素过敏与青霉素不过敏的血液透析患者发生葡萄球菌属所致动、静脉分流感染的治疗，皮肤及软组织感染。万古霉素常见的不良反应有过敏反应、红人综合征、肾衰竭、耳毒性、药热、中性粒细胞减少等。

（2）多黏菌素（Polymyxin）和杆菌肽（Bacitracin）

①结构与制剂：多黏菌素是从多黏杆菌培养液中分离出的一种多肽类抗生素，临床应用的品种包括多黏菌素 B 和多黏菌素 E 的硫酸盐和甲磺酸盐。临床常用的制剂包括：注射用硫酸多黏菌素 E（500 000 单位）、复方多黏菌素 B 软膏（其组分为：每支 3 g，含硫酸多黏菌素 B 15 000单位、硫酸新霉素 10 500 单位、杆菌肽 1500 单位以及盐酸利多卡因 120 mg；每支 10 g，含硫酸多黏菌素 B 50 000 单位、硫酸新霉素 35 000 单位、杆菌肽 5000 单位以及盐酸利多卡因 400 mg；每支 20 g，含硫酸多黏菌素 B 100 000 单位、硫酸新霉素 70 000 单位、杆菌肽 10 000 单位以及盐酸利多卡因 800 mg）、复方新霉素多黏菌素滴眼液（每毫升含醋酸泼尼松龙 5 mg、硫酸新霉素 5 mg、硫酸多黏菌素 10 000 单位）。杆菌肽是由地衣芽孢杆菌经发酵取得的成品，由 12 个氨基酸组成，分子中含有由 7 个氨基酸组成的环状结构。临床常用的外用制剂包括：杆菌肽软膏及眼膏（每克含杆菌肽 500 单位）、复方新霉素软膏（每克含新霉素 2000 单位、杆菌肽 250 单位）。

②吸收与代谢：多黏菌素类药物口服吸收不良，肌注后约 2 h 达血药高峰，正常血浆半衰期为 2 ~8 h，不能进入细胞内，不易透过血脑屏障，主要由肾排泄。杆菌肽口服很少吸收，肌注吸收完全，24 h 内由尿液排出 10% ~30%。

③药理作用：多黏菌素抗菌谱较窄，仅对革兰氏阴性需氧菌（变形杆菌除外）具有较强的抗菌活性，作用机制是通过影响细菌细胞膜的通透性，使细胞内的重要物质外漏而起杀菌作用。多黏菌素还具备抗内毒素活性，具有较强的结合及中和内毒素能力，并呈剂量和时间依赖性地抑制内毒素刺激的人外周血细胞释放炎性递质。杆菌肽为繁殖期杀菌剂，其抗菌谱与青霉素 G 相仿，对革兰氏阳性与阴性球菌均有较强的抗菌活性，其抗菌作用不受脓血和坏死组织的影响。杆菌肽局部应用不易发生变态反应，也不易产生耐药。

④临床应用与不良反应：多黏菌素仅适用于绿脓杆菌、大肠埃希菌等革兰氏阴性杆菌所致各种感染，对多重耐药的革兰氏阴性菌感染有效。多黏菌素主要的不良反应为剂量依赖性的肾毒性和神经毒性。杆菌肽毒副作用较多，临床应用以眼科用药为主，也可用于耐药金黄

色葡萄球菌引起的皮肤伤口感染、咽喉炎等。杆菌肽的不良反应与剂量呈正相关,肌注时主要引起肾脏损害;口服可引起上腹部不适、呕吐等。

(三)氨基糖苷类抗生素

1. 阿米卡星(amikacin)

(1)结构与制剂 阿米卡星是首个半合成的氨基糖苷类药物,又称为丁胺卡那霉素,其化学结构见图 10-6。临床常用的阿米卡星剂型和规格包括:阿米卡星洗液(50 ml:125 mg、25 ml:125 mg、10 ml:125 mg)、硫酸阿米卡星注射液(0.1 g、0.2 g)和阿米卡星滴眼液(5 ml:12.5 mg、8 ml:20 mg)。

(2)吸收与代谢 肌内注射后迅速被吸收,主要分布于细胞外液,可在肾脏皮质细胞和内耳液中积蓄。血浆蛋白结合率低,约4%,成人血浆半衰期为 2~2.5 h。在体内不代谢,主要经肾小球滤过排出,肾功能不全时半衰期显著延长。

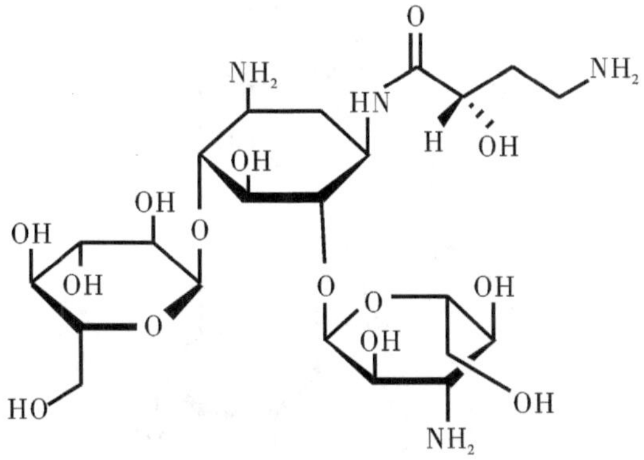

图 10-6 阿米卡星的化学结构

(3)药理作用 阿米卡星通过作用于细菌核糖体的 30S 亚基,抑制细菌合成蛋白质,与半合成青霉素类或头孢菌素类合用常可获协同抗菌作用。本品对需氧的革兰氏阴性杆菌有强效,如多数肠杆菌科细菌,包括大肠埃希菌、克雷伯菌属、肠杆菌属、变形杆菌属、志贺菌属、沙门菌属、枸橼酸杆菌属、沙雷菌属等均具良好作用;对铜绿假单胞菌及其他假单胞菌、不动杆菌属、产碱杆菌属等亦有良好作用;对脑膜炎奈瑟菌、淋病奈瑟菌、流感嗜血杆菌、耶尔森菌属、胎儿弯曲菌、结核杆菌及某些非结核分枝杆菌属亦具较好抗菌作用。本品最突出的优点是对许多肠道革兰氏阴性杆菌所产生的氨基糖苷类钝化酶稳定。革兰氏阳性球菌中本品除对葡萄球菌属中的甲氧西林敏感株有良好抗菌作用外,肺炎球菌、各组链球菌及肠球菌属对其大多耐药。本品对厌氧菌无效。

(4)临床应用与不良反应 阿米卡星主要用于对庆大霉素或卡那霉素耐药的革兰氏阴性杆菌引起的尿路、下呼吸道、腹腔、软组织、骨和关节、生殖系统等部位的感染,以及败血症等。其不良反应包括耳蜗毒性(出现耳部饱胀感、耳鸣、听力减退甚至耳聋等症状)、肾毒性(主要损害近曲小管,可出现蛋白尿、管型尿等)、神经肌肉阻滞(阻滞乙酰胆碱和络合钙离子的作用，能引起心肌抑制、呼吸衰竭等）、过敏反应（少数患者用药后可发生过敏性休克、皮疹、荨麻疹、药物热等）。

2. 妥布霉素（tobramycin）

（1）结构与制剂　妥布霉素也叫托普霉素，是一种氨基糖苷类抗生素，其化学结构见图10－7。临床常用的妥布霉素剂型和规格包括：硫酸妥布霉素注射液（80 mg）、妥布霉素眼膏（0.3%）、妥布霉素滴眼液（5 ml∶15 mg、8 ml∶24 mg）和妥布霉素地塞米松眼膏（5 ml∶妥布霉素15 mg和地塞米松5 mg）。

（2）吸收与代谢　肌注后吸收迅速而完全，局部冲洗或应用后亦可经身体表面吸收一定量。吸收后主要分布于细胞外液，在肾皮质细胞中积蓄，可穿过胎盘屏障。血浆半衰期为1.9～2.2 h，血浆蛋白结合率很低。本品在体内不代谢，经肾小球滤过排出。

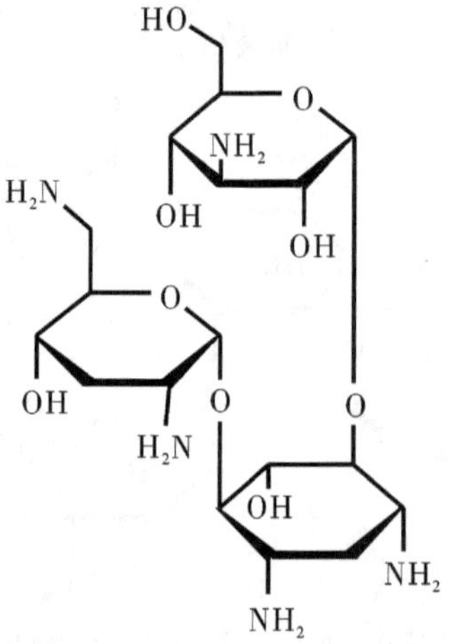

图10－7　妥布霉素的化学结构

（3）药理作用　妥布霉素通过与细菌核糖体30S和50S亚单位的特殊受体蛋白结合，影响肽链的延长，造成遗传密码错读，合成异常蛋白质。主要对革兰氏阴性菌，如绿脓杆菌、大肠埃希菌、克雷伯菌、肠杆菌属、变形杆菌、枸橼酸杆菌有效。妥布霉素对葡萄球菌有一定抗菌活性，对多组链球菌无效，对厌氧菌无效。

（4）临床应用与不良反应　妥布霉素临床主要用于敏感细菌引起的严重感染，如革兰氏阴性菌特别是绿脓杆菌、大肠埃希菌及肺炎杆菌等引起的烧伤感染、败血症、呼吸系统感染、泌尿系统感染、胆囊胆道感染及软组织严重感染等，对葡萄球菌（包括耐青霉素G与耐甲氧西林菌株）所致的感染有效；用于结膜炎、角膜炎等眼部细菌感染，特别是对庆大霉素耐药的革兰氏阴性杆菌感染有效。妥布霉素的不良反应同氨基糖苷类抗生素的不良反应，包括听神经和肾毒性，剂量大时可发生神经毒性、二重感染、中毒性精神病；大剂量、麻醉、胸腔及腹腔内应用，都有神经肌肉阻滞的危险；过敏反应的发生率低，与庆大霉素的相似。

(四)人工合成抗菌药

1. 喹诺酮类抗菌药——环丙沙星(ciprofloxacin)

(1)结构与制剂　环丙沙星属于氟喹诺酮类人工合成抗菌药,其化学结构见图10－8。临床常用的剂型和规格包括:片剂(0.1 g、0.25 g、0.5 g)、缓释及控释片(500 mg)、胶囊剂(0.25 g)、滴耳液及滴眼液(5 ml:15 mg、8 ml:24 mg)、乳膏剂(10 g:30 mg)、注射剂(2 ml:0.1g、100 ml:0.2 g、200 ml:0.4 g)、泡腾片(0.1 g、0.2 g)、栓剂(0.2 g)。

(2)吸收与代谢　口服环丙沙星生物利用度为49%～70%,吸收后在体内广泛分布,在前列腺、肺和泌尿生殖道组织,痰液中均可达有效浓度。消除半衰期为3.3～4.9 h,自尿液中以药物原形排出给药量的29%～44%,部分以代谢产物形式自尿液中排出。胆汁中的药物浓度远高于血药浓度,自粪中约排出给药量的15%～25%。

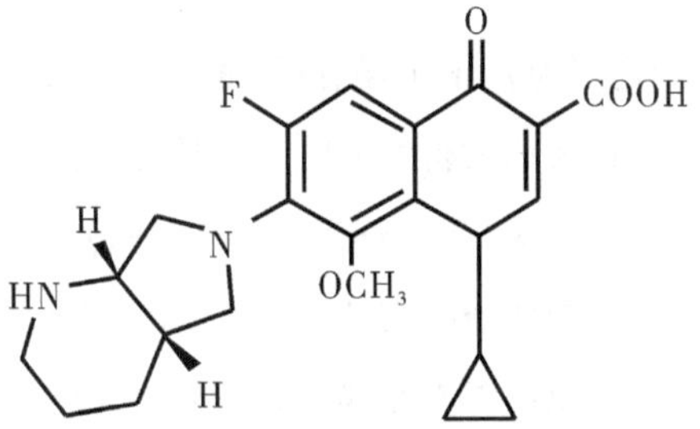

图10－8　环丙沙星的化学结构

(3)药理作用　环丙沙星通过作用于细菌细胞DNA螺旋酶的A亚单位,抑制DNA的合成和复制而导致细菌死亡,其抗菌活性在目前广泛应用的氟喹诺酮类中最强。除对革兰氏阴性杆菌有高度抗菌活性外,对葡萄球菌属也具有良好抗菌作用,对肺炎球菌、链球菌属的作用略差于葡萄球菌属。另外对部分分枝杆菌、沙眼衣原体、溶脲脲原体、人型支原体等也具有抑制作用。

(4)临床应用与不良反应　环丙沙星临床应用包括尿路感染、肠道感染和呼吸道感染,也可用以治疗由敏感菌引起的骨和关节感染、中耳感染、鼻窦炎、眼部感染、性腺器官感染、腹腔感染、皮肤软组织感染等。治疗严重感染时可与其他具有协同作用的抗菌药联合应用。其不良反应主要为胃肠道反应(恶心、腹泻、呕吐、消化不良等)、中枢神经系统症状(头晕、头痛、疲劳、激动、震颤等)、关节痛(肌肉痛、腱鞘炎等)、过敏反应(皮疹、搔痒、颜面或皮肤潮红、结膜充血)和心血管系统症状(心动过速等)。偶可导致癫痫,甚至惊厥(过量易于发生)。

2. 磺胺类抗菌药

(1)磺胺嘧啶银(INN:silver sulfadiazine)和磺胺醋酰钠(sulphacetamide Sodium)

①结构与制剂:磺胺嘧啶银为磺胺类药物磺胺嘧啶的银盐,兼有磺胺嘧啶的抗菌作用和银盐的收敛作用;磺胺醋酰钠是磺胺的乙酰化产物,又名磺胺乙酰钠,为短效磺胺类药物。两药的化学结构见图10－9。临床常用的磺胺嘧啶银剂型和规格包括:软膏和乳膏(1%)、混悬

液(2%)。临床常用的磺胺醋酰钠剂型和规格为滴眼液(15%)。

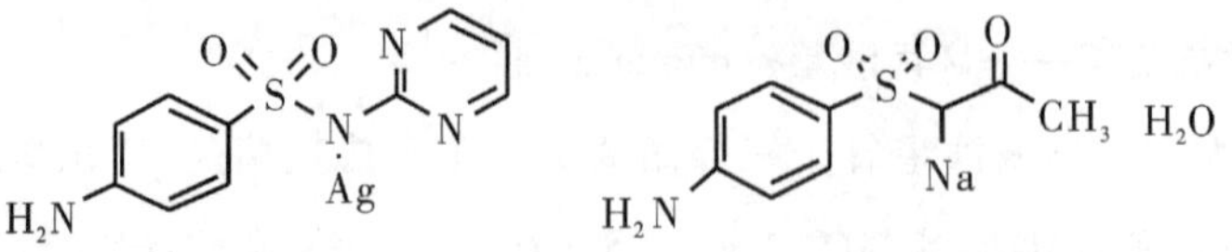

磺胺嘧啶银　　磺胺醋酰钠

图 10-9　磺胺嘧啶银和磺胺醋酰钠的化学结构

②吸收与代谢:磺胺嘧啶银与创面渗出液接触时缓慢代谢,部分药物可自局部吸收入血,一般吸收量低于给药量的1/10。当创面广泛、用药量大时,吸收增加。一般情况下该药中银的吸收量不超过其含量的1%。磺胺嘧啶银对坏死组织的穿透性较差。磺胺醋酰钠滴眼穿透力强,局部刺激性小,故可作为霉菌性角膜炎的辅助治疗手段;角膜上皮缺损时则眼内吸收浓度显著提高。

③药理作用:磺胺类抗菌药具有广谱抑菌作用,通过与对氨基苯甲酸竞争细菌的二氢叶酸合成酶,使细菌叶酸代谢受阻,无法获得所需嘌呤和核酸,导致细菌生长繁殖受到抑制。磺胺嘧啶银对多数革兰氏阳性和革兰氏阴性菌均有抗菌活性,且具有收敛作用,可使创面干燥、结痂和早日愈合。磺胺醋酰钠为短效磺胺类抗菌药,尤其对溶血性链球菌、肺炎球菌、痢疾杆菌敏感,对葡萄球菌、脑膜炎球菌及沙眼衣原体也有较好抑菌作用,对真菌有一定作用。

④临床应用与不良反应:磺胺嘧啶银主要用于烧伤、溃疡创面感染的治疗,也可用于治疗局部冻伤;磺胺醋酰钠主要用于结膜炎、角膜炎、泪囊炎、沙眼及其他敏感菌引起的眼部感染。磺胺嘧啶银局部使用有一定刺激性,可导致皮疹、皮炎、药物热、肌肉疼痛、血清病样反应等过敏反应;外用可部分吸收,可能出现粒细胞和血小板减少、再生障碍性贫血、肝功能减退、恶心、呕吐和腹泻等。磺胺醋酰钠滴眼液的不良反应主要为眼局部反应,如眼睑、球结膜红肿,眼睑皮肤红肿、痒、皮疹等。

(2)复方新诺明

①结构与制剂:复方新诺明是磺胺甲恶唑(SMZ)与甲氧苄啶(TMP)按5∶1的比例混合制成的复方制剂,也称为复方磺胺甲恶唑。临床常用的制剂有片剂和颗粒剂。

②吸收与代谢:组成复方新诺明的SMZ和TMP两药口服后自胃肠道吸收完全,均可吸收给药量的90%以上。SMZ和TMP均主要自肾小球滤过和肾小管分泌,尿药浓度明显高于血药浓度。SMZ和TMP的消除半衰期约为8~10 h,肾功能减退者,半衰期延长,需调整剂量。

③药理作用:复方新诺明的作用机制为SMZ抑制二氢叶酸合成酶,干扰合成叶酸的第一步,TMP作用于叶酸合成代谢的第二步,选择性抑制二氢叶酸还原酶的作用,二者合用可使细菌的叶酸代谢受到双重阻断。联合用药较单药抗菌活性增强,毒性反应降低。抗菌谱广,对非产酶金黄色葡萄球菌、化脓性链球菌、肺炎链球菌、大肠埃希菌、克雷伯菌属、沙门菌属、变形杆菌属、摩根菌属、志贺菌属等肠杆菌科细菌、淋球菌、脑膜炎奈瑟菌、流感嗜血杆菌均具有

良好抗菌作用。

④临床应用与不良反应:复方新诺明临床主要用于敏感菌所致的尿路感染、肺炎、呼吸道感染、皮肤病和胃肠道感染。其常见的不良反应包括过敏反应(皮疹、红斑、药物热,甚至发生剥脱性皮炎等),消化系统症状(恶心呕吐、下腹疼痛、便血等),肝、肾损害(与剂量密切相关),血液系统症状(诱发再生障碍性贫血等)。

(五)其他抗菌药

1. 莫匹罗星(mupirocin)

(1)结构与制剂　本药为局部外用抗生素,是由荧光假单胞菌培养液产生的一种物质,即假单胞菌 A,其化学结构见图 10-10。临床常用的莫匹罗星剂型和规格为软膏(2%)。

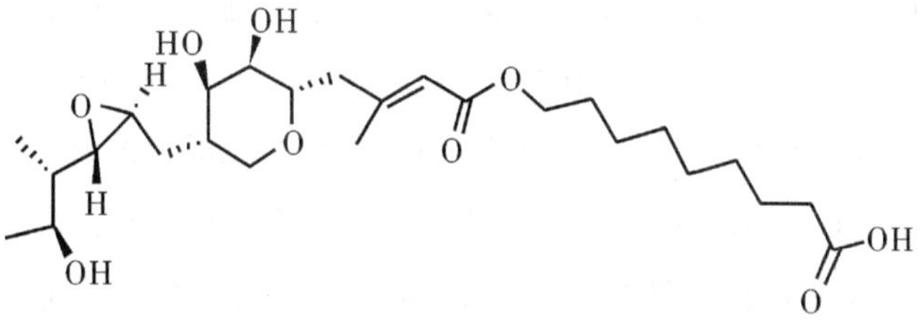

图 10-10　莫匹罗星的化学结构

(2)吸收与代谢　本品皮肤外用经皮穿透和吸收极少,进入血循环可迅速代谢为无活性的单孢菌酸(摩尼酸,monic acid A)并经肾排泄,因而莫匹罗星只适于局部外用。涂于皮肤后,能渗透到达角质层下。

(3)药理作用　本药抗菌作用主要是通过可逆性地与异亮氨酸转移 RNA 合成酶结合,阻止异亮氨酸渗入,终止细胞内含异亮氨酸的蛋白质合成而起到杀菌或抑菌的作用。本药在很低浓度时显示抑菌作用,高浓度时起杀菌作用。本药对各种革兰氏阳性球菌尤其是葡萄球菌、链球菌高度敏感,对耐药金黄色葡萄球菌也有效;对某些革兰氏阴性菌如大肠埃希菌、流感嗜血杆菌和淋球菌具有一定的抗菌作用;对大多数厌氧菌以及皮肤正常菌群不敏感。体外耐药性变异株的出现率很低。

(4)临床应用与不良反应　莫匹罗星临床主要用于多种细菌尤其是革兰氏阳性球菌引起的皮肤感染,如脓疱病、疖病,毛囊炎及湿疹、皮炎、各型溃疡和创伤等基础上的继发性细菌感染。局部应用一般无不良反应,偶见皮肤烧灼感、蜇刺感、瘙痒等,一般轻微,不需停药。

2. 甲硝唑(metronidazole)

(1)结构与制剂　甲硝唑是人工合成的抗菌药,其化学结构见图 10-11。临床常用的甲硝唑剂型和规格包括:片剂、泡腾片及胶囊剂(0.2 g)、注射剂(10 ml∶0.05 g、20 ml∶0.1 g、10 ml∶0.25 g、100 ml∶0.5 g、250 ml∶0.5 g、250 ml∶1.25 g)、栓剂(0.5 g)和凝胶剂(0.75%)。

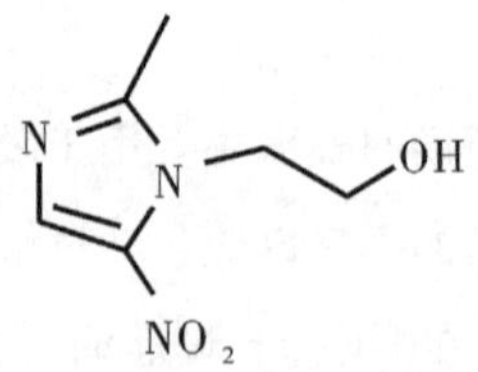

图 10－11　甲硝唑的化学结构

(2)吸收与代谢　甲硝唑口服吸收良好，生物利用度达到95%以上。在体内分布广泛，可进入唾液、乳汁、肝脓肿的脓液中，也可进入脑脊液(正常人脑脊液中的浓度可达血液的50%)。血浆蛋白结合率为20%，消除半衰期为8～10 h。主要经肝脏代谢，代谢产物与原形药经肾排泄，少量由乳汁排出。

(3)药理作用　本品的硝基，在无氧环境中还原成氨基而显示抗厌氧菌作用，对需氧菌或兼性需氧菌则无效。对大多数厌氧菌有效，如脆弱杆菌、梭形杆菌、梭状芽孢杆菌、破伤风杆菌、消化球菌属和消化链球菌属等。另外，甲硝唑抑制阿米巴原虫的氧化还原反应，损伤滴虫的核糖核酸链，故也具有抗阿米巴原虫和抗滴虫的作用。甲硝唑还具有抗贾第鞭毛虫的作用。

(4)临床应用与不良反应　甲硝唑主要用于治疗或预防厌氧菌引起的系统或局部感染，如腹腔、消化道、女性生殖道、下呼吸道、皮肤及软组织、骨和关节等部位的厌氧菌感染，对败血症、心内膜炎、脑膜感染也有效。还可用于治疗急性阿米巴痢疾和肠道外阿米巴感染、阴道毛滴虫感染以及贾第鞭毛虫所致的消化道感染。治疗量不良反应很少，口服有苦味、金属味。甲硝唑可干扰乙醛代谢，导致急性乙醛中毒，出现恶心、呕吐腹痛、腹泻和头痛等症状，因此服药期间和停药后不久应严格禁止饮酒。

二、常用抗真菌、抗病毒和抗寄生虫药

1. 咪康唑(miconazole)

(1)结构与制剂　咪康唑属于咪唑类抗真菌药物，其化学结构见图10－12，临床常用的剂型和规格包括：乳膏剂(2%)、软胶囊(0.4 g)、栓剂(0.2 g、0.4 g)、外用洗剂及搽剂(2%)、散剂(1 g∶20 mg)。

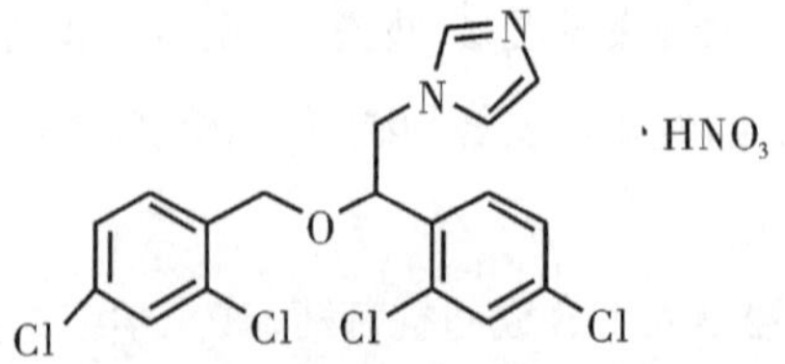

图 10－12　硝酸咪康唑的化学结构

(2)吸收与代谢　咪康唑口服吸收差，消除半衰期约为2.1 h，蛋白结合率为90%。在体内分布广泛，可渗入炎症的关节、眼球的玻璃体及腹腔中，但在脑脊液、痰液、房水中浓度均甚低，主要以原形自粪便排出。目前尚缺乏该品对皮肤局部用药的药代动力学研究资料。

(3)药理作用　咪康唑通过抑制 CYP450 酶的活性从而抑制真菌细胞膜上类固醇和麦角固醇的合成,进而改变细胞膜的通透性,达到抑制真菌的目的。咪康唑为广谱抗真菌药,对皮肤癣菌、念珠菌、酵母菌及其他藻类、子囊菌、隐球菌等具有抑制和杀灭作用,对革兰氏阳性球菌和杆菌也有抗菌作用。

(4)临床应用与不良反应　本品口服生物利用度很低,静脉注射不良反应多,目前临床主要局部应用于治疗由皮真菌、酵母菌及其他真菌所致的阴道、皮肤或指甲感染。局部外用时不良反应较少,可引起皮疹、发红、水疱、烧灼感和其他皮肤刺激。

2. 利巴韦林(ribavirin)

(1)结构与制剂　利巴韦林属于核苷类广谱抗病毒药,其化学结构见图 10－13。临床常用的利巴韦林剂型和规格包括:分散片(0.05 g、0.1 g、0.2 g)、口含片(2 mg、20 mg)、注射剂(1 ml∶0.1 g、2 ml∶0.2 g、2 ml∶0.25 g)、胶囊剂及颗粒剂(50 mg、150 mg)、鼻用制剂(10 ml∶0.05 g、8 ml∶0.04 g)、口服液体制剂(5 ml∶0.15 g)、气雾剂(每揿 0.5 mg)或喷雾剂(每喷 3 mg)、眼用制剂(8 ml∶8 mg,10 ml∶50 mg)。

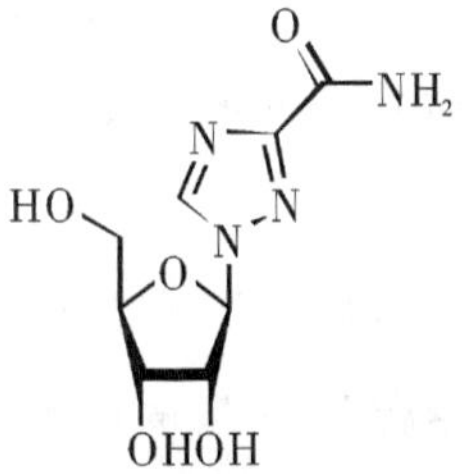

图 10－13　利巴韦林的化学结构

(2)吸收与代谢　利巴韦林口服吸收迅速,生物利用度约为 45%,在呼吸道分泌物中的浓度大多高于血药浓度。雾化吸入后很快沉着于呼吸道上皮细胞,可达到抑制流感和呼吸道合胞病毒的有效浓度。药物能进入红细胞内,且蓄积量大。长期用药后脑脊液内药物浓度可达同时期血药浓度的 67%。本品可透过胎盘,进入乳汁,在肝内代谢,血浆消除半衰期为 0.5～2 h。主要经肾排泄,72～80 h 尿液排泄率为 30%～55%,72 h 粪便排泄率约为 15%。

(3)药理作用　本品为广谱抗病毒药,体外具有抑制呼吸道合胞病毒、流感病毒、甲肝病毒、腺病毒等多种病毒生长的作用。本品并不改变病毒吸附、侵入及脱壳,也不诱导干扰素的产生。药物进入被病毒感染的细胞后迅速磷酸化,其代谢产物作为病毒合成酶的竞争性抑制剂,能抑制肌苷单磷酸脱氢酶、流感病毒 RNA 多聚酶和 mRNA 鸟苷转移酶,从而引起细胞内鸟苷三磷酸的减少,损害病毒 RNA 和蛋白质合成,使病毒的传播和复制受到抑制,对 DNA 病毒和 RNA 病毒均有抑制作用。

(4)临床应用与不良反应　利巴韦林临床主要用于治疗呼吸道合胞病毒性肺炎和支气管炎(常采用气雾剂给药),对急性甲型和丙型肝炎也有一定疗效。其常见的不良反应有贫血、乏力等,停药后可消失。动物实验发现该药有致畸作用。

3. 阿昔洛韦(acyclovir,ACV)

(1)结构与制剂　阿昔洛韦为人工合成的嘌呤核苷类化合物,是鸟苷的开糖环衍生物,故又称为无环鸟苷,其化学结构见图10－14。临床常用的阿昔洛韦剂型和规格包括:片剂(0.1 g、0.2 g)、乳膏及软膏剂(3%)、滴眼液(8 ml∶8 mg)、注射剂(0.25 g、0.5 g)、凝胶剂(1%)、胶囊剂(0.2 g)及咀嚼片(0.4 g)。

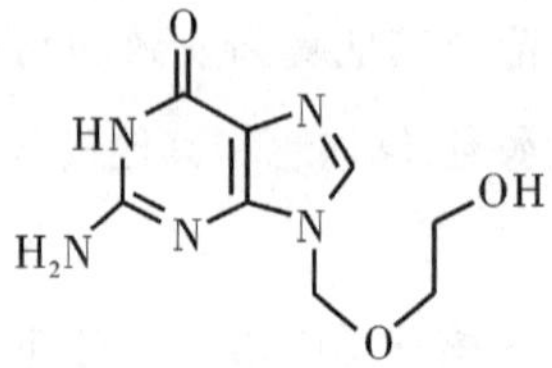

图10－14　阿昔洛韦的化学结构

(2)吸收与代谢　阿昔洛韦口服或静注后血药浓度均可达到抑制病毒浓度的25倍,但口服吸收较差,生物利用度仅为15%～20%。进入体内后能广泛分布至各组织与体液中,包括脑、肾、肺、肝、小肠、肌肉、脾、乳汁、子宫、阴道黏膜与分泌物、脑脊液及疱疹液。在肾、肝和小肠中的浓度高,脑脊液中的浓度约为血中浓度的一半。药物可通过胎盘。阿昔洛韦血浆蛋白结合率低,消除半衰期为2～4 h,主要经肾由肾小球滤过和肾小管分泌而排泄。本品局部应用后可在疱疹损伤区达到较高浓度。

(3)药理作用　本品为广谱、高效抗病毒药,是目前最有效的抗Ⅰ型和Ⅱ型单纯疱疹病毒(HSV)药物之一。体外对单纯性疱疹病毒、水痘带状疱疹病毒、巨细胞病毒等具有抑制作用。该品进入疱疹病毒感染的细胞后,与脱氧核苷竞争病毒胸苷激酶或细胞激酶,药物被磷酸化成活化型阿昔洛韦三磷酸酯,然后通过干扰病毒DNA多聚酶,抑制病毒的复制。

(4)临床应用与不良反应　阿昔洛韦临床主要用于单纯疱疹病毒所致的各种感染,可用于初发或复发性皮肤、黏膜、外生殖器感染及免疫缺陷者发生的HSV感染,为治疗HSV脑炎的首选药物。还可用于带状疱疹、EB病毒,以及免疫缺陷者并发水痘等感染。局部应用可治疗疱疹性角膜炎和皮肤感染。其常见不良反应为胃肠道功能紊乱、头痛和斑疹。静脉滴注可引起静脉炎、可逆性肾功能紊乱以及神经毒性如震颤和谵妄等。

4. 甲苯达唑(mebendazole)

(1)结构与制剂　甲苯达唑为苯并咪唑类衍生物,故又称为甲苯咪唑,其化学结构见图10－15。临床常用的甲苯咪唑剂型和规格包括:片剂(0.1 g)、复方甲苯咪唑乳膏(1 g含盐酸左旋咪唑0.1 g、甲苯咪唑0.15 g)、复方甲苯咪唑片(每片含100 mg甲苯咪唑和25 mg盐酸左旋咪唑)。

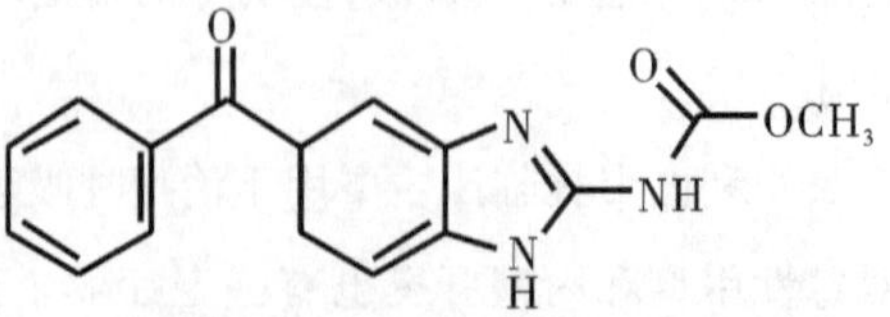

图10－15　甲苯达唑的化学结构

(2)吸收与代谢　甲苯达唑口服吸收少,首过效应明显,生物利用度仅为10%。口服后2~3 h血药浓度达峰值,血浆蛋白结合率大于90%。大部分药物在肝脏代谢生成无活性的羟基及氨基代谢产物,血浆消除半衰期为2~6 h。大部分以脱羧基衍生物的形式从尿液排泄,也可通过胆汁排泄。

(3)药理作用　本品为广谱驱肠虫药,对蛔虫、钩虫、蛲虫、鞭虫、绦虫和粪类圆线虫等肠道蠕虫均有效,具有显著的杀灭幼虫、抑制虫卵发育的作用。本品能影响虫体多种生化代谢途径,与虫体微管蛋白结合抑制微管聚集,从而抑制分泌颗粒转运和其他亚细胞器运动,抑制虫体对葡萄糖的摄取,导致糖原耗竭;抑制虫体线粒体延胡索酸还原酶系统,减少ATP生成,干扰虫体生存及繁殖而致其死亡。

(4)临床应用与不良反应　甲苯达唑临床主要用于治疗蛲虫病、蛔虫病、鞭虫病、钩虫病、粪类圆线虫病、绦虫病、包虫病和旋毛虫病。其不良反应少,用药后可见短暂的腹痛和腹泻,大剂量偶见转氨酶升高、粒细胞减少、血尿和脱发等。

第二节　抗感染药物的航空航天医学应用

一、航空航天环境对细菌的影响

(一)航空航天环境对细菌生理的影响

微重力是细菌生长动力学和细菌细胞行为的主要影响因素。与地面对照组相比,在轨道平台宇宙飞船空间站和平号上运行40天后酵母携带的克隆细菌基因突变率提高2~3倍。一项在短距离轨道飞行期间进行的调查表明,在空间飞行期间细菌一系列代谢活性增强,表现为较短的迟缓期、生物量和次生代谢产物增加。这些研究结果已在多个航天飞机飞行中得到证实。太空中细菌生长动力学的改变似乎刺激次生代谢产物的产生。因此在美国国家航空航天局(NASA)的STS-77航天飞机上,即使使用琼脂培养基寄生菌Humicola fuscoatra产生的具有杀菌活性的根赤壳菌素的产量也高于地面样品。与陆地培养相比,在液体培养基中由褶皱链霉菌制备抗生素放线菌素D的时间不同;STS-80航天飞机在轨飞行前12天中抗生素产量明显升高;在飞行后将这些细菌转移至琼脂培养基上培养时,它们则保持了飞行期间的产孢能力,而地面对照细菌则仍不能形成孢子。微重力环境下细菌生理行为的差异性可用于药物化合物、次生代谢产物和疫苗的生产。

某些微生物能适应航天器的独特环境且保持旺盛的生长繁殖能力。1998年1月,从和平号上的服务面板后面收集到一个混浊的湿度凝结物。该凝结物含有大量的细菌,包括与短期任务污染鲜有联系的革兰氏阴性菌,如包括可导致致命性感染的Legiolalla属细菌。另外,和平号发射12年后所采集到的微生物样本包括可导致疾病的真菌、原生动物、尘螨和螺旋体。

微生物样本中部分细菌从生物膜的表面回收获得。与地面对照实验相比，在 STS－81 和 STS－95 航天飞机上的液氮罐设施中的铜绿假单胞菌 PAO－1 在介质表面或固体培养基上生长时更容易形成生物膜。STS－132 和 STS－135 航天飞机在后来的任务期间，铜绿假单胞菌生物膜表现出在地球上尚未观察到的"柱状和冠层"结构。因此，空间飞行不仅影响浮游细菌培养物的生理，还影响其菌落群的水平行为。国际空间站分离的高比例的革兰氏阳性菌能够在标准实验条件下形成生物膜，这表明能在介质表面形成复杂菌落群的能力为细菌在航天器上的生存提供了竞争优势。

通过使用传统的培养技术发现，航天员肠道细菌菌落群在航天飞行期间发生了重大变化。苏联的早期研究表明，航天员在和平号轨道平台上的前两周内，其胃肠道培养的细菌种类和数量均明显减少，而且航天员之间有明显的肠道细菌交换情况。在 Apollo 和 Skylab 上也发现，航天员胃肠道中某些种类细菌的数量显著减少，并且出现了革兰氏阴性需氧菌，如潜在的致病性克雷伯菌和假单胞菌。航天员在发射之前有益于肠道的乳酸杆菌显著减少，这表明飞行前应激可能会导致肠道微生物群的组成变化，该结论与模拟航空航天实验室的研究结果一致。有研究证实，肠道微生物群有助于机体免疫系统和内分泌系统稳态的维持；压力和其他潜在干扰微生物－脑－肠轴的因素将影响微生物组的组成，并且可能会引起航天员在飞行前和飞行中肠道细菌含量发生变化。截至 2015 年 6 月，还没有关于航天员胃肠道微生物群宏基因组分析的报告，但美国宇航局的微生物实验室研究人员将使用最先进的遗传技术对航天员肠道微生物群进行在轨研究。

包括细菌、真菌和病毒在内的机会性病原体在免疫功能降低时可导致严重的传染性疾病，这些病原体将不可避免地伴随航天员进入深空，因此航天员潜在感染主要来源于航天员自身菌群。人体内存在一个巨大而多样的微生物群，它在宿主的发育和生理功能中起着积极的作用，如协调黏膜免疫应答。这些微生物菌群主要由细菌组成，存在于皮肤、口腔、鼻腔、泌尿生殖道以及胃肠道中。健康人体胃肠道内大约含 1000 种细菌菌落，干扰这些菌群可导致疾病。尽管胃肠道内的很多细菌不能被培养，但宏基因组学技术的最新发展可通过序列确定小亚基核糖体 RNA 基因，从而无须进行微生物培养即可详细分析胃肠道微生物菌群。

（二）航空航天环境对细菌毒力的影响

Nickerson 等人报道了地面微重力类似的生长环境对肠道血清型鼠伤寒沙门菌毒力的影响。与相同剂量的 1×g 对照菌相比，小鼠灌胃低切模拟微重力（LSMMG）生长后的细菌死亡时间更短、更耐酸，具有较低的 LD_{50}，且更容易在肝脏和脾脏中定植。目前在 LSMMG 条件下生长的细菌如何在小鼠毒力测试实验的整个 20 天期间保持其微重力表型尚不清楚。这些细菌预计在重新获得 1×g 条件后可恢复正常表型，但它们可维持足够长时间的诱导表型，从而有利于通过胃的酸性环境。随后科学家对 163 个代表功能多样性基因的表达进行了差异性调控研究，根据基因差异表达结果，提出模拟微重力引起了一种由调节沙门菌毒力、抗逆性和蛋白表达的fur产物介导的新的环境信号，使细胞以新机制“微调”毒力表达。航天飞机STS-115上的肠道沙门菌返回地面后，对其转录组学和蛋白质组学分析发现，167个转录本和73个蛋白质表达与地面对照培养物相比发生了明显变化，并且一个保守的RNA结合蛋白Hfq被确定为飞行诱导反应可能的整体调节因子。

在其他革兰氏阴性菌中也存在LSMMG反应，但革兰氏阳性菌如金黄色葡萄球菌可能对航天员的感染风险更大，因为在太空飞行期间感染肠炎沙门菌的概率很低。Taylor和Rosado研究了高截面纵横比容器(high aspect ratio vessel, HARV)中模拟微重力条件对甲氧西林敏感的金黄色葡萄球菌临床分离株的抗生素敏感性和毒力的影响。与正常重力条件下相比，当细菌在LSMMG下生长时，仅在三个分离株中观察到24小时培养期间的生长动力学的微小差异，并且对不同抗菌机制的抗菌药如红霉素、氟氯西林或万古霉素的敏感性没有显著差异。与从苏联礼炮七号(Salyut 7)太空站上培养的金黄色葡萄球菌获得的图像形成鲜明对照，扫描和透射电子显微镜显示这些LSMMG条件下生长的葡萄球菌细胞形态没有明显差异。这三种金黄色葡萄球菌分离株可分泌一种与葡萄球菌毒力有关的三萜类化合物——类胡萝卜葡萄球菌黄素。与正常重力条件下的细菌相比，这三种分离菌株在模拟微重力条件下生长时分泌的葡萄球菌黄素减少，总蛋白和细胞外α、β、γ和δ溶血素也大量减少。然而，在LSMMG条件下三个菌株中的25个差异表达基因只有适度的重排。三种分离株唯一的共同特征是vraX基因显著下调，该基因编码55个氨基酸的短链多肽，一般在细菌对作用于细胞壁的抗生素和其他表面活性分子的应激反应中大量上调。尽管ΔvraX突变体在蛋白质分泌方面似乎没有表现出与野生型的不同，并且对其他葡萄球菌基因的表达也没有影响，但vraX的一个磷酸化位点可能参与细胞内的调节过程。上述研究表明，在LSMMG条件下生长的金黄色葡萄球菌可能对环境压力以及正常重力条件下的反应不敏感。Castro等人还获得了有利于LSMMG诱导的生物膜即定植表型的有力证据，结果发现MRSA在低剪切条件下显示出较慢的生长和毒力抑制特征，包括类胡萝卜素生成减少、氧化应激易感性增加和全血存活减少。转录分析和表达分析表明，代谢途径的改变和RNA分子伴侣Hfq的下调与革兰氏阴性菌的低流体剪切应答类似。

在国际空间站和回旋生长时李斯特菌、MRSA、粪肠球菌和念珠菌杀死秀丽隐杆线虫幼虫和成虫能力的研究结果表明，与1×g条件下对照组细菌相比较，上述四种微生物的毒性在微重力条件下明显减弱，减少了对秀丽隐杆线虫幼虫和成虫的毒力。其中白色念珠菌和粪肠球菌对幼虫的毒力较小，对成虫没有毒性，MRSA和单核细胞增生李斯特菌的毒力不受成虫和幼虫的旋转影响。上述研究表明四种常见的临床微生物在太空中的毒力均较小，真实和模拟的空间飞行环境将会改变宿主和毒力细菌之间的相互作用。通过监测微重力环境对乌贼鱿鱼-费氏弧菌正常发育关系和宿主免疫应答反应的变化，发现微重力环境可以影响细菌的生长，进而推测航空航天环境中人体细菌可能发生的改变。宿主和共生细菌在高空研究飞行器(high altitude research vehicle，HARV)中共同孵育的早期检测结果表明，在模拟微重力条件下宿主先天性免疫反应受到抑制,细菌诱导的宿主细胞凋亡加速并在宿主组织中渐渐消退。这些结果表明 LSMMG 条件下可能改变动物宿主与其天然有益微生物群之间的相互作用。

为了深入了解航空航天环境下细菌的致病机制,研究人员对鼠疫耶尔森菌(鼠疫菌)在 LSMMG 条件下的毒力特征进行了研究。与正常重力对照组相比,LSMMG 条件下生长的细菌三型分泌系统(T3SS)的功能发生了变化,这些细菌对宫颈癌细胞(HeLa 细胞)的毒性降低,并且在小鼠巨噬细胞系 RAW264.7 中增殖减少。因此,越来越多的证据表明航天和模拟微重力条件下病原细菌和酵母的感染致病力下降。尽管在太空飞行期间细菌耐药基因突变可能会起相反的作用,但毒力降低的细菌可能会降低执行长期太空飞行任务的航天员感染的风险。

二、影响航天员病原体易感性的宿主因素

人体免疫系统是航天员在长期飞行中维持健康的重要因素。航天飞行期间,地心引力的缺失将会影响免疫系统的功能,可能成为长航任务时所面临的严重临床风险。由于太空飞行环境影响人体免疫功能的某些方面,航天员的免疫系统在空间飞行过程中将会受到严重影响,如白细胞增殖、干扰素 α 和 β 的合成减少、自然杀伤细胞活性抑制、迟发型超敏反应被抑制,以及骨髓和脾脏中的白细胞亚群被改变,因此在短到中期飞行任务期间引起的免疫缺陷会导致严重的微生物感染性疾病,且微重力与人类免疫反应受损以及潜伏感染如疱疹病毒的再活化有关。例如,执行阿波罗飞行任务中约有一半的航天员在返回后 1 周内出现轻微的细菌或病毒感染。在航天员飞行期间和返回后 1 周内,细胞免疫下降后潜伏的疱疹病毒重新被激活。Mehta 等对 17 名执行短期航天任务的航天员的病毒感染情况进行统计,结果发现 14 名宇航员感染 EB 病毒、水痘 - 带状疱疹病毒和巨细胞病毒。而在地球上进行的长期封闭隔离研究中没有观察到病毒感染和潜伏病毒感染再激活的发生,表明微重力可能是这些病毒感染发生的关键因素。此外,航天员在太空飞行过程中免疫系统的改变可能与结膜炎、牙齿感染、上呼吸道感染、流感、病毒性胃肠炎、鼻炎、咽炎或轻度皮肤感染的发生密切相关。

免疫系统可有效限制微生物在航天员体内定植、侵入和扩散。当重力条件发生改变,免疫细胞表现出许多结构和功能的变化。研究显示在为期 9 天的任务中,白细胞总数、淋巴细胞、单核细胞和嗜酸性粒细胞数量减少,而中性粒细胞数量略有增加。在 14 天任务期间,白细胞、淋巴细胞、单核细胞和中性粒细胞数量减少,尤其是 CD4 和 CD8 以及 B 淋巴细胞的绝对数量减少。对 9 天任务与 16 天任务的不同影响进行比较后发现,白细胞、多形核白细胞和 $CD4^+$ T 细胞数量在两组航天员飞行后均显著增加,但单核细胞数量在 9 天任务组航天员中增加,而在 16 天任务组航天员中减少,自然杀伤细胞数量在 9 天任务组航天员中减少,而在 16 天任务组航天员中没有变化。这些发现表明,飞行任务的时长可能是航天飞行后免疫变化差异的重要影响因素。

更为严重的是,空间飞行可导致淋巴系统发育不全。在 3 周航天飞行后,大鼠脾脏和胸

腺的重量显著减少,并伴随着脾脏中淋巴细胞和红细胞数量减少,以及胸腺和淋巴结中淋巴细胞减少。在两次美国航天飞机飞行中已经证实了这一问题。Guéguinou 等发现,航天飞行持续时间不等的人类和动物在着陆后,其血液中的中性粒细胞数量增加,巨大的着陆压力(由于骨髓多形核白细胞向血液循环动员)可能是造成中性粒细胞增加的原因。空间飞行抑制了先天和适应性免疫反应的细胞功能。与地面对照相比,其嗜中性粒细胞、巨噬细胞和 NK 细胞对各种刺激的反应较差,而且着陆后航天员 T 淋巴细胞对有丝分裂原的反应降低。

三、航空航天环境对抗菌药活性的影响

(一)太空飞行环境对抗生素敏感性的影响

航空航天环境中细菌对抗生素耐药性的增加可能会影响航空任务期间感染的治疗效果。Tixador 和 Moatti 等人在阿波罗-联盟测试项目期间发现,与航空飞行前或飞行后获得的分离株相比,航天员飞行期间培养的细菌耐药性更高。基于上述结果,科学家展开 Cytos 2 研究计划,对 1982 年 7 月 2 日执行航天任务的法国航天员 Chrétien 的鼻和胃肠道微生物菌群中的金黄色葡萄球菌和大肠埃希菌分离株对抗生素的敏感性变化进行了测定。与地面数据相比,飞行器内黏菌素和卡那霉素对大肠埃希菌分离株的最小抑制浓度(MIC),从 4 μg/ml 显著增加到 16 μg/ml 以上。苯唑西林、氯霉素和红霉素对地面对照金黄色葡萄球菌分离株的 MIC 分别为 0.16 μg/ml、4 μg/ml 和 0.5 μg/ml,而在轨飞行期间这些抗生素对这株细菌的 MIC 值均增加约 2 倍。由于太空飞行的严重局限性以及实验室操作员是航天员而不是微生物学家,所以太空中 MIC 的测定结果是基于 pH 值引起的颜色变化而不是采用浊度终点法。

在联盟 7 飞行期间,Chrétien 还将金黄色葡萄球菌分离株包埋在树脂中,而后通过透射电子显微镜将其与地面对照进行观察比较。地面对照组金黄色葡萄球菌具有普通细菌典型的外观,细菌在分裂面上形成明显分化的细胞壁和隔膜。而太空飞行后的细菌则具有异常的超微结构,细胞壁肽聚糖层厚度大大增加,万古霉素对此菌的敏感性也发生了明显的变化。此外,在太空飞行过程中所生长的葡萄球菌的外观与地面生长的葡萄球菌差异较大,其细胞膜外层也不像典型的葡萄球菌细胞壁那么致密,细胞表面出现了革兰氏阴性细菌正常生长期间出现的起泡现象,并且这些起泡现象在细胞分裂受损的某些突变体中增强。这些发现提示包埋在联盟 7 树脂中的细菌可能是污染菌。因此,利用新近开发的飞行方法学在国际空间站上重复这些实验将有助于明确这些重要问题。

1985 年 11 月和 1992 年 1 月在美国航天飞机挑战者 STS-61-A 和发现号 STS-42 上都配备有机载离心控制装置,可实现类似于地面控制组的振动和加速度作用。进行的实验报告显示,与地面环境中培养的细菌相比,STS-61-A 上的实验结果表明飞行培养的大肠埃希菌 ATCC 25992 在亚抑制浓度的黏菌素中生长得更快,而且在亚抑菌浓度的二氢链霉素生长得也更快。因此,细菌在短期轨道任务期间对抗生素的敏感性也会受到影响。

如果占主导地位的细菌携带抗生素抗性决定簇，那么胃肠道菌群多样性的减少则可能导致耐药性基因库的扩大。在航天飞行之前或飞行期间，通过抗生素选择性压力可增强细菌抗性克隆的出现。在航天飞行之前，筛选航天员体内的微生物菌群则有可能减少抗性微生物出现的可能。突变也可促进抗性的出现，携带指示基因的酵母经过长期空间飞行后可产生高突变频率。在和平号上飞行 40 天后，克隆细菌核糖体基因的突变率比地面对照细菌的高 2～3 倍。尽管人工遗传构建体的突变频率高于野生型基因的，主要是缺失突变而不是点突变，但本研究表明含有高线性能量转移的空间辐射可进一步诱导细菌菌群发生耐药。因此，在长期太空飞行期间即使谨慎使用常规抗生素也可能导致抗性基因的快速出现，影响抗菌药的治疗效果。微生物的抗性基因很可能迅速在所有航天员体内定植，并在微生物菌群中占主导地位，成为难治的机会性感染的潜在威胁。

（二）太空飞行环境对抗菌药稳定性的影响

由于国际空间站航天员通常会在航空航天环境中的航天器里工作 6 个月后才返回地球，月球任务将持续数周或数月，火星探险将持续 2～3 年，因此，在地球轨道以外的太空探险将会给航天员健康和医疗保健带来巨大的挑战。在 50 多年的航天飞行期间，国际空间站的机载药房得到了不断扩大和完善。

制剂的物理稳定性和活性成分的化学稳定性对于确保药物制品安全有效使用非常重要。有证据表明，即使是相对较短的太空飞行也会对药物稳定性产生不利影响，因此，必须明确低地球轨道和深空对药物保质期的影响，并开发提高药物在航空航天特殊环境下药物稳定性的方法。

研究表明，抗生素制剂易在太空降解。航空飞行后，奥格门汀（阿莫西林/克拉维酸钾组合制剂）中的克拉维酸钾和组合片剂中的磺胺甲恶唑均不符合美国药典（USP）耐受标准，其化学性质的不稳定导致飞行后溶出度极低。在航天飞机和国际空间站上抗生素制剂相对不稳定的类似的结果在另一项早期研究中也得到了证实，飞行后阿莫西林胶囊和环丙沙星软膏中的活性成分百分比显著下降，未达药物监管标准。上面这些数据结果均提示，目前市售抗生素制剂不足以抵御长期深空环境的影响，从而导致感染治疗的失败。

四、航空航天环境内微生物感染与治疗

在执行在轨飞行任务期间发生局部感染如结膜炎、急性呼吸道和口腔感染，往往导致严重的问题。其中最突出的一例是在礼炮六号（Salyut 6）上的一次长途飞行中，航天员尤里·罗曼科遭受严重的牙齿感染。他牙痛超过 2 周，直到回到地球才得到治疗。因为苏联没有应对牙科突发事件的应急计划，所以罗曼科的痛苦则成为他在电视采访中的备受关注的话题。另外，美国航天局的数据显示，从 1989 年 4 月至 1998 年 1 月，在 STS－1 至 STS－89 航天飞机飞行期间有 26 例美国航天员存在感染情况。航天员在短距离飞行后其肠道、口腔和鼻腔内菌群的组成发生改变，该变化可能与饮食有关，也可能由机会性病原体交叉感染所导致，如

金黄色葡萄球菌引起的上呼吸道感染。因为太空环境影响航天员机体细胞免疫功能,且由于非致病菌数量减少增加了机会致病菌的比例,所以在航空航天环境内细菌形成感染病灶的机会将增加。1995年3月至1998年6月期间俄罗斯空间站上的航天员发生了大量的微生物感染事件,包括结膜炎、急性呼吸道感染和口腔感染。此外在长期任务中可能发生撕裂伤和开放性骨折后引起的感染。在这些情况下,航天员需预防性或治疗性使用抗生素以防止严重的伤口感染。

太空飞行可能会促进尿潴留、尿路感染和肾结石的形成,其具体原因包括心理压力、引力作用、药物因素及神经源性因素等。据美国国家航空航天局的综合医疗模型预测,泌尿系统问题是导致航天员从国际空间站紧急后送的三大主要原因之一。患有尿潴留的航天员发生尿路感染的风险将增加约25倍。对15名多次执行航空航天任务的航天员进行统计分析发现,他们在执行飞行任务期间共发生21例泌尿系统感染,其中有12例发生尿潴留、5例发生尿路感染、4例合并发生尿潴留和尿路感染。为预防尿路感染,航天员可预防性服用呋喃妥因和复方新诺明,但航天员着陆后在其尿液内仍能检测到细菌,因此这两个药物的临床预防效果并不理想。

随着航空航天任务时间的持续延长,航天员发生浅表和全身性感染的风险将会增加,航天员需要使用抗生素来有效预防眼创伤、外伤和骨折后感染的发生,因此航天器内所储备的药品数量和种类也相应增加。在美国航天飞机飞行任务的早期阶段,航天员共使用了31种、500多个剂量的药物;94%的航天员口服了这些药物。在飞行期间,尽管服用的大多数药物有效,且耐受性良好,但仍有约8%的药物被报告为无效。美国国家航空和宇航局约翰逊航天中心(NASA Johnson Space Center)的工作人员最近在一份出版物中详细描述了目前组成国际空间站上完整医疗包内的大量储备药品。抗生素主要有:阿米卡星、阿莫西林、复方新诺明、应用于局部的莫匹罗星、环丙沙星滴眼液和片剂、头孢羟氨苄、甲硝唑、多黏菌素/杆菌肽软膏、甲氧苄啶/多黏菌素滴眼液、磺胺嘧啶银、妥布霉素滴眼液、万古霉素片、磺胺醋酰/氢化泼尼松龙眼膏和阿奇霉素片。另外还包含抗病毒、抗真菌和抗寄生虫的一些药物,这可确保不同给药途径的药物预防、治疗和控制多种感染。俄罗斯的急救设备系统提供了类似的抗感染药物配置。但是上述药物是按照地面上感染治疗标准进行生产的常规药品,尚未针对深空环境进行优化。此外,人体生理学和微生物群组变化将影响航空航天储备药物在体内的吸收、分布、代谢和消除。因此,针对深空的抗感染药物的优化配置势在必行。

五、航天器的微生物污染与预防

为了最大限度地降低航天器的微生物污染程度,航天器在超净设施中生产,并采取了多种其他预防措施,但飞行组装器上依然伴有少量微生物,如火星奥德赛组装器上检测到了强壮的芽孢杆菌属孢子形成物,以及革兰氏阳性和阴性细菌、放线菌和真菌。火星探测器在巴萨迪纳美国宇航局喷气推进实验室的洁净室中严格净化后,微生物污染全面调查结果显示仍有350多种菌株在火星探测器上存留,并且这些污染物大多数都能抵抗极端温度和紫外线。

尽管这些环境极端微生物可能通过生物污染威胁航天器基础设施结构,但它们对航天员的健康威胁不大。影响航天员健康的高风险主要来自航空航天环境下空气、食物和水中的微生物,这些微生物不可避免地也会在航天器中定植。据报道,航天飞机上的燃料电池生产的饮用水通常受到极低水平的洋葱伯克霍尔德菌和其他细菌的污染。与再生冷凝水相比,地面来源、和平号空间站轨道平台或国际空间站上储存的饮用水含有更多的细菌。微生物污染的程度和复杂性随着时间的推移将会增加,微生物监测和器皿消毒是所有航天器安装设计、工程实施和运行操作中需要考虑的重要因素。

航天器微生物污染的威胁不仅来自细菌,还来自真菌。来自美国国际空间站实验室的HEPA过滤器中的粉尘中含有各种潜在的致病性霉菌,如黄曲霉、黑曲霉和能释放中等毒素的黄青霉和短链霉菌。国际空间站长达15年的持续工作,已经成为预测未来深空探测任务中微生物感染问题的良好测试平台。目前,高效的空气过滤系统和微生物监测等设施已被应用于航天器的设计中。但是,国际空间站的各种组成模块的结构和电子化程度异常复杂,以至于空间站内仪器的日常表面清洁成为极大的挑战。

来自美国国家航空和宇航局(NASA)、欧洲航天局(ESA)、日本宇宙航空研究开发机构(JAXA)和俄罗斯联邦航天局(RFSA)的国际合作伙伴对空间站进行日常监测,为航天员的安全提供必要的微生物相关信息。国际空间站俄罗斯部门对最初表面细菌定植研究表明,阻燃聚酰亚胺线缆标签和阻燃芳族聚酰胺Nomex©的聚合物材料极易被革兰氏阳性菌首先定植,如葡萄球菌、微球菌、芽孢杆菌和链球菌,另外革兰氏阴性菌和真菌的数量也较多,这表明航天员的皮肤是早期污染的主要来源。俄罗斯科学院纳塔利娅诺维科娃报道,大约500个空气、水和表面样本筛查结果显示饮用水中有活力的微生物总量为<100/ml,每立方米空气中细菌和真菌的数量分别为710和44。根据采样地点的不同,每100 cm^3有25~43 000个细菌污染,细菌数量的变动范围很大。葡萄球菌属是主要的优势菌种,占样品中总分离菌量的84%,尤其是金黄色葡萄球菌和其他机会致病菌经常被检测到。这项研究表明国际空间站内环境的细菌,以及航天员皮肤和黏膜定植相关的细菌种类,与医疗机构中的细菌流行状况相似。在发现的70多种微生物中,细菌和真菌约各占一半,这表明在相当短的时间内空间微生物发生了显著的生物多样性变化。这些观测结果在美国国家航空航天局实验室和国际空间站上的JAXA Kibo仪器上也被证实。从1998年8月到2011年8月,葡萄球菌、芽孢杆菌和微球菌是航天飞行中空气和表面样品中最常被分离到的细菌菌种,这些菌株具有对抗生素耐药的共同特征,29个葡萄球菌和肠球菌分离株至少对国际空间站上运载的一种抗生素产生抗药性,且其中大多数细菌具有形成生物膜的能力,从而有利于其在轨道站内定植和存活。

(侯　征　薛小燕　方　超　陈　周)

参考文献

[1]Schiwon K, Arends K, Rogowski KM, et al. Comparison of antibiotic resistance, biofilm formation and conjugative transfer of Staphylococcus and Enterococcus isolates from International Space Station and Antarctic Research Station Concordia. Microb Ecol,2013,65(3):638-651

[2]Taylor PW,Sommer AP. Towards rational treatment of bacterial infections during extended space travel. Int J Antimicrob Agents,2005,26(3):183-187

[3] Klaus DM, Howard HN. Antibiotic efficacy and microbial virulence during space flight. Trends Biotechnol,2006,24(3):131-136

[4]Du B, Daniels VR,Vaksman Z, et al. Evaluation of physical and chemical changes in pharmaceuticals flown on space missions. AAPS J, 2011,13(2):299-308

第十一章 11 抗骨质疏松药物与抗肌肉萎缩药物

微重力或失重，是长期载人航天飞行中危害航天员健康的一个不可避免的环境应激因素。随着航天飞行时间的延长，骨质疏松和肌肉萎缩呈逐渐加重趋势。失重状态下，长时间“废用”是造成骨质疏松和肌肉萎缩的最主要原因。

废用性骨质疏松（immobilization osteoporosis）虽然其临床表现与一般常见的骨质疏松相似，但二者之间还有所区别。临床常见的骨质疏松是由于内分泌紊乱所致，在群体中呈年龄依赖性分布，老年人多发；而废用性骨质疏松则是由于重力环境变化导致的骨骼结构功能变化，尤其是承重骨，主要表现为骨量减少、钙排出量增加、骨骼脱矿、骨密度降低、骨脆性增加、骨生物力学性能下降，骨折发生的危险性增高。

重力负荷的消失还将导致骨骼肌尤其是抗重力肌发生明显萎缩，并伴有肌纤维类型、代谢方式以及肌肉收缩功能的改变。失重导致机体其他系统的功能改变也可间接影响到肌肉，如失重时肌肉供血状态的变化是引起肌肉萎缩的主要原因之一，而骨骼肌紧张度下降会直接影响静脉血回流，又加重血循环状态紊乱，两者相互影响，并可随飞行时间的延长而加重。因此，航天飞行中肌肉出现的退行性变是多因素共同作用的结果。

今后，载人航天的任务主要是建立空间站和到其他星球探测，航天员在太空中停留的时间越来越长，进行性骨质丢失及骨骼肌萎缩将严重影响航天员的在轨飞行时间和工作效率，并对航天员的身体健康造成严重危害，成为影响长期载人航天发展的主要障碍之一。有效对抗失重性骨质疏松和失重性肌肉萎缩将是国内外航天医学工作者关注的焦点之一。

第一节　抗骨质疏松药物的药理作用

骨质疏松的基本病理机制是骨重建过程中骨吸收与骨形成之间的稳态失衡，骨吸收量大于骨形成量，进而引起骨量减少，骨脆性增加。目前临床上治疗骨质疏松的药物根据其机制主要有以下四类，分别是：①骨吸收抑制剂，如双膦酸盐类、选择性雌激素受体调节剂及降钙素等。②骨形成促进剂，如甲状旁腺激素。人重组甲状旁腺激素（1－34）〔recombinant human parathyroid hormone 1－34，rhPTH（1－34）〕是现今市场上唯一的骨形成促进剂。③骨健康基本补充剂，如钙剂、活性维生素 D 及其类似物等。④传统中药，如骨碎补总黄酮制剂等。本节主要介绍常见的抗骨质疏松药物的药理作用。

一、骨吸收抑制剂

(一)双膦酸盐类药物

1. **结构与制剂** 双膦酸盐类药物是人工合成的焦磷酸盐的稳定类似物,其特征为含有P-C-P基团,是目前临床上的一线抗骨质疏松药物。P-C-P基团取代焦磷酸盐的P-O-P基团后形成双膦酸盐类药物,与P-O-P基团相比,P-C-P基团具有热稳定性好的特点。P-C-P基团上碳原子的两条侧链R1和R2的取代基决定了双膦酸盐类药物的药效和种类。R1是决定药物与骨矿化基质结合的主要基团,当R1为羟基时,双膦酸盐与羟基磷灰石的结合能力更强;而R2则主要影响药物的活性,根据R2侧链的不同又分为含氮双膦酸盐和不含氮双膦酸盐。双膦酸盐类药物分为三代:第一代是临床使用较早的双膦酸盐类药物,代表药物为依替膦酸钠、氯屈膦酸钠等,该类药物为不含氮的双膦酸盐,其取代基为直链烃,由于不良反应较多,现在临床已较少应用;第二代双膦酸盐类药物的代表药物为阿仑膦酸盐和帕米膦酸盐,该类药物为氨基双膦酸盐,即在侧链中引入氨基,其抑制骨吸收的能力显著增强;第三代双膦酸盐类药物的代表药物包括唑来膦酸、伊班膦酸钠、奥帕膦酸钠、米诺膦酸盐、因卡膦酸盐等,该类药物R2取代基中具有杂环,抑制骨吸收的作用进一步增强。目前临床上常用的双膦酸盐类药物主要有阿仑膦酸钠、唑来膦酸、利塞膦酸钠、伊班膦酸钠、依替膦酸二钠和氯膦酸二钠等,其具体化学结构和制剂见表11-1。

2. **吸收与代谢** 阿仑膦酸钠口服后主要在小肠内吸收,但其生物利用度很低,约为0.7%。食物和矿物质等可显著影响其吸收,因此须在每天第一次进食或喝饮料前至少30 min服用。阿仑膦酸钠的血浆蛋白结合率约为80%半衰期短,吸收后的药物先分布于软组织,再迅速被骨组织摄取,骨中达峰时间约为2 h,未被骨组织摄取的药物迅速以原形经肾排泄。服药24 h后99%以上的体内存留药物分布于骨组织,终末半衰期为10年以上。

唑来膦酸静脉给药后血浆浓度迅速上升,血浆蛋白结合率约为43%~55%,且血浆蛋白结合率与浓度无关。唑来膦酸主要与骨组织结合,活性成分非常缓慢地从骨骼组织释放进入全身循环系统中。唑来膦酸不能被人体代谢,机体总清除率为(5.04±2.5) L/h,与给药剂量无关,并且不受患者性别、年龄、种族或体重的影响。唑来膦酸经肾脏以原形排泄,消除半衰期约为146 h。

利塞膦酸钠口服后在上消化道迅速吸收,血药浓度达峰时间约为1 h,连续服药57 d达到稳态血浆浓度。利塞膦酸钠片的平均绝对口服生物利用度为0.63%,与食物同服生物利用度降低。其血浆蛋白结合率约为24%,分布容积约为6.3 L/kg。大约60%的利塞膦酸钠分布于骨组织,软组织中分布极少。本品主要以原形经肾排泄,肾清除率为105 ml/min,半衰期为480 h。

表 11-1　临床常用双膦酸盐类药物的化学结构与剂型

双膦酸盐类药物	化学结构	制剂
阿仑膦酸钠 Alendronate sodium	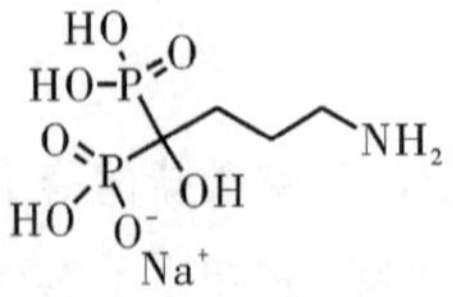	阿仑膦酸钠片剂，每片 70 mg 或 10 mg； 阿仑膦酸钠肠溶片剂，每片 70 mg 或 10 mg； 阿仑膦酸钠 D_3 片剂，每片阿仑膦酸钠 70 mg + 维生素 $D_3$2800 IU 或 5600 IU
唑来膦酸 Zoledronic acid	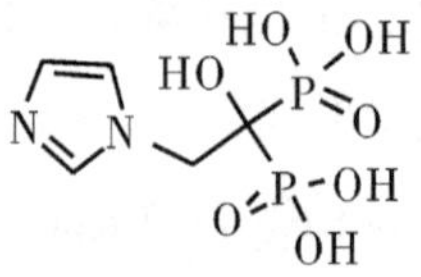	唑来膦酸注射剂，每瓶 5 mg
利塞膦酸钠 Risedronate sodium	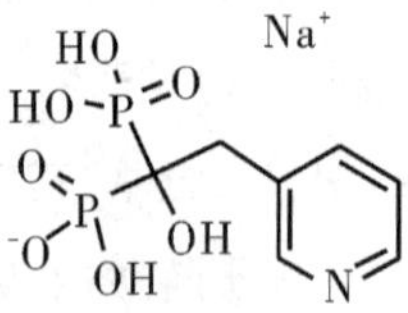	利塞膦酸钠片剂，每片 35 mg 或 5 mg
伊班膦酸钠 Ibandronate sodium	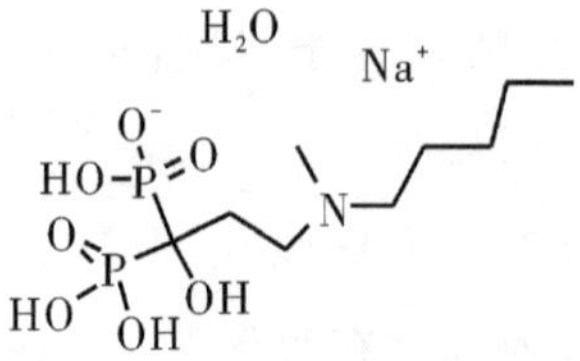	伊班膦酸钠静脉注射剂，每瓶 1 mg； 伊班膦酸钠片剂，每片 150 mg
依替膦酸二钠 Etidronate disodium	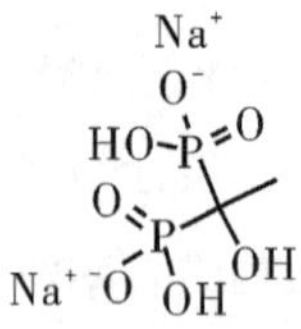	依替膦酸二钠片剂，每片 200 mg； 依替膦酸二钠胶囊，每粒 200 mg
氯膦酸二钠 Clodronate disodium	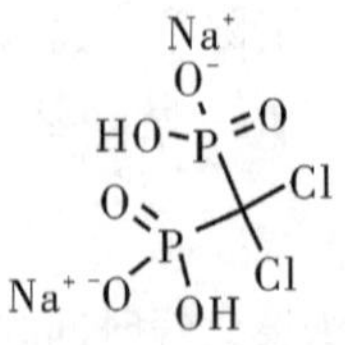	氯膦酸二钠胶囊，每粒 400 mg； 氯膦酸二钠注射剂，每瓶 300 mg

伊班膦酸钠静脉给药后，曲线下面积和血浆峰浓度与给药剂量呈线性相关，半衰期为 1.56 h，药物清除率为 130 ml/min。伊班膦酸钠大部分以原形从肾排泄。

依替膦酸二钠口服后吸收迅速,1 h 后血药浓度达峰值,半衰期为 2 h。吸收后的药物在骨骼和肾脏中浓度最高。小部分药物随尿液排出,大部分药物随粪便排出。

氯膦酸二钠胶囊在胃肠道吸收迅速,吸收率约为2%。氯膦酸二钠的血浆蛋白结合率低,分布容积为 20～50 L。氯膦酸二钠的分布相半衰期约为 2 h,消除相却因氯膦酸二钠与骨紧密结合而非常慢。药物主要经肾排泄。氯膦酸二钠注射液给药后作用迅速,30%的药物被骨吸收,70%的药物以原形在 24 小时内随尿液排出。

3. 药理作用 双膦酸盐类药物具有抑制骨吸收的作用。双膦酸盐类药物与骨骼羟磷灰石的亲和力极高,能够特异性结合到骨表面,与骨重建部位的破骨细胞接触后,经细胞吞噬作用进入胞内,进而抑制破骨细胞功能和骨吸收。双膦酸盐类药物抑制骨吸收主要通过以下两种途径:①直接抑制破骨细胞的增殖、分化及凋亡,减少破骨细胞的数量,降低破骨细胞活性;双膦酸盐类药物在骨基质表面聚集,与骨基质结合,并在一定的时间内保持相对稳定的浓度梯度,产生持续干扰骨吸收的作用;同时阻止破骨细胞对骨组织的黏附性,抑制骨基质的重吸收。②干扰白细胞介素 -1、白细胞介素 -6 或肿瘤坏死因子的生成,间接抑制破骨细胞活性和破骨前体细胞的分化,从而抑制骨吸收。

4. 临床应用与不良反应 双膦酸盐类药物主要用于治疗各种类型的骨质疏松症,变形性骨炎,恶性肿瘤骨转移引起的高钙血症、骨痛症、骨质溶解等。其不良反应主要有:①胃肠道反应。口服后患者可能出现恶心、呕吐、上腹部疼痛、反酸、腹泻等症状,与双膦酸盐类药物刺激上消化道黏膜有关。②非典型股骨骨折。长期服用双膦酸盐类药物易诱发非典型股骨骨折,即在低暴力下发生股骨小转子以下到股骨髁上之间的骨折,骨折发生前多伴有股骨内侧肌群或者腹股沟部位疼痛,骨折线多为横行或斜行,常伴有延迟愈合,一旦发生非典型股骨骨折应立即停药。主要是由于长期服用双膦酸盐类药物可导致骨重建能力受损、骨骼间隙修复能力减弱、骨骼脆性增加所致。③下颌骨坏死。常见的导致下颌骨坏死的双膦酸盐类药物为唑来膦酸,其次为帕米膦酸二钠,但发生率较低,常见于恶性肿瘤患者应用大剂量注射用双膦酸盐类药物或严重牙周病或多次牙科手术的患者,发生率为 1%～15%。下颌骨坏死的发生与双膦酸盐类药物抑制骨吸收、干扰正常的骨代谢、下颌骨自身不能对正常机械咬合所致的创伤进行有效修复重建有关。④肾脏毒性。主要发生于静脉注射给药时,大量的药物与血液中的钙离子有极强的亲和力,可形成不溶性的复合物聚合体,易聚集于肾内而引起肾脏损伤。肾功能异常的患者应慎用此类药物。⑤一过性“流感样”症状。首次给予含氮双膦酸盐类药物患者可能出现一过性发热、骨痛、肌痛、关节痛、皮疹等类流感样不良反应,症状明显者可对症治疗。严重肾损害者、骨软化症患者、对药物过敏者、孕期及哺乳期妇女禁用。

(二)降钙素类制剂

降钙素(calcitonin,CT)是一种钙调节激素,是一种由32个氨基酸组成的多肽类激素。降钙素类制剂为人工合成的多肽类药物,主要用于骨质疏松、高钙血症和骨相关疾病如骨肿瘤引起的骨痛的治疗。

1. **结构与制剂** 合成的降钙素类制剂在N-末端呈环状的7个氨基酸的排列顺序不同,目前临床常用的降钙素类制剂有两种,分别为鳗鱼降钙素类似物(依降钙素,carbocalcitonin)和鲑降钙素(salcatonin),其化学结构分别见图11-1和图11-2。降钙素类制剂常用的有:依降钙素注射剂(每支20 U或10 U)、鲑降钙素鼻喷剂(每片4400 U)、鲑降钙素注射剂(每支50 U)。

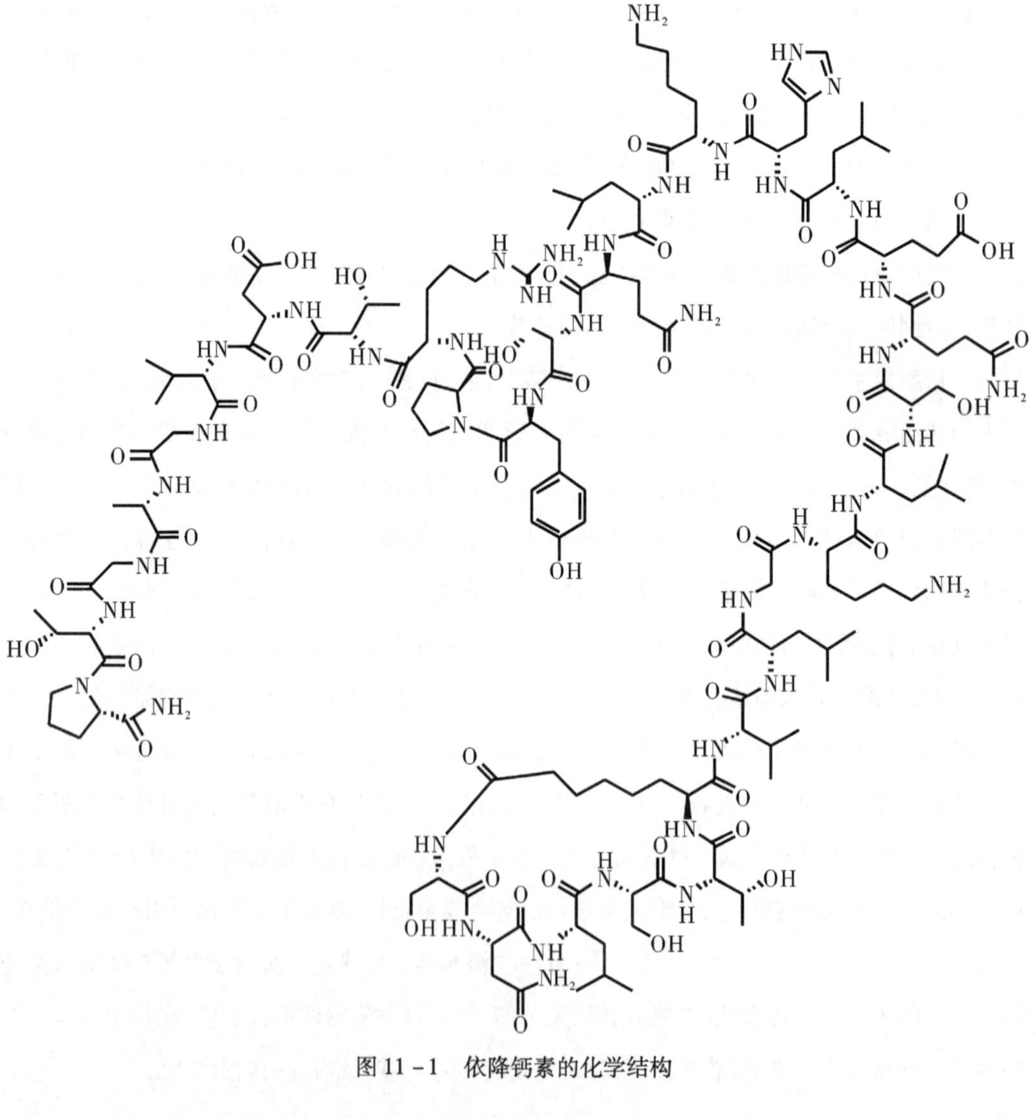

图11-1 依降钙素的化学结构

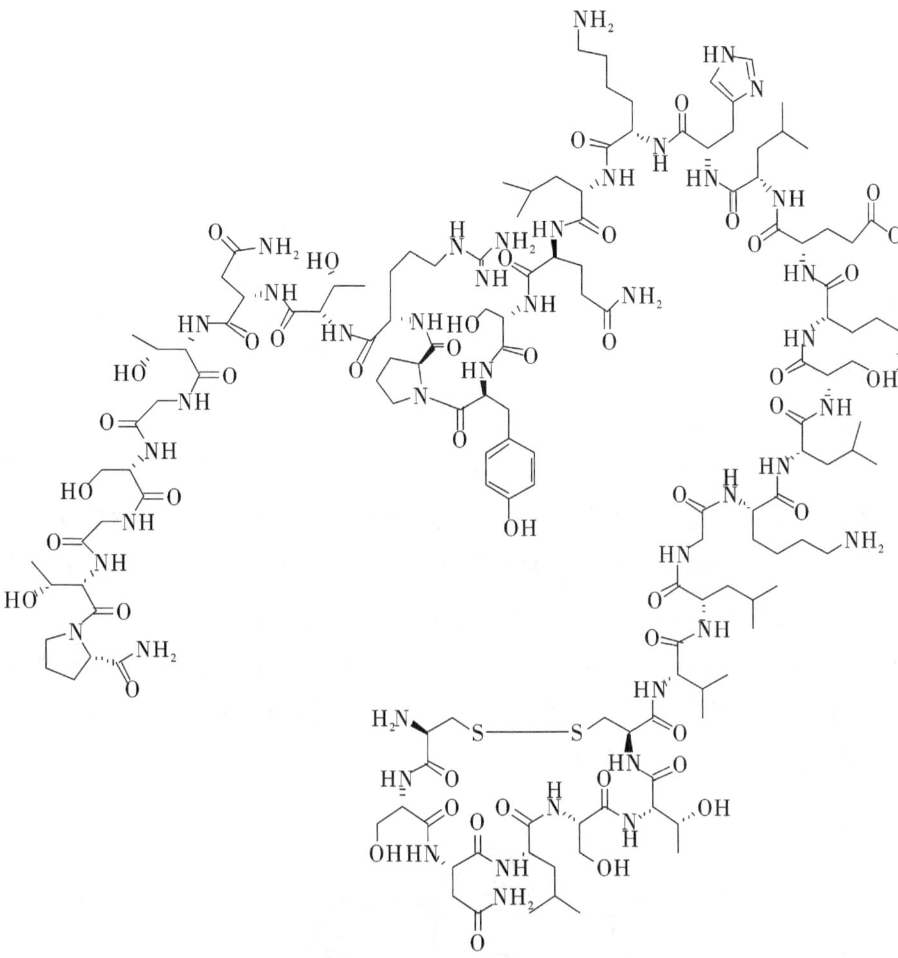

图 11－2 鲑降钙素的化学结构

2. 吸收与代谢 依降钙素注射给药 30 min 后达血浆峰浓度，持续约 120 min。进入体内后依降钙素主要分布于肾、胰、骨及胃，在肾脏的微粒体部分代谢，消除半衰期为 4.8 h。肌肉或皮下注射鲑降钙素后，绝对生物利用度约为 70%，1 h 达到血浆峰浓度。其表观分布容积为 0.15～0.31 L/kg。95% 的药物及其代谢产物经肾排泄，其中 2% 以原形排出。鲑降钙素的消除半衰期为 70～90 min。鲑降钙素鼻喷剂通过鼻黏膜迅速吸收，给药 1 h 内达血浆峰浓度。其生物利用度约为 3%～5%，血浆清除半衰期约为 20 min。

3. 药理作用 降钙素是钙调节激素，由甲状腺旁细胞分泌，具有抑制破骨细胞活性，抑制骨盐溶解，阻止骨骼脱钙，防止钙丢失的作用。降钙素类制剂可有效提高患者骨密度，增强骨生物学性能，降低骨折的发生率，并能有效缓解患者由于骨质疏松引起的疼痛。降钙素类制剂可以特异性结合于降钙素受体，抑制破骨细胞生物活性，减少破骨细胞数量，从而防止骨量丢失。此外，止痛作用可能与其直接作用于中枢神经系统，升高脑内啡肽水平，产生镇痛作用有关。

4. 临床应用与不良反应 降钙素类制剂可以用于治疗：①骨质疏松主要用于治疗各种类型的骨质疏松及其引起的骨痛，同时补充足量的钙剂和维生素 D。②高钙血症和高钙血症危象。通过降低血钙用于治疗继发于乳腺癌、肺癌、肾癌、骨髓瘤和其他恶性肿瘤骨转移所致的高钙血症,也用于甲状旁腺功能亢进、缺乏活动、维生素 D 中毒等引起的高钙血症。③痛性神经性营养不良症或 Sudeck 氏病(神经营养不良性征候群)。④变形性骨炎。又称 Paget's 病或畸形性骨炎。降钙素类制剂总体安全性良好,少数患者用药后可出现如下不良反应:①过敏反应,可出现皮疹、荨麻疹等,偶见过敏性休克。②手足搐搦,因血钙过低所致。若出现症状,应立即停药并注射钙剂。③哮喘。该类药物可能会诱发哮喘发作,应立即停药并对症治疗。④循环系统,偶见颜面潮红、胸部压迫感、心悸。⑤消化系统,如恶心、呕吐、腹痛、腹泻等,偶见肝功能损害、黄疸。⑥其他,罕见多尿、寒战。对降钙素过敏者、孕妇及哺乳期妇女禁用。

(三)选择性雌激素受体调节剂

选择性雌激素受体调节剂(selective estrogen receptor modulators,SERMs)是人工合成的非类固醇雌激素类似物,通过与雌激素受体结合,发挥类似或拮抗雌激素的生物学效应。能激活骨组织、心血管系统中的雌激素受体,结合子宫、乳腺等组织的雌激素受体则产生拮抗的作用。临床上主要用于治疗骨质疏松的 SERMs 代表药物为雷洛昔芬。

1. 结构与制剂 雷洛昔芬(raloxifene)是一种苯噻吩类化合物,属于第二代选择性雌激素受体调节剂,1998 年 3 月美国 FDA 批准上市。目前临床应用的制剂为雷洛昔芬片剂(每片 60mg)。雷洛昔芬的化学结构见图 11-3。

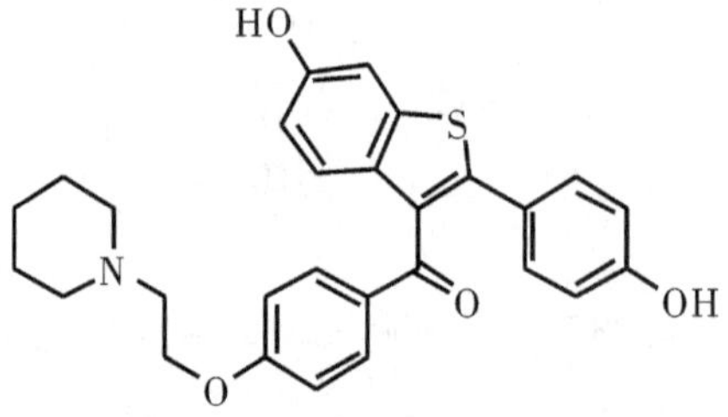

图 11-3 雷洛昔芬的化学结构

2. 吸收与代谢 雷洛昔芬口服后吸收迅速,约占给药剂量的 60%,但进入循环前即被大量葡萄糖醛酸化,首过效应明显,绝对生物利用度仅为 2%。血浆蛋白结合率为 98%~99%,血浆半衰期为 27.7 h。在全身广泛分布,在肝脏代谢,少部分经肾排泄(<6%),大部分经粪便排泄。

3. 药理作用 激动骨组织的雌激素受体,发挥类雌激素的作用。可促进肠道钙吸收,抑制破骨细胞活性,降低骨转化,抑制骨吸收,保持骨量,增加骨密度,降低椎体骨折发生的风险。

4. 临床应用与不良反应 雷洛昔芬主要用于预防和治疗绝经后骨质疏松症,能显著降低椎体骨折发生率,对雌激素依赖的患者更为适合。其不良反应主要为血小板数量轻度减少,偶见恶心、呕吐、腹痛、消化不良等。有报告显示雷洛昔芬可轻度增加静脉栓塞(包括深静脉血栓、肺栓塞和视网膜静脉血栓)的发生率。静脉血栓栓塞性疾病患者、子宫内膜癌患者、绝经后妇女、孕妇及哺乳期妇女、儿童禁用。

(四)RANKL 抑制剂

狄诺塞麦(prolia,denosumab)是第一个 FDA 批准上市的 RANKL 抑制剂,可治疗有较高骨折风险的绝经后骨质疏松。

1. **结构与制剂** 狄诺塞麦是核因子 Kappa - B 受体活化因子配体(receptor activator of nuclear factor kappa - B ligand,RANKL)抑制剂,是一种完全人源化的 IgG2 单克隆抗体,能与人 RANKL 特异性结合,对 RANKL 具有高度的亲和力和专一性。分子量约为 147 kDa。常用制剂为注射剂,每瓶 60 mg。

2. **吸收与代谢** 健康志愿者单次给予狄诺塞麦 60 mg 后,平均最高血药浓度为 6.75 μg/ml,到达最高血药浓度的中位时间为 10 d,平均半衰期为 25.4 d。

3. **药理作用** RANK 存在于破骨细胞及其前体细胞的表面,当 RANKL 激活破骨细胞表面的 RANK 后,促进破骨细胞的分化、成熟,增强骨吸收功能。狄诺塞麦能够抑制 RANKL 与其受体 RANK 结合,从而减少破骨细胞的形成,抑制骨吸收,进而提高皮质骨和骨小梁的质量和强度。

4. **临床应用与不良反应** 狄诺塞麦用于治疗处于高危骨折风险的绝经后骨质疏松症妇女。最常见的不良反应是疲劳、虚弱、低磷酸盐血症和恶心。可见低钙血症、皮疹、皮肤瘙痒、肌肉或骨痛,还可引起膀胱炎、上呼吸道感染、肺炎、皮肤蜂窝组织炎等严重感染,长期应用可能会由于过度抑制骨吸收而出现下颌骨坏死或非典型性股骨骨折。低钙血症患者禁用狄诺塞麦,服用前须纠正低钙血症,治疗前后需补充钙剂和维生素 D。

二、骨形成促进剂

目前临床上用于治疗骨质疏松的药物主要为骨吸收抑制剂,而人重组甲状旁腺激素(1 - 34)(Forteo,特立帕肽)是现今唯一上市的骨形成促进剂。

1. **结构与制剂** 特立帕肽是促骨形成的代表药物,是重组人甲状旁腺素氨基端 1 - 34 活性片段,与人内源性甲状旁腺素 PTH 具有生物活性的 N - 末端区域序列一致,其化学结构见图 11 - 4。目前临床应用的制剂为特立帕肽注射液(每支 20 μg)。

2. **吸收与代谢** 特立帕肽皮下注射后 0.5 h 可达血药峰浓度,生物利用度为 95%。静脉注射给药分布容积为 0.1 L/kg。特立帕肽在肝脏经非特异性蛋白水解酶分解为小片段,然后经肾排泄,肾清除率为 90%。特立帕肽总体清除率女性约为 60 L/h,男性约为 90 L/h。皮下给药时药物的半衰期为 1 h 左右,静脉注射则为 5 min 左右。

3. **药理作用** 特立帕肽是甲状旁腺激素类似物,具有内源性甲状旁腺激素的生物活性,可以直接作用于成骨细胞,增强成骨细胞的活性,促进骨形成,增加骨密度,改善骨质量,降低椎体和非椎体骨折的发生风险。同时特立帕肽也能间接增加肠道内钙的吸收,以及钙在肾小管的重吸收,增强磷酸盐在肾脏的排泄。

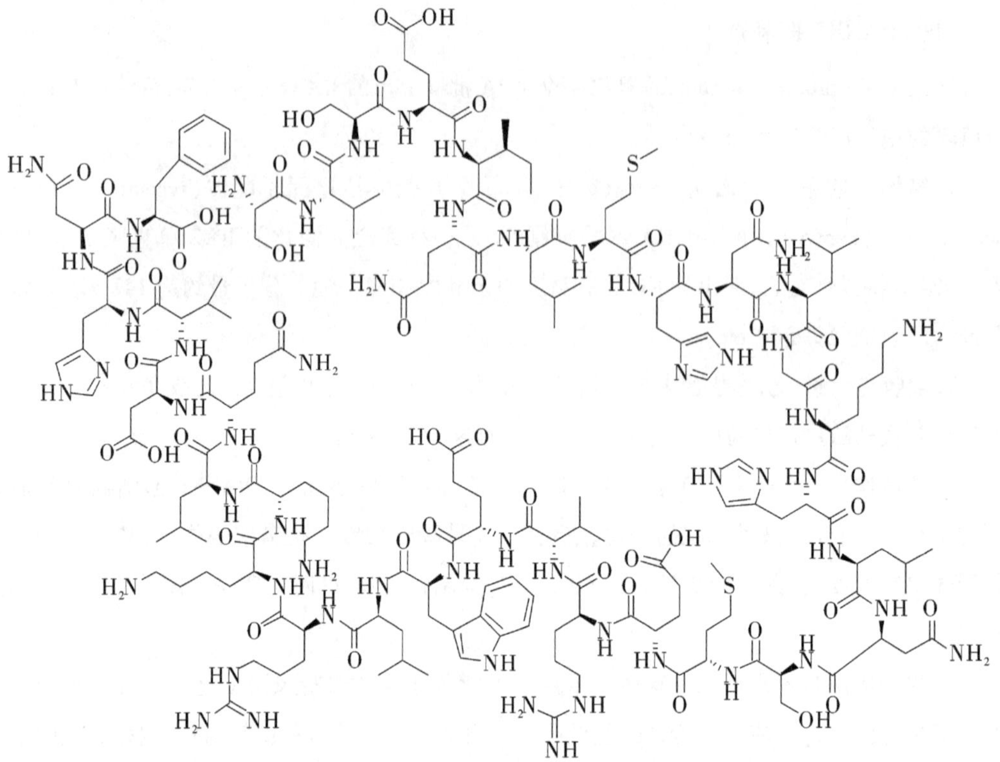

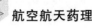

图 11－4　特立帕肽的化学结构

4. **临床应用与不良反应**　特立帕肽适用于有骨折高发风险的绝经后妇女骨质疏松症的治疗，也可用于男性骨质疏松症、糖皮质激素性骨质疏松的治疗。特立帕肽能提高骨密度，显著降低椎体和非椎体骨折发生的风险。临床常见的不良反应为恶心、肢体麻刺感和疼痛、头痛和眩晕、荨麻疹。给药初期可出现血压降低、血钙短暂性增高、血尿酸增高、甲状旁腺功能减退等，因此用药期间应监测血钙水平。动物实验研究显示大剂量、长时间使用特立帕肽能增加大鼠骨肉瘤的发生率，但在临床试验中未发现特立帕肽和人骨肉瘤存在因果关系，但特立帕肽治疗时间仍不宜超过 2 年。畸形性骨炎患者、肿瘤骨转移患者、并发高钙血症患者、肾功能不全患者（肌酐清除率小于 35 ml/min）、小于 18 岁的青少年和骨骺未闭合的青少年禁用。

三、其他机制类药物

（一）活性维生素 D 及其类似物

维生素 D_3（vitamin D_3，简称 VitD_3）是胆固醇的衍生物，是促进钙、磷吸收的重要物质，但 VitD_3本身无生物活性，通过 25－羟化酶和 1α－羟化酶催化后分别生成活性物质 25－（OH）－VitD_3和 1,25－$(OH)_2$－VitD_3，其中 25－（OH）－VitD_3为主要形式，而 1,25－$(OH)_2$－VitD_3生物活性更高。临床上用于治疗骨质疏松症的主要是活性维生素 D 及其类似物，国内上市的有 1α 羟维生素 D_3（α－骨化醇）和 1，25 双羟维生素 D_3（骨化三醇）两种。

1. 结构与制剂 α-骨化醇和骨化三醇的化学结构分别见图11-5和图11-6。α-骨化醇临床应用的制剂为α-骨化醇胶囊(每粒0.25 μg、0.5 μg或1.0 μg),骨化三醇临床应用的制剂为骨化三醇胶囊(每粒0.25 μg或0.5 μg)。

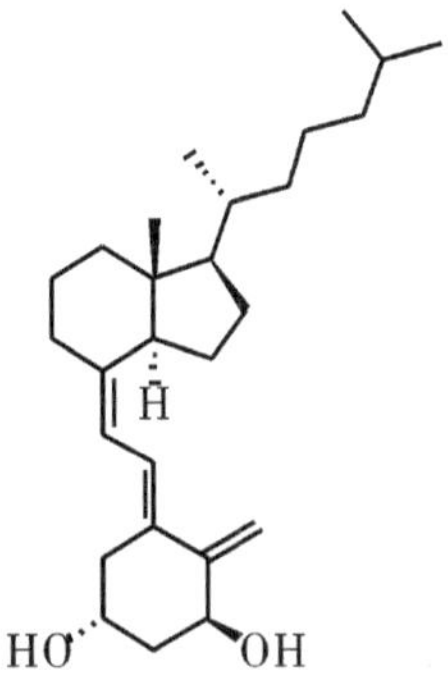

图11-5 α-骨化醇的化学结构

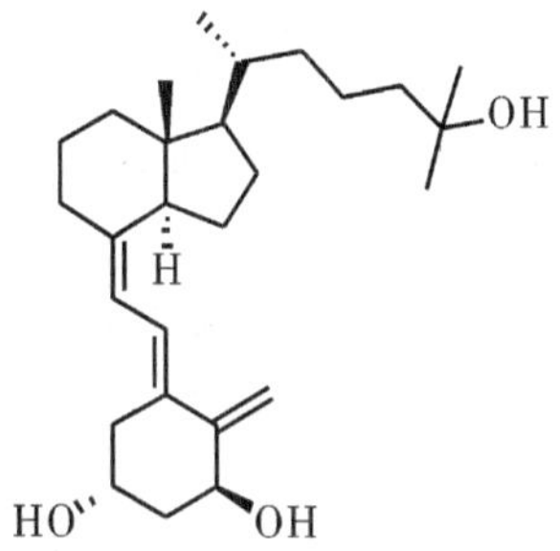

图11-6 骨化三醇的化学结构

2. 吸收与代谢 α-骨化醇口服在小肠吸收,血药浓度达峰时间为8~24 h,在肝脏代谢,血浆半衰期为2~4 d,最后经肾脏代谢随尿液排出。骨化三醇口服后在肠道迅速吸收,口服单剂后3~6 h内达血药峰浓度。多次用药后,在7 d内可达血药稳态浓度。血液中各种形式的$VitD_3$都需与VitD结合蛋白结合,形成结合型VitD在血中运输。骨化三醇主要经尿液和粪便排泄。

3. 药理作用 活性维生素D类制剂可以增加钙、磷在肠道的吸收,升高血浆钙水平,进而起到促进骨骼矿化的作用。还可以抑制甲状旁腺增生,减少甲状旁腺激素合成与释放,抑制骨吸收。此类制剂具有解除骨骼和肌肉疼痛、改善与骨质疏松相关的肠道钙吸收不良的作用。此类药物能促进转化生长因子-β(TGF-β)和胰岛素样生长因子-1(IGF-1)合成,因此具有促进胶原和骨基质蛋白合成的作用。同时还能调节肌肉钙代谢,促进肌细胞分化,增强肌力,提高神经肌肉协调性,减少跌倒倾向。活性维生素D及其类似物更适用于老年人、肾功能减退以及1α羟化酶缺乏或减少的患者,服用此类药物能有效提高骨密度,降低骨折风险。

4. 临床应用与不良反应 活性维生素D类制剂可用于治疗骨质疏松症,促进骨质形成,增加骨量,并消除骨质疏松患者的腰骨疼痛等自觉症状。可用于治疗甲状旁腺功能减退症、维生素D抵抗性佝偻病、软骨病、慢性肾功能不全等伴随维生素D代谢异常所出现的低血钙、痉挛、骨痛、骨病变等症状。小量单独使用多无不良反应,偶见有食欲减退、恶心、呕吐、腹痛、腹胀、便秘、消化不良等胃肠道反应,以及头痛、失眠、焦躁不安、四肢无力、倦怠、耳鸣、记忆力减退等精神神经系统症状。长期大剂量用药可能会引起高钙血症和高钙尿症,表现为恶心、食欲不振、头晕、皮肤瘙痒感、皮疹、便秘、厌食、呕吐、腹痛等,服药期间应定期测定血钙水平。高钙血症患者禁用此类药物。

(二)维生素 K_2 衍生物

维生素 K_2 是一种天然存在的脂溶性维生素,作为 γ－羧化酶辅酶参与 γ－羧基谷氨酸的合成,而 γ－羧基谷氨酸是骨钙素发挥正常生理功能所必需的,因此维生素 K_2 具有提高骨量的作用。四烯甲萘醌是一种具有萘醌基团的维生素 K_2 的衍生物。

1. 结构与制剂 四烯甲萘醌为萘醌类化合物,其化学结构见图 11－7。临床应用的制剂为四烯甲萘醌软胶囊(每粒 15 mg)。

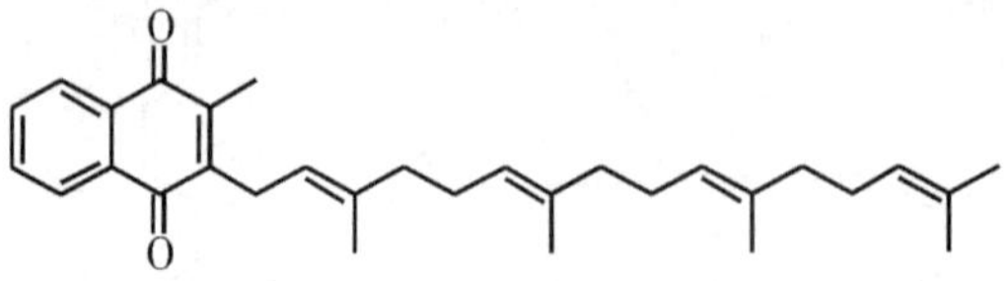

图 11－7 四烯甲萘醌的化学结构

2. 吸收与代谢 单次服用四烯甲萘醌后,血药浓度于服用后 1 h 开始升高,6 h 达血药峰浓度。若连续服药,用药 3 d 后达血药峰浓度。四烯甲萘醌可以通过低密度脂蛋白输送,分布于肾、骨、生殖器及血管壁等组织。

3. 药理作用 四烯甲萘醌在骨代谢的多个环节中发挥作用,能够抑制骨吸收,促进骨形成及矿化,进而维持骨代谢的平衡。

(1)*促进骨形成及矿化* 成骨细胞合成的骨钙素无活性,需经过 γ－羧化后形成 γ－羧化骨钙素而活化,γ－羧化骨钙素对钙离子具有独特的亲和力及结合活性,可以引钙入骨,同时能与 I 型胶原蛋白结合,形成网络支架,为钙盐沉积提供场所,进而促进骨矿化,而四烯甲萘醌能够促进骨钙素羧化。

(2)*抑制骨吸收* 四烯甲萘醌抑制骨吸收的作用可能与以下机制有关:①抑制破骨细胞 NF－κB的活化,进而下调其配体 RANKL 的表达,抑制破骨细胞形成。②抑制破骨细胞上组织蛋白酶 K 的表达,因此抑制组织蛋白酶溶解骨基质。③可特异性地诱导破骨细胞发生凋亡。④减少骨吸收相关因子 IL－1 和 IL－6 的活化,而抑制骨吸收作用。因此四烯甲萘醌具有双向调节骨代谢的作用,能够提高骨密度、增加骨强度、促进骨矿化、维持骨健康、降低骨折发生率、防治骨质疏松。

4. 临床应用与不良反应 四烯甲萘醌用于提高骨质疏松患者的骨量。其不良反应主要包括:①胃肠道症状,包括胃部不适感、腹痛、腹泻、恶心、口腔炎、食欲不振、消化不良、便秘;②过敏症状,包括皮疹、瘙痒、皮肤发红;③心血管反应,包括血压升高、心悸等; ④其他,如头痛、头晕、尿频、水肿、关节痛等,发生率较低。

(三)锶盐

锶是人体不可或缺的微量元素之一,存在于正常人体软组织、血液、骨骼和牙齿等组织,参与多种生理功能。雷奈酸锶是合成的锶盐,由法国施维雅(Servier)公司研制开发,2004 年

11 月在爱尔兰首次上市,主要用于治疗和预防绝经后妇女的骨质疏松。

1. **结构与制剂** 雷奈酸锶又名雷尼酸锶,其化学结构见图 11 - 8。临床常用制剂为雷奈酸锶干混悬剂(每袋 2 g)。

2. **吸收与代谢** 单次口服雷尼酸锶,其生物利用度约为 25%,口服后 3 ~ 5 h 达血浆峰浓度,多次给药约 2 周后血药浓度达稳态,半衰期为 60 h。锶原子与人血清蛋白结合率较低,约 25%,但与骨组织具有高亲和力。锶原子主要通过肾与胃肠道排泄。

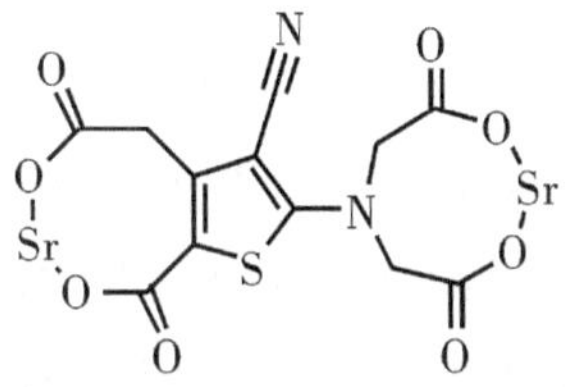

图 11 - 8 雷奈酸锶的化学结构

3. **药理作用** 雷奈酸锶主要通过锶原子发挥药理作用,能够促进骨髓间充质干细胞向成骨细胞分化及前成骨细胞的增殖,增加骨胶原蛋白和非胶原蛋白的合成和沉淀,进而促进成骨细胞介导的骨形成。雷尼酸锶还能够抑制破骨细胞的分化,减少破骨细胞的数量,抑制其骨吸收活性,降低骨吸收的速率。因此雷尼酸锶通过促进骨形成、抑制骨吸收的双重机制增加骨量和骨密度,提高骨骼机械强度,改善骨代谢而发挥抗骨质疏松的作用。

4. **临床应用与不良反应** 主要用于治疗和预防绝经后妇女的骨质疏松,可显著降低椎骨及髋骨骨折发生的危险。其常见的不良反应有恶心、腹泻、头痛和皮肤刺激,偶见晕厥、记忆障碍,极少数患者可诱发癫痫发作。

第二节 抗肌肉萎缩药物的药理作用

骨骼肌蛋白质的分解代谢、合成过程受到体内许多激素、细胞因子、蛋白酶体抑制剂的影响和调控。在骨骼肌萎缩形成过程中,蛋白质合成与降解的动态平衡受到破坏,其中蛋白质降解增加是导致骨骼肌萎缩的主要原因。目前的防治药物有:合成代谢类激素及生长因子、肌营养药物、β 肾上腺素能受体激动剂、中药及中药复方制剂等。它们通过不同的机制作用于骨骼肌,有效地抑制了因废用而造成的骨骼肌形态和功能改变。虽然大多药物仍停留在动物实验阶段,但对探索其临床应用意义重大。本节主要介绍几类常见的抗肌肉萎缩药物的药理作用。

一、激素类及生长因子类药物

废用状态下的骨骼肌血液循环和局部的调节物质均会发生相应变化。具有同化作用的调节物质的减少,或者具有异化作用的调节物质的增多,是肌肉萎缩的形成因素之一。针对促合成代谢调节物质减少的情况,补充适量的促合成激素或生长因子是防治肌肉萎缩的一种有效的方法。

(一)重组人生长激素

1. 结构与制剂 生长激素(growth hormone,GH)是由脑垂体前叶含有嗜酸性颗粒的生长激素分泌细胞所分泌的肽类激素,由191个氨基酸构成。重组人生长激素(rhGH)利用基因重组技术生产,在氨基酸含量、空间构象及序列与人生长激素完全相同。rhGH常用制剂为注射剂(冻干粉针剂,每瓶4 IU/1.33 mg;水针剂,每瓶30 IU/10 mg/3 ml)。

2. 吸收与代谢 GH吸收通常较慢,血浆浓度通常在给药3~5 h后达到高峰。清除半衰期为2~3 h。GH通过肝脏和肾脏清除,且成人快于儿童,从尿中直接排出的未经代谢的GH极其微量。在血液循环中几乎所有GH都与高亲和力的GH结合蛋白(hGHBP)结合,这种复合物使GH的半衰期得以延长,注射的时间点不同会影响血清中GH的浓度。

3. 药理作用 GH能够促进肌肉组织细胞分裂增殖及蛋白质合成增加,显著缓解因废用而造成的骨骼肌数量的减少,提高毛细血管血容量,增强肌酸磷酸激酶的活性,降低磷酸脂酶的活性。但由于GH在体内很不稳定,因此很难通过直接注射的方式使其在骨骼肌内发挥生物活性。有研究利用组织工程的方法将体外rhGH基因转导到增殖的鼠C2C12骨骼肌细胞,并将此细胞整合入人工合成的肌肉组织(C2-BAMs),再将C2-BAMs植入同源鼠的皮下后,在体内能够稳定地释放具有相同生理活性的rhGH。另有研究对后肢悬吊的大鼠分别进行C2-BAMs植入体治疗和单纯rhGH注射治疗〔1mg/(kg·d)〕,结果显示,C2-BAMs治疗组的大鼠骨骼肌萎缩被显著抑制了达41%~55%,而单纯注射治疗组无效。

4. 临床应用与不良反应 rhGH用于因内源性生长激素缺乏所引起的儿童生长缓慢。其不良反应主要可引起一过性高血糖现象,通常随用药时间延长或停药后恢复正常。长期注射重组人生长激素在少数患者体内可产生抗体,可能会影响疗效。

(二)癸酸诺龙(nandrolone decanoate)

1. 结构与制剂 癸酸诺龙是一种合成代谢类固醇,属类固醇激素,其化学结构见图11-9。常用制剂为注射剂(油溶液:每支10 mg/ml、25 mg/ml、50 mg/ml)。

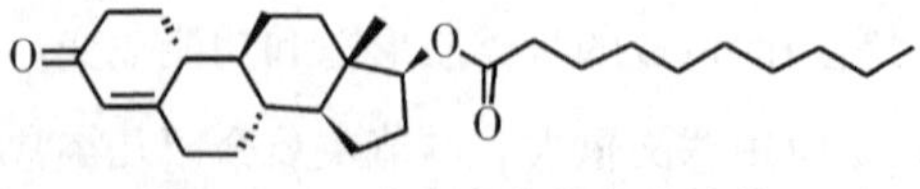

图11-9 癸酸诺龙的化学结构

2. 吸收与代谢 只能用于肌内注射,注射后24~48 h开始发挥作用,并在体内释放大约2~3周,半衰期为7~12 d。

3. 药理作用 癸酸诺龙能够显著促进骨骼肌蛋白质合成,抑制蛋白质分解,并通过影响兴奋-收缩偶联机制,提高骨骼肌的收缩张力,改善骨骼肌的运动功能,具有治疗废用性肌萎缩的作用。

4. **临床应用** 主要用于蛋白质缺乏症，如慢性消耗性疾病、重病及手术后体弱消瘦、骨质疏松症、小儿发育不良、再生障碍性贫血等。长期使用可有水钠潴留、肝损害、女性轻微男性化等不良反应，此外还有注射部位疼痛、高钙尿、肝病、高血压、水肿。前列腺癌患者及孕妇禁用。

(三)胰岛素样生长因子-1

胰岛素样生长因子-1(insulin-like growth factor-1, IGF-1)是由70个氨基酸组成的单链碱性多肽，与胰岛素具有49%的序列同一性。IGF-1可以促进骨骼肌蛋白质的合成，减少蛋白质的分解。临床少数患者在用药后有饥饿感、头痛、心悸、前额发热、头晕和手颤等暂时性症状，多与IGF-1引起的低血糖反应相关。虽然IGF-1具有显著的抗肌肉萎缩作用，但其临床应用仍然受限，主要有以下两个方面：①IGF-1的半衰期短，局部应用难以达到预期的效果。②IGF-1及其受体广泛存在于各种组织器官中，其信号通路作用复杂，如何使它能够靶向特定组织细胞发挥作用，而不影响其他组织器官功能尚待进一步研究。

(四)肝细胞生长因子

肝细胞生长因子(hepatocyte growth factor, HGF)能刺激多种类型细胞分化、增殖、迁移及形态的发生，促进血管新生。研究表明，HGF可通过减少肌球蛋白和肌动蛋白的分解代谢、有效抑制骨骼肌废用时慢肌纤维向快肌纤维的转换、促进肌卫星细胞的增殖与分化等作用机制，防治骨骼肌废用性萎缩。

二、营养补充剂

(一)氨基酸

氨基酸是合成蛋白质的基本单位。在生物体内，组成蛋白质的氨基酸有20种，氨基酸电荷和结构的不同影响着它们形成的蛋白质的种类和功能。目前对于增强肌肉的氨基酸补充剂主要集中在支链氨基酸(branched chain amino acids, BCAAs)，包括亮氨酸、缬氨酸和异亮氨酸。据文献报道，这类氨基酸可以促进胰岛素和生长激素的释放，进而促进肌肉合成。支链氨基酸中最重要的是亮氨酸，其代谢产物酮异己酸对蛋白质降解有抑制作用。此外，多项研究中证实氨基酸营养干预可有效减轻废用性肌萎缩。

(二)维生素E

维生素E是细胞膜中发现的主要抗氧化剂，也能促进特定肌肉蛋白基因表达。近年来，维生素E及其类似物已被广泛用来防治废用性肌萎缩，其作用可能是由于其能调节肌肉与蛋白水解有关的基因，其抗氧化功能作用较弱。例如，高剂量的维生素E(60 mg/kg，每周2次)治疗后，可使热休克蛋白72(HSP72)表达增加，骨骼肌中钙蛋白酶和caspase-3活性下降，这些基因表达的改变有助于防止废用性肌萎缩。

(三)肌酸

肌酸及其磷酸化产物磷酸肌酸是骨骼肌内的重要能量来源和储备。口服肌酸并辅以适当的恢复性训练,能够显著提高骨骼肌肌力、肌纤维横截面积,诱导成肌因子的表达,增加糖原储存,提高骨骼肌运动能力。

(四)N-乙酰半胱氨酸

N-乙酰半胱氨酸作为营养补充剂,也是活性氧的直接清除剂,并能提供半胱氨酸,有利于谷胱甘肽的合成,对废用性肌萎缩有一定的治疗作用,但目前还处于动物实验阶段。去负荷的动物静脉注射N-乙酰半胱氨酸(150 mg/kg),可以抑制机体氧化应激,避免钙蛋白酶和caspase-3活化,对废用诱导的隔膜纤维萎缩也有一定的阻断作用。

三、β肾上腺素能受体激动剂

盐酸克仑特罗是一种选择性β_2肾上腺素能受体激动剂,临床上主要用于治疗哮喘和支气管痉挛,同时可促进肌肉发育,减少脂肪沉积,因此又称“瘦肉精”。研究表明,盐酸克仑特罗大剂量应用时,能够有效抑制失神经肌肉纤颤电位的衰减和肌纤维横截面积的缩小,使萎缩肌肉的湿重和蛋白质含量明显增加,增加肌肉单收缩力、最大强直收缩力,并能保存肌细胞内肌动蛋白的含量。

四、中药及中药复方制剂

(一)中药

利用中医药防治废用性肌萎缩是我国的一大特色,当归、银杏叶、川芎、黄芪、冬虫夏草等多被用来防治废用性骨骼肌萎缩。银杏叶提取物的主要成分包括黄酮类、萜类、氨基酸类等,具有降低废用性骨骼肌细胞凋亡速度、抑制蛋白酶C等作用,能明显提高废用性萎缩骨骼肌的总蛋白含量、湿重、肌张力,提高Na^+-K^+-ATP酶、Ca^{2+}-ATP酶活性,对废用性肌萎缩具有一定的防治作用。川芎嗪和黄芪具有活血化瘀、抑制血小板聚集、扩张血管等作用,二者对失重导致的骨骼肌腺苷三磷酸酶活性升高有显著的抑制作用,可抑制废用导致的梭内肌纤维的退行性改变,但这些药物的确切疗效及作用机制仍需进一步研究。

(二)中药复方制剂

参川熟合剂(人参、川芎、熟地)和丹黄刺合剂(丹参、黄芪、刺五加)具有补肾健脾、益气活血作用。在大鼠头低位30°尾部悬吊失重模拟模型中,参川熟合剂和丹黄刺合剂在给药30 d后均显著增加尾吊大鼠腓肠肌重量,并改善血液流变学指标,表明两种复方中药制剂对模拟失重引起的肌萎缩具有一定防治作用。

第三节 抗骨质疏松药物和抗肌肉萎缩药物的航空航天医学应用

航天员进入太空失重环境后，机体将产生一系列的适应性改变，其中骨骼肌会发生废用性萎缩，承重骨由于应力刺激减少导致骨矿化及骨重建发生紊乱，骨钙丢失增加，最终导致失重性骨质疏松的发生。如乘双子星号宇宙飞船飞行仅4天的2名航天员跟骨密度就因失重而平均降低达9%。航天员空间飞行6个月引起跟骨宽频超声衰减值降低13.2%，胫骨的松质骨和皮质骨的含量分别减少4.5%和2.9%，承重骨平均每月骨钙丢失约0.6%，骨密度每月降低1%～1.6%，其丢失速率远大于妇女绝经后每年的骨丢失速率。失重导致的骨骼结构功能变化主要表现为骨量减少、骨骼脱矿、骨密度降低、骨脆性增加和骨生物力学性能下降，骨折发生的危险性增高。航天员返回地面正常重力环境后骨丢失速率会减慢，骨密度也会相应增加，但恢复进程比较缓慢，尤其是长时间飞行后，骨密度在较长时间内难以恢复到飞行前的水平。

因此，寻求有效的防护措施一直是航天医学研究的重要课题。对抗失重性骨质疏松和骨骼肌萎缩主要有两大方面的措施，一是进行适当的体育锻炼、对抗性训练（如抗阻训练、耐力训练等）和电针刺激，用于预防和治疗废用性肌萎缩和骨质疏松。如1965年，为了保持基本的力量来适应太空环境，美国航天员使用简单的橡皮绳健身器装置，对肌肉进行训练；20世纪70年代，“天空实验室”空间站使用脚踏车进行锻炼；俄罗斯“和平”号空间站也曾经配备了跑步机。二是进行药物干预。目前，药物干预防治失重性骨质疏松和肌肉萎缩在太空飞行中并没有常规应用，但该领域的治疗药物已引起研究者的重视。本节主要介绍常用抗骨质疏松药物和抗肌肉萎缩药物在航空航天研究中的应用。

一、双膦酸盐类药物

双膦酸盐类药物是临床常用的治疗骨质疏松药物，此类药物可有效抑制破骨细胞活性，改善骨质疏松。双膦酸盐类药物也是目前在失重情况下用于抗骨量丢失方面研究最多的治疗药物。

在一项健康受试者试验中，8名男性受试者接受370天、5°头低位卧床休息。其中第一组3名受试者接受双膦酸盐（Xidifon，乙烷－1－羟基－1－二膦酸钾盐，EHDP）类药物与运动方案组合治疗；第二组5名受试者先进行120天的卧床休息，随后250天进行运动训练，这5名受试者分别在116天和366天进行静态骨组织形态测定。第一组通过双膦酸盐类药物和运动组合治疗能够预防卧床引起的髂骨松质骨结构的改变；第二组受试者的实验结果显示髂嵴骨的组织形态学特性在卧床休息116天时发生显著退化，而单独进行运动干预治疗也可以阻止骨组织形态测量指标的进一步显著恶化。

另外一项研究纳入了21名男性受试者，进行为期17周的头低位卧床休息实验，其中治疗组8名受试者每天口服阿仑膦酸盐，对照组13名受试者口服安慰剂。在实验前、实验期间和实验结束后对受试者进行骨标记物、钙平衡和骨密度测定，评估阿仑膦酸盐的疗效。结果表明，对照组的卧床休息受试者的骨量减少，骨吸收标志物水平显著升高，而阿仑膦酸盐治疗的受试者除跟骨外未显示出明显的骨量丢失，其骨吸收标志物水平高于对照组受试者，骨形成标记物水平则降低，表明阿仑膦酸盐对骨吸收和骨形成均有抑制作用。研究还显示阿仑膦酸盐有降低尿钙水平的作用。而很多研究发现航天员在执行任务期间及返回地面后肾结石发病率均显著增加，结石的形成可能与航天员的骨高转换率导致异常的高尿钙浓度有关。双膦酸盐类药物能特异性与钙结合，减少尿钙分泌，这一特点可能会降低航天员肾结石的发病率。Watanabe 等对25名健康男性志愿者进行为期90天的卧床休息实验，结果表明帕米膦酸盐可以减少尿钙和肾结石的形成，并能改善股骨 BMD。在地面模拟研究中已证明双磷酸盐类药物可以减少尿钙，进而降低航天飞行期间和结束后肾结石形成的风险，但太空飞行中是否也能降低尿钙尚不清楚。

目前双膦酸盐类药物也正用于飞行研究中。在一项美国国家航空航天局和日本宇宙航空研究开发机构之间的国际合作研究项目中，7名航天员在国际空间站上人均度过了5.5个月，在飞行前3周开始每周口服70 mg 阿仑膦酸盐，并在整个任务期间持续服用，同时所有人员都通过高级阻力训练装置进行训练。研究者通过使用X射线吸收测定法和定量计算机断层扫描对航天员多个部位骨组织进行光密度测定，并测定骨代谢生物标志物。研究者对7名航天员飞行前后的数据进行了比较，同时将该数据与空间站中18名通过临时阻力训练装置进行训练的航天员和11名通过高级阻力训练装置进行训练的航天员的数据进行比较。研究结果显示，阿仑膦酸盐和高级阻力训练装置联合治疗缓解了由于太空飞行所引起的航天员骨骼生理指标的改变，包括脊柱、髋部、骨盆骨矿物质密度的减少，降低了尿钙水平，抑制了骨吸收。该项研究表明运动加阿仑膦酸盐的综合治疗可以用于保护长时间太空飞行期间的骨骼健康。但关于双膦酸盐类药物的空间研究数据还不完善，且长期服用此类药物可能增加下颌骨坏死的风险。还有研究表明双膦酸盐类药物对骨吸收和骨形成均产生抑制作用，该类药物的半衰期又可长达数年，因此可能会给航天员返回地面后骨量的恢复产生严重的负面影响，因而此类药物干预尚处于研究阶段，并未在太空中常规使用。

二、钙及维生素

太空飞行期间失重导致航天员钙、维生素 D 和维生素 K 缺乏，尿钙排泄增加，肠钙吸收降低，血清甲状旁腺激素和1,25－二羟维生素 D_3 水平降低。因此相关研究评估了补充钙和维生素对航天员失重性骨质疏松的影响。

Zittermann 等研究了航天员执行任务期间给予钙和维生素 D 补充后的作用。航天员执行了 20 天的飞行任务，在飞行前、飞行期间和飞行结束后每日补充 1000 mg 钙和 16.6 mg 维生素 D_2，研究结果发现钙和维生素 D 的补充增加了 1,25 - 二羟维生素 D_3水平和肠钙的吸收，进而抑制了血清钙水平的升高，但骨形成标志物减少而骨吸收标志物增加，表明微重力环境中补充足够的钙和维生素 D 对骨吸收和骨形成平衡的影响尚未明确。

据 Heer 等报道，在一项长达 179 天的空间飞行任务中，航天员在任务的第二阶段（第 86 ~ 136 天），每天补充维生素 K_1 10 mg 作为干预措施，观察其对失重性骨质疏松的影响。在任务的第一阶段，航天员未进行维生素 K_1补充，骨形成标志物 Ⅰ 型原胶原 C - 端前肽（PICP）和血清骨特异性碱性磷酸酶（BAP）水平降低；在任务的第二阶段，补充维生素 K_1使骨形成标志物 BAP 水平升高，但骨吸收标志物尿 Ⅰ 型胶原 C 末端肽（CTX）并没有变化，表明维生素 K_1能够抵抗骨形成的减少，但对于航天员的骨吸收没有影响。鉴于上述研究结果，需要进一步评估维生素 K_1是否对于防治失重性骨质疏松具有重要意义。

三、癸酸诺龙

动物实验结果显示，大鼠进行癸酸诺龙〔15 mg/(kg · 周)〕预处理 6 周后，进行后肢悬吊 3 周，结果显示大鼠的比目鱼肌的质量、肌收缩张力、达到峰值收缩张力的时间、保持肌肉舒张的时间、K^+敏感性收缩张力及咖啡因敏感性收缩张力，在癸酸诺龙预处理的下肢悬吊组和下肢负重组间无显著性差异，表明癸酸诺龙预处理可以显著改善因废用造成的大鼠比目鱼肌的功能改变。另有研究还发现，癸酸诺龙治疗对快速型肌（趾长伸肌）收缩能力的影响要比对慢速型肌（比目鱼肌）的影响显著，但对球蛋白重链（MHC）无显著影响。此外，对大鼠进行 8 周的癸酸诺龙治疗〔1mg/(kg · 周)〕，前 5 周为正常条件，后 3 周将大鼠后肢悬吊，分析大鼠比目鱼肌纤维收缩的电压依赖性激活和稳态失活发现，Ca^{2+}最大活化状态下的肌纤维收缩张力的幅度、达到峰值收缩的时间、保持肌肉舒张的时间、收缩张力的幅度等指标在治疗组与正常对照组间无显著差异，表明癸酸诺龙治疗可以阻止因废用而造成的骨骼肌萎缩和功能改变。

四、IGF - 1

在后肢悬吊 10 天大鼠的废用性肌萎缩实验动物模型中，为了减少 IGF - 1 降低血糖的不良反应，应用 IGF - 1 与其内源性结合蛋白 3（BP3）的复合物（IGF - 1/BP3）进行治疗（50mg/kg，2 次/日），结果显示，与对照组大鼠相比，IGF - 1/BP3 治疗组大鼠的肌肉蛋白质降解明显减少，肌纤维横截面积和肌纤维数量增加，表明 IGF - 1/BP3 可以显著恢复大鼠的体质量和肌质量，抑制肌肉蛋白质分解，保持肌肉的蛋白质含量，能够有效地治疗废用性肌萎缩。在大鼠体内 IGF - 1 的 mRNA 含量变化与骨骼肌内蛋白的合成速率一致。利用电穿孔技术诱导腓肠肌和比目鱼肌的 IGF－1 的异位表达，结果发现，IGF－1 的异位表达可以显著刺激腓肠肌和比目鱼肌肌纤维，使其肥大，增加肌肉尺寸，可以显著减轻因废用而造成的骨骼肌肌质量、肌纤维横截面积以及肌肉体积和密度的减少。

五、其他

补充必需氨基酸可以有效减缓肌肉萎缩。研究发现，受试者卧床休息 6～28 天，其间补充必需氨基酸（11～50 g/d），与对照组受试者相比，其肌肉质量丢失和功能下降明显减轻，未出现废用性肌萎缩。另有研究发现，受试者卧床休息 6 天或 14 天，与补充相同剂量的非必需氨基酸相比，每日补充 11g 支链氨基酸能够明显改善氮储留。当卧床休息 28 天的健康受试者补充必需氨基酸的剂量达到 49.5 g/d（16.5g/次，3 次/日），能防止肌肉质量下降，并且明显减缓肌力下降的幅度（治疗组受试者肌力下降 11%，对照组受试者肌力下降 23%）。

在对 23 例受试者进行的一项双盲试验中，让两组受试者分别服用肌酸水化物和安慰剂并进行 6 周的上臂屈肌力量训练，结果显示，口服肌酸水化物组受试者的上臂屈肌力量及上臂屈肌面积显著增加，而安慰剂组受试者无明显变化。另一研究对 22 例受试者的右下肢行管型石膏固定 2 周，随后进行 10 周的伸膝康复训练，同时分别服用肌酸水化物和安慰剂，检测固定前后及康复训练前后的股四头肌横截面积、最大伸膝功率、成肌转录因子（MRF4）表达等。结果显示，固定期间两组受试者的股四头肌横截面积显著减少和最大伸膝功率显著降低，MRF4 的表达无明显变化；康复训练期间肌酸组受试者的股四头肌横截面积显著增大和最大伸膝功率显著提高，MRF4 表达显著增强，同时伴有肌纤维横截面积的增加，而安慰剂组受试者无明显变化。

此外，在应用中药进行航天药物防护的研究领域，我国也取得了一定的进展。例如航天医学工程研究所研制的强骨抗萎方，通过实验证明其对模拟失重状态下成骨细胞以及尾吊大鼠实验动物有抑制骨丢失的作用，并在我国首次载人航天飞行中成功应用。

（孟静茹　马　雪）

参考文献

[1] Fong K. The next small step. BMJ, 2004, 329(7480): 1441－1444

[2] Collet P, Uebelhart D, Vico L, et al. Effects of 1－and 6－month spaceflight on bone mass and biochemistry in two humans. Bone, 1997, 20 (6): 547－551

[3] LeBlanc A, Schneider V, Shackelford L, et al. Bone mineral and lean tissue loss after long duration space flight. J Musculoskelet Neuronal Interact, 2000, 1(2): 157－160

[4] Vico L, Collet P, Guignandon A, et al. Effects of long－term microgravity exposure on cancellous and

cortical weight – bearing bones of cosmonauts. Lancet, 2000, 355(9215): 1607 – 1611

[5] Vico L, Lafage – Proust MH, Alexandre C. Effects of gravitational changes on the bone system in vitro and in vivo. Bone, 1998, 22 (5 Suppl): 95 s – 100 s

[6] Abe Y, Iba K, Sasaki K, et al. Inhibitory effect of bisphosphonate on osteoclast function contributes to improved skeletal pain in ovariectomized mice. J Bone Miner Metab, 2015, 33(2): 125 – 134

[7] Puljula E, Turhanen P, Vepsäläinen J, et al. Structural requirements for bisphosphonate binding on hydroxyapatite: NMR study of bisphosphonate partial esters. ACS Med Chem Lett, 2015, 6(4): 397 – 401

[8] Wang L, Guo TZ, Hou S, et al. Bisphosphonates inhibit pain, bone loss, and inflammation in a rat tibia fracture model of complex regional pain syndrome. Anesth Analg, 2016, 123(4): 1033 – 1045.

[9] Black DM, Reid IR, Boonen S, et al. The effect of 3 versus 6 years of zoledronic acid treatment of osteoporosis: a randomized extension to the HORIZON – Pivotal Fracture Trial(PFT). J Bone Miner Res, 2012, 27(2): 243 – 254

[10] Schilcher J, Koeppen V, Aspenberg P, et al. Risk of atypical femoral fracture during and after bisphosphonateuse. Acta Orthop, 2015, 86(1): 100 – 107

[11] Coukell AJ, Markham A. Pamidronate. A review of its use in the management of osteolytic bone metastases, tumour – induced hypercalcaemia and Paget's disease of bone. Drugs Aging, 1998, 12(2): 149 – 168

[12] Thomsen JS, Morukov BV, Vico L, et al. Cancellous bone structure of iliac crest biopsies following 370 days of head – down bed rest. Aviat Space Environ Med, 2005, 76(10): 915 – 922

[13] LeBlanc AD, Driscol TB, Shackelford LC, et al. Alendronate as an effective countermeasure to disuse induced bone loss. J Musculoskelet Neuronal Interact, 2002, 2(4): 335 – 343

[14] Pietrzyk RA, Jones JA, Sams CF, et al. Renal stone formation among astronauts. Aviat Space Environ Med, 2007, 78(4 Suppl): A9 – 13

[15] Leblanc A, Matsumoto T, Jones J, et al. Bisphosphonates as a supplement to exercise to protect bone during long – duration spaceflight. Osteoporos Int, 2013, 24(7): 2105 – 2114

[16] Zittermann A, Heer M, Caillot – Augusso A, et al. Microgravity inhibits intestinal calcium absorption as shown by a stable strontium test. Eur J Clin Invest, 2000, 30(12): 1036 – 1043

[17] Iwamoto J, Takeda T, Sato Y. Interventions to prevent bone loss in astronauts during space flight. Keio J Med, 2005, 54(2): 55 – 59

[18] Heer M. Nutritional interventions related to bone turnover in European space missions and simulation models. Nutrition, 2002, 18(10): 853 – 856

[19] Alzghoul MB, Gerrard D, Watkins BA, et al. Ectopic expression of IGF – I and Shh by skeletal muscle inhibits disuse – mediated skeletal muscle atrophy and bone osteopenia in vivo. FASEB J, 2004, 18(1): 221 – 223

[20] Martín AI, Priego T, López – Calderón A. Hormones and Muscle Atrophy. Adv Exp Med Biol, 2018,

1088:207 – 233

[21] Vandenburgh H, Del Tatto M, Shansky J, et al. Attenuation of skeletal muscle wasting with recombinant human growth hormone secreted from a tissue – engineered bioartificial muscle. Hum Gene Ther, 1998, 9(17):2555 – 2564

[22] Bouhlel A, Joumaa WH, Léoty C. Nandrolone decanoate reduces changes induced by hindlimb suspension in voltage – dependent tension of rat soleus muscle. Jpn J Physiol, 2003, 53(2):77 – 87

[23] Joumaa WH, Bouhlel A, Bigard X, et al. Nandrolone decanoate pre – treatment attenuates unweighting – induced functional changes in rat soleus muscle. Acta Physiol Scand, 2002, 176(4):301 – 309

[24] Stein TP, Donaldson MR, Leskiw MJ, et al. Branched – chain amino acid supplementation during bed rest: effect on recovery. J Appl Physiol (1985), 2003, 94(4):1345 – 1352

[25] Paddon – Jones D, Sheffield – Moore M, Urban RJ, et al. Essential amino acid and carbohydrate supplementation ameliorates muscle protein loss in humans during 28 days bedrest. J Clin Endocrinol Metab, 2004, 89(9):4351 – 4358

[26] Servais S, Letexier D, Favier R, et al. Prevention of unloading – induced atrophy by vitamin E supplementation: links between oxidative stress and soleus muscle proteolysis? Free Radic Biol Med, 2007, 42(5):627 – 635

[27] Agten A, Maes K, Smuder A, et al. N – Acetylcysteine protects the rat diaphragm from the decreased contractility associated with controlled mechanical ventilation. Crit Care Med, 2011, 39(4):777 – 782

[28] 李铁,徐冰心,岳茂兴. 航天员因失重致废用性骨质疏松的机制及对策. 中国康复医学杂志, 2005, 20(2):150 – 152

第十二章 12 辐射防护药物

长期飞行及深空探测任务辐射生物效应始终是各载人航天国家高度关注的问题之一,NASA将其概括为致癌、中枢神经系统影响、心血管和免疫系统等退行性变化、辐射综合征四种影响类型。NASA空间辐射计划专题(space radiation program element,SRPE)研究的优先级顺序为致癌作用、急性中枢神经系统效应、心血管系统影响、急性辐射综合征及迟发性中枢神经系统效应。

随着我国载人航天战略计划和空间站建设的逐步推进,航天员出舱工作的时间逐渐延长。载人航天与低地球轨道飞行有很大的不同,其不仅脱离了地球磁场的自然防护条件,而且在深部空间滞留时间很长,银河宇宙辐射和太阳高能粒子的影响将加大,一旦遭遇特大太阳粒子事件,将有可能威胁到航天员的生命安全。航天员出舱工作时物理屏蔽作用大大减弱,接受的辐射剂量将明显增加。经过长期的空间辐射环境分析及地面辐照效应的研究,美国航空航天局已于20世纪80年代正式把航天员列为放射性工作人员,并于1990年提出了对这类人员的低轨飞行适用的辐照限值。太空辐射环境可危害航天员健康,甚至威胁航天员执行任务期间的生命安全,因此研究太空辐射环境对航天员的影响及防护措施极为重要。

太空环境辐射主要包括银河宇宙辐射(银河宇宙线)、太阳粒子事件(太阳质子事件)和地磁捕获辐射(地球辐射带)。目前航天员所处的近地空间存在着大量高能质子、电子和重离子,可对在轨的航天员造成辐射伤害,尤其当航天员出舱时,辐射有可能在短时间内造成航天员体内的累积剂量超过其一年所允许的最大安全辐射剂量,引发人体细胞、组织和器官等损伤。太空辐射环境对航天员的危害可分为早期效应和远期效应两类效应。早期效应表现为电离作用导致的直接损伤,引起血液系统功能障碍、皮肤受损、生殖功能障碍等,通常在遭受辐射后几天到一周内出现血小板和白细胞减少、出血和感染、皮肤红斑、脱毛等症状。远期效应包括癌症、遗传效应、白内障等。随着辐照剂量的增加,损伤发生率及损伤严重程度随之增加。由于太空辐射环境的客观存在及其对航天员健康的影响,航天辐射防护药物的研究成为我国载人航天医学研究中的重要组成部分。

辐射防护药物在接触辐射前使用,能预防射线对人体的损伤,受到照射后使用,能减轻放射病的临床症状,促进早期恢复,因此可以通过让航天员服用特定的辐射防护药物来增强其抵抗空间辐射的能力。辐射防护药物可以分为抗辐射药物和生物防护药物两类。抗辐射药包括氨巯基类化合物、色氨类化合物等，能抑制受辐射机体中某些初期的辐射化学和生物化学过程的发展，但存在一定的毒副作用，且只有在大剂量辐射后才能发挥理想效果；生物防护药物则是通过增强机体对外界不良因素的抵抗力，从而达到减轻辐射损伤的目的，优点是毒副作用小，如维生素类药物、人参等中成药。

第一节　辐射防护药物的药理作用

一、氨巯基类药物

1. 氨磷汀(amifostine)

(1)结构与制剂　氨磷汀的化学名为S－2(3－氨基丙基氨基)乙基硫代磷酸酯，又称安磷汀、阿米福汀或WR－2721，其化学结构见图12－1。氨磷汀是美国Walter Reed陆军研究所在4400多种巯基衍生物中筛选出的效价高、毒性低的辐射防护药物，是国际管理机构通过的第一个广谱细胞保护剂。常用制剂为注射剂：每瓶250 mg、500 mg、1000 mg。

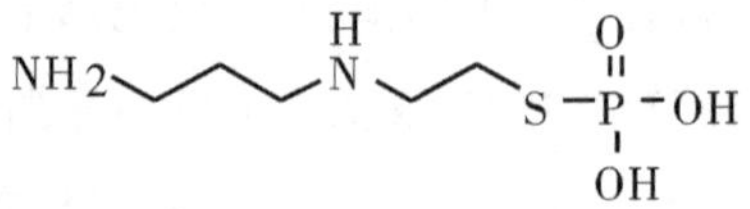

图12－1　氨磷汀的化学结构

(2)吸收与代谢　氨磷汀是一种含硫前药，活性代谢产物是WR－1065。口服无活性，按体表面积静注本品740 mg/m^{2}或910 mg/ m^2，15 min能达到最大血药浓度，在体内无明显的蛋白结合作用，不易发生药物相互作用。其分布半衰期($t_{1/2\alpha}$)小于1 min，用药10 min后即有大于90%的药物从血浆消除，清除半衰期约8 min。体外分析显示，本品迅速被碱性磷酸酶水解脱磷酸代谢为活性的游离巯基化合物WR－1065，随后生成二硫化合物的代谢产物，其活性弱于游离的巯基化合物。10 s内一次推注150 mg/m^{2}氨磷汀后，原药、巯基化合物及二硫化合物的排出量分别是注射量的0.69%、2.64%、2.22%，大部分以药物原形和主要代谢产物的形式经肾排泄。

(3)药理作用　氨磷汀能广泛分布于正常组织并起保护作用。药理作用包括：①氨磷汀在体内通过碱性磷酸酶作用水解为有强效抗氧化活性的代谢产物WR－1065，释放出巯基，清除放、化疗后诱导产生的氧自由基；②WR－1065替代细胞内DNA和RNA与烷化剂、铂类分子结合，并且能够解救已经结合铂或烷化剂的DNA；③WR－1065活化P53基因，促进受损DNA的修复；④WR－33278可抑制拓扑异构酶，与DNA核蛋白结合，加固核小体之间结构，减少放、化疗引起的细胞凋亡。但代谢产物WR－1065不能透过血脑屏障，对中枢神经系统无保护作用，在不同组织器官中的保护效果亦有差异。实验证明氨磷汀能预防多种化疗药物如铂类药物、烷化剂、紫杉醇、氟脲嘧啶等对肾、骨髓、心脏、肺等的毒性反应；对放疗所致的黏膜损伤、口干症也有较好的预防作用。1999 年 6 月，氨磷汀被美国 FDA 批准为第一个用于减轻肿瘤患者因放疗引起的口干症的治疗药物。

(4)临床应用与不良反应　作为正常细胞保护剂，主要用于各种癌症的辅助治疗。在对肺癌、卵巢癌、乳腺癌、鼻咽癌、骨肿瘤、消化道肿瘤、血液系统肿瘤等多种癌症患者进行化疗前应用本品，可明显减轻化疗药物所产生的肾脏、骨髓、心脏、耳及神经系统的毒性，而不降低化疗药物的药效。放疗前应用本品可显著减少口腔干燥和黏膜炎的发生。与本品有关的不良反应主要为低血压、恶心、呕吐、嗜睡和打喷嚏。低血压一般无症状。打喷嚏、呕吐、低血压和嗜睡在给药剂量较大时更为常见。还可以引起低钙血症，与给药剂量有关，可能是由于抑制甲状旁腺功能所致，因此应注意补钙。其他偶发的不良反应有金属味感、潮热感(一般发生在注射结束时)、特异质反应〔包括发热和(或)皮疹〕、全身不适、寒战和呃逆。低血压及低钙血症患者慎用。对本品有过敏史者禁用。

2. 半胱胺(mercaptoethylamine)

(1)结构与制剂　半胱胺又称 β-巯基乙胺、2-氨基乙硫醇或巯基胺，其化学结构见图 12-2。半胱胺是研究最早的含巯基防护剂之一，它是半胱氨酸的脱羧衍生物，也是辅酶 A 的组成成分。常用制剂包括：注射剂，每支 0.2 g/2 ml；片剂，每片含水杨酸盐 0.2 g、0.3 g。

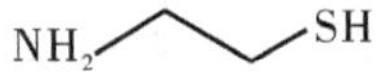

图 12-2　半胱胺的化学结构

(2)吸收与代谢　本品与血浆蛋白结合很少。口服治疗量的半胱胺 1 h 后血浆浓度达到峰值，1.8 h 后血浆浓度降低到峰值的一半。胃肠道不同部位的吸收效率不同，药物在小肠中的吸收速度、血浆浓度均高于在胃和盲肠中的。

(3)药理作用与临床应用　半胱胺可用于预防和治疗因 X 射线或其他放射引起的放射病综合征(表现为恶心、呕吐、全身乏力、嗅觉及味觉障碍等)。应用半胱胺后受到 X 射线照射时可产生大量的游离羟基，从而表现出抗氧化作用。此外也能与机体内某些酶相互作用，使之对放射能稳定。还能解除金属对细胞中酶的抑制，用于急性四乙基铅中毒效果较好，能解除其神经系统症状，但尿铅排泄则未见增加。临床上主要用于治疗急性四乙基铅中毒，防治放射病等。

3. 氨乙基异硫脲(aminoethylisothiourea)

(1)结构与制剂　氨乙基异硫脲又称溴氨乙基异硫脲、克脑迷、抗利痛、氨乙异硫脲、乙胺硫脲，其化学结构见图 12-3。氨乙基异硫脲是半胱胺的巯基被脒基取代的衍生物，也是研究较早的防护剂之一，在小鼠上的剂量降低系数高达 2.0。常用制剂为注射剂，每支 0.5 g、1 g。

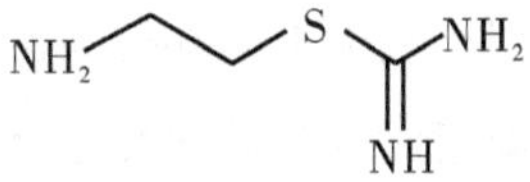

图 12-3　氨乙基异硫脲的化学结构

(2)吸收与代谢　口服有效,化学性质较稳定。

(3)药理作用　氨乙基异硫脲化学结构中含异硫脲基,在体内能释放出具有活性的巯基,后者为酶分子结构中的必需基团,参与脑细胞的氧化还原过程,从而促进和恢复脑细胞的代谢功能,具有抗中枢抑制药和抗放射性损伤作用,并可促进外伤性昏迷患者脑功能恢复。其防护作用时间长,预防效果好。

(4)临床应用与不良反应　用于外伤性昏迷、脑外伤后遗症,以及其他原因引起的昏迷,如CO中毒、脑缺氧、巴比妥类、安定等的中毒及放射性引起的脑损伤。口服或注射给药副作用较大(恶心、呕吐、腹泻、皮肤潮红等)。不良反应还可见猩红热样皮疹、发热,一般停药后消失。可使用可的松类药物减轻或消除不良反应。滴注时应防止药液注于静脉外。孕妇及哺乳期妇女、严重冠状动脉病变患者禁用。

二、激素类药物

1.雌激素及其衍生物　从结构上雌激素及其衍生物可分为雌二醇衍生物、雌三醇衍生物和非甾体雌激素等。天然甾体激素(如雌二醇)或人工合成的非甾体激素(如已烷雌酚、已烯雌酚等),在动物实验中都表现出一定程度的辐射防护作用,且在照射前、后给药都有效果。肿瘤放疗临床治疗中已将其用于减轻因放疗引起的白细胞降低等症状,并作为辐射事故急救药物进行储备。研究表明,注射雌二醇、雌三醇等,能提高小鼠受照后的存活率,延缓放射病症状的出现时间,减轻症状的严重程度,对骨髓有核细胞、造血干细胞和祖细胞都有明显的辐射防护作用,并能促进其恢复。近年来,通过化学结构改造获得了一些抗辐射效果好、激素活性低的雌激素衍生物。

尼尔雌醇(nilestriol)化学名为3-(环戊氧基)-19-去甲基-17a-孕甾-1,3,5(10)-三烯-20-炔-16a,17-二醇,又称戊炔雌三醇,为雌三醇衍生物,是雌二醇与雌酮的代谢产物,属长效缓释雌激素类药物。口服吸收后贮存于脂肪组织,在体内代谢为乙炔雌三醇和雌三醇,对造血干细胞(CFU-S)、骨髓粒系祖细胞(CFU-GM)的放射损伤均有明显的保护作用。

E838是由炔雌醇经系统改造人工合成的一种新的衍生物,预防用药能够减少辐射损伤导致的外周血白细胞数、骨髓有核细胞数、骨髓粒-单系祖细胞数及造血干细胞数下降幅度,对放射损伤具有一定的预防效果。临床已经将其用于减轻因放疗和辐射损伤引起的白细胞下降,且在放射性疾病治疗中将其作为常规用药,并列入放射应急医学处理药箱的基本储备药物。

苯甲酸雌二醇为雌二醇的衍生物,在血液内部分与β-球蛋白结合,游离的雌二醇被组织利用。但长期多次使用后,可引起暂时性的乳房肿胀、硬结;女性可引起月经失调;男性可引起睾丸萎缩、生精细胞抑制等副作用。

2.5 - **雄烯二醇**(5 - androstendiol,5 - AED) 5 - 雄烯二醇是肾上腺皮质分泌的一种甾体类激素,化学性质稳定,具有较强的抗辐射作用,口服或肌注均有效,药效持续时间长因而成为较为理想的辐射防护药物。美军放射生物学研究所(AFRRI)已将 5 - AED 列入候选辐射防护药物并对其进行重点研究。

5 - AED 能够促进辐照后造血功能恢复以及造血生长因子的表达。研究表明,5 - AED 可以通过诱导、稳定和激活 NF - κB,促进造血生长因子 G - CSF 的分泌,从而提高辐照后人造血祖细胞的存活率。γ 射线照射 24 h 前,皮下注射 5 - AED 160 mg/kg 能够显著提高辐照后动物的生存率,其剂量减低系数为 1.26。给予 5 - AED 能够刺激骨髓细胞生成,提高外周血中性粒细胞和血小板的数量,但对红细胞无作用。同时,5 - AED 还能够增加外周血中的中性粒细胞、单核细胞及自然杀伤细胞的数量,增强辐射后可能发生致命性感染的抵抗力并促进感染恢复。研究表明,5 - AED 的抗辐射效应依赖于 G - CSF,它能够刺激固有免疫细胞功能,通过诱导细胞周期和细胞凋亡相关调节基因的表达而减少辐射引起的 DNA 损伤。5 - AED与 TPO 能够通过不同的途径刺激未成熟的骨髓细胞,从而促进造血功能的重建,缓解辐射引起的骨髓抑制,具有显著的抗辐射协同效应。5 - AED 的毒性较低,无明显副作用。

3. **褪黑素**(melatonin) 研究表明褪黑素能够增强谷胱甘肽过氧化酶的活力,刺激谷胱甘肽还原酶的活性并促进谷胱甘肽的合成,在清除羟基、过氧化氢自由基和过氧亚硝基阴离子,降低细胞中自由基及过氧化物水平方面有着重要作用。褪黑素具有抗辐射效果,8.15 Gy γ 射线照射前给予小鼠褪黑素 250 mg/kg 可显著提高辐射损伤小鼠 30 d 存活率。照射前腹腔注射褪黑素 50 mg/kg 或 10 mg/kg 可防止辐射引起的肝、肾损伤。健康志愿者单次口服褪黑素 300 mg,能够降低辐射诱导的体外淋巴细胞染色体和微核发生畸变的频率,且未观察到明显的不良作用。此外研究发现,褪黑素 10 mg/kg 即可发挥明显的抗辐射作用,且呈剂量依赖关系;而动物实验表明,在剂量高达 800 mg/kg 时,仍未见明显的毒性反应,提示褪黑素能够发挥明显的抗辐射效应而不对机体产生毒副作用。辐射损伤后大鼠前脑皮质和室管膜下层细胞中的碱性成纤维细胞生长因子(basic fibroblast growth factor, bFGF)和脑源性神经营养因子(brain - drived neurotrophic factor, BDNF)的表达减少,褪黑素能激活神经组织 bFGF 与 BDNF 的表达和促进室管膜下层细胞增生,对放射性神经损伤具有保护和修复作用。照射前给予外源性褪黑素可减轻电离辐射所致的小鼠胸腺细胞损伤,对小鼠免疫功能具有保护作用。但是作为辐射防护药物,褪黑素的最佳人体辐射防护剂量及临床效果还有待进一步研究及评估。

三、细胞因子类药物

辐射对造血系统的影响主要表现为中性粒细胞和血小板的数量显著减少,因此,维持和促进骨髓造血干细胞/祖细胞(hematopoietic stem cell and progenitor cells, HSPC)的增殖及分化，进而重建造血功能，促进造血系统恢复，是辐射防护药物研发的重要策略。照射后造血抑制性物质增多、造血细胞对细胞因子的反应性减弱，使造血细胞的持续增殖需要更多的细胞因子，常量的细胞因子难以使造血细胞增殖到应有水平，因此放射病早期需要使用大量细胞因子。多种细胞因子能够加速 HSPC 的增殖和分化，可用于预防和缓解辐射引起的造血系统损伤。粒细胞集落刺激因子（granulocyte colony stimulating factor，G－CSF）、粒细胞－巨噬细胞集落刺激因子（granulocyte－macrophage colony stimulating factor，GM－CSF）、白细胞介素－3（interleukin－3，IL－3）和白细胞介素－11（interleukin－11，IL－11）、红细胞生成素（erythropoietin，EPO）、血小板生成素（thrombopoietin，TPO）、干细胞因子（stem cell factor，SCF）等造血因子对辐射引起的造血功能障碍有良好的促造血恢复作用；白细胞介素－1（interleukin－1，IL－1）和白细胞介素－4（interleukin－4，IL－4）、γ 干扰素（interferon－γ，IFN－γ）等免疫细胞因子也有造血重建作用。细胞因子能刺激造血干细胞增殖分化，具有毒性小、效价高的优点，可通过基因工程方法大量获得，在抢救急性放射病的治疗中占有重要地位。

1. **白细胞介素（Interleukin，IL）** IL－1 是由多种细胞产生的具有广泛生理功能的细胞因子，是第一个被证明具有辐射防护作用的细胞因子。早期的研究发现，预先腹腔注射 IL－1 可以减轻电离辐射引起的小鼠致死效应，并且具有剂量依赖性。IL－1 可诱导单核巨噬细胞分泌 TNF，间接诱导 T 淋巴细胞产生 IFN－γ，增强 NK 细胞活性，有免疫调节功能和刺激造血活性。但 IL－1 在发挥抗辐射作用的同时也产生炎症反应，一定程度上限制了其作为临床辐射防护药物的应用。与 IL－1 不同，单独应用重组人白细胞介素－3（rhIL－3）对人外周血淋巴细胞损伤无辐射防护作用，而 rhIL－3 与 GM－CSF 联用后，能明显减轻照射引起的淋巴细胞降低，表明两种造血调节因子对粒系造血系统和淋巴免疫系统都有辐射防护作用。IL－6 也具有辐射防护作用，但 IL－6 对不同组织细胞辐射保护作用不同，这可能与机体细胞中 IL－6受体的数量及亲和力等存在差异有关。IL－11 是一种具有多种功能的细胞因子，可协同 IL－3 或 IL－4 发挥对造血细胞增殖的支持作用。研究发现，rhIL－11 对猕猴的急性放射病具有明显的治疗作用，接受治疗的动物不但巨核系造血恢复加快，粒系和红系造血的恢复也较对照组的好。

2. **干细胞因子**（stem cell factor，SCF） SCF 可作用于多系的造血细胞生长因子，其本身不刺激集落的生成，但与其他生长因子（GM－CSF、G－CSF、EPO 等）协同作用促进多系造血祖细胞的增殖与分化。SCF 对肥大细胞的发育和生存也有重要作用。目前认为，SCF 的辐射防护效应与其抑制细胞凋亡和促进细胞周期以及肥大细胞的参与有关。SCF 和血小板生成素联合治疗能有效降低 X 射线诱导的 $CD34^+$ CFU－GM 死亡。IL－3 和 SCF 协同治疗可以防止 γ 射线照射引起的人外周血单个核细胞凋亡。

3. **粒细胞集落刺激因子**（granulocyte colony stimulating factor，G－CSF） G－CSF 是由单核细胞、巨噬细胞、成纤维细胞和内皮细胞产生的一种造血生长因子。G－CSF 能够调节中性粒细胞的产生，在临床上被用于治疗接受癌症化疗引起的中性粒细胞减少症。G－CSF除了具有刺激造血细胞增殖的作用外，在辐射诱导的骨髓抑制中发挥着较强的抗凋亡作用。G－CSF还能促进辐射后中枢及外周T细胞亚群重建，维持T细胞比例平衡。目前临床上外周血造血干细胞的经典动员方案是将G－CSF作为动员剂。研究发现，腮腺辐射损伤后，在G－CSF的动员下在胸腺中可发现大量骨髓造血干细胞，而且胸腺的血管、腺泡生成以及分泌作用均明显好于对照组的。在一项对G－CSF动员后供者免疫功能变化的长期观察中发现，G－CSF对供者T细胞的影响可持续至动员后3个月。在急性中－重度骨髓型急性放射病的治疗中，G－CSF对辐射所致的中性粒细胞减少有明显促进其造血功能的恢复、增加外周血白细胞数和中性粒细胞数的作用。应用造血刺激因子后造血恢复平均加快3～6 d。以往的资料显示：用rhG－CSF的患者白细胞 $<1\times10^9/L$ 的时间平均为7 d，而早期未用rhG－CSF的患者白细胞 $<1\times10^9/L$ 的时间平均为12.3 d，两者的差异有统计学意义。研究人员对G－CSF的抗辐射效应在不同品系小鼠、犬、猴和小型猪等动物模型上都进行了系统研究，结果显示其具有显著的抗辐射活性，FDA已批准将其作为在紧急情况下使用的治疗急性辐射综合征的候选药物。

4. 粒细胞－巨噬细胞集落刺激因子（granulocyte－macrophage colony stimulating factor, GM－CSF） GM－CSF作为一种多潜能的造血生长因子，能够作用于造血干细胞和祖细胞，促进骨髓造血，在临床上已成功用于治疗恶性肿瘤放、化疗所致的白细胞减少症，以及骨髓移植、再生障碍性贫血和某些存在白细胞低下的免疫缺陷性疾病的治疗。rhGM－CSF对辐射引起的骨髓抑制具有显著的促修复作用，可减小患者白细胞变化、缩短骨髓恢复时间。大剂量电离辐射作用于机体后，不仅使造血干、祖细胞受到损伤，同时使造血微环境也受到一定程度的破坏。如果过早给予rhGM－CSF，有可能影响造血干、祖细胞分裂增殖，进而影响造血重建的速度。因此，不宜过早应用rhGM－CSF，应待外周血白细胞降至 $1.0\times10^9/L$ 或以下时开始治疗较为合适。

5. 血小板生成素（erythropoietin, TPO） TPO是一种主要由血小板、巨核细胞和骨髓 $CD34^+$ 细胞分泌的细胞因子，能促进巨核细胞增殖与分化成熟，以及血小板特异性抗原的表达。TPO是特异性高的血小板刺激因子，应用于正常动物时其作用呈单系特异性，直接作用于骨髓造血干细胞，调控血小板生成的各个阶段，特异性升高血小板，但应用于放、化疗后骨髓严重抑制的动物，则能促进其多系造血恢复，不但提高血小板数量，而且还增加外周血中性粒细胞、单核细胞、淋巴细胞数，从而降低死亡率。在重度以上外照射骨髓型急性放射病中，血小板减少很明显，当低至 $50\times10^9/L$ 时，需要应用TPO升高血小板，以避免出血的发生。TPO虽能有效地促进非造血系统肿瘤化疗后血小板生成，但对造血系统肿瘤化疗后的作用并不理想。此外，TPO长期或大剂量应用还可能存在以下潜在的毒副作用，如刺激肿瘤细胞生长、与其他细胞因子产生竞争性相互作用、骨髓纤维化、肝脾大等，其安全性问题仍有待进一步研究。

四、Toll 样受体激动剂

Toll 样受体(Toll - like receptors,TLR)是一类病原体模式识别受体,在机体天然免疫系统中发挥重要作用。一旦机体识别病原体即可激活 NF - κB。研究认为,NF - κB 的活化可诱导细胞因子的分泌,而这些细胞因子可抑制电离辐射诱导的细胞凋亡。目前,在哺乳动物细胞中已经发现了 13 种 TLR,其中作用于 TLR5 的抗辐射药物(CBLB502)及作用于 TLR2/6 二聚体的抗辐射药物(CBLB613)的效果最为理想,且无明显毒副作用。

1. CBLB502　CBLB502 是一种沙门菌鞭毛蛋白衍生多肽类药物,它能够激活 TLR5,经 MyD88 依赖通路激活 NF - κB,继而诱导 G - CSF、IL - 6 等多种细胞因子的分泌,对肠道上皮细胞、血管内皮细胞以及造血组织细胞等正常组织细胞发挥显著的辐射保护作用。研究发现,致死剂量(13 Gy)全身辐照前给予 CBLB502 可保护小鼠免于胃肠和造血系统的急性辐射损伤,提高小鼠存活率(DRF 为 1.60)。在对猕猴的实验研究中,CBLB502 也同样表现出相似的辐射防护活性。此外,药物安全性研究显示,小鼠对于 CBLB502 的最大耐受剂量(maximum tolerable dosage,MTD)为 25 mg/kg,有效防护剂量仅为 0.2 mg/kg;给予正常受试者最佳防护剂量的 CBLB502 仅引起轻度的类流感症状,表明 CBLB502 具有较宽的安全剂量范围,且毒副作用小。因此,CBLB502 有望成为一种理想的抗辐射药物,并且可能在肿瘤的放射治疗中具有很好的应用价值。目前,CBLB502 已经由 FDA 批准开展并基本完成了 Ⅰ 期临床试验,并有望在近期获得 FDA 批准的应急使用授权。

2. CBLB613　CBLB613 是一种支原体衍生物,能够通过结合并激活 TLR2/TLR6 二聚体,活化 NF - κB 信号通路,从而发挥抗辐射作用。研究显示,9.2 Gy ^{60}Co γ 射线照射前给予 CBLB613 能够显著提高小鼠存活率(DRF 为 1.25)。CBLB613 能够诱导多种细胞因子(如 IL - 1β、IL - 6、IL - 10、IL - 12、G - CSF、GM - CSF 和 TNF - 1α 等)产生,抑制辐射引起的血细胞减少并增加骨髓细胞密度。在照射后 1 h 给予 CBLB613 同样具有较好的抗辐射作用,能够缓解辐射诱导的损伤,显著提高小鼠存活率。此外,CBLB613 没有机体免疫原性,且无明显毒副作用,可开发为应对具有潜在致死效应的辐射暴露事件和突发性辐射事故的辐射防护剂及缓释剂。

五、中药及天然药物

中药及天然药物抗辐射作用的机制主要为清除自由基、抗氧化作用、保护免疫系统和造血系统等。由于中药具有活性成分多、抗辐射效果显著、无毒或低毒等特点,其作为抗辐射的药物具有广阔的研究与开发前景。在天然产物中,具有抗辐射作用的提取物或化学成分也得到了广泛研究,目前报道的具有抗辐射作用的化合物类型主要包括多糖、黄酮、皂苷、生物碱、多酚、糖苷、香豆素、植物蛋白和胶原蛋白等。

1. 人参 人参的活性成分主要是人参皂苷、人参多糖、酚酸和人参蛋白等,通过抗自由基、保护造血系统和免疫系统等发挥辐射防护作用。用^{60}Co γ 射线照射小鼠全身,然后给予人参皂苷灌胃后可显著增加受照小鼠外周血白细胞数,恢复骨髓造血以及胸腺细胞和脾细胞的功能,表明人参皂苷对辐射所致的造血功能、免疫器官损伤均有保护作用。人参多糖对造血干细胞和造血祖细胞的增殖与分化有明确的刺激作用。用^{60}Co γ 射线对小鼠全身照射后给予人参蛋白灌胃,能增加辐射后小鼠外周血白细胞数,减少骨髓细胞微核数,增强红细胞超氧化物歧化酶活性,抑制肝脏丙二醛含量的升高,提高胸腺及体指数。另有研究表明,在小鼠受照前喂食人参提取液,能显著保护其骨髓造血干细胞,从而减轻免疫系统损伤。

2. 黄芪 黄芪总黄酮可提高辐射损伤小鼠存活率,对辐射诱导的脾脏和胸腺损伤、外周血细胞降低有显著改善作用,并证明其机制与提高免疫功能和保护造血系统有关。用黄芪水浸出液定期给小鼠灌胃,γ 射线照射后检测小鼠相关生理指标,结果表明黄芪能明显促进骨髓细胞增殖,提高淋巴细胞转化率,且未见明显副作用。以模拟肺癌手术中放疗的动物为实验对象,预先静注黄芪总黄酮溶液,然后用 γ 射线照射,结果表明黄芪总黄酮能有效防止放疗所致的组织细胞损伤,减轻食管黏膜组织充血和糜烂,照射后组织 SOD 水平升高、MDA 水平下降,其机制可能与黄芪总黄酮降低体内自由基有关。研究发现,黄芪总黄酮对^{60}Co γ 射线照射后骨髓间充质干细胞具有一定的保护作用。黄芪甲苷对辐射诱导细胞存活率和克隆形成能力下降、SOD 和 GSH 表达水平降低、MDA 和 ROS 水平升高有明显改善作用,说明黄芪甲苷能通过清除自由基、减轻氧化损伤,达到辐射防护作用。

3. 红景天 红景天多糖和红景天苷是红景天的主要活性成分。红景天可抑制氧自由基,促进造血干细胞的分化,增加外周血细胞的数量,减少免疫器官辐射损伤。红景天苷能保护受照射内皮细胞,可能与激活细胞 PI3K/Akt 信号通路、降低线粒体损伤、减少活性氧形成相关。用高能 X 射线照射大鼠,红景天对外周血和骨髓中白细胞有明显保护作用,对胸腺及脾指数有明显增高作用,表明红景天对大鼠辐射损伤有明显的防护作用。用^{60}Co γ 射线照射小鼠,狭叶红景天水提物可显著提高小鼠照射后的存活率,照射所致的急性骨髓造血及免疫功能损伤,细胞增殖降低均得到不同程度恢复。

4. 刺五加 刺五加皂苷和刺五加多糖是刺五加的主要活性成分,刺五加被证实可提高淋巴细胞转化率,保护免疫器官,增强机体免疫能力。用 X 射线 2 Gy 一次性照射小鼠,引起小鼠造血系统及免疫系统急性损伤后,应用刺五加可减轻 X 射线对小鼠免疫系统的损伤,刺激造血功能,提高淋巴细胞转化率。

5. 沙棘 沙棘富含 200 多种活性物质,主要包括维生素、胡萝卜素、类黄酮、必需的氨基酸、棕榈酸、硬脂酸、油酸和亚油酸甘油酯、微量元素和超氧化物等。沙棘浆果提取物对致命^{60}Co γ射线辐射诱发的体内和体外模型均有显著的防护作用。此外,除了沙棘果浆活性成分外,其种子油和叶提取物也表现出显著的抗氧化和免疫调节活性。沙棘抗辐射可能与清除自由基、促进造血干细胞增殖和增强免疫功能相关。

6. **茶多酚**　茶多酚可增强紫外线照射小鼠血中SOD活力，降低MDA表达水平，具有清除自由基的作用，可作为高效辐射防护剂。黑茶提取物中的多酚类成分对辐射损伤小鼠外周血细胞数、骨髓单核细胞数以及脾结节形成数有显著提高作用；还可以显著改善受照小鼠肝、肺组织中SOD水平下降的程度。绿茶多酚可增加体内抗氧化性，消除体内自由基，对辐射损伤有保护作用。在小鼠自由吮饮绿茶水2周后，以^{60}Co γ射线5 Gy进行一次全身照射，继续饮茶1周后，饮茶组小鼠血清MDA含量均明显低于辐射对照组小鼠，血清SOD活性显著高于辐射对照组小鼠，提示绿茶对辐射损伤具有一定的防护作用。

7. **白藜芦醇**　白藜芦醇(反式3,5,4′－三羟基芪烯)是一类主要存在于葡萄皮、虎杖等植物中的非黄酮类多酚化合物，具有很强的抗氧化活性，能够通过清除辐射诱发的自由基，降低脂质过氧化物水平等作用发挥抗辐射效应。用^{60}Co γ射线对小鼠进行全身照射，照射前给予白藜芦醇后可提高小鼠30 d存活率，延长存活时间；随用药剂量增大，凋亡细胞相应减少，并能促进受照小鼠白细胞数目升高。其机制与白藜芦醇抗氧化和抑制辐射敏感细胞凋亡有关。另外，白藜芦醇能明显减轻人类淋巴细胞染色体损伤的程度。研究发现白藜芦醇能降低受照大鼠睾丸中FSH、LH水平，降低睾丸组织细胞标志物表达水平。但白藜芦醇毒性较大，不能通过口服途径吸收，在肠和肝脏中快速代谢，影响其生物活性。

8. **螺旋藻**　螺旋藻是一种营养价值较高的蓝藻类低等生物，属于蓝藻门颤藻科，通常生长在非洲、亚洲、北美洲和南美洲的碱性环境中。螺旋藻富含多种维生素、矿物质、β－胡萝卜素、叶绿素和不饱和脂肪酸，植物中的天然活性成分对辐射损伤起到防护或修复的效果。研究人员发现，在切尔诺贝利核事故后，每天服用5 g螺旋藻，一定时期后尿液中^{137}Cs减少了近50%，表明螺旋藻具有促排作用，这可能与螺旋藻中金属硫蛋白有关。

六、复方中药制剂

1. **安多霖**　安多霖是国内首个批准的抗辐射复方中药，其成分属于国家秘密技术品种，可有效预防和减轻放疗所致的电离辐射损伤，作为电离辐射防护剂已被列为国家基本药物，适用于放、化疗引起的白细胞下降、免疫功能低下。安多霖不仅可治疗辐射损伤所致的高微核率，促进辐射损伤修复，而且对辐射损伤引起的高微核率也有预防作用，可明显降低男性歼击机飞行员外周血淋巴细胞的微核率。

2. **四物汤**　四物汤(当归、川芎、熟地、白芍)及其复方中的单味药地黄、当归能升高辐射小鼠外周血中的白细胞数，增加造血细胞集落数；川芎能增加造血细胞集落数，抑制骨髓细胞凋亡。四物汤对受照射小鼠的骨髓造血祖细胞有很好的保护作用。

3. **天葡片**　天葡片由红景天、刺五加、葡萄籽提取物和茶多酚组成，可明显升高3～6 Gy γ射线照射后小鼠的外周血白细胞计数，降低骨髓有核细胞数和骨髓细胞微核率，对人体模拟飞行认知操作能力、临界闪光融合频率、运动心肺功能和主观嗜睡感均无明显不良影响。

七、内污染防护药物

内污染防护药物又分为阻止吸收的药物和促进排泄的药物。针对不同种类的放射性核素,有不同的促排药物。放射性碘如^{131}I的防护药物有碘化钾,阻止^{137}Cs在肠道吸收的药物有普鲁士蓝等。稳定碘(如 KI)能预先占领甲状腺的储碘部位,阻止放射性碘的进入,对甲状腺具有保护作用,但必须在受污染前 12 小时到污染后 4 小时期间用药才有效,用药时间越靠近受污染的时间,效果越好。服碘时间过晚,不但无效,而且还可能将放射性碘锁在甲状腺组织内,不利于排出,起到负面效应。日本福岛核电站事故中大量的放射性^{131}I泄漏并在空气中扩散,事故后的第 5 天,日本核安全委员会建议从福岛核电站 20 km 范围内撤离的人员服用稳定碘,婴儿服用 12.5 mg、1 个月至 3 岁服用 25 mg、3 至 13 岁儿童服用 38 mg、13 至 40 岁人员服用 76 mg,40 岁以上人员不再服用。

八、其他药物

非甾体抗炎药(NSAIDs)可通过调节细胞周期和抗炎作用而保护正常组织免受辐射损伤。选择性环氧化酶-2(COX-2)抑制剂美洛昔康预防给药可以促进辐射小鼠骨髓的红系和粒系造血。组蛋白脱乙酰基酶抑制剂丙戊酸或曲古抑菌素 A,照射前 24 小时或照射后 1 小时给药,可以促进骨髓造血干祖细胞的增殖,提高生存率。血管紧张素转换酶抑制剂(ACEI)雷米普利可以减轻辐射引起的皮肤损伤;卡托普利可减轻骨髓细胞的 DNA 损伤。此外,特异性免疫球蛋白也具有辐射保护作用。

第二节　辐射防护药物在辐射防护中的应用

一、航空航天辐射的生物医学影响

由于复杂的空间辐射源对组织器官细胞分子的独特损伤,缺乏地面人群数据,地面实验条件限制,以及从动物模型和离体模型外推到人体数据的局限性等复杂因素,目前对辐射导致的死亡风险及特有的影响仍知之甚少。针对独特的空间辐射环境给航天员造成的确定效应和随机效应,近几十年来,各载人航天国家投入了大量的精力进行研究。

(一)致癌作用

飞行中或飞行后发生癌症的风险均与所受辐射剂量有关。^{28}Si粒子、^{56}Fe粒子高能重离子及质子致白血病的相对生物效能(relative biological effectiveness,RBE)较低,实体癌的 RBE 较高。美国一项研究指出,长期国际空间站飞行中航天员所受剂量大于 70 mSv,该剂量一般被认为会增加癌症发生率。但循证数据显示,受低剂量空间辐射的国际空间站航天员,与美国普通人群相比其癌症发生率并没有增加,可能是由于近地轨道飞行辐射剂量较低、航天员数量太少、航天飞行与当前健在的航天员时间相隔太久等因素所致。

(二)中枢神经系统急性及迟发性效应

对中枢神经系统风险的关注,始于单个重离子射线穿过视网膜时所致的闪光现象。对空间辐射导致中枢神经系统的健康风险评估显示,电离辐射所致急性中枢神经系统影响主要包括认知功能、运动功能和行为的改变。模拟银河宇宙射线(galactic cosmic rays,GCR)辐射20 cGy(1 GeV/u ^{56}Fe 粒子)的剂量,可显著损害啮齿动物的学习和记忆能力,导致内侧前额叶皮质、前扣带回、后扣带回和基底前脑等多个皮质区域失去功能,提示航天员在长时间深空探测任务中可能出现操作功能失误。另有研究证明,25 cGy 的低剂量质子辐射即可导致显著的神经认知缺陷,破坏新记忆的形成和认知能力。研究人员对国际空间站航天员进行了精神运动警觉测试研究,结合动物实验结果,发现认知表现的变化与神经元变性、氧化应激、细胞凋亡、炎症及多巴胺功能变化有关。在迟发性影响方面,辐射可能导致神经障碍,如阿尔茨海默病、痴呆、脑血管疾病或过早衰老等。美国宇航局太空辐射实验室(NASA Space Radiation Laboratory,NSRL)相关动物研究已经对神经系统的退行、氧化应激和炎症进行了量化,在小鼠模型中发现了类似阿尔茨海默病的斑块。

(三)辐射所致退行性组织病变

退行性组织病变是航天员在探险任务中面临的主要辐射健康风险之一。根据日本原子弹爆炸幸存者、放射治疗患者和职业暴露工作者的流行病学资料和国际空间站的载人飞行数据,目前认为,GCR 谱中的高 LET 辐射可直接或间接损伤生物分子(如蛋白质、DNA、脂质)、细胞器和细胞结构。同时,辐射诱导的氧化应激水平增加,加剧了与衰老相关的退行性变(如心血管疾病和白内障)。中、高剂量的低 LET 辐射与长期发展形成的退行性组织病变(如心脏病、白内障、免疫变化和早衰)存在相关性。此外,航天飞行的微重力及人工密闭环境等可能加重退行性组织病变。

(四)太阳粒子事件(solar particle events,SPE)所致辐射综合征

航天员执行出舱活动时由于离开了飞行器的屏蔽,在载人登月及深空探测任务长时程飞行过程中,SPE 所致辐射效应具有重要影响。SPE 辐射的剂量预期可达 2 Gy,而在 50 cGy 低剂量下,实验动物雪貂就会出现恶心和呕吐。高剂量 SPE 样辐射对小型猪皮肤及深层器官组织均会产生影响(如血细胞减少、肺损伤、心功能受损),低至 1 Gy 剂量时就会导致免疫系统抑制。用高剂量质子照射小鼠,经过 30 天后其 DNA 损伤可恢复到照射前水平,而在小型猪实验动物模型中则没有恢复到照射前正常水平,表明小型猪和其他较大型的物种,可能无法像啮齿类动物一样有效地修复质子辐照造成的损伤。此外,疲劳可能是 SPE 暴露所致的副作用,在 2 Gy 放射治疗患者及小鼠模型中,发现 SPE 样质子辐射会导致疲劳增加。

二、航空航天辐射防护药物的基本要求和用药原则

由于航空航天作业的特殊性，要求飞行人员辐射防护药物的疗效确切、治疗作用广谱，给药方便、起效快，毒副作用小，尤其不能影响操作能力、前庭功能及加速度耐力。飞行人员辐射防护药物应满足航空航天药物基本要求和用药原则。

（一）基本要求

1. **药物作用安全** 航空航天用药的安全性尤为重要，必须疗效确切、治疗窗较大、毒性低、副作用小，可致过敏性反应和影响工作效能的药物不能选用。

2. **药物作用广谱** 航空航天飞行时，受重量、体积和补给条件限制，加上飞行中可能发生疾病的种类，故理想的药物应该是治疗范围广的多功能广谱药物。

（二）用药原则

1. **地面试用观察** 无论是常规的经典药物，还是为航空航天需要改进或研制的药物，必须事先在地面经过试服，有明确的服药剂量、给药途径和方法，不应有明显的副作用。

2. **合理制定用药方案** 航空航天条件下，药物剂型和使用方法也与地面不同。一般情况下应避免用粉剂、滴剂和溶剂等，而应采用固体的口服剂型、注射剂、涂敷和粘贴等方式，并要求起效快、疗效好、使用方便。某些治疗剂量内基本无毒副作用的药物，可以添加于食物中。航空航天过程中由于机体状态的改变，可引起药物的代谢动力学改变，减弱药物的治疗作用或引起副作用，所以应预测药物航空航天飞行中使用的效果。

三、常用辐射防护药物的作用评价

（一）氨巯基类药物

氨磷汀及其代谢产物的辐射防护效应具有组织依赖性，氨磷汀不能透过血脑屏障，对中枢神经系统几乎没有任何辐射防护作用，对于肺、肾和膀胱的实质细胞的 DRF 大于 1，对于造血细胞和唾液腺的 DRF 为 3。在致死性和超致死辐射量的小鼠上用药后能够显著提高小鼠存活率（DRF = 1.8 ~ 2.4）。氨磷汀 1994 年被批准作为美国航天员空间辐射防护药物，1996 年获 FDA 批准上市，其最大的治疗价值是预防头颈癌放射治疗后的口腔干燥和口腔炎。当其与止吐药和地塞米松联合使用时，可以耐受的剂量高达 910 mg/m^2。氨磷汀是目前金标准的辐射防护剂，也是迄今为止最具市场前景的防护剂。

（二）激素类药物

雌三醇衍生物尼尔雌醇对造血干细胞、骨髓粒系祖细胞的放射损伤均有保护作用。如狗受 2.6 ~ 2.8 Gy 照射前 36 h 肌注雌三醇 10 mg，可提高存活率 67%；照射后 6 h 肌注 10 mg，仍可提高 60% 的存活率；如照前、照后两次各注射 10 mg，则可提高 70% 的存活率，优于单次给

药。雌三醇油混悬针剂于照射前6 d内或照前即刻一次性肌注10 mg可预防性使用，于照射后1 d内肌注10 mg可发挥治疗作用，若能照前、照后结合使用则可提高疗效。E838预防性用药能够减少辐射损伤导致的外周血白细胞数、骨髓有核细胞数、骨髓粒－单系祖细胞数及造血干细胞数下降幅度，对放射损伤具有一定的预防效果。临床已将E838用于减轻因放疗和辐射损伤引起的白细胞下降，且在放射性疾病治疗中将其作为常规用药，已列入放射应急医学处理药箱的基本储备药物。苯甲酸雌二醇为雌二醇的衍生物，在血液内部分与β－球蛋白结合，游离的雌二醇被组织利用。在我国“4.26”^{60}Co源辐射事故1例重度、2例中度骨髓型急性放射患者的治疗中，于照后5 d给予苯甲酸雌二醇治疗，均于照后91 d痊愈出院。

褪黑素能与必需金属形成共价键，具有辐射防护特性。在接受$LD_{100/30}$（9.5 Gy）照射前30 min，给予小鼠腹腔注射1.1 mmol/kg褪黑素的类似物丙酰基、丁酰基、己酰基、辛酰基、癸酰基、十六烷基，30 d存活率分别为43%、32%、75%、95%、65%、48%，而溶剂对照组中没有存活者。另一项研究发现，在照射前1 h给予褪黑激素具有一定防护作用，但在照射前30 min给药疗效更好。虽然褪黑激素作为临床放射防护剂的用途尚未完全阐明，但低毒性使其成为具有研究前景的候选药物。

四、细胞因子类

1987年，在巴西^{137}Cs辐射事故急性放射病患者中，首次应用了造血生长因子rhGM－CSF。8例患者除1例无明显反应外，其他患者的白细胞数均有升高。在1989年的萨尔瓦多辐射事故中，3例急性放射病患者在治疗中应用了rhGM－CSF，亦收到提升白细胞的效果。在我国发生的多起辐射事故中，细胞因子也用于治疗急性放射病患者，如GM－CSF或G－CSF用于治疗1992年武汉辐射事故和山西忻州辐射事故，以及1999年河南“4.26”辐射事故中的急性放射病患者；rhG－CSF用于1996年吉林^{192}Ir核辐射事故、1998年哈尔滨^{60}Co核辐射事故、2000年成都^{60}Co核辐射事故中的患者。此外，rhG－CSF也用于1999年日本东茨临界事故中的患者。IL－11于1997年被美国FDA批准用于辐射损伤的治疗，IL－11和G－CSF联合用药比单用G－CSF更能有效地提高骨髓和血小板的康复。将多种细胞因子组合应用是目前研究的热点。

第三节　抗放止吐药的药理作用与军事航空医学应用

一、抗放止吐药的药理作用

在核辐射损伤时，呕吐症状将严重影响飞行工作能力并危及飞行安全，尤其是脑型急性放射病，急救要点包括早期镇静止吐、抗惊厥、抗休克治疗，因此，合理应用抗放止吐药在军事航空医学领域具有重要意义。

（一）止吐药的分类

呕吐是一种极其复杂的反射性活动。大脑皮质、小脑、催吐化学感受区、孤束核均有传入纤维与呕吐中枢相连。催吐化学感受区含有5-羟色胺3（$5-HT_3$）、多巴胺2（DA_2）、M-胆碱1（M_1）受体，孤束核富含$5-HT_3$、DA_2、M_1和组胺H_1受体，前庭有胆碱能、组胺能神经通过小脑与呕吐中枢相连。因此，止吐药可以通过作用于上述不同环节起到抑制呕吐的效果：①$5-HT_3$受体阻断药，如昂丹司琼。由于$5-HT_3$受体广泛分布于周围组织以及连接迷走神经传入纤维的孤束核、催吐化学感受区等脑组织，肿瘤化疗、放疗引发呕吐可能与其引起肠嗜铬细胞分泌5-HT、激活腹腔迷走神经传入纤维有关，所以$5-HT_3$受体阻断药对放疗、化疗引起的呕吐具有明显的止吐作用。②多巴胺受体阻断药，如氯丙嗪。主要阻断催吐化学感受区的DA_2受体发挥止吐作用，高剂量也阻断$5-HT_3$受体。③组胺H_1受体阻断药，如茶苯海明。此外，M_1受体阻断剂东莨菪碱和维生素B_6亦有一定的止吐作用。根据飞行人员的用药需求和研究现状，本节主要介绍$5-HT_3$受体阻断剂的药理作用及其军事航空医学应用。

（二）常用止吐药

1. 昂丹司琼（ondansetron）

（1）结构与制剂　昂丹司琼亦称恩丹西酮、奥丹西龙、枢复宁，其化学结构见图12-4。常用制剂：片剂，每片4 mg、8 mg；注射液，每支4 mg/1 ml、8 mg/2 ml。

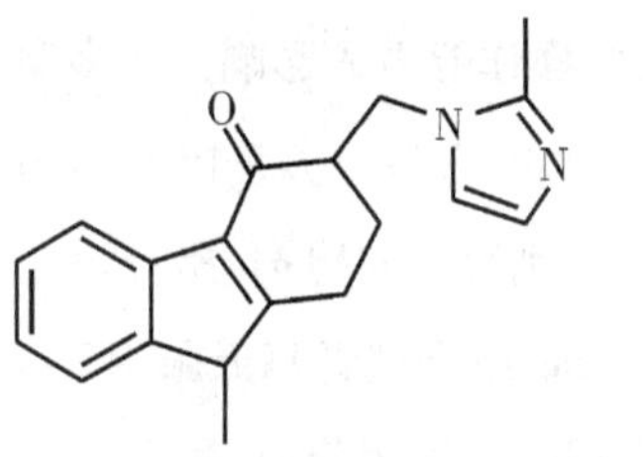

图12-4　昂丹司琼的化学结构

（2）吸收与代谢　昂丹司琼口服吸收快，并迅速分布到全身组织，生物利用度为60%，达峰时间为1.5 h，血浆半衰期为3.5 h，主要经肝脏代谢，由尿液、粪便排出。

（3）药理作用　昂丹司琼能有效抑制或缓解由细胞毒性化疗药物和放射治疗引起的恶心、呕吐，并增强胃排空。其分子结构与5-HT相似，与5-HT受体结合后阻断中枢与外周的5-HT受体效应，止吐作用比DA_2受体拮抗药甲氧氯普胺强，且没有DA_2受体拮抗症状，因而不出现锥体外系反应，明显提高了患者对化疗与放疗的耐受力。本药不影响行为能力，无明显镇静作用。

（4）临床应用与不良反应　昂丹司琼主要用于肿瘤化疗、放疗等引起的呕吐。在高度致吐的化疗药使用前15 min静注8 mg，以后酌情4～8 h重复给药；口服给药则在化疗前1 h。本品的不良反应轻，可见头痛、便秘或腹泻等。

2. **格拉司琼(granisetron)**

(1)结构与制剂　格拉司琼亦称格雷西龙,其化学结构见图 12－5。常用制剂:注射液,每支 3 mg/3 ml;胶囊剂,每粒 1 mg。

(2)吸收与代谢　健康志愿者 1 次静脉注射本品后呈双相性消除,$t_{1/2\beta}$为 2.3～5.9 h,而患者为 9.2～12 h。多次重复给药 4 d 后血药浓度达稳态,此后逐渐减少,未见蓄积。主要经肝脏代谢,仅 8%～15%以原形自尿液中排出。

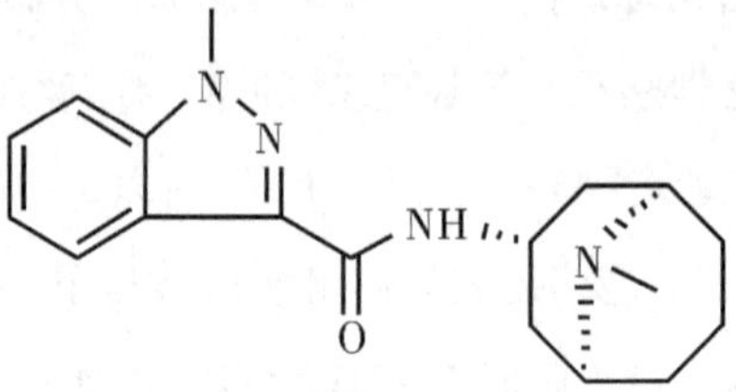

图 12－5　格拉司琼的化学结构

(3)药理作用　本品为强效高选择性外周和中枢 5－HT_3受体阻断剂,止吐效力较昂司丹琼强 5～11 倍。

(4)临床应用与不良反应　本品主要用于肿瘤化疗、放疗等引起的呕吐。常见不良反应为头痛,发生率约为 10%～15%,其他不良反应有便秘、嗜睡、腹泻等。

二、5－HT_3受体阻断剂的军事航空医学应用评价

1. **5－HT_3受体阻断剂对认知操作能力的影响**　在多项志愿者人体试验中,评价了5－HT_3受体阻断剂对认知操作能力的影响。有研究人员以 12 名健康志愿者为对象,采用随机、双盲和交叉给药的试验设计,受试者分别服用安慰剂、昂丹司琼 1 mg 和 8 mg 以及劳拉西泮 2 mg,其中安慰剂、昂丹司琼 1 mg 和 8 mg 组受试者每天服用 2 次,2.5 d 服用 5 次;劳拉西泮组受试者在前 4 次服用安慰剂,第 5 次用药。于用药前、第 5 次用药即刻以及用药 7 h 后进行心理运动指标测试。结果表明,与安慰剂相比,劳拉西泮明显影响受试者的心理运动能力,而昂丹司琼无明显不良影响。此外,还有研究人员比较了苯二氮䓬类药物地西泮、劳拉西泮和非苯二氮䓬类药物阿吡坦、哌硫吡酮以及昂丹司琼对实际汽车驾驶能力的影响。连续给药 8 d,在给药后第 1 d 和最后 1 d 进行标准驾车测试。结果表明,服用苯二氮䓬类和类似苯二氮䓬类抗焦虑药物明显损害受试者的驾驶能力,但昂丹司琼无不良影响。

有研究人员同样以 12 名健康男性志愿者为对象,采用单盲、自身交叉给药的试验设计,观察了单独给予格拉司琼(160 μg/kg,静脉输注)、劳拉西泮(2.5 mg 口服)和两药联合应用对认知操作能力的影响。于用药前 1 h、用药后 1.5 h、3 h、6 h 和 24 h 进行认知操作能力检测,指标包括:16 项双极主观警觉性线段量表自评、对光刺激的选择反应时、时间估计、临界闪光融合频率、敲击速率、运动控制与协调、快速信息加工任务。结果表明,劳拉西泮显著损害受试者的认知操作能力,而格拉司琼单用或与劳拉西泮合用对认知操作能力无明显不良影

响。在此基础上，进一步观察了12名健康男性志愿者单独给予格拉司琼（160 μg/kg，静脉输注）、氟哌丁苯（3 mg口服）和两药联合应用对认知操作能力和脑电图的影响。于用药前1 h、用药后1.5 h、3 h、6 h和24 h进行认知操作能力，指标包括：16项双极主观警觉性线段量表自评、对光刺激的选择反应时、时间估计、临界闪光融合频率、敲击速率、运动控制与协调、快速信息加工任务。于用药前1 h、用药后1 h、3 h、4 h、6 h和24 h进行脑电测试。测试结果表明，氟哌丁苯损害受试者的认知操作能力，但格拉司琼对认知操作能力和脑电图无明显不良影响，两药联合应用亦不产生负面的协同效应。

美国空军阿姆斯特朗实验室研究人员以24名军人志愿者为对象，采用双盲、自身交叉给药的试验设计，比较了在相对疲劳和生物节律的低谷期服用格拉司琼和昂丹司琼对认知操作能力的影响。受试者被分为三组，分别服用格拉司琼2 mg、昂丹司琼8 mg、甲哌氯丙嗪（prochloperazine）10 mg和安慰剂，19:00服药，于服药前1 h、服药后即刻及服药后1 h、2 h、3 h、4 h、5 h、6 h、7 h（即18:00至次日凌晨2:00）完成以下指标测定：计算机控制的认知操作（包括注意分配、逻辑推理、跟踪操作等）能力，情感状态、警觉性和疲劳感（用情绪情感状态自评量表、警觉性和疲劳感量表），有关生理心理指标（手腕活动监测、临界闪光融合频率、口腔温度、主观副作用等），血清药物浓度等。结果表明，与安慰剂相比，受试者对格拉司琼、昂丹司琼的耐受性良好（无明显副作用），格拉司琼、昂丹司琼对认知操作能力、情绪情感状态无明显不良影响。

2. **5 - HT_3受体阻断剂对热环境中的体温调节能力和心血管功能的影响** 研究人员观察了9名未经热习服的志愿者，双盲、交叉服用格拉司琼2 mg和安慰剂，着战斗服在热（40 °C、相对湿度30%）环境中进行3 h踏车运动（4.8 km/h）时热调节能力的变化。结果表明，格拉司琼仅使平均皮肤温度增加0.2°C，但对机体的热增量、全身发汗率和耐受时间无明显不良影响。对上述试验条件下受试者的心电图进行连续监测（平均记录21.6 h）的结果表明，虽可见偶发性的室性和室上性异位搏动，心动过缓、心脏停搏，但格拉司琼组受试者和安慰剂组受试者均无持续性的心律失常（表12-1）。

3. **5 - HT_3受体阻断剂对模拟飞行工作能力的影响** 美国空军阿姆斯特朗实验室研究人员进一步以9名空军飞行员为对象，在相对疲劳和生物节律的低谷期观察了格拉司琼和昂丹司琼对认知操作能力和F-16模拟飞行工作能力的影响。受试者在模拟飞行前2 h双盲、交叉服用格拉司琼2 mg、昂丹司琼8 mg和安慰剂。模拟飞行任务为防御反空袭任务，通过记录飞行参数和教练员观察对飞行工作能力进行主、客观评价，此外记录主观副作用和情绪、情感状态。结果表明，用药对完成战术飞行工作能力无明显不良影响，教练员对飞行成绩评分相似；飞行员主观情绪状态积分亦无明显差别。

综上所述，常规单剂量服用格拉司琼、昂丹司琼对认知操作能力和模拟飞行工作能力、热环境中的体温调节功能和心血管功能无明显不良影响，为在特殊军事作业环境下飞行人员合理用药提供了实验依据。

表 12-1 格拉司琼对热环境中人体体温调节能力和心电参数的影响

	安慰剂	格拉司琼
体温调节能力		
耐受时间(min)	157.4 ±16.7	159.4 ±20.4
发汗率(kg/h)	0.72 ±0.10	0.73 ±0.10
蒸发效率(%)	79.6 ±6.9	79.5 ±6.2
身体热增量(kJ)	406.3 ±97.2	407.1 ±103.3
心电参数		
最大心率(min)	168.2 ±19.4	163.6 ±16.7
最小心率(min)	51.1 ±6.2	48.1 ±5.3
平均心率(min)	80.7 ±11.0	80.3 ±9.2
室性早搏数(h)	3.0 ±4.6	1.4 ±1.7
室上性早搏数	3.3 ±5.6	2.3 ±2.0
二联律	0.1 ±0.3	0.1 ±0.3
>1.5 s 的停搏次数	2.9 ±7.5	3.6 ±8.4

注:表中数据为平均连续记录21.6 h 的 x ± s,n=9。两组的体温调节能力和心电参数均无统计学差别

引自:Gray GW, McLellan TM, Ducharme MB. Granisetron shows no pro-arrhythmic effect in normal subjects during or after exercise in a hot environment. Aviat Space Environ Med, 1996,67(8): 759-761.

(马 雪 李明凯)

参考文献

[1]朱国阳, 王栖溪, 杨文凯. 太空辐射环境对航天员的影响与防护. 生命与灾害, 2017(10):32-35

[2]吴大蔚, 张华, 赵亚丽,等. 载人航天飞行空间辐射研究进展. 航天医学与医学工程, 2018, 31(2): 152-162

[3]徐冰心, 岳茂兴. 航天辐射危害及其防护剂研究进展. 中华航空航天医学杂志, 2005, 16(1):72-74

[4]孙兰兰, 李恒, 唐炜,等. 抗辐射损伤药物的研究进展. 中南药学, 2018, 16(1):87-92

[5]刘红艳, 刘建功, 党旭红,等. 辐射防护剂和治疗剂的研究进展. 核化学与放射化学, 2016, 38(6): 321-326

[6]张蕊莹, 邢爽, 从玉文, 等. 重症急性放射病防治新药研究进展. 国际药学研究杂志, 2016, 43(3): 431-435

[7]Langell J, Jennings R, Clark J, et al. Pharmacological agents for the prevention and treatment of toxic radiation exposure in spaceflight. Aviat Space Environ Med, 2008, 79(7): 651-660

[8]Singh VK, Newman VL, Romaine PL, et al. Radiation counter measure agents: an update (2011 - 2014). Expert Opin Ther Pat, 2014, 24(11): 1229 - 1255

[9]Davis TA, Mungunsukh O, Zins S, et al. Genistein induces radioprotection by hematopoietic stem cell quiescence. Int J Radiat Biol, 2008, 84(9): 713 - 726

[10] Singh VK, Beattie LA, Seed TM. Vitamin E: tocopherols and tocotrienols as potential radiation countermeasures. J Radiat Res, 2013, 54(6): 973 - 988

[11]Stickney DR, Dowding C, Authier S, et al. 5 - androstenediol improves survival in clinically unsupported rhesus monkeys with radiation - induced myelosuppression. Int Immunopharmacol, 2007, 7(4): 500 - 505

[12]Grace MB, Singh VK, Rhee JG, et al. 5 - AED enhances survival of irradiated mice in a G - CSF - dependent manner, stimulates innate immune cell function, reduces radiation - induced DNA damage and induces genes that modulate cell cycle progression and apoptosis. J Radiat Res, 2012, 53(6): 840 - 853

[13]Singh VK, Romaine PL, Seed TM. Medical countermeasures for radiation exposure and related injuries: characterization of medicines, FDA - Approval status and inclusion into the strategic National stockpile. Health Phys, 2015, 108(6): 607 - 630

[14]Cordero RJB, Vij R, Casadevall A, et al. Microbial melanins for radioprotection and bioremediation. Microb biotechnol, 2017, 10(5): 1186 - 1190

[15]Rabin BM, Joseph JA, Shukitt - Hale B. Effects of age and diet on the heavy particle - induced disruption of operant responding produced by a ground - based model for exposure to cosmic rays. Brain Res, 2005, 1036(1 - 2): 122 - 129

[16]Copp RR, Peebles DD, Soref CM, et al. Radioprotective efficacy and toxicity of a new family of aminothiol analogs. Int J Radiat Biol, 2013, 89(7): 485 - 492

[17]Gao W, Liang JX, Ma C, et al. The protective effect of N - Acetylcysteine on ionizing radiation induced ovarian failure and loss of ovarian reserve in female mouse. Biomed Res Int, 2017, 4176170

[18]Changizi V, Bahrami M, Esfahani M, et al. Prevention of γ - radiation - induced DNA damage in human lymphocytes using a serine - magnesium sulfate mixture. Sultan Qaboos Univ Med J, 2017, 17(2): e162 - e167

[19]Ueno M, Matsumoto S, Matsumoto A, et al. Effect of amifostine, a radiation - protecting drug, on oxygen concentration in tissue measured by EPR oximetry and imaging. J Clin Biochem Nutr, 2017, 60(3): 151 - 155

[20]Aktoz T, Caloglu M, Yurut - Caloglu V, et al. Histopathological and biochemical comparisons of the protective effects of amifostine and l - carnitine against radiation - induced acute testicular toxicity in rats. Andrologia, 2017, 49(9): 1 - 7

[21]Deng G, Hu P, Zhang J, et al. Elevated serum granulocyte - macrophage colony - stimulating factor levels during radiotherapy predict favorable outcomes in lung and esophageal cancer. Oncotarget, 2016, 7(51): 85142 - 85150

[22] Zhang S, Qiu X, Zhang Y, et al. Basic fibroblast growth factor ameliorates endothelial dysfunction in radiation - induced bladder injury. Biomed Res Int, 2015, (9): 1 - 10

[23] Balaji Raghavendran HR, Rekha S, Cho HK, et al. Ginsenoside rich fraction of Panax ginseng C. A. Meyer improve feeding behavior following radiation - induced pica in rats. Fitoterapia, 2012, 83(6): 1144 - 1150

[24] Yirmibesoglu E, Karahacioglu E, Kilic D, et al. The protective effects of Ginkgo biloba extract(EGb - 761) on radiation - induced dermatitis: an experimental study. Clin Exp Dermatol, 2012, 37(4): 387 - 394

[25] Kim HJ, Kim MH, Byon YY, et al. Radioprotective effects of an acidic polysaccharide of Panax ginseng on bone marrow cells. J Vet Sci, 2007, 8(1):39 - 44

第十三章 营养补充剂

13

维生素(vitamin)是机体维持正常生理功能和物质代谢所必需,但在体内不能合成,或合成很少,必须由食物供给的一组低分子量有机物质。通常按其溶解性分为水溶性维生素和脂溶性维生素两大类。维生素既不参与构成人体细胞,也不为人体提供能量,但是它们在人体的生长、代谢、发育过程中发挥着重要的作用。人体除碳、氢、氧、氮以外的其他元素称为矿物质或无机盐(mineral),通常把含量占体重 0.01% 以上的元素称为常量元素,如钙、镁、钾、钠等,0.01% 以下的元素称为微量元素,如铁、锌、硒、锰等。矿物质在体内不能自行合成,必须由外界环境供给,其在人体内的总量不及体重的 5%,也不能提供能量,但同样在人体组织的生理作用中发挥着重要的功能。

营养补充剂,狭义来说,是指单纯由维生素、矿物质组成的产品,广义而言,包括维生素、矿物质和其他营养成分如氨基酸等组成的复合物。营养补充剂不以提供能量为目的,其作用主要是补充膳食供给的不足,预防营养缺乏和降低发生某些慢性退行性疾病的危险。各个国家针对不同年龄、性别及生理状况的人群分别制定了维生素、矿物质等营养素的推荐供给量(recommended dietary allowance,RDA),以满足某一特定性别、年龄及生理状况群体中绝大多数个体对某种营养素的需要量。但临床和科研工作中会采用高出 RDA 水平的营养素剂量以满足机体的特殊需求,一般来说,营养素用量超过 RDA 的 5 ~ 10 倍即可产生一些营养素生理功能以外的作用,可视为治疗剂量或药理剂量。

航空航天飞行是一种由飞行人员和航天员在低气压、超重、失重、噪声、振动、辐射等综合应激因素影响下完成的精神高度紧张而又复杂的特殊劳动作业。大量研究表明,航空航天飞行活动中,机体维生素、矿物质及其他营养素的消耗量均有不同程度增加,而服用一定剂量的营养补充剂对于满足飞行活动时机体代谢需要、提高飞行耐力具有重要作用。因此,营养补充剂在国内外航空航天医学的应用十分广泛。本章拟从药理学角度对营养补充剂进行介绍,结合航空航天医学领域的应用情况,主要介绍维生素 B_1、B_2、C、B_6、烟酰胺和泛酸等水溶性维生素,维生素 A、D、E、K 等脂溶性维生素,钙、锌、硒等矿物质与微量元素以及酪氨酸、色氨酸等氨基酸的生理功能与药理作用。

第一节 营养补充剂的生理功能与药理作用

一、维生素

(一)水溶性维生素

1. 维生素 B_1

(1)结构与制剂　维生素 B_1(vitamin B_1, thiamine)又称抗脚气病维生素,因其化学结构(图 13-1)中含有硫及氨基,故又称硫氨素。常用制剂:片剂,每片 5 mg、10 mg;注射剂,每支 10 mg/1 ml、25 mg/1 ml、50 mg/1 ml、100 mg/2 ml。

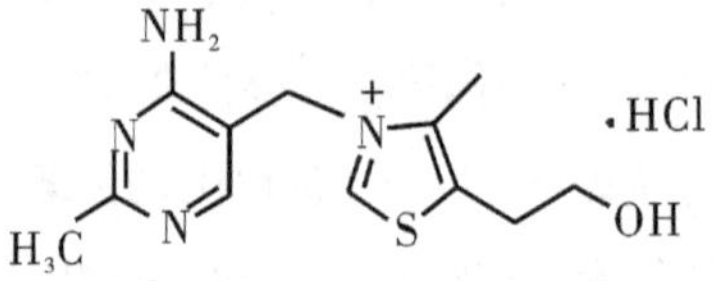

图 13-1　维生素 B_1 的化学结构

(2)吸收与代谢　维生素 B_1 肌注吸收快而完全,口服在十二指肠吸收,但不完全。正常人每日吸收维生素 B_1 5~15 mg,增大剂量并不增加吸收。主要在肝内代谢,经肾排泄。

(3)生理功能　维生素 B_1 在肝内焦磷酸基转移酶催化下与三磷酸腺苷(ATP)作用生成焦硫胺素(TPP),即维生素 B_1 的体内活性型,TPP 作为丙酮酸氧化脱羧酶系和 α-酮戊二酸氧化脱羧酶系的辅酶参与能量代谢。维生素 B_1 参与丙酮酸氧化脱羧生成乙酰辅酶 A(乙酰 CoA),后者在胆碱乙酰化酶催化下与胆碱生成乙酰胆碱,即胆碱能神经递质;维生素 B_1 还可以激活胆碱乙酰化酶而抑制胆碱酯酶活性,从而减少乙酰胆碱降解、维持胆碱能神经的功能正常。在磷酸戊糖代谢过程中,有两步反应由酮基转移酶催化,此酶以 TPP 为辅酶。磷酸戊糖代谢是生成烟酰胺腺嘌呤二核苷酸磷酸(NADPH)的重要途径,NADPH 是体内很多合成代谢的供氢体,并维持谷胱甘肽的还原状态以保护体内一些含巯基的蛋白质或酶免受损害。人类缺乏维生素 B_1 时,可引起脚气病、末梢神经炎和消化功能减退等。

(4)药理作用与临床应用　作为药物,维生素 B_1 可用于脚气病的预防和治疗,亦可用于周围神经炎和消化不良等病症的辅助治疗。正常人较少发生单一性维生素 B_1 缺乏,如有缺乏症状,使用复合维生素 B 制剂为宜。维生素 B_1 对正常肾功能几乎无毒性,偶见过敏反应。

2. 维生素 B_2

(1)结构与制剂　维生素 B_2(vitamin B_2)又名核黄素(riboflavin),其化学结构见图 13-2。常用制剂:片剂,每片 5 mg、10 mg;注射剂,每支 2 mg/1 ml、5 mg/1 ml、10 mg/2 ml。

(2)吸收与代谢　维生素 B_2 口服与肌注均易吸收,口服主要在十二指肠吸收。吸收后分布到各种组织,极少在体内贮存,故易发生缺乏症。主要在肝内代谢,经肾排泄。

(3)生理功能　在组织中构成黄素单核苷酸(FMN)和黄素腺嘌呤二核苷酸(FAD),FMN和FAD是体内多种氧化还原酶(如琥珀酸脱氢酶、黄嘌呤氧化酶、NADH脱氢酶等)的辅酶,通过体内氧化呼吸链的递氢作用参与生物氧化。人类维生素B_2缺乏时,可引起口角炎、阴囊炎、眼睑炎等。

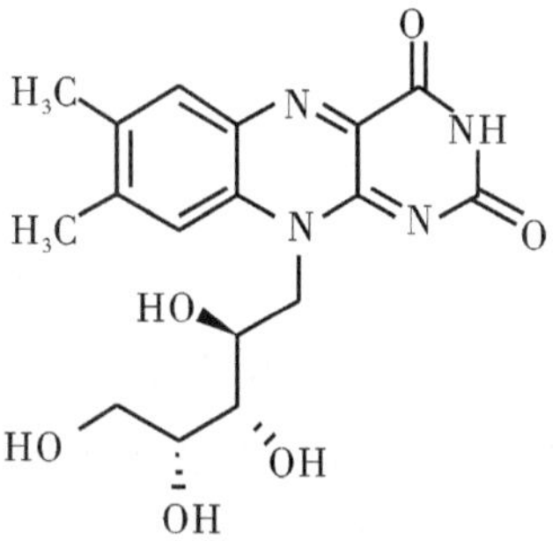

图13-2　维生素B_2的化学结构

(4)药理作用与临床应用　本药主要用于维生素B_2缺乏症的防治。如有缺乏症状,使用复合维生素B制剂为宜。在肾功能正常的情况下几乎不产生毒性。

3. 维生素C

(1)结构与制剂　维生素C(vitamin C)又称抗坏血酸(ascorbic acid),其化学结构见图13-3。维生素C具有氧化还原性质,氧化性和还原性维生素C形成一个氧化-还原体系。常用制剂:片剂,每片25 mg、50 mg、100 mg;注射剂,100 mg/2 ml、250 mg/2 ml、500 mg/5 ml、2.5 g/20 ml。

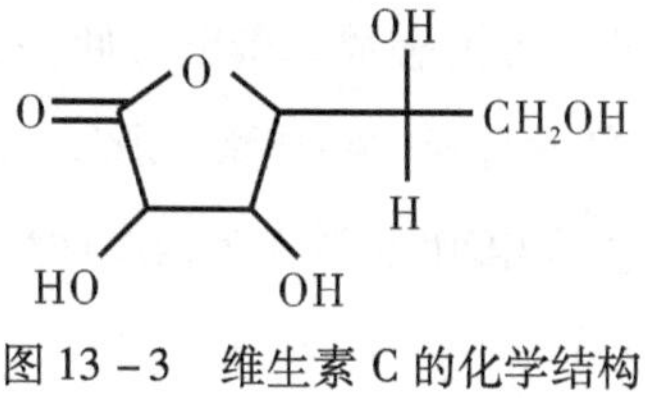

图13-3　维生素C的化学结构

(2)吸收与代谢　维生素C易自胃肠吸收,分布广泛。在肝内代谢,绝大部分以代谢产物(草酸等)形式排出,超过体内需要的部分迅速自尿液排出。

(3)生理功能　维生素C是胶原脯氨酸羟化酶及胶原赖氨酸羟化酶维持活性所必需的辅助因子,可促进胶原组织的合成。胶原是机体结缔组织、骨及毛细血管的重要构成成分,当维生素C缺乏时会引起牙齿易松动、毛细血管破裂及创伤不易愈合等。正常时体内胆固醇有40%转变成胆汁酸,而维生素C是催化胆固醇转变成7-α羟胆固醇反应的7-α羟化酶的辅酶。肾上腺皮质含有大量维生素C,在肾上腺皮质激素合成加强时维生素C含量显著下降。维生素C参与芳香族氨基酸代谢,如苯丙氨酸转变为酪氨酸、酪氨酸转变为对羟苯丙酮酸及尿黑素、酪氨酸转变为儿茶酚胺、色氨酸转变为5-羟色氨酸等反应均需要维生素C参与。维生素C促进铁的吸收。维生素C参与体内氧化还原代谢,起到保护巯基,使红细胞中的高铁血红蛋白还原为血红蛋白进而恢复对氧的运输功能，保护维生素 A、E、B 免遭氧化，促进叶酸转变为有活性的四氢叶酸等作用。

(4) 药理作用与临床应用　维生素 C 主要用于维生素 C 缺乏症的防治，也可用于尿的酸化、高铁血红蛋白血症以及各种急慢性传染性疾病及紫癜的辅助治疗，亦可用于各种贫血、过敏性皮肤病、口疮的辅助治疗以及促进伤口愈合等。通常耐受良好，大剂量可有腹泻及其他胃肠紊乱症状。可致肾草酸钙结石形成，尿草酸盐过多者慎用。

4. 维生素 B_6

(1) 结构与制剂　维生素 B_6 (vitamin B_6) 包括吡哆醇 (pyridoxine)、吡哆醛 (pyridoxal) 及吡哆胺 (pyridoxamine)，其化学结构见图 13 – 4。在体内均以磷酸酯的形式存在。磷酸吡哆醛和磷酸吡哆胺可相互转变，均为活性型。常用制剂：片剂，每片 10 mg；注射剂，每支 25 mg/1 ml、50 mg/1 ml、100 mg/2 ml。

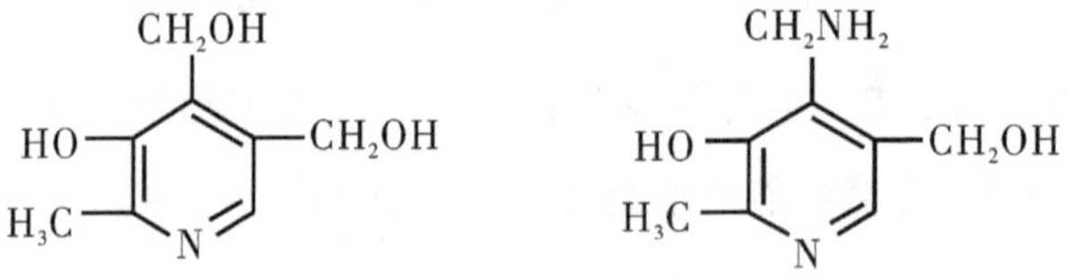

吡哆醛　　吡哆胺

图 13 – 4　维生素 B_6 的化学结构

(2) 吸收与代谢　维生素 B_6 口服易吸收，主要在空肠吸收。摄入后在体内可直接或间接转化成吡哆醛，约 70% 经肝醛氧化酶代谢，主要生成 4 – 吡哆酸由尿液排出。

(3) 生理功能　磷酸吡哆醛是氨基酸代谢中的转氨酶及脱羧酶的辅酶，能促进谷氨酸脱羧，促进抑制性神经递质 γ – 氨基丁酸的合成。磷酸吡哆醛是 δ – 氨基 γ – 酮戊酸 (ALA) 合成酶的辅酶，而 ALA 合成酶是血红素合成的限速酶。所以，维生素 B_6 缺乏时有可能造成低血色素小细胞性贫血和血清铁增高。磷酸吡哆醛作为糖原磷酸化酶的重要组成部分，参与糖原分解为 1 – 磷酸葡萄糖的过程。

(4) 药理作用与临床应用　用以防治因大量或长期服用异烟肼、肼屈嗪等引起的周围神经炎、失眠、不安；减轻抗癌药和放射治疗引起的恶心、呕吐或妊娠呕吐等；治疗婴儿惊厥或孕妇服用以预防婴儿惊厥；治疗白细胞减少症；局部涂擦治疗痤疮、酒糟鼻、脂溢性湿疹等；与烟酰胺合用治疗糙皮病。在正常肾功能状况下维生素 B_6 几乎不产生毒性，但长时间、大剂量服用会产生神经感觉异常。

5. 维生素 PP

(1) 结构与制剂　维生素 PP (vitamin PP) 又名抗癞皮因子，包括尼克酸或烟酸 (nicotinic acid) 和尼克酰胺或烟酰胺 (nicotinamide)，在体内可相互转化，其化学结构见图 13 – 5。常用制剂：片剂，每片 50 mg、100 mg；注射剂，每支 50 mg/1 ml、100 mg/1 ml。

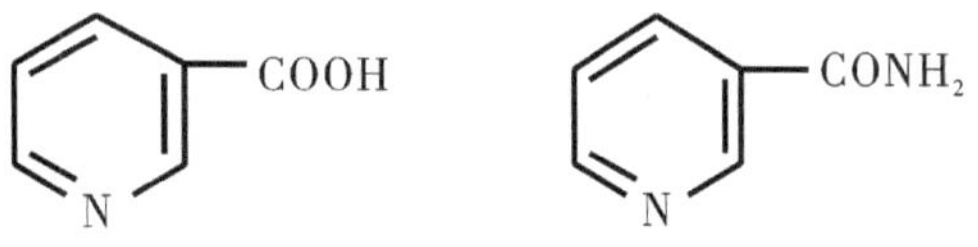

尼克酸　　　　尼克酰胺

图 13－5　维生素 PP 的化学结构

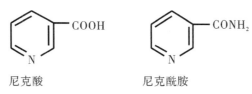

(2)吸收与代谢　维生素 PP 胃肠易吸收，肌注吸收更快。经肝脏代谢，治疗量仅少量以原形自尿液排出。

(3)生理功能　维生素 PP 是构成烟酰胺腺嘌呤二核苷酸(NAD)、烟酰胺腺嘌呤二核苷酸磷酸(NADP)的主要成分，NAD、NADP 为辅酶Ⅰ、辅酶Ⅱ的组成部分，广泛参与体内的物质代谢过程。人类维生素 PP 缺乏症称为癞皮病，主要表现为皮炎、腹泻和痴呆。

(4)药理作用与临床应用　维生素 PP 主要用于防治糙皮病及口炎、舌炎等，亦可用于抗心律失常。给药后可出现皮肤潮红和瘙痒。口服给药可出现恶心、呕吐等胃肠反应，偶尔也可发生高血糖、高尿酸等。

6. 泛酸

(1)结构与制剂　泛酸(pantothenic acid)又称遍多酸，由 β－丙氨酸通过肽键与 α,γ 二羟 β－β－二甲基丁酸缩合而成，临床常用泛酸钙，其化学结构见图 13－6。常用制剂：片剂，每片 5 mg、10 mg。

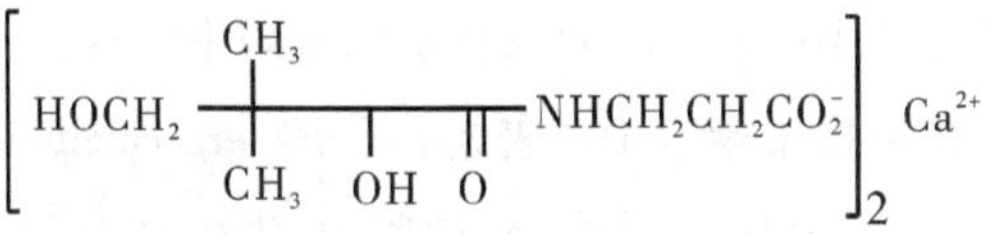

图 13－6　泛酸钙的化学结构

(2)吸收与代谢　泛酸在肠内被吸收进入人体后，经磷酸化并获得巯基乙胺而生成4－磷酸泛酰巯基乙胺。4－磷酸泛酰巯基乙胺是辅酶 A(CoA)及酰基载体蛋白(ACP)的组成部分，所以 CoA 和 ACP 为泛酸在体内的活性型。

(3)生理功能　在体内生成的 CoA 和 ACP 构成酰基转移酶的辅酶，广泛参与糖、脂类、蛋白质代谢及肝脏的生物转化。由于泛酸广泛存在于生物界，所以泛酸缺乏症较少见。

(4)药理作用与临床应用　由于来源广泛，因此在人类中尚未发现典型的泛酸缺乏症。临床上泛酸钙与维生素 B 族合用防治维生素 B 缺乏症，可提高疗效。亦可用于周围神经炎、手术后肠绞痛、播散性红斑狼疮。

(二)脂溶性维生素

1. 维生素 A

(1)结构与制剂　维生素 A(vitamin A)又名抗干眼病维生素，为不饱和一元醇类维生素。其化学结构见图 13－7。天然维生素 A 包括维生素 A_1、维生素 A_2 两种，维生素 A_1 又称视黄醇(retinol)，维生素 A_2 又称 3－脱氢视黄醇。常用制剂：胶丸剂，每丸 5000 U、25 000 U。

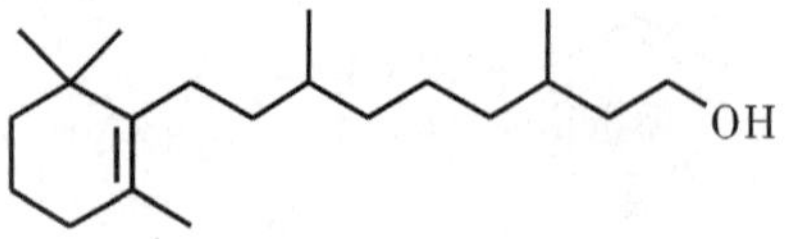

维生素A_1

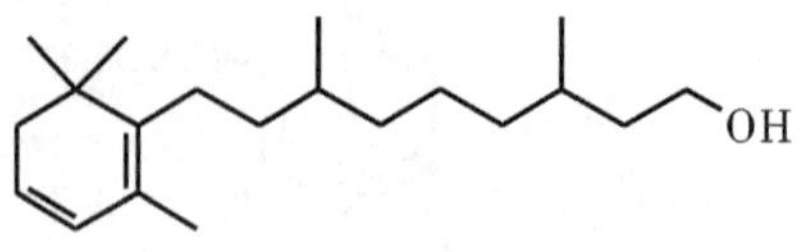

维生素A_2

图 13－7　维生素 A 的化学结构

(2)吸收与代谢　维生素 A 口服极易吸收,吸收部位主要在十二指肠、空肠。吸收后以脂蛋白的形式贮存于肝脏,代谢产物由尿液和粪便排出。

(3)生理功能　①构成视觉细胞内感光物质:人体视网膜有感弱光的杆状细胞,其中含有弱感光物质即由视蛋白和视黄醇构成的视紫红质,能使光能转换为神经冲动。在维生素 A 缺乏时,视紫红质合成减少,对弱光敏感性降低,日光适应能力减弱,严重时会发生“夜盲症”。②参与糖蛋白的合成:当维生素 A 缺乏时,可导致糖蛋白合成中间体的异常,低分子多糖－脂的堆积。维生素 A 为组织的发育分化所必需,维生素 A 缺乏可引起上皮组织干燥、增生和角化等,这也与维生素 A 能促进糖蛋白的合成有关。③人体上皮细胞的正常分化与视黄酸直接相关,人体和动物实验表明维生素 A 具有一定的抗癌作用。

(4)药理作用与临床应用　主要用于维生素 A 缺乏症的防治和哺乳妇女及婴儿等特殊人群的补充需要。生理剂量的维生素 A 一般无毒,但长期过量摄入可致严重中毒。

2. 维生素 D

(1)结构与制剂　维生素 D(vitamin D)又称抗佝偻病维生素,是类固醇衍生物,目前认为它是一种类固醇激素,主要包括维生素 D_2(麦角钙化醇,ergocalcilferol)和维生素 D_3(胆钙化醇,cholecalciferol),其化学结构见图 13－8。常用制剂:维生素 D_2片,每片 5000 U;维生素 D_2胶丸,每丸 2500 U、1 万 U;维生素 D_2注射液,20 万 U/1 ml,40 万 U/1 ml;维生素 D_3注射液,15 万 U/0.5 ml,30 万 U/1 ml,60 万 U/1 ml。

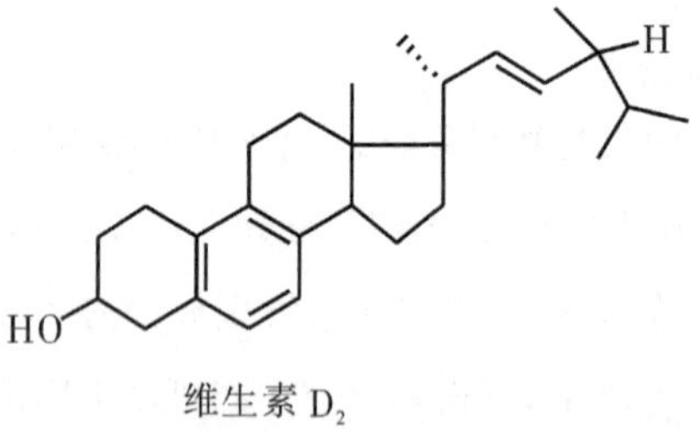

维生素 D_2

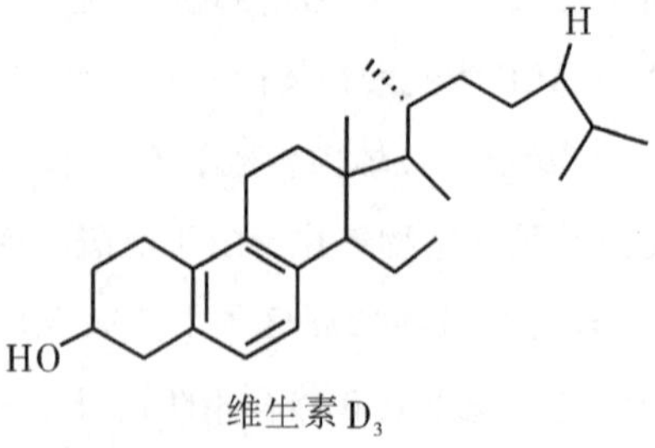

维生素 D_3

图 13－8　维生素 D 的化学结构

(2)吸收与代谢　维生素 D 在小肠吸收后入血,与特异载体蛋白－维生素 D 结合蛋白结合后被运输至肝,在 25－羟化酶催化下 C－25 加氧成为 25－$(OH)_2$－维生素 D_3,25－$(OH)_2$－维生素 D_3经肾小管上皮细胞线粒体内 1α－羟化酶的作用下生成活性形式的 1,25－$(OH)_2$－维生素 D_3,再进一步转化成 1,24,25－$(OH)_3$－维生素 D_3。但 1,24,25－$(OH)_3$－维生素 D_3的活性远不如 1,25－$(OH)_2$－维生素 D_3的活性大。

(3)生理功能　具有生物活性的1,25-(OH)-维生素D_3的靶细胞是小肠黏膜、肾及肾小管。1,25-$(OH)_2$-维生素D_3的作用是促进钙、磷的吸收,有利于新骨的生成、钙化。

(4)药理作用与临床应用　当缺乏维生素D时,儿童可发生佝偻病,成人可发生软骨病。维生素D的预防剂量为0.01~0.02 mg/d,口服或肌注维生素D治疗维生素D缺乏症会收到良好效果。长期过量摄入可致中毒。

3.维生素E

(1)结构与制剂　维生素E(vitamin E,α-Tocopherol)系苯骈二氢吡喃的衍生物,其化学结构见图13-9。自然界有8种维生素E的同系物,即α、β、γ、δ四种生育酚和四种生育三烯酚。常用制剂:胶丸剂,每丸5 mg、10 mg、100 mg;片剂,每片5 mg、10 mg;注射剂,5 mg/1 ml、50 mg/1 ml。

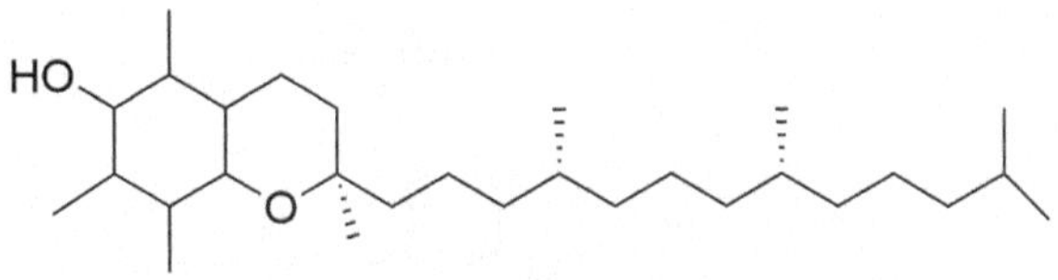

图13-9　维生素E的化学结构

(2)吸收与代谢　正常膳食条件下,人类小肠至少可吸收膳食中α-维生素E总量的50%以上,口服药理剂量(200 mg)的维生素E时,吸收率可下降到10%以下。维生素E依靠胆汁自胃肠吸收,分布广泛,与血中β脂蛋白结合,贮存于全身组织,尤其是脂肪中,部分经肝代谢,随尿液中排出。

(3)生理功能　①抗氧化作用:维生素E是体内最重要的抗氧化剂,能避免脂质过氧化的发生,保护生物膜的结构与功能。②促进生殖器官发育:维生素E俗称生育酚,动物缺乏维生素E时,其生殖器官发育受损甚至不育,临床上常用维生素E治疗先兆流产和习惯性流产。③促进血红素代谢:维生素E能提高血红素合成中的关键酶δ氨基γ酮戊酸(ALA)合成酶及ALA脱水酶活性,促进血红素合成。孕妇、哺乳期妇女及新生儿应注意补充维生素E以防止发生贫血。

(4)药理作用与临床应用　维生素E主要用于习惯性流产、先兆流产、不育症、进行性肌营养不良等,亦可用于冠心病、高脂血症、动脉粥样硬化的辅助治疗。长期、大剂量服用可出现一定副作用,如视物模糊、胃肠不适、乏力等,甚至可导致出血倾向,影响内分泌和免疫功能,并有出现血栓性静脉炎或栓塞的危险。

4.维生素K

(1)结构与制剂　具有维生素K(vitamin K)活性的化合物通常都含有一个2-甲基-1,4-萘醌环,只是3-位上的结构不同。维生素K在自然界中以两种形式存在,基本结构为甲萘醌(图13-10)。植物性食物如苜蓿中所含的是维生素K_1(vitamin K_1,phytomenadione),由腐败鱼粉所得及肠道细菌所产生者为维生素K_2(vitamin K_2,menaquinone)。亚硫酸钠甲萘醌

(menadione sodium bisulfite)即维生素 K_3(vitamin K_3)和甲萘氢醌(menadil)即维生素 K_4(vitamin K_4)均为人工合成品。常用制剂:维生素 K_1注射针,5 mg/0.5 ml;10 mg/1 ml;维生素 K_3片剂,每片 2 mg,注射液 4 mg/1 ml;维生素 K_4片剂,每片 2 mg、5 mg。

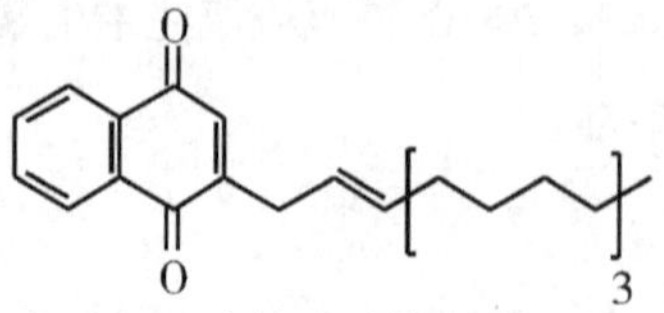

叶绿醌，维生素K_1

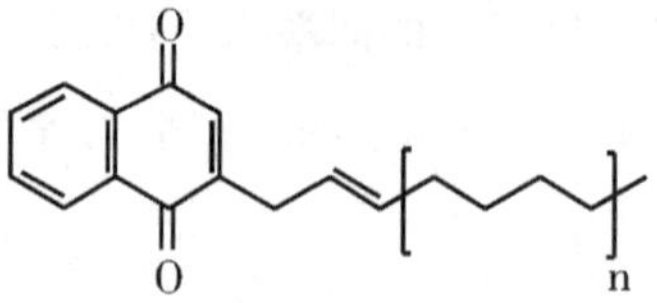

甲基萘醌，维生素K_4

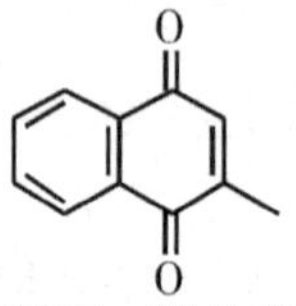

甲萘醌，维生素K_3

图 13-10　维生素 K 的化学结构

(2)吸收与代谢　维生素 K_1和维生素 K_2均为脂溶性维生素,需胆汁协助吸收。维生素 K_3和维生素 K_4均为水溶性维生素,不需胆汁协助吸收。在胆汁和胰液存在的情况下,维生素 K 由小肠近端吸收,进入淋巴系统。正常膳食时,血浆叶绿醌浓度在饭后 6 h 达高峰,24 h 后回到基线。尿中维生素 K 的代谢产物主要由葡萄糖苷酸的共轭衍生物构成。肝脏是维生素 K 的主要储存器官。与其他脂溶性维生素相比,机体内维生素 K 的总储量很小,当膳食维生素 K 供给不足时,其肝储存量就会很快耗竭。

(3)生理功能　维生素 K 是 γ-羧化酶的辅酶,参与肝合成促进凝血因子,如凝血酶原和凝血因子Ⅶ、因子Ⅸ和因子Ⅹ等,以及抗凝血蛋白 C 和蛋白 S,促进这些凝血因子前体蛋白分子氨基末端第 10 个谷氨酸残基的 γ-羧化作用,使这些因子具有活性,与 Ca^{2+} 结合,再与带有大量负电荷的血小板磷脂结合,使血液凝固正常进行。此外,维生素 K 依赖性蛋白具有骨骼生成调节作用。如骨钙素对骨骼形成具有负向调节功能,基质 γ-羟基谷氨酸蛋白为软组织及骨骼钙化抑制。

(4)药理作用与临床应用　维生素 K 主要作为促凝血药。维生素 K_3微量脑室注射有明显的镇痛作用,此作用可被纳洛酮拮抗,且维生素 K_3和吗啡镇痛作用有交叉耐受现象。临床上主要用于梗阻性黄疸、胆瘘、慢性腹泻、早产儿、新生儿出血等患者以及香豆素类、水杨酸类药物或其他原因导致凝血酶原过低而引起的出血,亦可用于预防长期应用广谱抗菌药继发的维生素 K 缺乏症。

二、矿物质和微量元素

1. **钙** 钙(calcium)是机体组成中含量最高的无机元素,总量约为1.0～1.5 kg。进入体内的钙主要由小肠上段吸收,1,25－二羟基维生素D_3诱导肠黏膜合成钙结合蛋白,促进钙的吸收;某些氨基酸、乳糖的存在以及适宜的钙磷比例(1:2～1:1)有利于钙的吸收;植物性食物所含的植酸、草酸与钙形成不溶性钙盐,影响钙的吸收;钙在体内99%集中在骨骼和牙齿,主要以羟磷灰石及磷酸钙形式存在;钙还具有调节神经肌肉兴奋性与心脏搏动的作用;钙参与血液凝固和酸碱平衡。钙作为第二信使参与广泛的生理反应,包括肌肉收缩、激素释放、神经递质释放、视觉、糖原代谢、细胞分化、增殖和运动等。低钙摄入量与多种疾病有关。当钙的功能性储备(骨骼)长期被耗竭用于维持正常的血钙浓度时,即发生骨量降低并可能导致骨质疏松。少量的钙到达后段肠腔(难吸收钙),可提高患结肠癌和肾结石的易感性。

2. **锌** 人体内含锌1.5～2.5 g。海产品是锌的良好来源,奶类和蛋类次之,食物中的锌主要在十二指肠及小肠近端吸收,受肠黏膜细胞含锌量的调节。进入体内后,锌主要分布于骨骼、皮肤和毛发。锌广泛分布于各种细胞中,是细胞内最丰富的微量元素。在体内作为辅助因子,参与多种酶的组成,与核酸和蛋白质合成、维生素A代谢、免疫功能、创伤愈合等有关。锌作为保护剂,防止不同有害物质、活性氧以及电离辐射损伤的有益作用已得到证实。人类锌缺乏主要表现为食欲不振、生长停滞、味觉减退和创伤愈合不良等。

药用锌制剂主要包括:①硫酸锌:口服液,0.2%;片剂,25、50mg/片;颗粒剂,2 g:8 mg、5 g:20 mg;外用溶液,0.5%、1%;眼药水,0.25%。临床主要用于锌缺乏引起的食欲不振、贫血、生长发育迟缓等,也可用于类风湿关节炎、间歇性跛行、肝豆状核变性、慢性溃疡、痤疮、口疮、结膜炎的治疗。②葡萄糖酸锌:口服液,每瓶100 ml,含锌10 mg;片剂,每片35 mg、70 mg、174 mg;颗粒剂,每粒70 mg;胶囊剂,每粒25 mg。临床主要用于小儿、老年人、妊娠妇女因缺乏锌引起的生长发育迟缓、营养不良、厌食症、复发性口腔溃疡、皮肤痤疮等。

3. **硒** 人体含硒(selenium)量约13.0～20.3 mg。海洋食物、动物肝脏、肾脏及肉类是硒的良好来源,谷类的硒含量依赖它们生长的土壤的硒含量。硒在体内作为辅助因子,参与多种酶的组成,如谷胱甘肽过氧化物酶。人类克山病与大骨节病的发生与硒缺乏有关。但硒摄入过多会造成硒中毒,急性硒中毒患者表现为头晕、头痛、流泪、胸闷、气短和呼吸困难,慢性硒中毒患者表现为脱发、脱甲、皮肤充血溃烂和四肢麻痹等。

药用硒制剂为亚硒酸钠片,1 mg相当于含元素硒0.457 mg。临床上主要用于长期依靠静脉营养的患者,以及各种原因引起的硒缺乏症,如克山病、癌症、心血管疾病等。

三、酪氨酸和色氨酸

(一)酪氨酸

1. **吸收代谢与生理作用** 酪氨酸(tyrosine)属芳香族的极性中性氨基酸。主要吸收部位在小肠，为耗能需 Na^+ 的主动运转过程。透过血脑屏障进入脑组织的酪氨酸含量，不仅取决于血浆中的浓度，也取决于它对中性氨基酸载体系统运载部位的亲和力。胰岛素有促进组织摄取中性氨基酸的作用。酪氨酸经酪氨酸羟化酶催化生成3,4－二羟苯丙氨酸（多巴，dopa），再经多巴脱羧酶作用生成多巴胺（DA），多巴胺为中枢神经递质。在肾上腺髓质，多巴胺可进一步转变为去甲肾上腺素（NA）和肾上腺素（adrenaline，A）。多巴胺、去甲肾上腺素和肾上腺素统称为儿茶酚胺（catecholamine，CA）。

酪氨酸羟化酶是合成儿茶酚胺的限速酶，受终产物反馈调节。中枢神经系统 CA 合成又受组织本身酪氨酸浓度的调节，中枢神经系统内酪氨酸水平可因摄入外源性酪氨酸增加而提高。有实验观察到，给大鼠注射脱羧酶抑制剂，15 min 后再腹腔注射酪氨酸（50 mg/kg），给予酪氨酸 1 h 后大鼠脑内酪氨酸浓度升高 81%，多巴蓄积量增加 13%。一般情况下，当儿茶酚胺能神经元处于生理活跃状态时，对前体物质酪氨酸的反应性提高。神经元对酪氨酸反应可能与酪氨酸羟化酶激活（磷酸化）有关，酶激活过程使酪氨酸羟化酶对四氢生物蝶呤（酶的辅助因子）的亲和力及酪氨酸饱和程度增加。在这种情况下，酪氨酸的饱和程度将限制此酶的活性。此外，酶的磷酸化将减少酶对终产物（儿茶酚胺）抑制的敏感性，使神经元将酪氨酸转变成多巴胺和去甲肾上腺素的速度加快。

2. 药理作用

（1）*提高机体的认知操作能力*　尽管酪氨酸对 CA 类中枢递质生物合成有一定影响，但这种影响只有在儿茶酚胺能神经元需要增加 CA 的合成时，外源性酪氨酸才能发挥其作用。因此，在应激条件下供给足量酪氨酸是相当重要的。有研究以军官学校学员为对象，观察了酪氨酸对持续 6 d 严酷的军事作战训练时认知操作能力、情绪状态和血压的影响。10 人服用含 2 g 酪氨酸的饮料，每天 5 次；另 11 人服用相同热量的碳水化合物。训练开始前和训练第 6 d 进行指标测定。结果表明，服用酪氨酸组学员的记忆力、跟踪操作任务成绩优于碳水化合物组学员的。补充酪氨酸还可降低收缩压，而对情绪状态无明显作用，提示酪氨酸可以降低军事任务应激和疲劳对认知操作能力的不良影响。美国海军航空航天医学研究所曾观察了睡眠剥夺条件下口服酪氨酸对认知操作能力的影响。受试者自第一天 19:30 至第二天 8:30 连续 13 h，进行 9 次认知操作能力和情绪状态测定。试验当天保持 24 h 以上不睡眠，实验开始后 6 h，一半的受试者按照 150 mg/kg 服用酪氨酸，其余人员服用安慰剂。结果表明，酪氨酸能明显改善受试者的认知操作能力、减少高警觉性任务的反应脱漏，持续时间约 3 h。其他研究表明，酪氨酸还具有缓解热应激环境导致的反应延长、有效改善机体的聚合思维（convergent thinking）和工作记忆（working memory）能力等作用。

（2）*提高机体的应激能力*　科学家通过系列动物实验和人体试验证实，酪氨酸可有效改善机体对冷、热、低压、低氧以及心理应激等的应对能力。服用酪氨酸（100 mg/kg 或 150 mg/kg），减轻高空缺氧和寒冷暴露数小时引起的头痛、疲劳、思维和警觉性降低等症状，使工作记忆能力和作业效能增强。酪氨酸对机体应对两种或两种以上的综合应激因素也有较好的改善作用。研究者将志愿者暴露于4700 m、17℃ 、7 h条件下，按照85 mg/kg和170 mg/kg分两次口服酪氨酸，发现两种剂量条件下受试者的情绪（思考能力、头晕、紧张等）和表现（计算、编码、分辨数字大小及认知等）以及头痛、疲劳等体征都得到显著的改善。

（3）提高机体的运动耐力　下体负压（lower body negative pressure，LBNP）是指在人体的下半身造成一定负压，可使上半身血液向下半身转移，并在腹腔和下肢血管内淤积，类似于的作用。有研究报道，服用酪氨酸（100 mg/kg）可使人体LBNP耐力提高22%，并明显减轻LBNP应激所致的抑郁、焦虑和紧张感。另有研究比较了热环境（30℃，相对湿度60%）对运动耐力的影响。8名健康成年男性被随机分为2组（n＝4），运动前1 h实验组和对照组均摄入500 ml无糖饮料，实验组的饮料中增加150 mg/kg的酪氨酸。两组实验对象用踏车功率计做踏车运动致力竭，平均运动负荷功率（161 ± 17）W，实验组受试者的踏车运动时间（80.3 ± 19.7 min）显著长于对照组受试者的（69.2 ± 14.0 min）。

（二）色氨酸

1. **吸收代谢与生理作用**　色氨酸（tryptophan）亦属芳香族的极性中性氨基酸。主要吸收部位在小肠，为耗能需Na^+的主动运转过程。透过血脑屏障进入脑组织的色氨酸含量不仅取决于血浆中的浓度，也取决于它对中性氨基酸载体系统运载部位的亲和力。当胰岛素分泌时，酪氨酸和其他中性氨基酸迅速进入组织细胞，而色氨酸与脱去所结合的脂肪酸的血浆蛋白结合不进入组织细胞，因此血浆中酪氨酸和其他中性氨基酸浓度减少，色氨酸浓度相对增加。由于竞争底物减少，色氨酸与中性氨基酸载体系统结合的机会增加，通过血脑屏障进入脑组织的色氨酸增加。色氨酸首先经色氨酸羟化酶作用生成5－羟色氨酸，再经脱羧酶作用生成5－羟色胺（5－HT）。5－HT不能透过血脑屏障，外源性色氨酸被吸收入血后，首先经过血脑屏障进入脑组织，然后再反应生成中枢神经系统的5－HT。

进入人体的外源性色氨酸约有1% ~2%在色氨酸羟化酶作用下生成5－羟色氨酸，5－羟色氨酸再脱羧生成5－HT。色氨酸羟化酶对色氨酸亲和力较小，组织中的色氨酸浓度对5－HT的合成影响较大。色氨酸浓度越高，5－HT生成量越多。由于5－HT不能透过血脑屏障而色氨酸可以自由透过血脑屏障，故中枢神经系统的5－HT需自身合成，其量约占体内5－HT总量的1% ~2%，主要集中在与自主神经功能有关的脑区，作为神经递质而起抑制作用。有实验观察到，用含L－色氨酸的饲料（12.5 mg/kg饲料）饲喂大鼠，其脑组织5－HT比对照组大鼠的增加20% ~30%；将饲料中的色氨酸剂量增加到25 mg/kg，则脑组织中色氨酸和5－HT浓度成比例增加；当饲料中色氨酸剂量增加到使脑组织色氨酸浓度超过其生理需要范围时，其脑组织中5－HT浓度不再进一步增加。然而，大剂量使用色氨酸可产生恶心、厌食和昏昏欲睡等不良反应，长时间大剂量服用色氨酸有诱发癌症的可能性。

2. 药理作用

（1）镇静催眠作用　色氨酸能增强单胺氧化酶抑制剂的抗抑郁作用，而5－羟色氨酸的抗抑郁作用又强于色氨酸。色氨酸和5－羟色氨酸都可以使正常人产生欣快感、注意力降低和诱导睡眠等。口服剂量为50 mg/kg的色氨酸，使人的清醒程度减低40%。正常成年人一次服用1～4 g色氨酸，即可使睡眠潜伏期缩短50%，增加困倦感和诱导睡眠。一般在睡前15～20 min口服，服后30～40 min开始出现效果，45～90 min催眠效果最显著，最长可持续120 min。色氨酸对改善失眠症（包括睡眠实验和门诊研究）具有一定效果。青年人的情景性失眠，主要是睡眠潜时较长，首夜给予1～15 g色氨酸可有效缩短入睡时间。对有些长期的入睡困难或更严重的失眠症患者，入睡和睡眠保持均存在问题的，较长时间重复给予低剂量的色氨酸，亦有改善睡眠的作用，但显效较晚，并可采用"有"色氨酸与"无"色氨酸的交替治疗方案。应用色氨酸改善失眠症最重要的优点是副作用少、长期使用无耐受性，特别是对视运动、认知、记忆力无明显不良影响，亦不提高睡眠后的觉醒阈。色氨酸还有助于跨越时区的昼夜节律同步。美国海军一项研究证明，色氨酸加速了飞行员从加利福尼亚到冲绳空中作战后昼夜节律的重建。

（2）对认知操作能力的影响评价　有实验观察了健康志愿者急性排空色氨酸对人体认知操作能力和认知过程的影响。与基础值相比，食用无色氨酸的氨基酸混合液，显著降低血浆总的及游离色氨酸水平，并且在情感表达实验中对"幸福"而非"悲伤"目标的反应时延长，视觉分辨和逆向学习能力降低。长期应激条件下，机体的认知操作能力常常降低，这可能与脑内5－HT功能下降有关。通过改变血浆色氨酸与其他中性氨基酸的比值（Trp－LNAA比值）可提高脑中作为5－HT递质前体的色氨酸摄取量；而且提高膳食中色氨酸含量，可增加脑5－HT能神经活性、改善认知操作能力，特别是易受应激影响者。另有研究以酪蛋白酸钠为对照，比较了富含色氨酸的乳清蛋白，对23例易受应激影响者和29例高应激耐受者的扫视记忆力的影响。结果表明，食用乳清蛋白使血浆Trp－LNAA比值明显升高，扫视记忆力明显改善。30 km越野赛比赛前后的测定结果表明，补充BCAA使运动后的单词、颜色测试成绩有所改善，而服用安慰剂未见明显变化；补充支链氨基酸可保持形状旋转和图形识别能力，而服用安慰剂时这两项成绩显著降低（分别降低了25%、15%）。但补充支链氨基酸后情绪状态只有轻度改变。提示补充支链氨基酸对较复杂的认知操作能力的改善更明显。

（3）对运动耐力的影响评价　近年的研究表明，作为中枢5－HT递质前体，色氨酸与机体的疲劳和睡眠密切相关。5－HT增加可致中枢疲劳，慢性疲劳综合征患者运动前的血浆游离色氨酸水平明显高于对照组人员的，而且运动中和运动后变化不大，提示脑中色氨酸水平异常升高导致持续疲劳，而对照组人员的血浆游离色氨酸水平在最大运动时明显升高，运动后60 min恢复正常。有研究报道，补充支链氨基酸可延长热应激条件下人体的运动耐力。13名志愿者（男性7人，女性6人）分别每30 min服用支链氨基酸（5 ml/kg）或安慰剂一次，在(34.4 ±1.8)℃环境中以40%最大耗氧运动至衰竭。与安慰剂相比,服用支链氨基酸使受试者的运动时间平均延长了11.8%,血浆中支链氨基酸水平平均升高了2.44倍,而血浆游离色氨酸/支链氨基酸和色氨酸/支链氨基酸比值分别降低了20%和62.5%,但心血管功能、体温调节能力无明显变化。提示补充支链氨基酸可延长热应激条件下人体中等强度的运动耐力。

关于氨基酸与疲劳的关系总体而言,一些研究证实躯体运动增加脑5-HT合成与代谢。用药理学方法改变脑中5-HT水平的实验,支持5-HT与疲劳有关的观点。脑中5-HT水平升高时大鼠和人类的操作能力受到损害,反之可使大鼠运动能力提高。人体试验表明,持续运动中,特别是运动后,血浆游离色氨酸/支链氨基酸比值增加;摄入支链氨基酸可降低运动中精神疲劳感,并改善运动后的认知操作能力。在某些情况下,摄入支链氨基酸可以改善热环境或竞技体育比赛(较之实验室条件的中枢疲劳更明显)的体能。但关于支链氨基酸,特别是色氨酸对体能和精神疲劳的影响需开展更深入的研究。

第二节 营养补充剂的航空航天医学应用

一、航空航天飞行需要营养补充剂的实验依据

1. 航空飞行条件下的相关研究

(1)苏联的研究 20世纪70年代,苏联有关研究通过比较飞行日与地面准备日、飞行前与飞行后、普通飞行与复杂飞行时飞行人员的维生素代谢情况,指出飞行活动使机体的维生素需要量增加;飞行日某些水溶性维生素及其代谢产物的尿中排出量低于非飞行日;给予含维生素 B_1、B_2、B_6各2 mg及烟酰胺15 mg的复合维生素后,飞行人员这些维生素及其代谢产物的尿中排出量接近正常水平(表13-1)。

表13-1 补充复合维生素后飞行人员尿中维生素及其代谢产物排出量的变化

	维生素 B_1(μg)		维生素 B_2(μg)		4-吡哆酸(μg)		N-甲基烟酰胺(mg)	
	不补充	补充	不补充	补充	不补充	补充	不补充	补充
飞行前1 h	2.8	2.7	3.2	3.0	12.0	12.1	0.13	0.20
飞行中1 h	2.6	16.2	3.1	11.8	10.0	11.5	0.16	0.37
飞行后1 h	1.6	4.0	2.9	3.0	7.5	7.1	0.11	0.17
飞行后24 h	71.0	131.0	57.0	107.0	195.0	216.0	2.32	5.10
昼夜变化率		+85%		+88%		+10%		+115%

引自:УдадовЮФю. О витаминном обмене у летного состава. ВМЖ,1969,(3):68-72

(2)国内的研究 自20世纪70年代以来,我军针对飞行人员的维生素代谢及其需要量开展了较为系统的研究,有关实验结果简述如下:①维生素A。当血浆维生素A浓度达到

1.047μmol/L时，98%的飞行人员暗适应能力和夜视力在正常范围，此血浆浓度可视为飞行人员体内维生素A充盈状态的指标。要达到该指标，每日供给的外源性维生素A应不少于3000 μgRE。②维生素B_1。以某歼击机部队飞行员为对象，将飞行员每日膳食中的维生素B_1供给量严格控制在1.3 mg左右，分期(5期，每期10 d)进行维生素B_1补充，使每日维生素B_1摄入量分别达到1.3 mg、2.0 mg、2.5 mg、3.0 mg、3.5 mg。每期最后一日清晨口服维生素B_1 5.0 mg，然后测定4 h维生素B_1尿中排出量。结果表明，飞行员每日摄入3 mg外源性维生素B_1，即能维持体内的充盈状态。②维生素B_2。同样，将每日维生素摄入量分别达到1.38 mg、2.01 mg、2.56 mg、3.02 mg、3.62 mg，测定24 h尿中排出量和口服5 mg维生素B_2后4 h的排出量可以看出，每日摄入2.01 mg可达到体内的充盈水平。对高性能战斗机飞行员维生素B_2的研究认为，高性能战斗机飞行员维生素B_2的摄入量应不低于3.12 mg。④维生素C。将每日维生素C摄入量分别达到85 mg、104 mg、125 mg、148 mg、166 mg，测定血浆维生素C浓度、24 h尿中排出量和口服10 mg/kg的维生素C后4 h的尿中排出量可以看出，每日摄入125～148 mg可达到体内的充盈状态。飞行人员每天从膳食中得到的维生素A、B_1、B_2、C一般分别为(1430.3±684.7) μgRE、(1.7±0.3) mg、(2.0±0.3) mg、(176.8±41.4) mg。执行飞行活动尤其是某些特殊飞行活动，如低空飞行、战斗飞行等还会增加飞行员维生素A、B_1、B_2、C的消耗量和需要量，因此，单靠膳食摄取难以满足需要，另外补充非常必要。

此外，我军还针对特殊环境条件下飞行人员的维生素代谢及其需要量进行了研究，有关实验结果简述如下：①炎热环境。采用现场调查与实验研究相结合的方法，于夏季(气温36℃～40℃，相对湿度50%～80%)对我国南方4个歼击机和轰炸机部队的调研表明，飞行人员每日维生素A、B_1、B_2的摄入量接近供给量标准。实验室检查4 h负荷尿中的维生素B_1、B_2的排出量，呈不足或缺乏状态。按每日出汗5000 ml估算，汗中维生素B_1丢失量约0.5～1.3 mg、维生素B_2丢失量约0.55～1.2 mg、维生素C丢失量约16.5～33.5 mg，提示维生素随汗液丢失，可能是炎热环境条件下维生素消耗量增加的一个重要原因。②高原环境。对11名飞行员进驻3650 m高原前后的维生素摄入量的调查表明，维生素C、烟酸的摄入量接近供给量标准，而维生素A、维生素B_2的摄入量未达到供给量标准的50%(表13－2)。近年来对高原驻训飞行员、急上高原健康青年男性维生素摄入量的调查研究，也提示维生素A、B_1、B_2摄入量均未达到供给量标准。维生素摄入量低的原因主要是食物总摄入量减少、膳食结构不合理，其中粮谷和绿叶蔬菜摄入量明显减少。采用4 h尿负荷实验法结果表明，维生素营养状况未显示明显恶化，这可能与飞行员在高原热能消耗减少有关，因为维生素B_1、B_2各需要量与热能代谢直接相关。③寒区环境。在冬季(1月份)对我国北方三个地区(包括高寒地区)105名飞行人员进行的维生素摄入量的调查结果表明，其维生素B_1的摄入量偏低、维生素A明显缺乏。

表 13-2 进驻高原前后飞行人员维生素摄入量的比较

时间(周)	维生素 A (μgRE)	维生素 B_1 (mg)	维生素 B_2 (mg)	维生素 C (mg)	烟酸 (mg)
进驻前	1858.8	1.62	1.85	178.0	30.2
进驻后					
第 1 周	965.7	1.00	1.12	94.4	18.7
第 2 周	508.0	1.17	0.97	115.4	22.0
第 3 周	336.1	0.97	0.59	75.1	15.4
第 6 周	655.9	1.64	1.02	97.7	26.3
第 9 周	563.4	0.76	0.91	71.8	14.1
进驻后均值	605.8	1.11	0.92	90.9	19.3
供给量标准	1600	2~3	2	100~500	20

引自:杨昌林,余红,伊长荣,等.进驻高原前后飞行员膳食动态观察.解放军预防医学杂志,1994,12(5):374-376

2. 航天飞行条件下的相关研究 从空间特殊环境看,微重力、噪声、振动、辐射、昼夜节律改变、狭小生活空间、有害气体及心理应激等,都会直接或间接对机体的能量、蛋白质、脂肪、糖、维生素、水和电解质代谢以及微量元素代谢等产生不良影响。长期航天飞行,会导致航天员发生骨质疏松、肌肉萎缩、贫血症、胰岛素抵抗、食欲减退、免疫力下降、肾结石及便秘等一系列风险。针对机体生理功能发生的变化,需要开展相应的对抗措施研究,以减缓或避免上述失重生理效应的不良影响。以下从营养素补充剂的角度进行简述。

(1)维生素代谢 对人和动物食物的研究表明,维生素 B_1是维生素 B 族中最易受辐射破坏的维生素之一。卧床实验的受试者卧床 17 周后,尿中维生素 B_6的代谢产物 4-吡啶酸排出量明显增加。大于 6 d 以上的航天飞行,受试者尿中草酸钙的饱和度增加,维生素 B_6缺乏与草酸盐排出量增加有关,这可能增加结石的危险。而维生素 B_2与维生素 B_6存在相互作用。烟酸作为辅酶 I 的成分参与腺苷二磷酸-戊糖的转移反应,该反应与 DNA 损伤的代谢指令和反应有关。航天环境的辐射会增加 DNA 损伤,使得烟酸的这一功能特别重要。维生素 B_6与维生素 B_2都会对机体的烟酸代谢产生影响。在失重状态下,红细胞的破坏增加,而叶酸和维生素 B_{12}参与机体造血,因此补充相关维生素有助于改善机体的造血功能。座舱内缺乏紫外线,而紫外线是促进皮肤合成维生素 D 的关键因子,航天员食物中摄入维生素 D 偏少,因此要注意维生素 D 的补充。航天期间,血清维生素 K 的浓度较飞行前下降,着陆后血清维生素 K 的浓度比飞行前下降 42%。

(2)氨基酸代谢 由于航天员的膳食蛋白质摄入量高于 RDA 水平,所以不易出现氨基酸缺乏现象。有研究针对 4 名航天员飞行前、中、后的血样进行血浆氨基酸水平测定,结果表明,在适应航天环境后,血浆中的氨基酸,尤其是支链氨基酸水平仍升高,说明氨基酸不是飞行中限制性的膳食因素。俄罗斯的研究人员发现，不同持续时间的飞行之后，航天员血浆氨基酸水平下降，随着飞行时间的延长，降低的程度加大。例如，18 昼夜飞行后，航天员血中蛋氨酸、苯丙氨酸、胱氨酸、酪氨酸、甘氨酸、谷氨酸的浓度均降低；49 昼夜飞行后，航天员多数氨基酸水平均下降；140 昼夜飞行后，航天员必需氨基酸总含量减少，特别是组氨酸、蛋氨酸和胱氨酸。对保障航天员返回地面后头几天的最佳蛋白质合成而言，一些必需氨基酸可能是限制因素。

（3）*矿物质和微量元素代谢*　失重环境中机体体液向上体和头部转移，通过心脏压力感受器的反射调节机制导致利尿排出体液增加，人不觉得口渴，液体摄入减少，使得水丢失的同时钠的排出量也增加，血钠下降，造成钠的负平衡。机体分解代谢占优势，细胞内钾大量释放使尿钾升高、血钾下降，使得航天员发生心律失常的危险性增加。液体损失和骨骼去矿化协同使血钙升高，尿钙、粪钙排出量增加，总体钙减少，钙代谢呈负平衡，发生泌尿系统结石的危险性增加。研究认为，航天飞行期间骨钙丢失量大致为 250 mg/d，而返回地面后钙的恢复速度为 100 mg/d，也就是说，骨钙恢复所需的时间将是飞行时间的 2 ~ 3 倍。血磷和尿磷的变化与钙相同，呈负平衡。航天员返回地面后处于贫血状态，说明航天飞行对机体铁代谢产生了深远影响，研究发现执行短期航天飞行任务的航天员红细胞质量以每天 1% 的速度减少，执行“和平号”任务的航天员飞行 115 d 以后，红细胞质量为飞行前测定值的 93%。在 180 d 的空间飞行中，血镁浓度在飞行后期升高，尿镁浓度在飞行中升高，但是着陆后显著降低，而组织中的镁浓度没有发生变化，升高的镁可能源自膳食和骨质。失重条件下锌的丢失与肌肉和骨降解有关，补锌不能防止锌丢失，所以不建议补充。但长期航天飞行后航天员体内的脂质过氧化物水平明显升高，从抗氧化的角度，补充维生素类抗氧化剂的同时，增加锌、锰有助于提高机体的抗氧化酶活性。

3. 营养补充剂对航空航天飞行耐力的影响

（1）*营养补充剂有助于提高缺氧耐力*　大量研究证实，应用维生素类补充剂可以提高动物和人体的急性缺氧耐力。如在进入低压舱前口服含有多种维生素（维生素 B_1 20 mg、维生素 B_2 2 mg、烟酰胺 10 mg、维生素 B_6 5 mg、叶酸 10 mg、泛酸钙 10 mg、维生素 B_{12} 15 μg、对氨基苯甲酸 50 mg、维生素 PP50 mg、维生素 C 100 mg）的复合制剂，使低氧暴露期间人体的视觉功能、工作能力和主观不适症状较对照组有所改善。

（2）*营养补充剂有助于稳定前庭功能*　苏联有些学者认为，在航空应激因素（特别是加速度）作用下，加上飞行人员精神高度紧张，可引起蛋白质代谢增强，氨基酸平衡失调和维生素 B_6 代谢紊乱，使前庭功能稳定性下降，引起前庭器官的不良反应。服用含有维生素 B_6 的复合维生素制剂可在某种程度上稳定前庭功能。维生素 B_6 能预防实验犬因注射阿扑吗啡引起的呕吐；补充维生素 B_6，能使飞行活动后体内的维生素 B_6 代谢恢复正常。飞行日飞行人员血液维生素 B_6 浓度增加、尿中维生素 B_6 及其代谢产物排出量增加、血清转氨酶活性升高；补充

维生素 B_6，使受试者受到加速度作用 30 min 后血液维生素 B_6浓度恢复到实验前水平，而未补充维生素 B_6者受到加速度作用后血液维生素 B_6浓度明显升高；给飞行人员应用维生素类营养补充剂（维生素 A 2 mg、维生素 $B_1$2 mg、维生素 $B_6$10 mg、烟酰胺 15 mg、维生素 C 50 mg、维生素 E 25 mg、泛酸钙 10 mg、维生素 B_{12}12.5 μg）连续 8 d，可以改善炎热环境下飞行人员的体内维生素营养水平，进而稳定前庭功能。

（3）*营养补充剂有助于提高加速度耐力*　随着航空航天武器装备的不断更新换代，高性能战斗机陆续装配部队。高性能战斗机具有高过载、高过载增长率等特点，对飞行人员的加速度耐力提出了更高的要求。维生素与氨基酸复合的营养补充剂，对于提高机体的加速度耐力具有一定作用。例如，补充混合氨基酸和维生素 B_6，对持续高 +Gz 作用后小鼠水迷宫行为和脑功能相关生化指标具有一定的改善作用。小鼠经迷宫训练后分三组（n = 12）：对照组（A 组），+Gz 暴露组（B 组），+Gz 暴露与营养素干预组（C 组）。A 组不做 +Gz 暴露，B 组和 C 组 +10 Gz 暴露 8 min；B 组在 +Gz 暴露前 3 h 以 0.3 ml 蒸馏水灌胃；C 组在 +Gz 暴露前 1 d 饮用强化维生素 B_6的水，浓度为 0.015 mg/ml（维生素 B_6摄入量为其他两组的 2 倍），并在 +Gz 暴露前 3 h 以 0.3 ml 混合氨基酸液（L－苯丙氨酸 9 mg/ml、L－亮氨酸 4 mg/ml、L－异亮氨酸 8 mg/ml、L－蛋氨酸 8 mg/ml、L－组氨酸 4 mg/ml、L－赖氨酸 20 mg/ml、L－苏氨酸 7 mg/ml、L－缬氨酸 10 mg/ml、L－精氨酸 0.8 mg/ml）灌胃。结果表明，+Gz 暴露后水迷宫实验成绩下降，并出现行为异常，脑内 NE 含量明显降低，其他单胺类递质均显著升高；营养干预后迷宫行为得到改善（与 B 组相比，C 组身体侧滚发生率显著降低），生化指标的异常也有所缓解（与 B 组相比，C 组脑内 NE 含量显著升高，DA 含量显著降低）。增加膳食中蛋白质比例也可提高小鼠 +Gz 应激的耐受性。将 300 只小鼠随机分三组（n = 100）：高蛋白质膳食组（A 组，蛋白质热比 47.6%）、较高蛋白质膳食组（B 组，蛋白质热比 31.1%）、适量蛋白质膳食组（C 组，蛋白质热比 15.0%）。A、B 组膳食是在普通基础饲料中加入酪蛋白配制而成的，C 组膳食是普通基础饲料。饲喂 3 周后，观察各组小鼠 +Gz 暴露的死亡率及 +Gz 暴露后的活动水平。结果表明，暴露于 +16 Gz 10 min，各组小鼠的死亡率随膳食中蛋白质比例增加而明显降低；各组部分未经 +Gz 暴露小鼠的活动水平无明显差异，但增加膳食中蛋白质比例可提高 +16 Gz 10 min 暴露后存活小鼠的活动水平。

（4）*营养补充剂有助于改善认知能力*　高科技战争条件下，航空航天作业自动化程度提高，作业人员的认知负荷进一步加重，而另一方面，航空航天作业环境如加速度、高应激状态、夜航增多等又可降低航空航天作业人员的认知能力，影响作业效能的发挥。随着营养与食品科技的飞速发展，研究发现多种功能营养物质都具有提高认知能力的功效，其中就包括维生素类、矿物质类和氨基酸类等。如酪氨酸可减缓认知操作反应错误率的增加，减轻脑疲劳症状；维生素 C、维生素 E 是强抗氧剂，能迅速清除脑组织代谢过程中产生的自由基；牛磺酸等对于提高认知能力也具有一定效果。美国军事营养学委员会将酪氨酸作为增强军事作业认知能力的首选物质。

(5)营养补充剂的其他作用　航天微重力条件下会发生骨钙大量丢失,导致骨生物力学性能降低,引起骨质疏松等一系列与骨代谢紊乱有关的疾病。因此,预防失重钙丢失一直是航天医学领域研究的重点。业已证明,维生素K参与蛋白质中羧基谷氨酸如骨钙素和基质GLA蛋白质的形成,灌胃给予维生素K亦可改善尾吊大鼠的骨代谢和骨结构,提高骨生物力学性能,降低骨折危险度。大剂量补充维生素C〔250 mg/(kg·d)〕,大鼠股骨的羟脯氨酸、灰分的含量和密度以及股骨的弹性载荷、最大应力和硬度均明显高于悬吊对照组大鼠。皮下注射1,25-$(OH)_2$维生素D_3〔0.05 μg/(kg·d)〕的悬吊实验组,较悬吊对照组大鼠骨小梁数目增多,胶原纤维排列规整,未见明显微骨折发生。维生素K、硫酸锰、乳酸锌、硫酸铜组成的营养素合剂,也可以增加模拟失重大鼠股骨钙和骨钙素含量、提高骨密度、改善骨质生物力学性状从而提高骨质量。在国际空间站工作4~6个月的航天员,每日摄入维生素D 800 U结合抗阻运动,可有效维持骨盆、髋部股骨颈、全髋骨等处的骨密度。

维生素和氨基酸复合营养补充剂,对重体力和精神负荷下的工作能力和健康状态亦有一定的改善作用。7名男性健康志愿者先进行适应性训练,于服用营养素前与连续20 d在膳食以外,服用维生素和氨基酸复合营养补充剂(根据苏联航天飞行模拟实验制定)后进行指标测定。结果表明,服用营养补充剂使体能增加,行走速度与视运动协调能力也明显提高,解决计算-逻辑问题的时间明显缩短;虽然服用营养补充剂前、后从事此项工作任务的自主神经-胃不适反应相似,但服用营养补充剂使运动耐受能力增加、肌肉做功能力提高,如运动后心率较服用营养补充剂前平均下降23次/分、运动后的皮肤电阻也较服用营养补充剂前降低。此外,补充维生素和氨基酸的复合营养补充剂对噪声、振动产生的不良影响,具有一定的预防作用。

二、飞行人员和航天员营养补充剂的应用

1. 各国飞行人员营养补充剂的应用

(1)苏联　苏联是给飞行人员应用复合维生素制剂最早和最多的国家,除给飞行人员直接口服维生素制剂外,还对各种口粮用多种维生素进行营养强化。下面介绍几种常用的多种维生素制剂:①谷氨维生素(ГлуТамиВиТ, Glutanevit)。这是1980年苏联维生素科学研究所为在以噪声为主的综合应激条件下从事脑力和体力的劳动者研制的营养补充剂。主要成分包括谷氨酸(2 g)、维生素B_1(4 mg)、维生素B_2(4 mg)、维生素B_6(4 mg)、烟酰胺(20 mg)、维生素C(200 mg)等10种维生素,氨基酸和微量元素。也适用于从事重体力劳动和长期精神紧张的工作人员。②航空维生素(АэроВиТаН, Aerovitan)。主要成分包括维生素A 2 mg、维生素B_1 2 mg、维生素B_2 2 mg、维生素B_6 10 mg、泛酸钙10 mg、烟酰胺15 mg、维生素E 20 mg、维生素C 100 mg、叶酸0.5 mg和维生素B_{12} 25 μg,用于防治各种应激因素引起的精神紧张和

因维生素消耗量及需要量增加引起的维生素缺乏状态。临床试验证明,它可以防治飞行人员综合应激引起的脂肪代谢紊乱,已广泛应用于飞行人员中。③翁捷维特(уНдеВиТ)。含有复合维生素、矿物质、葡萄糖和浓缩磷脂等,是一种多种维生素糖衣片,用以矫治飞行应激因素引起的生物胺代谢紊乱,于飞行前进餐时服用。

(2)美国　美国有将近50%的人服用各种营养补充剂和植物化学提取物,飞行人员服用比例也大致相当。2001年,研究人员调查了874名现役军人,包括飞行人员,显示在过去一年内61%的现役军人服用膳食补充剂,其目的包括一般健康维护、提高作业效能和预防疾病。美军调查了110名航医,显示91%的航医非常关心或关心飞行人员食用膳食补充剂。但是,美国空军和民航均没有对此做任何硬性规定。近年来,美军意识到规范飞行人员服用此类制剂的重要性,并于2003年由美国陆军航空医疗活动政策研究小组制订并发布了《飞行人员膳食补充剂指导方针》。

(3)我国　我军自1966年起为空军飞行人员生产并供应多种维生素制剂,1982年纳入药品管理并给予批准文号,目前已经历三次更新换代:①多种维生素丸。多种维生素丸是我军飞行人员最早使用的多种维生素制剂,由上海东海制药厂生产,为褐色丸剂。1982年获军内批准文号"军卫药准字[1982]第1-084号"。主要成分:维生素A 600 μg、维生素 B_1 1 mg、维生素 B_2 1 mg、烟酰胺10 mg和维生素C 100 mg。飞行人员每日服1丸,特殊情况下需要增加用量时由航空军医决定。②多种维生素片。多种维生素片是我国飞行人员的第二代多种维生素制剂,由空军航空医学研究所提供处方,上海九福药业公司生产,批准文号为"(96)军卫药准字X-07号"。主要成分:维生素A 600 μg、维生素D 2 μg、维生素E 1 mg、维生素 B_1 1 mg、维生素 B_2 1 mg、维生素 B_6 2 mg、维生素C 100 mg、烟酰胺10 mg和右旋泛酸钙2 mg。飞行人员每日服1片,特殊情况下需要增加用量时由航空军医决定。③空勤多维元素片。空勤多维元素片是空军航空医学研究所研制的第三代多种营养补充剂。该制剂在保证维生素补充充足的基础上,着重添加和强化具有抗氧化、抗应激、抗缺氧、增强暗适应功能、改善免疫功能与降脂等功效的11种维生素(维生素A 750 μgRE、维生素 D_3 5 μg、维生素E 25 mg、维生素 B_1 2 mg、维生素 B_2 2 mg、维生素 B_6 5 mg、维生素 B_{12} 6 μg、维生素C 100 mg、烟酰胺20 mg、泛酸钙2 mg、叶酸300 μg)和3种矿物质(硒25 μg、钙100 mg、锌10 mg),主要用于飞行人员膳食维生素和矿物质的补充。它不但可以满足飞行人员对营养素的需求,预防各种慢性营养相关疾病的发生,而且对增强飞行人员抗氧化、抗辐射能力及改善暗适应功能等具有一定有益的促进作用。已广泛应用于部队。

2. 航天员营养补充剂的应用　关于航天员维生素的补充,美国对所有执行任务的航天员都按照正常人群RDA的约125%加以供给;对超过180 d的航天飞行,航天员补充维生素D和抗氧化剂。俄罗斯给予航天员补充多种维生素制剂。在借鉴国外航天员膳食营养素供给量标准的基础上,结合国人的身体素质和饮食结构特点,我国亦制定了航天员的相关营养保障措施。一般认为，凡是执行较长期（90～180 d）飞行任务的航天员，都应摄入 RDA 水平的维生素。因飞行前后机体处于高应激状态，推荐采用 2 倍的维生素 C 供给量。应保证维生素 B_1 和维生素 K 的适宜摄入量，因为在高能量摄入和锻炼水平增加时，机体的维生素 B_1 需要量增加，维生素 K 与骨钙代谢有关。应对食物进行强化以提高 RDA 水平的维生素 D。铁参与体内很多重要的生命过程，与增加非传染性慢性疾病和衰老有关。因为在航天飞行时机体红细胞生成作用下降，血清铁蛋白浓度升高，故应禁止补铁，最高摄入水平应保持在男性 RDA 水平（15 mg/d）。

（詹　皓　杜　鹏）

参考文献

[1]糜漫天，郭长江. 军事营养学. 北京：人民军医出版社，2004

[2]张家铨，程鹏. 常用药物手册. 4 版. 北京：人民卫生出版社，2011

[3]Bowman BA，Russell RM. 现代营养学. 9 版. 荫士安译. 北京：人民卫生出版社，2008

[4] Marriott BM. Food Components to Enhance Performance：An Evaluation of Potential Performance - Enhancing Food Components for Operational Rations. Washington DC：National Academies Press，1994

[5]Smith SM，Zwart SR. Magnesium and Space Flight. Nutrients，2015，7(12)：10209 - 10222.

[6]Colzato LS，Jongkees BJ，Sellaro R，et al. Working Memory Reloaded：Tyrosine Repletes Updating in the N - Back Task. Front Behav Neurosci，2013，7：200

[7]Colzato LS，Jongkees BJ，Sellaro R，et al. Eating to stop：tyrosine supplementation enhances inhibitory control but not response execution. Neuropsychologia，2014，62：398 - 402

[8]Yang CL，Jin YB，Yu H，et al. Effects of dietary supplementation of certain nutrients on maze performance and biochemical indices in mice after exposure to high +Gz. Space Med Med Engineer(Beijing)，2003，16(2)：79 - 82

[9]Smith SM，McCoy T，Gazda D，et al. Space flight calcium：implications for astronaut health，spacecraft operations，and Earth. Nutrients，2012，4(12)：2047 - 2068

[10]Smith SM，Heer MA，Shackelford LC，et al. Benefits for bone from resistance exercise and nutrition in long - duration spaceflight：Evidence from biochemistry and densitometry. J Bone Miner Res，2012，27(9)：1896 - 1906

第十四章　中　药

14

中药主要源于天然产物，但天然产物并不一定都是中药。人们习惯将凡是以中医药理论指导采集、炮制、制剂，说明作用机制，指导临床应用的药物，统称为中药。简而言之，中药是指在中医药理论指导下，用于预防、治疗、诊断疾病并具有康复与保健作用的物质。

航空航天复杂特殊的作业环境会引起机体一系列适应性生理变化，这种变化使机体易疲劳或抗应激耐受能力下降，长时间可能会引起病理改变，对飞行员或航天员的健康造成严重威胁。中医药在缓解疲劳和增强机体的应激耐受能力方面具有独特的优势。“正气存内，邪不可干”，中医向来强调以预防为主，通过调节机体多系统功能，增强人的体质，因此而增强对各种应激条件的适应性、耐受性及受损后的恢复能力。苏联科学家发现人参、刺五加、红景天等植物药能提高机体对不利环境因素的耐力，使机体的生命活动保持在正常水平，并将这些具有提高机体非特异性抵抗力的药物称为“致适应剂”。现代研究表明这些“致适应剂”可明显提高机体对缺氧、加速度、辐射、冷热等航空航天应激因素的抵抗力，提高机体的免疫力，改善大脑代谢，缓解疲劳的影响。国内外循证医学资料显示，除单味药外，复方配伍药具有更加明显的效果，例如银杏叶提取物与人参、党参、巴戟天等天然植物药联合应用可明显增强疗效。根据飞行作业的影响因素和有关中药作用特性的综合分析，我国航空航天医学工作者成功研制了一系列抗缺氧、抗疲劳、提高飞行耐力与认知操作能力、对抗失重不良效应的复方中药，例如复方红景天胶囊、天芪航力片、银杏健脑片、太空养心丸等。

中药在航空航天医学领域的应用具有我国的特色和优势，因其整体调节、毒副作用小等特点，广泛用于提高机体耐力、增强机体适应性、对抗失重不良效应、抗辐射、抗缺氧、抗噪声等各个方面。本章主要介绍目前研究较多的几种单味中药和复方中药的药理作用及其航空航天医学应用。

第一节　致适应性植物药的药理作用与航空航天医学应用

20 世纪 60 年代以前，苏联科学家发现远东的一些植物药能提高机体对不利环境因素的耐力，使机体的生命活动保持在正常水平，因此将这些具有提高机体非特异性抵抗力的药物称为“致适应剂”。他们认为致适应剂应符合以下三个条件：①对机体生理功能无干扰、无毒害;②作用是非特异的,即能提高机体对广泛的物理、化学、生物因素的不良影响的耐力;③不管病理改变的方向如何,都能使之转为正常。以下主要介绍人参、刺五加、红景天等具有致适应作用植物药的药理作用。

一、人参

人参在我国传统医学和其他国家的民族医学中均占有重要地位。人参是五加科人参属植物人参(panax ginseng C. A. Meyer)的干燥根。野生者称野山参或山参,栽培的称园参。鲜人参称水参,洗刷后晒干叫生晒参。经水烫、浸糖后干燥的称白糖参。蒸制后晒干或烘干的叫红参。人参叶也可入药,称参叶。朝鲜参和东洋参原系我国人参的类同品,西洋参则为同属植物西洋参(花旗参)的干燥根。

1. **有效成分** 人参的化学成分包括人参皂苷、人参多糖、酚酸、甾体、肽和氨基酸、维生素和微量元素等,其中以人参皂苷(ginsenoside)的研究最为深入。按苷元的不同,人参皂苷可分为三类:①原人参二醇类,包括人参皂苷 Ra_1、Ra_2、Ra_3、Rb_1、Rb_2、Rb_3、Rc、Rd、Rg_3;②人参三醇类,包括人参皂苷 Re、Rf、Rg_1、Rg_2、Rh_1;③齐墩果酸类,如人参皂苷 Ro。

2. **药理作用** 人参具有较广泛的药理活性,下面主要介绍人参对机体神经内分泌免疫功能的调节作用和提高机体对航空航天飞行相关应激因素适应能力等药理作用。

(1)对神经内分泌免疫功能的调节作用

①神经功能调节作用:人参对中枢神经系统功能具有良好的调节作用,可使兴奋和抑制两种过程得到平衡,使因紧张而造成紊乱的神经过程得到恢复。如人参皂苷 Rb 类具有中枢镇静作用,Rg 类具有中枢兴奋作用;小剂量使用人参皂苷后,主要表现中枢兴奋作用,大剂量则转为抑制。人参兴奋神经系统,能缩短神经反射的潜伏期,加快神经冲动的传导,故能改善人的脑力和体力,产生抗疲劳效应。

动物实验和临床研究均证实,人参总皂苷及其一些单体组分具有改善学习记忆的作用。例如,给小鼠脑室一次性注射凝聚态 β-淀粉样肽 β-AP(25~35)3 μl 造成早老性痴呆模型,灌胃给予人参总皂苷〔25、50、100 mg/(kg·d),连续 8 d〕可模型改善 β-AP(25~35)所致的回避性记忆障碍和空间记忆障碍。相关研究表明,人参改善学习记忆的作用与其增强中枢突触传递、调节神经递质功能和改善脑代谢等作用密切相关。20 名青年志愿者交叉、双盲服用人参提取物(G115)200、400、600 mg,于服药前和服药后 1 h、2.5 h、4 h、6 h 测定计算机控制的认知操作任务能力,进一步分析记忆力、注意力的质量与速度,以评价单剂量服用人参对人体认知操作能力和情绪状态的影响。结果表明,服用 G115 400 mg 对记忆的质量、辅助记忆力有显著改善,服用 G115 200、600 mg 明显加快注意力的速度。15 名志愿者单剂量服用 G115 200 mg 后测定 4 h 内的听觉事件相关电位和静息 δ、θ、α、β 波功率谱。结果表明,人参提取物使听觉事件相关电位的 P300 明显缩短,闭眼 θ、δ 波明显下降,α 波活动降低。针对亚洲人参的对照实验表明，使用标准的根提取物、服用8周、每日剂量相当1 g干根生药量以上，大多数中青年和老年人的体能得到改善，包括肌力、最大摄氧量、工作能力、热能调节、血乳酸、心率、视听觉反应时、警觉性和认知操作能力等指标。而麻黄、麻黄素和相关生物碱，除非与咖啡因合用，否则没有增强体能的效果。而许多其他植物药的作用未经严格的实验验证。

②对内分泌功能的调节作用：人参主要通过下丘脑和（或）脑垂体分泌促肾上腺皮质激素，从而促进类固醇皮质激素的合成分泌。临床研究表明，人参总皂苷具有减轻长期、大剂量使用糖皮质激素不良反应的作用，如对醋酸泼尼松造成的高脂血症具有降脂作用、皮质醇分泌下降具有明显抑制作用。此外，人参对雌、雄动物都具有性激素和促性腺激素样作用。

③对免疫功能的调节作用：人参总皂苷和人参多糖均可提高机体吞噬细胞的非特异性吞噬功能，提高血清中补体含量及溶菌酶水平；能增加脾细胞的空斑形成数，对多种抗原激活后动物的抗体产生具有明显的促进作用；对淋巴细胞转化具有明显增强作用。对先天性免疫缺陷动物以及注射环磷酰胺或可的松所致免疫功能抑制的实验动物，人参总皂苷对其非特异性免疫和特异性免疫功能具有促进和恢复作用。人参总皂苷还具有一定的抗肿瘤作用。如人参总皂苷不仅可抑制慢性粒细胞白血病细胞株（K562 细胞）增殖，还可以诱导其分化，其作用机制可能与诱导 K562 细胞凋亡、降低某些具有促进细胞异常增殖分化的信号蛋白表达等有关。

（2）对航空航天应激损伤的保护作用

①抗疲劳作用：用对抗小鼠爬绳疲劳法比较人参根流浸膏、人参根总苷、苷元及各种单体人参皂苷的抗疲劳作用，证实人参抗疲劳的有效成分为人参皂苷。人参根流浸膏抗疲劳效价为50~70 U，总苷为700~6600 U，苷元为2000~8000 U。人参三醇型人参皂苷的抗疲劳作用，随其侧链上所带糖数量的增加而加强；与之相反，人参二醇型人参皂苷，其抗疲劳作用随其侧链所带糖数量的增加而减弱。用持续游泳、踏车运动等方法也证实了人参皂苷的抗疲劳作用。此外，人参总皂苷对急慢性运动疲劳诱导的血管内皮损伤和肾功能障碍具有明显保护作用。大鼠急性高强度跑台高强度运动后出现蛋白尿，尿液 N－乙酰 β－D 氨基葡萄糖苷酶（NAG 酶）、血尿素氮、血中性粒细胞明胶酶载脂蛋白水平升高，血和肾组织中血管紧张素Ⅱ浓度升高，伴随血和肾组织中出现过氧化损伤；运动前1周灌胃给予人参总皂苷〔100mg/(kg·d)〕对肾功能障碍具有明显预防作用。大鼠连续负重游泳14 d（尾部悬吊自身体重5%的重物游泳至力竭为止，每天2次，间隔10 min）后出现主动脉内皮结构和分泌功能损伤，给予人参总皂苷（每次游泳前灌胃给予1.2 g生药/kg，1次/日）对主动脉内皮结构和功能具有明显保护作用。

②抗缺氧作用：用常压缺氧或低压缺氧实验，均证实人参皂苷具有抗缺氧作用。雄性小鼠在腹腔注射不同剂量的人参总皂苷后30 min，置入密封玻璃瓶观察其常压缺氧耐力。结果表明，人参总皂苷（270 mg/kg）有显著延长小鼠存活时间和抗异丙基肾上腺素缩短存活时间

的作用，与普萘洛尔（5 mg/kg）的作用相似（表 14－1）。将小鼠放入密闭玻璃瓶中（1 只/瓶），用测氧仪每 5 min 测瓶内氧含量的变化直至小鼠死亡，对照组小鼠缺氧 30 min 时氧含量为（7.6 ±0.2）%，人参总皂苷（540 mg/kg）组为（9.5 ±0.2）%（$P<0.05$）；对照组死亡时间为（37.9 ±0.7）min，而人参总皂苷组为（70.7 ±0.7）min；死亡时对照组瓶中余存氧量为（6.7 ±0.6）%，人参总皂苷组为（5.4 ±0.4%）（$P<0.05$），说明人参总皂苷具有提高机体缺氧耐力的作用。还有实验进一步证实，用异丙肾上腺素、亚硝酸钠、垂体后叶素制备大鼠心肌缺血模型，静脉推注给予人参皂苷 Rg_2 2.5～10 mg/kg 能明显抑制心电图 ST 段 J 点偏移、减少心肌坏死面积、降低肌酸激酶和过氧化脂质含量、提高 SOD 活性。

表 14－1　人参总皂苷对小鼠耐常压缺氧的作用（$\bar{\bar{x}} \pm s$）

组　别	剂量（mg/kg）	n	给药后时间（min）	存活时间（min）
对照		10	30	40.4 ±1.8
人参总皂苷		10	连用 3d 后 30	64.1 ±4.5**
对照	540	10	30	45.0 ±4.3
人参总皂苷	270	10	30	84.7 ±9.7
对照	135	10	30	50.0 ±4.3
人参总皂苷		10	30	59.1 ±4.0
对照		9	30	47.8 ±2.6
ISO	2.5	9	10	27.5 ±2.0*
普萘洛尔/ISO	5	9	20/10	40.4 ±2.9**
人参总皂苷/ISO	270	9	20/10	40.7 ±2.8***

注：ISO 指异丙肾上腺素；两药合用时，在给普萘洛尔或人参总皂苷后 20min，再给予异丙肾上腺素 2.5 mg

*$P<0.05$，** $P<0.01$，与对照组比较；*** $P<0.05$，与异丙肾上腺素组比较

引自：陈修，邓汉斌，刘立英，等. 人参总皂甙对心血管系统的作用. 中华心血管病杂志，1982，10（2）：147－150

人参总皂苷亦可提高机体的低压缺氧耐力。每组 30 只雄性小鼠，在分别皮下注射人参总皂苷（为人参地上部分总皂苷）50、100、200、400 mg/kg 或注射用水 1 h 后，置低压舱中以 1000 m/min 的速度上升到 11 000 m，人参皂苷 400 mg/kg 可明显延长小鼠在 11 000 m 高度上的存活时间（21.2 min），与对照组相比（13.5 min）有显著差异（$P<0.05$）。小鼠在 7000～8000 m 高度下缺氧 2 h，脑、血清中乳酸脱氢酶活性有降低趋势，脑、肝中过氧化物酶活性明显降低，心、肝中细胞色素氧化酶活性明显下降。人参皂苷（200～400 mg/kg 一次灌胃或从实验前 3 d 起及在整个实验过程中同样给药）均可使过氧化物酶活性保持不变，对其他酶活性也有保护作用。

人参总皂苷对低压缺氧引起的大鼠脑皮质超微结构的损伤亦有明显的保护作用。将大鼠分为地面对照组、地面给药组、单纯缺氧组和缺氧给药组，给药均在实验前 3 d 开始，200

mg/kg 灌胃，1次/日，共4次，最后一次给药后立即进低压舱，以1000 m/min 上升到7000 m 停留24 h，观察各组大鼠大脑后部和小脑蚓部皮质超微结构的变化，因为传入小脑皮质的各种信息都直接或间接地汇集到浦肯野细胞，而其轴突是小脑皮质唯一的输出，浦肯野细胞层又是缺氧易损区，大脑皮质Ⅲ层（外锥体层）亦是缺氧易损区。结果表明，低压缺氧24 h引起鼠脑皮质神经元线粒体肿胀、嵴断裂甚至消失，其次是内质网明显扩张、排列紊乱，胞质中出现大量空泡；但缺氧同时给予人参皂苷，脑细胞线粒体形态完整，基质密度未见明显改变，胞质中很少有空泡出现。

缺氧诱导因子－1（hypoxia inducible factor－1，HIF－1）是机体缺氧适应调节的中心环节，促红细胞生成素（EPO）则是其调控下游的缺氧表达基因之一。HIF－1本身是由HIF－1α和HIF－1β2个亚基组成的异二聚体，HIF－1α是受环境氧浓度改变发生变化的调节亚基，其稳定性在很大程度上决定了HIF－1的活性。有实验人员观察到，随着低压缺氧时间的延长，小鼠大脑皮质的损伤加重；而人参总皂苷可明显降低脑组织的损伤程度，并显著增强HIF－1α的蛋白表达。人参总皂苷还明显促进低压缺氧小鼠肾脏和大脑皮质EPO mRNA表达，同时增加红细胞及血红蛋白含量，表明人参总皂苷可在转录水平上调节EPO mRNA表达，促进缺氧机体红细胞和血红蛋白生成，进而增加血液氧容量和氧含量。

③提高机体的高低温耐力：小鼠按30 mg/kg、间隔60 min腹腔注射人参果皂苷两次，于末次给药后45 min，将一批小鼠放入（46±2）℃恒温箱中，观察60 min内死亡数；将另一批小鼠投到（－9±1）℃冰箱内，观察50 min内死亡数。结果表明，对照组小鼠的死亡率均为65%，而人参果皂苷组小鼠的死亡率仅为25%（$P<0.05$）。人参提取物对高温或低温刺激下大鼠肾上腺皮质功能有一定的保护作用，并能改善接受这种刺激大鼠的一般状态。将大鼠置于78℃～90℃的烤箱5～6 min或－2℃的冰箱1 h，大鼠肾上腺内维生素C含量明显降低。以含5%人参粉末的饲料连续饲养3周，或于实验前1 h以50%人参水浸剂每只大鼠2.4 ml灌胃1次，再使大鼠接受温度刺激，则其肾上腺内维生素C含量降低程度显著减少。经高温应激的大鼠，未服人参者或蜷伏不动，或表现出剧烈阵发性痉挛，20～60 min逐渐恢复，而服用人参者只见个别大鼠有短时蜷伏现象，未出现痉挛。有实验人员观察到，对正常大鼠肾上腺内维生素C含量无影响的人参剂量都能加快低温（－10℃，1～4 h或0℃，30 min）和高温（35℃，5 h）作用下肾上腺维生素C含量降低的恢复。肾上腺内维生素C含量降低，说明肾上腺皮质分泌功能增强，这是机体的保护性反应。大鼠给予人参根皂苷（100 mg/kg）后10 min，置40℃热环境暴露10 min，其体温明显低于对照组大鼠的。

④抗辐射作用：人参可使受电离辐射动物的生存时间延长，对受辐射动物骨髓造血功能具有保护作用。小鼠在0.129C/kg的γ射线照射后肠毛细血管通透性明显增加；在辐射前2 h按40 mg/kg灌胃给予几种人参皂苷单体，于受辐射后6 h和3 h，再按20 mg/kg灌胃和腹腔注射给药各1次，对肠道微血管具有明显的保护作用（表14－2）。临床上亦观察到接受放

疗的肿瘤患者服用人参制剂后，其恶心、呕吐、失眠及造血器官抑制等不良反应减轻，说明人参具有一定的抗辐射作用。人参抗辐射机制与保持骨髓造血能力、调节机体的免疫功能和自由基清除作用等有关。

表 14-2 人参皂苷对 γ 射线照射小鼠肠道毛细血管通透性的影响

组 别	肠道伊文氏蓝浓度(μg/g)	染料漏出抑制率(%)	抗 γ-射线活性
正常	107.49 ± 11.9	41.92	1.00
γ 射线	185.07 ± 20.6	—	—
γ 射线 + Rb_1	155.12 ± 12.4	16.18	0.39
γ 射线 + Re	127.78 ± 18.6	30.96	0.74
γ 射线 + Rg_1	110.86 ± 12.6	40.10	0.96

注：Rb_1、Re、Rg_1 均为人参皂苷单体

引自：Hahn DR. Proc 2nd internation ginseng symposium. Korea ginseng research institute, Seoul, Korea, 1978:135

人参皂苷还具有明显的防微波损伤的作用。将雄性小鼠连续照射 3 h，共 31 d，微波频率为 4000 兆周(Mc)连续波，功率密度为 1 ~ 5 mW/cm²。自照射 21 d 开始，以 200 mg/kg 剂量灌胃给予人参皂苷(为地上部分皂苷)，共 10 d，于第 31 d 进行指标测定。结果表明，微波照射使鼠脑 5-HT 含量降低，人参皂苷使之恢复到对照组水平；微波照射后嗜酸性粒细胞明显增加，表明肾上腺皮质功能有所减退，人参皂苷具有一定的保护作用；人参皂苷还对微波作用下免疫功能下降、血小板降低均有明显对抗效应(表 14-3)。

表 14-3 人参地上部分皂苷的抗微波作用

组 别	全脑 5-HT 水平(对照为 100%)	嗜酸性粒细胞(个·cm^3)	巨噬细胞功能		抗原结合细胞(个/10^6脾细胞)	溶血素溶血值	血小板(万个/mm^3)
			吞噬率(%)	吞噬指数			
场外对照组(Ⅰ)	100 ± 14 (7)	399 ± 184 (16)	382 ± 11.5 (12)	0.76 ± 0.25 (12)	13945 ± 5282 (8)	87 ± 10.7 (8)	40.9 ± 8.0 (16)
微波对照组(Ⅱ)	52.3 ± 18* (8)	699 ± 410* (32)	22.5 ± 6.4* (15)	0.41 ± 0.1* (13)	11817 ± 7211 (16)	439 ± 30* (16)	34.0 ± 6.3* (32)
微波加人参苷(Ⅲ)	103 ± 6** (8)	484 ± 212 (15)	38.4 ± 14.3* (7)	0.71 ± 0.28** (7)	13017 ± 8212 (8)	73.3 ± 56.5 (8)	37.9 ± 5.3 (15)

注：$\bar{x} \pm s$，表中括号内数字为例数；*$P < 0.01$，与Ⅰ比；**$P < 0.05$，与Ⅱ比

引自：王子健，杨光华，钱锦康，等. 人参地上部分总皂甙适应原性作用的初步研究. 药学通报，1982，17(8)：5-8

⑤对化学和生物应激损伤因素的防护作用：人参能提高动物对磷酸三甲苯酯、戊巴比妥

钠、洋地黄总苷和苯肼等化合物的解毒能力。人参果皂苷对四氯化碳引起的小鼠肝损伤有明显抑制作用,使血清中谷丙转氨酶(GPT)浓度明显降低,人参地上部分皂苷对四氯化碳引起的小鼠肝损伤亦有同样的保护作用。大鼠分别按0.1 ml/100 g体质量背部皮下注射50% CCl_4,每周2次,连续12周建立肝纤维化模型;自第7周起灌胃给予人参总皂苷〔40、80、160 mg/(kg·d),疗程6周〕对肝纤维化具有一定的保护作用。给小鼠大量肌注氢化可的松(每只0.5 mg)之前或同时腹腔注射人参果皂苷(30 mg/kg),可明显增强动物的耐寒能力和对抗肾上腺的萎缩。小鼠给予人参根皂苷(50 mg/kg,iv,1次/日,共4 d),末次给药后6~8 h静脉注射感染金黄色葡萄球菌、大肠杆菌、宋内痢疾杆菌或伤寒杆菌的培养物,对照组的死亡率分别为19/20、15/20、40/42、32/44,人参皂苷组死亡率分别降到10/20、7/20、31/40、19/40($P<0.5\sim0.01$)。人参皂苷对寄生虫、肿瘤细胞等也有一定的抑制作用。

综上所述,人参皂苷可以提高机体对物理、化学和生物等不同应激因素的耐受能力,但人参皂苷的致适应性作用机制较为复杂。大量研究表明,人参皂苷通过调节机体神经内分泌免疫系统功能,尤其是肾上腺皮质系统功能而起到提高机体应激能力的作用。在下丘脑外侧区注射人参皂苷Rb_1,观察Rb_1对失血性休克大鼠的升压作用,证实其抗应激作用为中枢性的;但预先用地塞米松抑制促肾上腺皮质激素的分泌,则Rb_1无效,说明Rb_1的中枢性作用亦需肾上腺皮质介导。近代对人参的研究趋于对其单一组分的较深入的药理活性观察及其作用机制的探讨。

需特别指出的是,作为补益药,人参宜小剂量适当服用。如果长期较大剂量服用人参可能出现"人参综合征",表现为头痛、失眠、心悸、血压升高等。

3.常用制剂及用法

(1)*人参皂苷片* 为从人参茎叶提取的皂苷压制的片剂,每片含人参总皂苷20 mg。用于治疗冠心病、神经官能症等。口服,2片/次,2~3次/日。

(2)*人参片* 为红参粉(红参70%、红参须30%)制成的片剂。每片含人参原粉约83 mg。口服,4片/次,2次/日。

(3)*人参养荣丸* 人参、白术、茯苓、甘草、当归、熟地黄、白芍、黄芪、陈皮、远志、肉桂和五味子十二味中药,粉碎过筛、混匀,另取生姜、大枣制成大蜜丸,每丸重9 g。用于心脾不足、气血两亏、形瘦神疲、食少便溏、病后虚弱。口服,1丸/次,1~2次/日。

(4)*人参健脾丸* 人参、白术、茯苓、山药、陈皮、木香、砂仁、黄芪、当归、酸枣仁、远志共十一味中药,粉碎、过筛、混匀,另加炼蜜制成水蜜丸(每丸或每袋重4g)或大蜜丸(每丸重6g)。用于脾胃虚弱引起的饮食不化、恶心呕吐、腹痛便溏、不思饮食、体弱倦怠。口服,2丸/次,2次/日。

(5)*参苓白术散* 人参、茯苓、白术、山药、白扁豆、莲子、薏苡仁、砂仁、桔梗、甘草十味中药,粉碎、过筛、混匀即得。用于脾胃虚弱、食少便溏、气短咳嗽、肢倦乏力。口服,6~9g/次,2~3次/日。

(6)*参茸固本丸* 红参、当归、鹿茸、鹿茸血、山药、白芍、茯苓、山茱萸、杜仲、枸杞子、牡丹皮、泽泻、地黄、五味子、菟丝子十五味中药制成的糖衣片。用于气血两亏所致的四肢倦怠、面色无华、耳鸣目眩。口服,5~6片/次,3次/日。

二、刺五加

1.有效成分 刺五加,又名一百针、刺拐棒、刺本棒、老虎镣子,为五加科植物刺五加〔Acanthopanax senticosus (Rupr. et Maxim) harms〕的根及根茎。目前已知刺五加至少含7种苷,A、B、C、D、E、F、G的大致比例是8:30:10:12:4:2:1,刺五加叶中也可分离出A、B、C、D、E、F 6种苷。其中苷A为胡萝卜甾醇,苷B为丁香苷,苷C为乙基-α-半乳糖苷,苷D、E为两种不同构型的丁香树脂酚葡萄糖苷。刺五加根茎还含有多糖、β-谷甾醇、异梣皮定和无羁萜等成分。

2.药理作用

(1)对神经内分泌免疫功能的调节作用 刺五加对中枢神经系统的兴奋和抑制过程均有影响,可使皮质的兴奋和抑制过程均衡。刺五加对中枢神经系统的兴奋与人参颇为相似。临床上神经衰弱患者用药后可明显改善失眠、多梦、心悸等症状。刺五加皂苷可提高实验动物的学习记忆功能。刺五加提取物对多因素诱发的神经损伤具有保护作用,可促进大鼠β-AP(25~35)损伤神经元的修复和神经突触的重建,对1-甲基-4-苯基-1,2,3,6-四氢吡啶诱导的大鼠多巴胺能神经元损伤具有保护作用。

刺五加对正常大鼠肾上腺皮质系统表现为兴奋作用,灌胃或腹腔注射刺五加又可拮抗因缺氧或游泳导致的肾上腺皮质内维生素C含量降低;能阻止促肾上腺皮质激素引起的肾上腺皮质增生,降低可的松所致的肾上腺皮质萎缩,因此对肾上腺皮质功能具有调节作用。刺五加根提取物及刺五加苷均有促进动物性早熟和防止性功能降低的作用。刺五加的有效成分之一紫丁香苷具有较好的降糖作用,刺五加在改善糖尿病并发症方面也有一定疗效。

实验证实,刺五加根醇提物可增强豚鼠腹腔巨噬细胞功能和小鼠网状内皮系统吞噬功能。刺五加多糖对单核巨噬细胞系统的吞噬功能、对淋巴细胞功能、对抗体和干扰素生成均有调节作用。刺五加根的提取物和总皂苷对动物实验性的移植瘤、药物诱发瘤等均有一定的抑制作用。刺五加制剂作为免疫增强和放、化疗辅助治疗药物得到了较广泛的临床应用。

(2)对航空航天应激损伤的保护作用 刺五加根的提取物和苷类均有抗疲劳作用,总苷的作用较强。小鼠灌胃给予紫丁香苷25、50、100 mg/kg,高剂量可明显防止小鼠因摆动引起的抓握紧张性和探查运动的减少。小鼠灌胃给予丁香树脂酚-2-氧葡萄糖苷25、50、100 mg/kg,中高剂量具有抗摆动疲劳的作用。研究表明,刺五加苷E与刺五加总苷具有同等的药理活性,既能延长小鼠力竭游泳时间,又能缓解因睡眠剥夺导致的中枢疲劳。

与人参相似,刺五加能增强机体对各种有害刺激的非特异性抵抗力。小鼠给予刺五加叶总黄酮、金丝桃苷、刺五加花果挥发油乳剂或醇、水提物、刺五加茎水提物均可明显提高机体的耐低压缺氧能力。刺五加的水浸膏和醇浸膏能增强小鼠对高温(45℃~48℃)和低温

(0℃～10℃)的耐受力，降低高温或低温应激刺激引起的小鼠死亡率。大鼠尾吊21 d出现明显的骨丢失，给予刺五加可缓解模拟失重对大鼠承重骨的不良影响。小鼠服用刺五加浸膏1月，经急性放射线照射后再经离心(超重)应激的存活率高于对照组的5倍。刺五加还可使慢性照射损伤(2月)大鼠白细胞、血小板、网织红细胞恢复正常。在微波场强1～5 mW/cm^2反复作用下(3 h/d，共31 d)，小鼠的血小板和嗜酸性粒细胞明显增加、免疫功能降低、大脑5－HT含量减少，从第21 d加灌刺五加醇提水溶液(25 g生药)使血小板、嗜酸性粒细胞和脑5－HT水平明显恢复，免疫指标亦有改善。人体试验也证实刺五加浸膏具有防微波辐射的作用。刺五加还能提高机体对洋地黄毒苷、磷酸二甲酚酯、士的宁、吉他林等化学物质的解毒能力，对抗乙醚、水合氯醛、巴比妥钠和乙醇等的麻醉作用。刺五加浸膏对苯引起的小鼠及家兔白细胞减少有明显保护作用，对环磷酰胺引起的白细胞减少和骨髓有核细胞减少亦有保护效应。

3. 常用制剂与用法

(1)*刺五加片*　每片含刺五加醇浸膏150 mg。用于脾肾阳虚、体虚乏力、食欲不振、腰膝酸痛、失眠多梦。口服，2～3片/次，2～3次/日。

(2)*刺五加胶囊*　每粒含刺五加醇浸膏150 mg。功能与用法同刺五加片。

三、红景天

1. 有效成分　红景天(radix rhodiolae)根及根茎入药。全世界红景天属有90余种，除少数品种生长于海拔2000 m左右的高山草地、林下灌丛或沟岩石附近外，大部分生于海拔3500～5000 m的恶劣而多变的自然环境中。红景天现已人工栽培成功。目前已对红景天的20种化学成分进行过提取、分离，得到40多种化学物质，已公认的红景天有效成分为红景天苷及其苷元，以及二苯甲基六氢吡啶等。红景天的化学成分包括以下几类：①苷类，如红景天苷(salicroside)、异槲皮苷、芦丁苷等；②黄酮类，如槲皮素、山奈酚、花色苷及各种黄酮苷；③香豆素类，如香豆素、7－羟基香豆素、莨菪亭；④生物碱类，如二苯甲基六氢吡啶；⑤氨基酸类，如天门冬氨酸、苏氨酸、丝氨酸、谷氨酸、甘氨酸、丙氨酸、半胱氨酸等十八种氨基酸；⑥无机元素，如铝、锶、锰、钡、钒、铜、铬等。一般用红景天苷的含量作为红景天的质量控制标准，现已人工合成红景天苷。

2. 药理作用

(1)*对神经内分泌免疫功能的调节作用*　小剂量红景天制剂或红景天苷对中枢神经具有兴奋作用，大剂量则引起抑郁。红景天苷对大鼠缺血再灌注损伤具有明显保护作用。大鼠跳台和水迷宫实验结果表明，红景天素对东莨菪碱所致的学习记忆障碍有明显改善作用，并能提高海马中乙酰胆碱含量与胆碱乙酰转移酶活性，增强脑组织的抗氧化能力。

红景天制剂对代谢紊乱具有一定的调节作用。多糖是红景天降血糖作用的主要有效成分，经肌肉、腹腔及静脉等多途径给药均产生降血糖作用。红景天苷可促进葡萄糖的摄取，抑制脂肪细胞分化，下调脂肪细胞分化相关基因的表达。

红景天多糖可使环磷酰胺所致的小鼠免疫功能低下指标明显改善。红景天苷可增强大鼠单核吞噬细胞功能，在体外可增强有丝分裂原刺激的小鼠脾淋巴细胞增殖反应。红景天还具有一定的抑瘤作用。体外实验表明，红景天素对小鼠移植的5种人癌细胞（肝癌、胃癌、肺癌、Hela细胞、鼻咽癌）均有一定的抑制作用。红景天苷能提高荷瘤小鼠的生存质量和延长生存期。

（2）*对航空航天应激损伤的保护作用*　红景天煎剂可提高运动员体内碱性成纤维细胞生长因子（BFGF）含量，促进损伤组织的修复；可通过提高患者体内神经生长因子（NGF）水平，降低髓磷脂碱性蛋白（MBP）含量，对运动性疲劳运动员内分泌失调、能量的消耗、中枢神经系统失调进行调节，从而起到抗疲劳作用。采用动物转棒、游泳实验表明，可降低运动后机体血乳酸含量、增加肝糖原和肌糖原的贮备，具有明显的抗疲劳作用。红景天提取物能改善夜间工作者和工作压力大的人群的精神与身体状态，缓解其精神疲劳。

多种缺氧模型证实，红景天的醇提物可明显提高动物的缺氧耐力。合成的红景天苷和苷元也可明显延长小鼠低压缺氧存活时间。还有实验观察到，培养的心肌细胞在缺氧再复氧损伤（缺氧3 h，再给氧1 h）后，其搏动频率降低、乳酸脱氢酶释放增加、心肌细胞超微结构明显损伤，给予红景天苷10 μg/ml、30 μg/ml对以上损伤具有明显保护作用。深红红景天浸膏能明显提高常氧或缺氧条件下大鼠心肌糖原的含量，并降低心、脑乳酸含量。红景天苷对缺氧大鼠具有相似的作用。红景天制剂经过卫星搭载试验后，其提高小鼠急性缺氧（以1000 m/min速度上升，到达模拟高度11 000 m）耐力的药效保持不变。此外，给予大花红景天可有效对抗大鼠尾吊7 d后出现的体重减轻、腓肠肌和胸腺萎缩、腓肠肌蛋白含量降低等不良反应。红景天还有提高小鼠耐高温的能力。

正常小鼠连续灌喂含红景天粗提物的生理盐水混悬液6 d，其外周血各血液成分的增生明显加快，造血祖细胞红系集落形成单位（CFU－E）、红系爆式集落形成单位（BFU－E）的变化不明显，但粒单系集落形成单位（CFU－GM）的增生明显加快。红景天粗提物可提高5 Gy γ射线全身照射小鼠骨髓造血细胞的再生与修复能力，对环磷酰胺所致外周血各血液成分损伤的保护作用以红细胞保护效应较明显，对环磷酰胺所致骨髓造血祖细胞抑制有强烈刺激增生的作用。红景天苷还能恢复受微波辐射后小鼠脑内的单胺递质、脾脏及胸腺内cAMP、淋巴细胞转化率、血清溶血素等出现的抑制效应。红景天苷对CCl_4、D－半乳糖胺以及卡介苗加脂多糖诱发的小鼠肝损伤具有明显保护作用。对阿霉素肾病模型大鼠，红景天苷可降低尿蛋白和血胆固醇含量、促进细胞外基质降解、延缓肾小球硬化的发展进程。

3. 常用制剂与用法

（1）*红景天流浸膏*　每毫升含红景天苷20 mg。用于抗疲劳、增加体力与耐力、病后体虚等。口服，5～10滴/次，饭前温开水送下，2～3次/日，10～20 d一疗程。

（2）诺迪康胶囊 由产自西藏的圣地红景天提取物精制而成，每粒0.28 g，主要成分为红景天苷、黄酮、红景天素等。具有益气活血、通脉止痛的作用，临床用于气虚血瘀所致胸痹，表现为胸闷、刺痛或隐痛、心悸气短、神疲乏力、少气懒言、头晕目眩等症。口服，1～2粒/次，3次/日。

第二节 茶多酚的药理作用与航空航天医学应用

一、茶多酚的化学组分与制剂

1. **茶多酚的化学组分** 茶叶中的多酚类物质亦称茶多酚（tea polyphenols，TP），味涩而有收敛性，为茶叶中含量最多的一类具有多种药效的化合物，占干物质的20%～30%。其含量绿茶多于红茶，高级茶多于低级茶，大叶种多于小叶种，夏茶多于春茶。茶多酚按其化学结构可分为四类：①儿茶素类（catechins），属黄烷醇类，约占80%；②黄酮及黄酮醇类，在茶叶中以苷类存在，约占茶叶干重的3%～4%；③花色素类，即羟基-4-黄烷醇及其锌盐，约占茶叶干重的2%～3%；④酚酸及缩酚酸类，占茶叶干重的5%左右。由此可见，儿茶素类是茶多酚的主体，各种儿茶素的化学结构与含量见图14-1、表14-4。

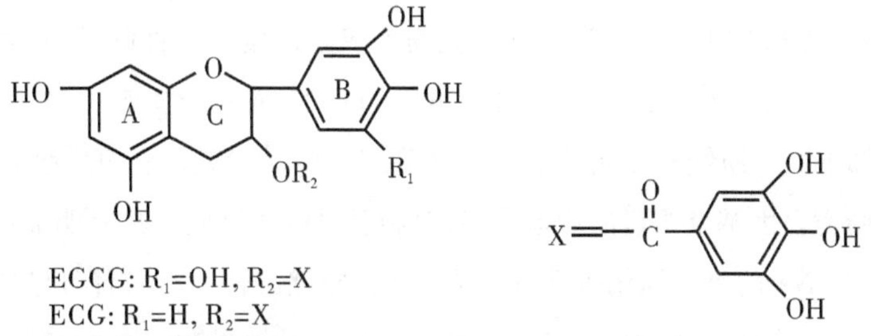

EGCG: R_1=OH, R_2=X
ECG: R_1=H, R_2=X
EGC: R_1=OH, R_2=H
EC: R_1=R_2=H

图14-1 各种儿茶素的化学结构

引自：陈为钧，万圣勤. 茶多酚药效研究概况. 中草药，1993，24(5)：493-499

表14-4 儿茶素的分类、名称及含量

分类	名称及简称	茶多酚中含量（%）	茶鲜叶中含量（%）
游离型	（±）儿茶素（D，L-C）	2～4	0.4～0.8
	（-）表儿茶素（L-EC）	4～6	0.8～1.2
	（±）没食子儿茶素（D，L-EC）	6～8	1.2～1.6
	（-）表没食子儿茶素（L-EGC）	10～15	2～3
酯型	（-）表没食子儿茶素没食子酸酯（L-EGCG）	50～60	10～12
	（-）-表儿茶素没食子酸酯（L-ECG）	15～20	3～4

引自：陈为钧，万圣勤. 茶多酚药效研究概况，中草药. 1993，24(5)：493-499

2. 茶多酚的制剂 近年来，在改进茶多酚提取工艺和进行较系统的药理研究的基础上，相继生产出茶多酚的保健品（饮料）与药品。脱咖啡因的高纯度茶多酚药品〔浙卫药准字（1994）0138－4〕已生产销售，其制剂为胶囊剂，每粒含茶多酚100 mg。适应证为心血管疾病伴高纤维蛋白原症、防治动脉粥样硬化、血液高凝状态、放化疗所致的白细胞减少症等。用法用量为口服，2粒/次、3次/日或3粒/次、2次/日。虽然适量饮茶也能摄入茶多酚及其他营养成分，起到一定的保健作用，但常常达不到治疗浓度或出现由咖啡因引起的不良反应（刺激胃酸分泌和中枢兴奋等）。直接服用茶多酚制剂不仅使其作用加强，还避免了茶叶中咖啡因等生物碱的副作用。

二、茶多酚的药理作用

1. 抗氧化作用及其机制

（1）*茶多酚的抗氧化作用* 在人工体系中，将黄嘌呤（X）与黄嘌呤氧化酶（XO）反应生成超氧阴离子自由基（$O_2^-.$），用电子自旋共振法和化学发光法进行检测，以及光照核黄素－氯化硝基四氮唑蓝生成$O_2^-.$，用分光光度法进行检测，均证实茶多酚对$O_2^-.$有很强的清除作用，清除率大于维生素C和维生素E（表14－5）。在香烟气相物质诱发的大鼠肺细胞脂质过氧化体系中，加入茶多酚和EGCG可使脂质过氧化物生成呈剂量相关性降低；在香烟气相物质诱发的大鼠肝微粒体脂质过氧化体系中，茶多酚与EGCG可使脂质自由基生成降低33%～48%。在酶修饰下的心肌线粒体脂质过氧化体系，EGCG对脂氧合酶的活性无抑制效应，但对酶反应生成的脂类自由基有明显的清除作用，对脂质过氧化反应也具有明显的抑制效应。茶多酚对蛋白质和DNA的氧化损伤也具有保护作用。重铬酸钾（Cr^{6+}）使红细胞膜蛋白构象明显改变，可能与Cr^{6+}变价过程中自由基中间体对亲核性基团的攻击导致氨基酸残基修饰、肽链交联等有关，若提前加入茶多酚并在37℃下温育15 min可剂量相关性地保护膜蛋白的构象。用溴化乙啶为荧光探针观察小牛胸腺NDA经^{60}Co照射后荧光强度变化，证实茶多酚可清除γ射线辐射产生的自由基，阻断自由基对DNA的损伤。

表14－5 茶多酚对$O_2^-.$的清除作用（$\bar{x} \pm s$）

组别	浓度（μg/ml）	清除效果（%）		
		电子自旋共振法	分光光度法	化学发光法
TP	2.0	98±6	—	—
	20.0	—	—	95.0±1.5
Vit C	200.0	—	98.0±1.2	—
	200.0	96±5	72.0±2.3	—
Vit E	200.0	23±6	28.0±2.7	—

引自：杨贤强．茶多酚化学．上海：上海科学技术出版社，2003：136

在人多核白细胞呼吸暴发实验体系中,PMA(肉豆蔻酸乙酸佛尔酯)可刺激白细胞产生O_2^-.和·OH(羟自由基)。利用ESR方法观察自旋捕集剂DMPO捕获自由基信号的强弱,证实含量大于90%的粗晶态茶多酚(TPⅠ)和含量只有45%的粉态茶多酚(TPⅡ)以及EGCG单体对氧自由基均有明显清除作用,而且作用强度随浓度的提高而增强。在离体(硫酸亚铁加半胱氨酸)和整体(结扎大鼠双颈总动脉1 h,再恢复灌注30 min)实验条件下,茶多酚对大鼠脑线粒体脂质过氧化反应均有明显抑制作用,并且可提高线粒体腺苷三磷酸酶(ATP酶)活性,效果优于人参茎叶总皂苷。

根据量子化学计算可知,没食子儿茶素清除自由基的供氢中心在B环,而非没食子儿茶素的在A环上,前者B环上的电子云密度最大,后者A环上的最大。用化学发光法测得EGCG清除O_2^-.和·OH的速率常数(k)分别为7.71×10^6和3.52×10^{11} L/(mmol·S),化学计量因子(n)分别为5.98和6.23,表明每个EGCG分子能捕获6个O_2^-.和·OH,且清除·OH的速率大于O_2^-.。水溶液均相体系中EGCG清除活性氧的反应可用下式表示:

链抑制: O_2^-.(·OH) + EGCG→H_2O_2 + EGCG˙

链终止:5 O_2^-.(·OH) + EGCG˙→非自由基产物

将EGCG加入碱性水溶液(pH 12)中,用DMPO捕捉,检测EGCG自由基的ESR信号,说明每分子EGCG含有三种可能被自由基抽取的氢原子,进一步推论每分子EGCG可在A、B、D环上分别捕获2个自由基,与化学计量因子n=6相一致。已有实验证实,各种儿茶素的抗氧化能力依次为:EGCG > ECG > EGC > EC。说明酯型儿茶素大于非酯型儿茶素,以EGCG抗氧化能力最强。进一步进行各种儿茶素两两组合、三种组合、四种组合,均证实儿茶素在清除自由基时存在协同增强效应,而且以保持茶叶天然儿茶素的比例时抗氧化效果最佳。

(2)*茶多酚的抗氧化作用机制* 茶多酚的抗氧化作用机制主要包括:①抑制体内自由基的产生。生物体内自由基的生成途径较多,主要包括分子氧的单电子还原途径、黄嘌呤氧化酶和脂氧合酶等酶促反应以及某些生物物质的自动氧化。茶多酚对有关氧化酶具有抑制作用,可与诱导氧化的过渡金属离子络合。②直接清除自由基。茶多酚化学结构的特点是含有很多酚性羟基,易氧化成醌类而提供质子(H^+),因此,茶多酚可与生物体内的无机自由基(如O_2^-.和·OH)和有机自由基(如多元不饱和脂肪酸的氧化产物)反应生成较为稳定的酚氧自由基,能灭活活性较强的自由基而防止其损伤作用。此外,茶多酚还对其他自由基具有清除作用。NO和O_2^-.反应生成氧化性很强的过氧化硝基($ONOO^-$),茶多酚对$ONOO^-$的清除作用大于槲皮素和维生素C。③对抗氧化系统的激活作用。茶多酚可提高SOD、谷胱甘肽酶类和过氧化氢酶的活性,对维生素C、维生素E和谷胱甘肽等抗氧化剂具有保护和再生作用。

2.抗辐射作用 第二次世界大战后,日本科学家从广岛原子弹爆炸后的幸存者中发现,常饮茶者放射病症状较轻、恢复较快、体质较好。中国农业科学院茶叶研究所用小鼠为实验对象,在剂量为0.069~0.217 C/kg的^{90}Sr照射前2 d喂饲茶多酚,30 d后小鼠存活率较对照组小鼠存活率提高30%。大鼠在^{60}Co照射前7 d,每日灌胃1%茶多酚水溶液,1次/日,照射后继续给药3 d,茶多酚使血液谷胱甘肽过氧化物酶活性、SOD活性明显高于单纯照射组大鼠的,血浆和肝脏中过氧化脂质和心肌脂褐素水平明显低于对照组大鼠的,接近或优于牛磺酸组大鼠的。临床上观察到茶多酚对放、化疗癌症患者还有明显的升高白细胞的作用,在放、化疗前患者被分为三组:对照组(不用任何升高白细胞的药物)、鲨肝醇组(在放化疗开始之日起每日口服300 mg)、茶多酚组(在放化疗开始之日起每日服用600 mg)。结果表明,对照组患者治疗第2周外周血白细胞总数明显下降,茶多酚组患者治疗5周病情一直较稳定,鲨肝醇组患者在治疗前期升白细胞效果较好,但在治疗后期白细胞总数明显降低,说明茶多酚具有较好的抗放射与升白细胞作用。

目前,对茶多酚抗辐射作用的研究已深入到分子水平。实验观察到,^{60}Co 20 Gy照射使人淋巴细胞DNA单链断裂水平较正常对照组的增加了41.57%,以0.1 mg/ml茶多酚处理24 h后再同样照射,DNA单链断裂明显减少(接近正常水平);0.1 mg/ml茶多酚处理1 h和1.0 mg/ml茶多酚处理即刻照射,DNA单链断裂降低20.61%和20.62%。此外,选用辐射所致质粒PBR322DNA的构型变化(测定超螺旋及开环DNA相对含量)为实验模型,证实茶多酚对质粒DNA辐射损伤也有防护作用。茶多酚抗辐射损伤的主要机制有:①自由基清除作用。清除自由基可对DNA、蛋白质等生物大分子产生保护效应。②调节有关抗氧化酶的活性。③对辐射损伤免疫器官产生防护作用。④增强造血系统功能。

3.对心血管系统保护作用

(1)*降血脂和动脉粥样硬化预防作用*　关于饮茶与高血压、冠心病的流行病学调查初步揭示了长期饮茶具有一定的降血脂和预防动脉粥样硬化的作用。在饲料中加入1%和2%的茶多酚喂饲实验性高脂血症模型大鼠6周,茶多酚组大鼠的血清胆固醇、甘油三酯含量均明显低于高脂对照组大鼠的,高密度脂蛋白胆固醇酯明显高于高脂对照组大鼠的,且呈剂量相关性,而且茶多酚组大鼠的红细胞变形能力增强、血浆纤维蛋白原含量下降、体外血栓指标优于高脂对照组的。还有实验证实,茶多酚可以降低高脂血症大鼠的血清和肝脏中胆固醇及甘油三酯水平。茶多酚可抑制同型半胱氨酸诱发的人脐静脉血管内皮(HUVEC)损伤,降低同型半胱氨酸引起的纤溶酶原激活物生成;对氧化性低密度脂蛋白诱导的HUVEC生长具有抑制作用,并逆转氧化性低密度脂蛋白对β微管蛋白表达的抑制作用。临床研究表明,茶多酚可降低健康受试者血浆极低密度脂蛋白、低密度脂蛋白和高密度脂蛋白中的脂质过氧化物水平,对心血管病伴高纤维蛋白原血症患者具有明显降低纤维蛋白原、改善血液流变学特性的作用。

茶多酚降脂、抗血栓和预防动脉粥样硬化的作用机制包括以下几点:①抑制胆固醇及不饱和脂肪酸氧化,既减少了脂质在动脉壁上沉积,又加速了胆固醇的运转和清除。②茶多酚是较强的供氢体,易与凝血酶结合,不使纤维蛋白原变成纤维蛋白,茶色素(茶多酚氧化产物)

能明显抑制血小板聚集，因此有抗血栓作用。③茶多酚对自发性高血压大鼠有降压作用，对血管紧张素转化酶（ACE）有显著抑制效应，因茶多酚及其氧化物可与ACE的金属辅基锌离子络合。茶多酚还可明显增强毛细血管韧性，防止血管壁损伤。

（2）*心功能保护作用* 给麻醉大鼠静脉注射茶多酚30 mg/kg，能明显提高其心功能，而且可持续1 h以上（表14－6）；在离体大鼠工作的心脏亦证实了茶多酚的强心作用，用电压钳技术观察到茶多酚可促进细胞Ca^{2+}通道开放，这可部分解释其强心作用的机制。在大鼠Langendorff离体心脏上实施缺血/再灌注各30 min，茶多酚（2.5 mg/L）能显著改善缺血/再灌注心脏的能量代谢，增加心肌三磷酸腺苷（ATP）和磷酸肌酸（Pcr）含量并显著抑制培养心肌细胞的Ca^{2+}内流，提示茶多酚对大鼠离体心脏的保护作用可能与其改善心肌能量代谢、抑制心肌细胞Ca^{2+}内流的作用有关。在大鼠左冠状动脉前降支结扎致心肌缺血再灌注损伤模型中，茶多酚对冠脉血管内皮细胞具有保护作用。茶多酚对异丙肾上腺素诱发的大鼠心脏缺血损伤以及阿霉素心脏毒性均有一定的保护作用。

表14－6 茶多酚对大鼠左心功能的影响（$\bar{x}\pm s$，n＝6）

指 标	对照组	茶多酚〔30（mg/kg），iv〕			
		5 min	15 min	30 min	60 min
心率（次/min）	303±44	310±52	327±51*	334±48*	330±53**
左室收缩压（kPa）	20.4±1.7	24.1±1.7**	24.5±1.6**	24.4±2.4**	24.1±2.5**
左室舒张压（kPa）	－0.79±0.39	－0.67±0.39	－0.53±0.53	－0.53±0.53	－0.67±0.39
dp/dt_{max}	906±210	1235±170*	1237±171*	1208±143*	1170±140*
$-dp/dt_{max}$	650±106	812±151*	774±142*	774±142*	752±152

注：$\pm dp/dt_{max}$为左室内压最大上升速率与最大下降速率的比值（kPa/s）；* $P<0.05$，** $P<0.01$，与对照组比较

4.对神经系统保护作用 在羟自由基所致原代培养的小鼠海马神经元损伤模型中，EGCG能够抑制神经元过氧化脂质的生成，降低神经元细胞外液中乳酸脱氢酶的含量，并减轻神经元的损伤。茶多酚可抑制羟自由基诱发的离体鼠脑线粒体过氧化损伤，并呈剂量相关性。在结扎大鼠双侧颈总动脉90 min再灌注45 min的脑缺血再灌注损伤模型中，茶多酚〔75、150 mg/（kg·d），7 d〕可明显降低脑水肿和脂质过氧化物生成，显著提高脑组织的抗氧化酶活性。在小鼠双侧颈总动脉结扎/复灌制备脑缺血再灌注损伤模型中，茶多酚不同剂量（50、100、200 mg/kg）和不同时间（缺血即刻、再灌注即刻、再灌注30 min）一次静脉给药对脑损伤具有明显保护作用，以再灌注即刻给药作用效果最明显。EGCG对沙鼠脑缺血损伤具有明显保护作用，能减少脑水肿的形成和梗死面积。此外，利用小鼠永久性全脑缺血模型、小鼠双侧颈总动脉反复缺血再灌注模型、线栓法制备大鼠大脑中动脉缺血再灌注损伤模型，证实茶多酚可明显延长小鼠断头后张口喘息时间、改善小鼠反复缺血再灌注所致的脑组织损伤、

延长大鼠大脑中动脉缺血再灌注后的存活时间及提高其 24 h 存活率。

茶多酚可抑制 D－半乳糖与 β－AP(25～35)诱导的鼠脑细胞凋亡,并改善实验鼠的学习记忆功能。茶多酚对 6－羟基多巴胺诱导的帕金森病模型大鼠具有明显保护作用,可以浓度和时间依赖性地减轻动物旋转行为,抑制中脑和纹状体的氧化损伤,增加黑质致密部存活神经元,减少凋亡细胞。茶多酚对 1－甲基－4－苯基－1,2,3,6－四氢吡啶诱导的帕金森病模型小鼠黑质多巴胺神经元具有明显保护作用。

5. 抑菌与抗突变、防癌抑癌作用 中医书籍早有茶汁治疗赤痢、白痢和胃肠炎的记载。人们早就发现饮茶可以防止蛀牙。实验证实茶多酚对伤寒杆菌、副伤寒杆菌、痢疾杆菌、绿脓杆菌、金黄色葡萄球菌等多种致病菌具有广谱强抑制作用,对细菌以外的多种病原微生物亦有一定的抑制效应。采用小鼠骨髓细胞微核试验、骨髓细胞染色体畸变检测法和紫露草四分体微核法均证实茶多酚具有明显抑制环磷酰胺、丝裂霉素 C、叠氮化钠及污水的致突变作用。

大量实验研究和流行病学调查表明,茶多酚具有一定的抑癌防癌作用。儿茶素与癌细胞一起培养能抑制癌细胞的生长。茶多酚具有抑制黄曲霉毒素与亚硝基化合物的致癌作用,还可抑制癌基因的表达与癌细胞 DNA 合成,并调节肝微粒体细胞色素 P－450 酶、DNA 拓扑异构酶活化以阻止致癌物的活化和对 DNA 的损伤,对实验性动物肿瘤形成及生长具有一定的抑制作用。临床观察显示,茶多酚对肿瘤患者具有辅助治疗作用,如改善放、化疗患者的外周血象、提高免疫力。茶多酚抗肿瘤的主要机制包括:①抑制肿瘤细胞 DNA 的复制;②阻滞肿瘤细胞的细胞周期;③抑制端粒酶活性;④抑制肿瘤血管生成;⑤诱导肿瘤细胞凋亡;⑥对机体免疫功能的调节作用。

三、茶多酚在航空航天医学中的应用

1. 提高抗疲劳抗缺氧能力 以小鼠游泳至死亡的时间(min)计算运动耐力,茶多酚(30、100 mg/kg,腹腔注射,1 次/日,共 7 d)可明显提高小鼠的游泳耐力。对照组小鼠为 28.3 ± 2.7,茶多酚 30、100 mg/kg 组小鼠分别为 36.6 ± 6.1,47.9 ± 9.7($P < 0.05$)。小鼠急性游泳力竭运动模型中,茶多酚可降低小鼠运动后心肌的过氧化损伤;大鼠急性游泳力竭运动模型中,茶多酚可明显延长大鼠运动时间,降低运动后股四头肌的氧化损伤、腓肠肌中的钙离子含量,并改善肌组织的损伤。利用大鼠跑台运动建立大强度耐力训练模型观察到,灌胃给予茶多酚〔200 mg/(kg · d),共 6 周〕可明显提高大鼠心肌线粒体的 ATP 酶活性和抗氧化能力。在类似的小鼠大强度耐力运动模型中,茶多酚具有提高机体细胞核体液功能的作用。

在离体小鼠皮质、海马和全脑脑片氧糖剥夺损伤和谷氨酸损伤模型中,茶多酚具有明显的神经保护作用。在离体人胚肾 293 细胞缺糖缺氧损伤模型中,茶多酚显著提高细胞存活率和抗氧化能力,作用强于维生素 C。在离体人大动脉血管内皮细胞缺氧模型中,茶多酚可显著降低给予血管紧张素－2 引起的内皮素分泌。采用高原环境模拟舱(5000 m,12 h/d)和腹腔注射氯化钴(5.5 mg/kg,每2天1次,共20次)的方法建立大鼠慢性缺氧损伤模型,茶多酚(10、20 mg/kg,每2天皮下注射1次,共20次)能够显著抑制大鼠的红细胞指数、血红蛋白和血细胞比容的增加,降低骨髓增生程度,减小心室重量指数,减轻心肌损伤程度。将38名移居高原(海拔3700 m,移居90 d)的健康男青年随机分为对照组和茶多酚组(300 mg·d^{-1},30 d),组间比较和自身用药前后比较的结果表明,茶多酚可提高移居高原人群的部分视、听觉认知能力。

2.**提高抗氧化能力** 大量研究表明,航空航天应激因素如+Gz、失重、低压缺氧、辐射等均可诱发机体的氧化损伤。实验观察到,+10Gz重复暴露(3次,每次3 min,间隔40 min)后大鼠脑组织自由基生成明显增加,脂质过氧化产物丙二醛(MDA)明显升高,并主要引起鼠脑线粒体的过氧化损伤。以30、100 mg/(kg·d)给药(ip)3 d,茶多酚可明显抑制+10Gz作用下鼠脑线粒体MDA的生成,并明显降低不同+Gz(+1、+3、+9、+18 Gz,15 min)作用下小鼠脑匀浆的MDA生成。长期灌胃给予茶多酚同样有效。茶多酚对+10Gz作用下大鼠大脑皮质微血管通透性、脑细胞线粒体ATP酶活性也有明显保护作用。尾吊大鼠10 d,其血清过氧化脂质与对照组大鼠的无明显差异;尾吊21 d则明显高于对照组。提示模拟失重时间延长机体的抗氧化物质消耗增加以及血液循环障碍促进了自由基的产生。吸入低氧气体、低压缺氧与随后复氧以及低压下吸纯氧亦可诱发机体的自由基损伤。吸入8%~9% O_2(模拟海拔6500 m)15 min,大鼠左心室自由基生成明显增加;吸入12%~13% O_2(模拟海拔4000 m)60 min,大鼠左右心室自由基生成均明显增多;吸入10.5%~11% O_2(模拟海拔5000 m)15 min,大鼠大脑皮质和海马的自由基含量亦明显高于常压氧对照组大鼠的。大鼠在模拟海拔8000 m缺氧30 min、60 min以及随后吸空气或95%常压氧,其体内过氧化反应逐渐增强,并随缺氧程度与复氧的氧浓度提高而加强,抗氧化酶与非酶抗氧化成分被激活或消耗。模拟歼击机巡航飞行的座舱高度(5500 m),大鼠在此低压条件下呼吸99.6% O_2(8 h/d,5 d/周,共4周)出现明显的肺损伤,免疫组化分析证实支气管黏膜柱状上皮细胞SOD含量明显降低。而实验表明,给小鼠喂食2 mg茶多酚,3 h后就能显示出微血管保护作用。用低压缺氧法引起肺毛细血管损伤出血,给小鼠皮下注射1 mg儿茶素,可使肺溢性出血的面积缩小53%。航空航天飞行活动中存在辐射危害,电离辐射的剂量水平与巡航高度相关,而且其生物效应与累积辐射剂量有关。1990年,国际放射防护委员会(ICRP)将喷气式客机驾驶人员列为职业照射人员范畴。尽管辐射损伤的发病机制较为复杂,但其关键在于电离辐射作用于生物体产生的自由基损伤了核酸。前文已论及了茶多酚对照射小鼠和化疗患者均有明显抗辐射作用,它不仅使过氧化反应抑制,并且明显改善照射后机体的其他功能(如肝脏酶活性、造血功能等)。一些航空航天毒理因素亦可诱发自由基损伤。有实验表明,大鼠吸入肺中的臭氧约有30%被肺吸收,使肺泡Ⅰ型上皮细胞膜产生脂质过氧化;家兔吸入含百万分之一臭氧的空气90 min后,肺内细胞色素P-448含量降低,MDA升高。研究表明,香烟气相物质中含有大量的二氧化氮和以氧、碳为中心的自由基,茶多酚及其单体EGCG均对香烟气相物质诱发的大鼠肺细胞过氧化损伤具有明显保护作用。

目前,对飞行人员和航天员自由基代谢的研究已积累了一些有价值的资料。男性飞行员在模拟海拔5000 m缺氧30 min,2 h后检测红细胞SOD活性较缺氧前明显降低。执行高原飞行任务对飞行人员血液抗氧化能力产生明显影响,如从成都至贡嘎每天飞行4 h(其间在海拔3600 m机场停留时出舱活动1 h左右,不吸氧),连续飞行5 d,飞行后血清SOD含量明显低于地勤对照人员的。227例3个机种(歼击机、轰炸机与运输机)健康飞行员和120例健康成人尿过氧化脂质含量的测定结果说明,飞行员体内的过氧化反应明显增强,各机种飞行员尿中过氧化脂质水平还与飞行时间呈直线正相关。对67名刚入疗养院疗养的男性歼击机飞行员(年龄22~40岁,飞行时间300~2800 h)血液SOD活性的测定结果表明,其红细胞铜锌超氧化物歧化酶(CuZn-SOD)活性明显低于普通人群(男性,n=103,20~38岁)。民航飞行人员的血清过氧化产物亦明显升高。以俄罗斯"和平号"空间站上长期飞行(4~9个月)和美国航天飞机上短期飞行(17 d)的航天员以及地面-6°头低位卧床实验中的受试者为对象,通过测定尿中前列腺素F的同形产物和DNA的氧化产物14-羟脱氧尿苷评价航天飞行中和飞行后的应激水平,结果表明,航天飞行中的营养状态可能对氧化损伤产生保护作用,经过几个月的轨道飞行返回地球后机体的氧化损伤明显增加。自由基生物医学的大量研究表明,高氧化应激水平和过氧化损伤与很多疾病的发生、发展以及衰老等密切相关,因此对飞行人员和航天员应当采取相应的抗氧化防护措施。我们的相关研究观察到,飞行人员在疗养期间服用茶多酚(600 mg/d,分2次服用,共20 d),可明显增强其抗氧化能力(表14-7)。

表14-7 茶多酚对飞行人员抗氧化能力的影响($\bar{x} \pm s$, n=17)

	对照组	用药组
红细胞SOD活性(U/gHb)	1042±317	1544±252*(↑48%)
血GSHpx(U/ml)	179±111	245±74
血清MDA(nmol/ml)	3.31±1.84	2.11±0.97**(↓36%)
GSHpx/MDA	67.3±34.1	141.9±86.4*(↑211%)

注:GSHpx为谷胱甘肽过氧化物酶,GSHpx/MDA反映抗氧化潜力。*$P<0.05$,**$P<0.01$,与对照组比较

3.改善微循环功能 很多研究证实,航空航天应激因素可以造成飞行人员和航天员的微循环功能障碍。家兔在+Gz暴露后体表与内脏微循环均出现异常,并表现出程度、空间和时间上的差异;大鼠在+Gz作用后血液流变学出现明显异常,红细胞聚集明显增加。歼击机飞行员的微循环与民航和航校飞行员相比出现明显异常:管袢延长、管径增宽、舒张型管袢较多、乳头下静脉显著扩张以及血流速度较慢等,由于这种改变与年龄及飞行时间的长短无关,提示这与驾驶歼击机飞行的特殊劳动作业有关。急性低压缺氧(模拟海拔5000 m,30 min)暴露后,歼击机飞行员微循环出现明显障碍:微血流变异加重、流速减慢、红细胞中度聚集明显增加、微血管数目减少。在科里奥利加速度作用下飞行员的微循环功能亦发生明显变化,特

别是有自主神经反应者管壁数目与管顶宽度明显低于无自主神经反应者，且红细胞聚集明显加重。比较飞行前后微循环的变化说明，飞行活动可使飞行人员微循环的视野能见度降低、血黏度增高、血管通透性增加。尾吊大鼠 30 d 出现红细胞变形下降、血黏度增高等类似“血瘀证”的现象。航天员从太空返回后，普遍出现红细胞质量和血浆容量减少，而且红细胞变形性降低。因此，改善飞行人员和航天员的微循环功能对维护其健康水平具有重要意义。我们的相关研究观察到，入院疗养的歼击机与运输机飞行人员服用茶多酚（600 mg/d，分 2 次服用，连续 20 d）后，其球结膜微循环功能得到了明显改善：微血管数目明显增多、微血流速度加快、红细胞聚集明显减轻、缺血区（灶）明显减少（表 14－8）。

表 14－8 茶多酚对飞行人员球结膜微循环功能的影响（$\bar{x} \pm s$，n＝18）

	对照组	用药组
毛细血管数/mm	3.91 ±1.13	5.96 ±1.41**
毛细血管直径/μm	9.72 ±1.41	9.67 ±1.74
微动脉/微静脉比值	(1 ~1.78) ±0.11	(1 ~1.69) ±1.10**
微血流速度/mm · s^{-1}	0.76 ±0.31	0.96 ±0.25*
轻中度红细胞聚集	15/18	8/18*
缺血灶（区）数	11/18	2/18**

注：$^{*}P<0.05$，$^{**}P<0.01$，与对照组比较

4. 调节脂类代谢与心血管功能 飞行人员的高脂血症问题较为突出。有调查资料说明我军飞行人员 30 岁组低密度脂蛋白胆固醇酯、甘油三酯、总胆固醇及动脉硬化指数达到一般人群 40 ~50 岁组的水平，提示其冠心病的发病时间可能提早 10 ~15 年。波兰开展的一项针对 229 名空军飞行员的研究结果显示，大多数飞行员存在高脂血症，总胆固醇 >7.7 mmol/L 者红细胞 SOD、GSH－px、血清总抗氧化活性降低。饮茶与心血管疾病的流行病学资料和茶多酚的药理学研究提示，饮茶在调节飞行人员脂类代谢、防治心血管疾病中具有应用价值。福建医科大学对 30 岁以上人群饮茶与高血压、冠心病发病的调查表明，饮茶者的患病率明显降低。长期饮茶的飞行人员（持续时间≥3 年，每日饮茶≥1 杯），其血脂（甘油三酯与胆固醇）水平与血压明显低于不饮茶或间断饮茶的飞行人员。临床证实茶多酚在抗凝化瘀、降脂方面具有一定疗效。流行病学资料说明血浆低密度脂蛋白（LDL）含量与动脉粥样硬化症的发生呈正相关，随着对 LDL 可以受到脂质过氧化修饰这一性质的了解和对脂质过氧化修饰的 LDL 特性的研究，表明动脉粥样硬化症的发生发展中某些病理过程和环节与脂质过氧化损伤有关。利用大鼠重复 +10Gz 暴露引发心肌损伤的动物模型证实，茶多酚（ +10Gz 暴露前 1 h，灌胃给予 TP 200 mg/kg，1 次/日）可明显降低重复高 G 暴露后的心肌组织肾上腺素含量，提高心肌线粒体 SOD 活性，降低丙二醛含量，提高心肌线粒体内膜标志酶琥珀酸脱氢酶的活性。提示茶多酚在调节飞行人员心血管功能、防治心血管疾病中具有应用价值。

5. 提高抗突变与防癌能力 对加拿大航空公司男性飞行员(913 人)肿瘤发病的随访资料(自 1951 年 1 月 1 日始)表明,飞行员脑肿瘤、结肠癌的死亡危险性增高,非黑色素瘤性皮肤癌、脑肿瘤、霍奇金病的发病率增高。英国航空公司飞行员恶性黑色素瘤、结肠癌、中枢神经系统肿瘤的发病率亦见增高。美国空军飞行人员 1975—1989 年肿瘤发病率的统计资料也说明,飞行人员睾丸、膀胱等肿瘤的发病率增加。葡萄牙的研究表明,军事飞行人员的淋巴细胞姐妹染色体互换率明显增加。据报道,我军飞行人员淋巴细胞染色体二倍体出现率、结构畸变频率、姐妹染色单体互换频率均明显高于地勤人员,且随飞行时间延长而加重。航天飞行存在宇宙辐射致突变的潜在危险。流行病学资料和实验研究说明饮茶有助于提高人体的防癌能力,特别是在胃癌高发人群中证实了茶多酚在人体的抗突变作用,提示茶多酚在提高飞行人员和航天员抗突变与防癌功能中的作用值得进一步研究与应用。

6. 对有害化学物质的防护作用 甲醛是常见装饰型化学性室内空气污染物之一。研究表明,氧化损伤为甲醛毒性作用机制之一。将实验大鼠暴露于气态甲醛(10 mg/m^3)中,4 h/d,连续 3 个月,肺组织出现间质性肺炎和肺泡性肺炎的病理变化,脂质过氧化物升高、SOD 活性和谷胱甘肽含量明显降低;甲醛染毒后次日起连续灌胃给予茶多酚〔200 mg/(kg · d)〕可明显抑制肺组织的过氧化损伤,并能部分改善肺组织的病理变化。茶多酚可以拮抗甲醛对人脐静脉血管内皮细胞的损伤效应,其机制与降低 NO 产生、抑制细胞内脂质过氧化作用有关。

硝基羟胺是我国 20 世纪开始研究的火箭推进剂,推进性能卓越,但存在一定的毒性。硝基羟胺的毒性以氧化损伤为主,主要表现为对血液循环系统的损伤。采用小鼠腹腔注射硝基羟胺(120 mg/kg)建立中毒模型,染毒后即刻灌胃给予茶多酚〔750 mg/(kg · d),7 d〕,于染毒前和染毒后 1、3、5、7 d 测量各组外周血细胞数和血红蛋白值,染毒后 7 d 处死并进行血浆生化指标和肝肺组织病理学检查。结果表明,茶多酚对硝基羟胺中毒引起的损伤具有一定的保护作用,并可改善组织的病理变化。

第三节 银杏叶提取物的药理作用与航空航天医学应用

一、银杏叶提取物的化学组分与制剂

1. 银杏叶提取物的化学组分 银杏为银杏科银杏属植物,银杏树已在地球上生长超过 2 亿年,是仍存活的最古老树种。银杏叶提取物(Ginkgo biloba extract,GBE)是从银杏树叶中提取的主要有效成分。我国拥有全世界 70% 的银杏资源,据《本草纲目》记载,银杏在我国明朝时期就已经入药,但真正对其化学成分和药理研究始于 20 世纪 60 年代。目前银杏叶中已发现的化学成分有上百种,主要有黄酮苷类化合物、萜类内酯化合物、聚异戊烯醇类化合物、6 – 羟基犬尿喹啉酸、有机酸、银杏酚酸类化合物及烷基酚、烷基酚酸等。银杏叶提取物大都

由银杏叶干燥、粉碎后经有机溶剂萃取法得到，银杏叶提取物发挥独特药理活性的主要有效成分包括两类：①黄酮类化合物。黄酮类化合物在银杏叶提取物中含量最高，槲皮素、山奈素和异鼠李素是其主要成分，被作为银杏叶提取物质量控制的主要指标之一，其化学结构见图14－2。②萜类内酯化合物。银杏叶提取物中萜类内酯化合物以银杏内酯A、B、C和白果内酯为主，其化学结构见图14－3。

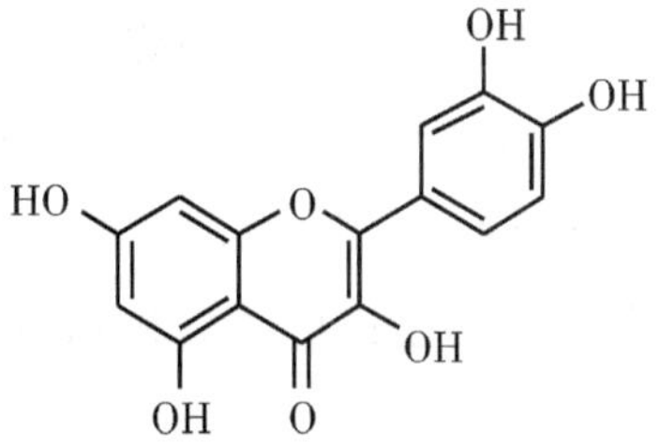

槲皮素

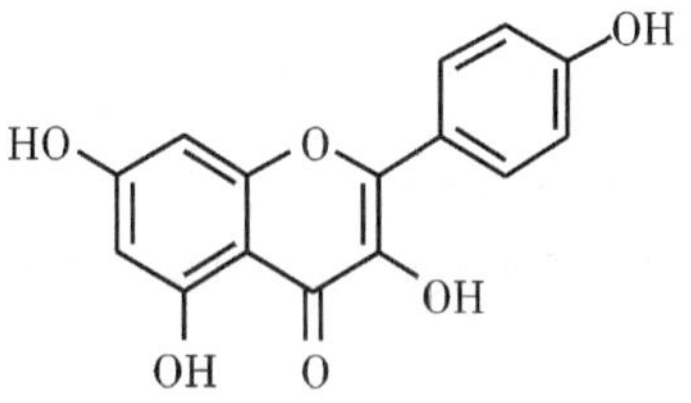

山奈素

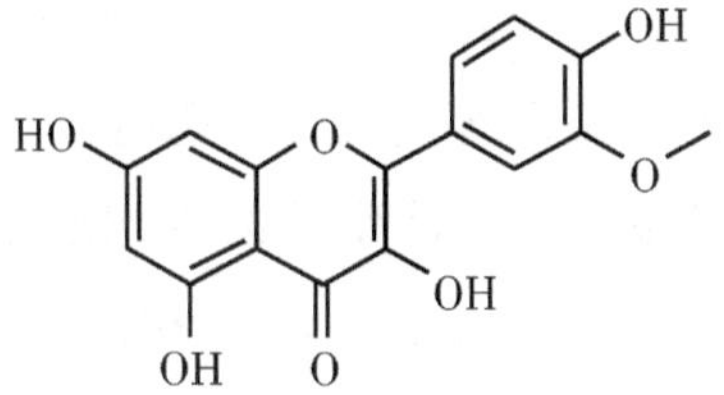

异鼠李素

图14－2　黄酮类化合物的化学结构

引自：黄琴伟，郑成，赵维良，等. 中国药典2015年版银杏叶提取物及相关制剂质量标准修订概况. 中国现代应用药学，2016，33(5)：615－618

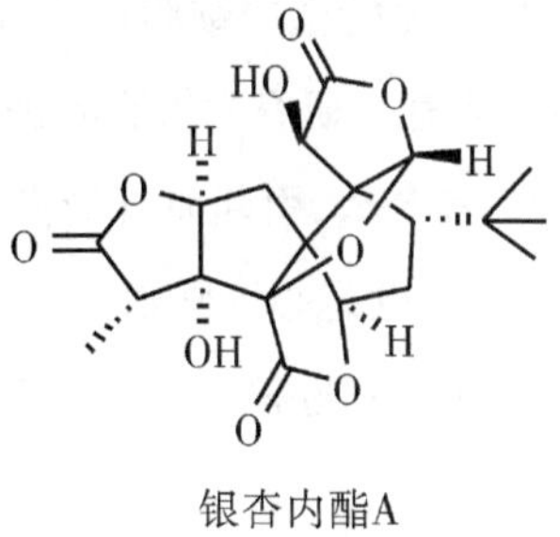

银杏内酯A

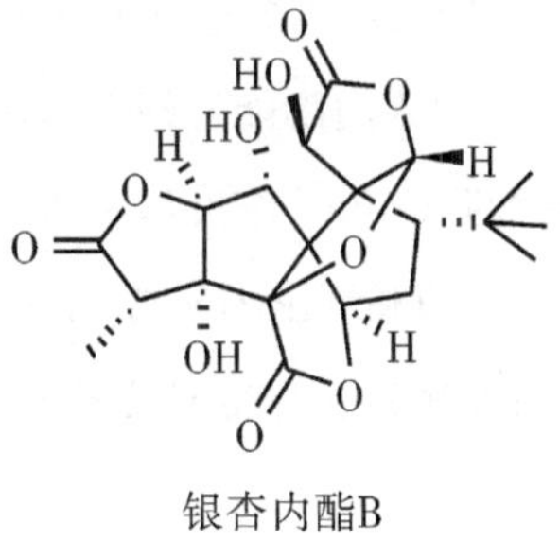

银杏内酯B

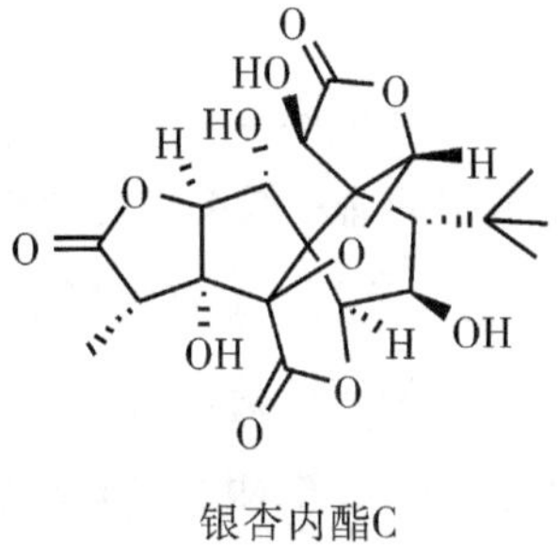

银杏内酯C

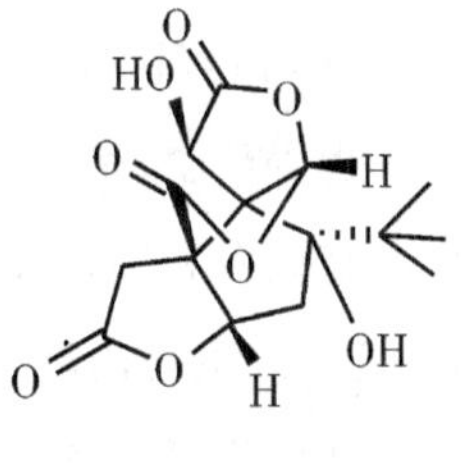

白果内酯C

图14－3　萜类内酯化合物的化学结构

引自：夏晓辉，张宇，郗砚彬，等. 银杏叶化学成分研究进展. 中国实验方剂学杂志，2009，15(9)：100－104

2. **银杏叶提取物制剂** 现在国内外制药行业公认的银杏叶提取物制剂质控标准是德国威玛舒培博士大药厂1991年的EGb761标准，即总黄酮>24%，总内酯>6%（其中银杏内酯2.5%~4.5%，白果内酯2.0%~4.0%），同时限定银杏酸水平在5 μg/ml以下。银杏叶提取物制剂常用剂型有：银杏叶片，规格为40 mg（含银杏黄酮苷9.6 mg，萜类内酯化合物2.4 mg），用法用量为口服，1~2片/次，3次/日；银杏叶胶囊，规格为40 mg（含银杏黄酮苷9.6 mg，萜类内酯化合物2.4 mg），用法用量为口服，1~2粒/次，3次/日；银杏叶口服液，规格40 mg/ml，用法用量为口服，每次1 ml，3次/日；银杏叶提取物注射液，规格17.5 mg/5 ml，用法用量为静脉注射，10~20 ml，1~2次/日。临床主要用于脑部、周围血流循环障碍。适应证包括急慢性脑功能不全及其后遗症、耳部血流及神经障碍、眼部血流及神经障碍和周围循环障碍等。

二、银杏叶提取物的药理作用

1. **抗氧化作用** 抗氧化作用是银杏叶提取物的主要药理作用之一。大量体外试验表明，银杏叶提取物中黄酮类化合物能清除自由基，包括超氧阴离子、羟自由基、NO、脂质过氧化自由基等。通过测定未反应的超氧阴离子及其清除程度，测定超氧化物歧化酶活性，证明银杏叶提取物能直接清除超氧阴离子，即具有超氧化物歧化酶的作用。银杏内酯B和白果内酯也有清除自由基的作用。在离体实验中，银杏叶提取物可以清除缺血再灌注心肌产生的NO和氧自由基。研究证明银杏内酯A、B及白果内酯使巨噬细胞释放的NO代谢产物水平降低30%~65%，诱生型NO合酶（iNOS）活性也相应降低，但这些物质不影响人脐静脉内皮细胞中原生型NO合酶（eNOS）介导的NO生成。由内皮细胞中eNOS产生的NO起血管舒张剂的作用，而由iNOS表达增强产生的过量的NO则可能对血管壁的细胞产生细胞毒性作用，结果表明银杏内酯A、B及白果内酯能选择性抑制iNOS表达。研究发银杏叶提取物中的槲皮酮可通过增加血管内皮细胞中Ca^{2+}浓度激活NO的合成和释放，引起血管舒张。白细胞呼吸爆发释放自由基、蛋白水解酶和细胞因子等细胞毒性物质，也是心脑缺血再灌注损伤的重要参与机制。实验表明，银杏叶提取物能浓度依赖性地抑制这一过程，提示银杏叶提取物能减少自由基的释放。

2. **对心血管系统的保护作用**

（1）*抗血小板激活因子的作用* 血小板激活因子（platelet activating factor，PAF）由炎症细胞、血管内皮细胞和血小板等产生，是至今发现的最强的血小板聚集诱导剂，参与多种疾病如过敏反应、炎症、休克、心脑缺血和器官移植排斥的发生发展。银杏内酯是具有高度专属性的天然PAF受体拮抗剂，其中以银杏内酯B作用最强。银杏叶提取物能拮抗PAF引起的血小板异常聚集和血栓形成，从而降低血液黏度。动物实验证实，银杏叶提取物具有降低血液黏滞性，延缓血液凝固和抑制血小板功能的作用。银杏叶提取物还可拮抗PAF诱发的兴奋性神经递质（如谷氨酸）的超常释放，对抗兴奋性神经毒性引起的形态学和生化学上的改变，使神经细胞对谷氨酸引起的神经毒性敏感性降低。

(2)对心肌缺血及缺血再灌注损伤的保护作用　目前认为缺血再灌注损伤主要与氧自由基损伤和钙超载有关,其中白细胞浸润和内皮细胞自稳态的调节失衡在发病中起很重要的作用。冠状动脉粥样硬化性心脏病缺血再灌注期,氧自由基产生增多,内皮细胞是受到氧自由基攻击的第一道组织细胞。内皮细胞受损后功能发生紊乱,增殖活力显著下降,舒血管物质释放减少,缩血管物质作用加强,纤溶系统活性降低,凝血系统活性增强,清除氧自由基的超氧化物歧化酶减少,活性降低,脂质过氧化物增多,导致血流缓慢、血栓形成、组织供血减少,梗死面积增大,心律失常加重,心功能持续恶化。研究表明,银杏叶提取物可显著抑制血浆和心肌组织中脂质过氧化物丙二醛的产生,保持血浆中组织型纤溶酶原激活物在较高水平,并降低纤溶酶原激活抑制物的活性。在大鼠离体心脏缺血再灌注模型的研究中发现,银杏叶提取物可抑制再灌注过程中乳酸脱氢酶峰值的出现,在缺血40 min、再灌注40 min后心肌抗坏血酸的减少不明显,同时抑制脱氢抗坏血酸盐的升高。预先给予银杏叶提取物可明显降低心肌梗死兔心电图中ST段异常抬高的总幅度以及减少病理性Q波的出现数,缩小梗死面积,并显著抑制心肌组织中肌酸磷酸激酶的释放。通过心室内插管技术观察兔心脏血流动力学、Langendorff法制备大鼠离体心脏观察冠脉流量,银杏叶提取物能显著增加冠脉流量,明显降低左室收缩压和左室内压最大上升速率,延长左室内压最大下降速率,减慢心率及降低心肌收缩振幅,对舒张性指标无明显影响;可明显减小犬心肌梗死范围,明显降低心肌梗死后乳酸脱氢酶和CK－MB活性,对垂体后叶素所致的大鼠心肌缺血也有显著的保护作用。

(3)抗动脉粥样硬化作用　动脉粥样硬化主要是血浆中OX－LDL使血管内皮损伤,又在内膜下被巨噬细胞大量摄入而成为泡沫细胞,进而形成动脉粥样硬化。内皮细胞功能失调是动脉粥样硬化形成的起始步骤。生理状态下,内皮细胞释放的NO减少,血小板聚集、单核细胞黏附和平滑肌细胞增殖;一旦内皮细胞功能障碍,NO合成和释放减少,未受伤但功能失调的内皮细胞通过其表面表达黏附分子与各种类型的白细胞结合,激活炎症细胞进入动脉壁,释放水解酶、细胞因子、化学因子和生长因子,引起斑块生长,启动动脉粥样硬化发生。eNOS功能障碍在动脉粥样硬化发生和发展中发挥着重要作用。研究表明,银杏叶提取物具有抑制氧自由基和铜离子介导的人LDL氧化修饰的作用,保护血管内皮,预防动脉硬化发生。离体血管环实验表明,给予银杏叶提取物能减轻溶液磷脂酰胆碱引起的丙二醛含量升高和主动脉环对乙酰胆碱舒血管反应的减弱。细胞实验发现,银杏叶提取物能保护人脐静脉内皮细胞,减少轻度修饰低密度脂蛋白对其活化,有利于延缓动脉粥样硬化的早期进展。

3. 对神经系统保护作用　大量研究显示,银杏叶提取物能影响脑部胆碱能系统、肾上腺素能系统、5－羟色胺能系统、多巴胺能系统、γ－氨基丁酸能系统、谷氨酸能系统和NO系统等一系列神经递质系统,对多种神经系统疾病的神经细胞损伤具有保护和修复作用,可改善缺血、慢性应激、淀粉样蛋白等不良因素导致的学习和记忆功能障碍。银杏叶提取物对脑缺血及缺血再灌注损伤有保护作用，其机制主要是抗氧化，清除自由基和对抗 PAF 的作用。用清醒小鼠制造反复脑缺血再灌注模型，也证明银杏叶提取物能明显改善反复脑缺血再灌注小鼠的学习记忆功能，同时可抑制脑组织中异常升高的丙二醛、NO 和 PGE_2 含量，增强脑组织中降低的 SOD 和 CAT 活性。细胞凋亡参与了帕金森病的发病，银杏叶提取物可有效减轻大鼠帕金森病的发病过程中黑质细胞损伤。银杏叶提取物能明显增加海马突触小体突触前末梢的胆碱摄入，减少东莨菪碱诱导的记忆缺失，调节突触前胆碱摄取和乙酰胆碱释放，上调突触后 M 受体和通过调节血清素激活系统，直接影响胆碱能功能。而其急性和慢性认知增强功能可能是 PAF 拮抗作用、自由基清除剂活性和调节胆碱能功能综合作用的结果。银杏叶提取物对猫前庭代偿有促进作用，能显著加速传入的前庭外侧核神经元自发放电频率的恢复。

4. 调节脂代谢作用 脂代谢紊乱是动脉粥样硬化性心血管疾病的重要危险因素。血脂的主要成分包括低密度脂蛋白胆固醇（LDL－C）、高密度脂蛋白胆固醇（HDL－C）和甘油三酯（TG）等。LDL 侵入内皮下层后，可氧化成氧化型低密度脂蛋白（ox－LDL），被单核巨噬细胞吞噬转变为泡沫细胞，促进动脉粥样硬化发展；TG 升高时，通过胆固醇转移蛋白、肝脂酶等的作用，也可升高 LDL－C；HDL－C 可经逆转运机制降低血管中 LDL－C，阻止动脉粥样硬化的发展。脂代谢紊乱时，LDL－C 和 TG 升高，而 HDL－C 降低。多项研究显示，银杏叶提取物有部分降脂功能。通过高脂饮食喂养建立大鼠高脂血症模型，预防性或治疗性给予银杏叶提取物干预 30 d，能显著改善高脂血症大鼠的脂代谢紊乱，减轻高脂饮食导致的 LDL－C 水平上升和 HDL－C 水平下降。其机制可能与减少胆固醇的吸收，抑制甲基戊二酸单酰辅酶 A（HMG－CoA）的活性和上调多不饱和脂肪酸水平有关。

5. 对视网膜病变的作用 目前银杏叶提取物在糖尿病视网膜病变、视网膜缺血性损伤等眼科疾病中已有一些应用和研究。糖尿病视网膜病变是糖尿病的严重并发症，其主要表现为微血管病变，血管内皮生长因子（VEGF）参与糖尿病视网膜病变病理变化，并在视网膜新生血管的发生发展过程中起着重要作用。糖尿病早期即有视网膜 VEGF 表达增强，并发生内皮细胞及神经节细胞病理改变，随着糖尿病病程迁延表达明显增加，病理改变加重，细胞趋于凋亡。因为内皮细胞及神经节细胞耗氧量大，对缺血缺氧最敏感，因此在糖尿病视网膜病变早期细胞超微结构和分泌功能就发生了改变。在糖尿病早期发生了视网膜缺血缺氧、自由基含量增加、抗氧化作用降低、促使视网膜血管基底膜增厚、血管内外氧交换障碍，使视网膜分泌 VEGF 增加。视网膜血管中血小板凝聚，红细胞流速减慢，白细胞增多、白细胞黏附增强，使视网膜血流速度减慢，微血栓形成，引起一系列病理改变，成为主要致盲眼病。银杏叶提取物可明显下调视网膜 VEGF 蛋白表达，明显减轻视网膜血管和细胞超微结构损伤。基底膜增厚减轻，内皮细胞核染色质边集，线粒体肿胀及空泡变性明显减轻，神经节细胞基本正常。银杏叶提取物中的黄酮类化合物能清除视网膜缺氧缺血导致的氧自由基和脂质过氧化物，抑制视网

膜内 Na^+ 和 Ca^{2+} 等离子积聚；调节线粒体基因表达；改善线粒体代谢及促进 ATP 的生成，保护与线粒体老化有关的细胞形态学改变；抑制血小板激活因子，降低血小板黏度，减轻对内皮细胞的损伤，从而增加血流量，改善糖尿病所致的缺氧缺血，减轻视网膜超微结构损害，抑制 VEGF 表达。

三、银杏叶提取物在航空航天医学中的应用

1. **提高抗氧化应激能力** 研究表明，航空航天应激因素如加速度（+Gz）、失重、低压缺氧等均可诱发机体的氧化应激损伤。高+Gz 暴露时，机械牵拉、剧烈的血流动力学变化引起机体强烈的应激反应，心肌组织缺血再灌注、线粒体功能障碍、血浆儿茶酚胺浓度升高，均可导致 ROS 的大量产生，造成心脑血管系统的氧化应激损伤，包括膜结构的脂质过氧化损伤和炎症反应等。实验观察到，大鼠+10 Gz 暴露 5 min 后，血清总抗氧化能力（T－AOC）降低，超氧化物歧化酶（SOD）和谷胱甘肽过氧化物酶（GPx）活性降低，而脂质过氧化产物丙二醛（MDA）的含量有所增加，心肌线粒体中的谷胱甘肽过氧化物酶（GPx）和超氧化物歧化酶（SOD）以及 Na^+-K^+－ATP 酶的活性有明显下降，脂质过氧化产物丙二醛（MDA）水平明显上升。以 50、100 和 200 mg/（kg·d）灌胃给予银杏叶提取物 14 d，与+Gz 暴露模型组相比，药物干预能提高血清总抗氧化能力（T－AOC），增加谷胱甘肽过氧化物酶（GPx）和超氧化物歧化酶（SOD）活性，降低脂质过氧化产物 MDA 的水平。血清代谢组学研究显示，+Gz 暴露可导致大鼠血清代谢谱偏离正常代谢谱，显著影响脂肪酸 β 氧化通路、甘油磷脂代谢、鞘类磷脂代谢，胆汁酸代谢，嘌呤代谢和赖氨酸代谢；银杏叶提取物可使正加速度诱导偏离的代谢谱向正常代谢谱靠近，改善+Gz 暴露引起的脂肪酸 β 氧化通路、甘油磷脂代谢、嘌呤代谢和赖氨酸代谢紊乱，减轻+Gz 暴露导致的应激损伤。尾吊大鼠 10 d，血清过氧化脂质与对照组大鼠无明显差异；尾吊21 d则明显高于对照组。提示模拟失重时间延长机体的抗氧化物质消耗增加以及血液循环障碍促进了自由基的产生。+Gz 暴露引起的血液转移及血流动力学改变引起大脑类似“缺血再灌注”的影响，可引起自由基代谢异常。通过双颈总动脉结扎造成脑缺血再灌注大鼠模型，与对照组大鼠相比，模型组大鼠脑组织中的超氧化物歧化酶（SOD）活性、谷胱甘肽（GSH）含量和总抗氧化能力（T－AOC）显著下降，而一氧化氮合（NOS）活性和丙二醛（MDA）含量明显升高；以 25、50 和 100 mg/（kg·d）灌胃给予银杏叶提取物 14 d，与模型组大鼠相比，其脑组织中超氧化物歧化酶（SOD）活性、谷胱甘肽（GSH）含量和总抗氧化能力（T－AOC）明显升高，一氧化氮合（NOS）活性和丙二醛（MDA）含量明显降低，中剂量的效果较好。提示 EGB 对大鼠脑缺血再灌注氧化应激损伤具有明显保护作用，且呈一定的剂量相关特性（表 14－9）。

表 14-9 银杏叶提取物对脑缺血再灌注氧化损伤的保护作用($\bar{x} \pm s$, n = 10)

组别	检测指标				
	SOD 活性 (U/mg 蛋白)	NOS 活性 (U/mg 蛋白)	MDA 含量 (nmol/mg 蛋白)	GSH 含量 (U/mg 蛋白)	T-AOC (U/mg 蛋白)
正常对照组	121.40 ± 29.68	23.97 ± 6.86	33.36 ± 11.22	34.63 ± 8.86	35.93 ± 11.19
损伤模型组	87.74 ± 25.40^{b}	28.38 ± 4.34^{a}	47.62 ± 12.79^{b}	22.03 ± 8.38^{b}	25.76 ± 4.09^{b}
模型对照组	104.41 ± 34.421	18.87 ± 10.20^{c}	33.27 ± 7.23^{c}	32.14 ± 10.16^{c}	31.37 ± 8.77
EGB 低剂量组	92.79 ± 13.11^{a}	23.17 ± 2.84^{c}	31.73 ± 3.27^{d}	27.02 ± 5.87^{a}	33.34 ± 6.08^{c}
EGB 中剂量组	109.61 ± 17.141^{c}	23.78 ± 3.71^{c}	33.80 ± 4.41^{d}	30.28 ± 5.87^{c}	32.36 ± 5.47^{c}
EGB 高剂量组	105.03 ± 25.01	23.31 ± 6.03^{c}	$21.74 \pm 5.55^{b,d}$	31.33 ± 11.07^{c}	34.54 ± 10.34^{c}
F 值(组间)	2.07	2.21	9.40	2.80	1.80
P 值(组间)	0.07	0.05	0.001	0.02	0.11

注:与正常对照组比较,$^{a}P<0.05$,$^{b}P<0.01$;与损伤模型组比较,$^{c}P<0.05$,$^{d}P<0.01$

人体在每天的新陈代谢中都会不断产生活性氧。在正常生理状态下,机体活性氧的生成和清除处于动态平衡,机体活性氧水平较低。但在应激状态或其他内源性刺激下,机体活性氧大量产生,超过了机体自身的活性氧清除能力,造成氧化和抗氧化平衡破坏,即氧化应激状态,严重时可导致氧化应激损伤,包括脂质、蛋白和 DNA 等生物大分子的损伤。临床研究显示,227 例 3 个机种(歼击机、轰炸机与运输机)健康飞行员和 120 例健康成人尿过氧化脂质含量的测定结果说明,飞行员体内的过氧化反应明显增强,各机种飞行员尿中过氧化脂质水平还与飞行时间呈直线正相关。对 67 名刚入疗养院疗养的男性歼击机飞行员(年龄 22~40 岁,飞行时间 300~2800 h)血液 SOD 活性的测定结果表明,其红细胞铜锌超氧化物歧化酶(CuZn-SOD)活性明显低于普通人群(男性,n=103,20~38 岁)。民航飞行人员的血清过氧化产物亦明显升高。以俄罗斯"和平号"空间站上长期飞行(4~9 个月)和美国航天飞机上短期飞行(17 d)的航天员以及地面 -6°头低位卧床实验中的受试者为对象,通过测定其尿中前列腺素的同形产物和 DNA 的氧化产物 8-羟脱氧尿苷评价航天飞行中和飞行后的应激水平,结果表明,航天飞行中的营养状态可能对氧化损伤产生保护作用,经过几个月的轨道飞行返回地球后机体的氧化损伤明显增加。高氧化应激水平和过氧化损伤与很多疾病的发生、发展以及衰老等密切相关,银杏叶提取物可作为飞行人员和航天员的抗氧化防护药物。

2. 提高学习记忆能力 持续性 +Gz 暴露时,由于血液转移及血流动力学改变引起大脑类似"缺血再灌注"的影响,组织缺血再灌注可引起自由基代谢异常、能量代谢障碍、离子平衡紊乱等,影响海马等脑部组织,进而导致学习记忆功能障碍。持续性高 +Gz 可引起严重的脑损伤,如大鼠出现脑水肿、血脑屏障通透性增高、脑皮质神经元出现线粒体结构的损伤及海马 CA1 区神经元凋亡数目增多等病理改变,同时出现运动减退、学习记忆能力下降等脑功能的变化。有研究进一步观察了 +12 Gz/3 min 重复暴露 3 次致大鼠脑损伤的恢复过程,结果显示，+Gz暴露后6 h光镜下呈现缺血性神经元损伤，+Gz暴露后1 h电镜下可见海马神经元核膜模糊、胞质内溶酶体增加、粗面内质网轻度扩张、线粒体电子密度增加，至12 h变化最明显，48 h基本恢复正常。通过Morris水迷宫实验评价+Gz暴露对学习能力和空间记忆能力的影响，模型组大鼠+10Gz暴露5 min，每天暴露1次，共暴露7 d，药物干预组大鼠给予银杏叶50、100和200 mg/(kg·d)灌胃14 d，第8 d开始+Gz暴露，连续7 d的定位航行实验中，大鼠定位巡航实验中7 d的逃避潜伏时间逐渐变短，重复高+Gz暴露大鼠在所有时间点的逃避潜伏时间显著高于对照组大鼠的，中高剂量银杏叶提取物干预组大鼠逃避潜伏时间显著低于模型组大鼠的；在空间探索实验中发现，银杏叶提取物干预组大鼠找到平台所需时间和总路程与对照组大鼠的相似，模型组大鼠的长于对照组大鼠的，结果提示+Gz暴露可引起学习记忆能力降低，银杏叶提取物能减轻+Gz暴露导致的学习记忆能力降低(图14-4)。

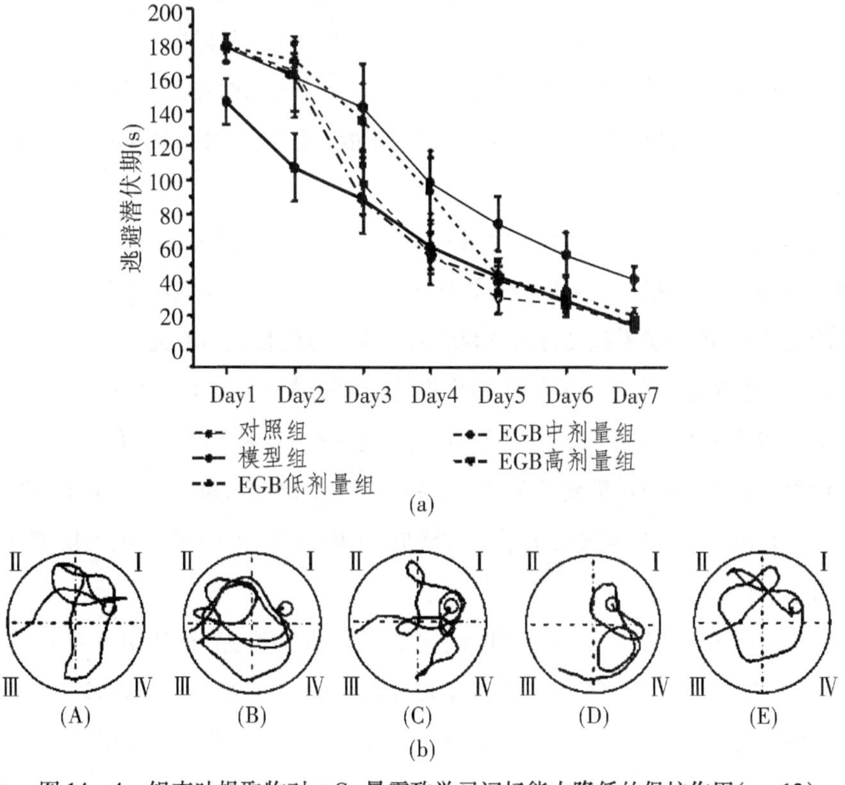

图14-4 银杏叶提取物对+Gz暴露致学习记忆能力降低的保护作用(n=12)

微重力应激不仅会影响机体的免疫力和抵抗力，而且还可通过多种途径影响认知功能。较快的途径由儿茶酚胺系统介导，较慢的途径由皮质酮系统介导。儿茶酚胺途径与脑部的肾上腺素受体激活和葡萄糖供应密切相关，而皮质酮途径涉及应激对脑神经元突触可塑性和神经元椎体结构的调节。长期暴露于微重力应激会导致神经元特别是海马神经元丢失，导致学习记忆能力降低。银杏叶提取物对一氧化氮(nitric oxide,NO)和神经元型一氧化氮合酶(neuronal nitric oxide synthase,nNOS)的表达也有一定的影响。nNOS神经元数目的减少伴有学习记忆能力下降，提示一氧化氮合酶(nitric oxide synthase，NOS) 的这种变化参与了衰老导致的学习记忆能力的减退。研究发现，在大鼠痴呆模型中，大鼠海马 nNOS 活性降低，导致 NO 水平下降，应用银杏叶提取物治疗后，nNOS 表达明显升高，提示银杏叶提取物对大鼠学习记忆的改善作用可能与增强其海马内 nNOS 和 NO 的表达有关。

多项人体试验及临床研究证实，银杏叶提取物具有改善人体认知能力的作用。以 20 名健康青年志愿者为对象，交叉服用安慰剂和银杏叶提取物(120、240、360 mg)，于用药前和用药后 1 h、2.5 h、4 h、6 h 进行计算机认知任务测试的结果显示，GBE 明显提高多项认知绩效，特别是剂量相关性地改善受试者的注意力。类似研究以 78 名健康青年志愿者为对象，采用安慰剂对照、交叉重复用药的研究设计，分别服用银杏叶提取物 120 mg 或安慰剂，连续 7 d，结果证实银杏叶提取物可明显改善受试者的认知能力。以 31 名 30 ~ 59 岁的中老年志愿者为对象，交叉服用安慰剂、单剂量用药 (120、240 mg，2 d) 以及重复剂量用药(50、100 mg，3 次/天，2 d)后进行心理运动能力测定的结果表明，GBE 可明显提高记忆力，并呈一定的量效关系，对 50 ~ 59 岁的个体其作用似乎更明显。另以 61 名健康志愿者为对象，让其交叉服用安慰剂和银杏叶提取物后进行神经心理学的测试结果亦证实，银杏叶提取物可明显提高受试者的信息加工速度。

因此，银杏叶提取物能影响脑部多个神经传导通路及其他细胞代谢，调节信号传导和相关蛋白表达，对神经细胞损伤具有保护和修复作用，可改善缺血、慢性应激等不良因素导致的学习记忆能力障碍，可用于改善飞行人员和航天员的学习记忆能力减退。

3. **保护心血管系统** 血小板的活化和聚集是动脉粥样硬化斑块形成以及血栓现成的必经步骤。动物实验表明，大鼠 +10 Gz 暴露 40 s，重复 4 次(间隔 5 min)，可引起血小板黏附和聚集功能增强。大鼠 +10 Gz 重复暴露(峰值持续 30 s，5 次/天，每周 3 天)8 周，血浆血栓素 B_2水平显著上升，6 - 酮 - 前列腺素水平显著降低，血栓素 B_2和 6 - 酮 - 前列腺素比例失衡，提示血小板呈活化趋势。

通过电子显微镜观察发现，飞行人员血小板树突型和展平型百分比明显高于同龄地面工作人员；歼击机飞行员训练起落科目后，血小板计数降低，血小板聚集增加，20 min 后逐步恢复。另一项研究发现，健康受试者离心机高 + Gz 暴露后，血小板功能分析结果显示血流停止时间延长，血小板活化。因此，重复高 + Gz 暴露可引起血小板活化，而血小板活化在心血管疾病的发生中扮演着重要角色，活化后的血小板可通过合成产生炎症介质，刺激心血管系统炎症反应，激活内皮细胞，加速动脉粥样硬化，提高冠心病等疾病的发病率。多项研究证实，银杏叶提取物能有效抑制血小板活化，拮抗血小板活化因子介导的多种生物学效应，包括抑制腺苷酸环化酶，促进花生四烯酸的释放、磷酸激酶的翻转，改变 Ca^{2+} 外流等，最终起到抗血小板聚集、降低血浆黏度和抑制血栓形成的作用。

+ Gz 暴露时，在惯性力的作用下，流体静压增大，全身血液向下半身转移，心脏和大血管向下移位、变形，中心血量减少，心率增快，心脏做功量大大增加，冠状动脉供血相对不足，G值过高或增长过快即会对心血管系统造成不良影响。研究表明，大鼠经 +10 Gz 和 +20 Gz 急性暴露均可造成心肌细胞水肿、血管内皮细胞水肿、细胞核受损、肌原纤维松散、线粒体肿大；+20 Gz 急性暴露还可造成部分心肌纤维断裂和线粒体破碎，；+5 Gz 重复暴露也造成心肌细胞和血管内皮细胞轻度水肿，但未见心肌超微结构损伤。大鼠 +10 Gz 重复暴露（峰值持续 30 s，5 次/天，每周 3 天）3 周或 4 周，可导致左室心肌收缩功能下降，心肌细胞基质水肿，肌原纤维紊乱，线粒体肿大、空化，闰盘结构松解；间质小血管内皮细胞肿大，吞饮泡弥漫增多，内皮表面胞质见指状突起，血管腔内可见血小板黏附。成年小型猪经 +5 Gz、+7 Gz 或 +9 Gz 暴露，左心室内膜下可见不同程度出血，心肌肌原纤维变性，线粒体肿大和细胞凋亡等损伤。进一步观察 +Gz 暴露对高脂血症大鼠心血管系统的影响，给大鼠喂饲高脂饮食，同时进行 +10 Gz 重复暴露（峰值持续 30 s，5 次/天，每周 3 天）8 周，药物干预组大鼠灌胃给予银杏叶提取物 50、100 和 200 mg/(kg·d)8 周。结果显示，+Gz 暴露加重高脂血症大鼠的脂代谢紊乱和氧化应激损伤，加重血管的内皮依赖性舒张功能障碍，促进高脂血症大鼠的炎症反应，加重血管内皮的炎症损伤；GBE 干预能剂量依赖性减轻重复 +Gz 暴露高脂血症大鼠的脂代谢紊乱和氧化应激损伤，减轻血管的内皮依赖性舒张功能障碍，降低重复 +Gz 暴露高脂血症大鼠的炎症反应，减轻血管内皮的炎症损伤（表 14-10）。

表 14-10 银杏叶提取物对脂代谢紊乱的保护作用（$\bar{x} \pm s$，n = 10）

组别	剂量（mg/kg）	TC（mmol/L）	TG（mmol/L）	HDL-C（mmol/L）	LDL-C（mmol/L）
对照组	—	2.10 ± 0.22	0.86 ± 0.14	1.62 ± 0.32	0.33 ± 0.08
模型组	—	3.78 ± 0.30^{b}	0.84 ± 0.10	1.16 ± 0.27^{b}	0.85 ± 0.17^{b}
GBE 组	50	3.36 ± 0.48^{f}	0.88 ± 0.16	1.15 ± 0.15	0.70 ± 0.14^{fj}
	100	2.54 ± 0.56^{fj}	0.84 ± 0.26	1.01 ± 0.20	0.52 ± 0.15^{fj}
	200	2.54 ± 0.50^{fj}	0.86 ± 0.19	1.09 ± 0.30	0.51 ± 0.45^{fj}

注：与对照组相比，$^{b}P < 0.05$；与模型组相比$^{f}P < 0.05$；与 GBE-L 组相比，$^{j}P < 0.05$；"—"无剂量

临床研究显示，歼击机飞行员基础 +Gz 检查或高 Gz 训练后，升主动脉主干内径、左心房和右心房内径、右心室内径、左心室舒张末内径和左心室短轴缩短率有减小趋势，说明较高强度的 +Gz 暴露短时间内可能对左心室舒张功能和心肌收缩功能有不利影响。飞行员接受离心机 +Gz 暴露（最高 +Gz 暴露强度为 +4.25 或 +4.5 Gz /10 s 或 +7.0 Gz /10 s）后，血中超敏 C-反应蛋白（hs-CRP）显著升高，并且 +7.0 Gz /10 s 暴露的飞行员高于 +4.25 或 +4.5 Gz /10 s暴露的飞行员。另一项研究中，飞行员经离心机 +2.5 Gz 和 +3 Gz 各暴露 10 s后，血浆中内皮素-1（ET-1）水平升高。ET-1 具有强烈的缩血管作用，是内皮损伤的标志物之一；而 hs-CRP 是炎症反应的敏感标志物，是冠心病最重要的危险因素。文献报道，我军飞行员冠心病平均初发年龄较普通人群提前约 10 年。我军退役飞行人员的心肌梗死、

脑血管疾病发病率明显比正常对照人群高,冠心病的发病率与飞行累积时间相关。因此,重复高 + Gz暴露可能会促进机体的非特异性炎症反应,导致血管内皮慢性炎症损伤,加快动脉硬化的进程。近年来,因动脉粥样硬化引起的冠心病、高血压等心血管疾病已成为威胁军事飞行人员健康和导致停飞的重要原因。银杏叶提取物能通过抗氧化应激、调节血管舒缩、减少白细胞对内皮细胞的黏附、抑制血小板活化等多种途径保护血管内皮功能,阻止动脉粥样硬化的发生和发展,可作为飞行人员和航天员动脉粥样硬化早期的干预药物。

第四节　几类复方中药的药理作用与航空航天医学应用

以祖国传统医学理论为指导,结合现代医药学理论与技术方法, 我国航空航天医学工作者成功研制了一系列具有抗缺氧、抗疲劳、提高飞行耐力、对抗失重不良效应的复方中药,并取得了较好的应用效果。

一、抗缺氧、抗疲劳作用的复方中药

根据缺氧和疲劳主要是气血虚弱的特点而研制的复方党参片、参芪花粉片、复方红景天胶囊等具有补气、养血、养阴、活血等功能,可用于防治急性高山病,对提高飞行人员(尤其是高原驻训时)和航天员的低氧耐力与抗疲劳能力具有应用价值。

1. **复方党参片**　小鼠实验表明,复方党参片可明显提高机体的抗缺氧能力。机体适应低氧环境最重要的是维持大脑与心脏中高能化合物的含量。实验表明,服用复方党参片使大鼠缺氧条件下(8000 m,1 h)的心、脑 ATP 含量和肌糖原含量明显升高。家兔血气分析的结果表明,给予复方党参片后,其动脉血氧分压和动脉血氧饱和度较缺氧组家兔明显增加。复方党参片还具有改善缺氧条件下中枢神经系统与心血管系统功能的作用。研究人员先后 6 次在青藏高原(4700 ~ 5000 m)、9 次在喀喇昆仑高原(5000 ~ 5300 m)验证了复方党参片预防急性高山病的效果,15 次实验中对照组急性重度高山病的平均发病率为 8. 1%,而服药组的平均发病率仅为 2. 2%。进驻高原(海拔 5400 m)1 年的 10 名男青年服用复方党参片 1 个月后,脉率减慢,总外周阻力、全血黏度、主动脉排空系数、肺动脉楔压降低,微循环半更新时间缩短,有效血容量、每搏量、平均动脉压升高。

2. **参芪花粉片**　小鼠实验证实,参芪花粉可明显提高小鼠耐缺氧存活率与存活时间。与常氧对照组比较,间歇性缺氧(6000 m,2 h/d,30 d 后以 1000 m/min 上升到 12 000 m,在每个高度停留 10 min)使动物的耐力有所提高,但服用参芪花粉(0. 2% ml/d 灌胃,每毫升含药物 0.25 g,共 30 d)则使机体缺氧能力明显增强。经 1987 年、1988 年两次在喀喇昆仑山上进行预防急性高山病反应的人体试验进一步说明,青壮年男性服用药物 7 ~ 10 d 后进驻 4500 ~ 5380 m 高原,以后继续服药 6 ~ 7 d,用药者的急性高山反应发生率明显降低,反应症状也较

轻,重复实验的结果一致。因此,动物实验和人体试验均证实参芪花粉片具有提高机体缺氧耐力的作用。参芪花粉还可明显提高小鼠游泳耐力,降低游泳小鼠血液和肌肉中乳酸含量,升高血浆肾上腺皮质激素水平。青少年运动员服药3个月(每日12片,分2次服用),对运动性窦性心律不齐的纠正率达100%(用药前安静时心律不齐者占23.3%),并对心肌顺应性及心传导功能有明显改善,说明参芪花粉片还具有提高人体运动能力的作用。

3.**复方红景天胶囊** 复方红景天胶囊的制备方法是,将藏产大花红景天根茎粉碎,用乙醇先后提取两次制备成膏,然后依次加入刺五加、黄芪和丹参的流浸膏,真空干燥后制备成胶囊。每粒胶囊含300 mg生药,其中大花红景天占50%。动物实验表明,小鼠以每次0.2 ml(含0.025 g生药)灌胃,2次/日,连续3 d,实验前40 min再灌胃0.2 ml,其在低压缺氧(模拟海拔10 000 m)环境中的游泳时间较对照组小鼠延长21.1%,用药组小鼠游泳时间大于60 min的存活率明显高于对照组小鼠。大鼠以同样方式给药,在模拟海拔高度6000 m负重(6%体重)游泳1 h后,其股四头肌呼吸控制率和氧化磷酸化效率明显高于对照组大鼠,并且药物组大鼠游泳1 h后股四头肌ATP含量较对照组大鼠升高40.6%。选用世居平原,无进驻高原史的青年男性,服用复方红景天胶囊9 d(每次4粒,每日上、下午各1次),对照组受试者服外观相同的安慰剂,在模拟海拔4300 m低压舱内停留3.5 h,然后在自行车功量计上进行连续递增负荷运动,递增强度25 W,每一负荷持续30 min,直至受试者不能坚持为止。用药组受试者150 W踏车时心率明显低于对照组受试者,PWC170(心率在170次/min时体力劳动能力)和无氧阈明显提高,并且运动强度达150 W时,用药组受试者坚持运动的人数明显多于对照组受试者(表14-11)。PWC170是反映机体心肺功能的重要指标,其与心脏做功大小成正相关,与心脏氧耗量呈负相关,也与反映有氧代谢能力的最大氧耗量密切相关。无氧阈是反映有氧运动能力的重要指标,在反映有氧耐力方面比最大氧耗量更灵敏。上述实验结果表明复方红景天胶囊具有提高人体在低氧条件下的运动能力的作用。

表14-11 复方红景天提高人体低氧运动能力的作用

	对照组	药物组
150W运动心率(次/min)	172.7±8.4	163.8±10.2*
PWC170[kg/(m·min)]	866.4±80.9	980.4±127.0**
无氧阈(VO_2,L/min)	0.904±0.228	1.098±0.238*
150W坚持运动人数(%)	40(4/10)	90(9/10)

注:$\bar{x} \pm s$,n=10;*$P<0.05$,**$P<0.01$,与对照组比

引自:Xie YZ,Yin ZY,Lu YD,et al. Effects of compound of Rhodiola Crenulat a on exercise performance during hypoxia. Space Med & Med Engineer,1994,7(S): 46-51

二、提高飞行耐力的复方中药

1.**强力素片与健力素片** 空军航空医学研究所曾对315名男性军事飞行员的健康状况

进行了调查,先在定功率负荷条件下测定受试者的心电图及恢复期心率,计算最大耗氧量指数与心脏恢复指数以评定机体运动耐力,再结合主诉及脑血流图、脉图等指标以确定耐力偏低者的身体特点。按中西医结合的观点,耐力偏低的飞行员具有消化与心血管系统功能不良等问题,可用复方中药加以调节,以增强体质、提高抗疲劳能力。在研制的复方中药中筛选出两个较优处方(耐一、耐四号),分别命名为强力素和健力素。二者的组方与功效列于表14-12。

表14-12　强力素与健力素的组方与功效

	强力素	健力素
组方	黄芪、党参、刺五加等十四味	红参、五味子、黄芪等十三味
制剂	片剂,含生药1 g/片	片剂,含生药1g/片
功效	补气养血,调补脾胃	益气养血,滋阴补阳
主治	气血两虚,体倦乏力,食欲不振,睡眠不良等	气血不足,体倦乏力,心悸失眠,食欲不振等

动物实验证实,以含10%上述两种药物的饲料饲喂小鼠4周,使小鼠游泳时间明显延长。以游泳15 min为定量负荷运动,运动疲劳后小鼠自发性活动明显降低,但用药组(服药2周)小鼠游泳后的自发性活动明显提高。采用戊巴比妥钠人工催眠,两种药物(用药3周)均使小鼠睡眠时间较对照组小鼠明显缩短。大鼠灌胃给药,1次/日,每次4 g/5 ml,连续3周,在18 m/min的转笼中强迫运动30 min后,用药组大鼠的耗氧量明显低于对照组大鼠的。家兔灌胃给药,1次/日,每次10 g/8 ml,连续3周,强迫运动5 min后,强力素组家兔的血乳酸水平明显低于对照组家兔的。两种药物还使运动中和运动后的心率、呼吸频率明显降低。以上动物实验结果说明,两种复方中药可以提高机体的心血管与呼吸系统适应代偿机能,降低运动后动物组织的氧耗量,促进疲劳的恢复。进一步开展人体试验,将62名健康普通成人分三组:强力素组(n=21)、健力素组(n=19)和对照组(n=22)。药物组受试者的用药剂量为3次/日,8片/次,每天服药量约10 g生药,持续1个月;对照组受试者服外安慰剂。实验时用定功率计使受试者承受600 kg/(m·min)负荷4 min和900 kg/(m·min)负荷2 min,测定实验前后以下指标的变化:耗氧量(L/min)、耗氧量指数〔ml/(kg·min)〕、呼吸商、呼吸当量、心率(次/min)、尿中肾上腺皮质激素代谢产物、尿儿茶酚胺、血乳酸等。结果表明,两种药物组受试者的实验指标明显优于对照组受试者的,并且改善主观症状的有效率明显提高(对照组为31.8%,强力素和健力素分别达到57.1%和57.9%),表现为食欲增加、精力充沛、不易疲劳、睡眠状况好转等。以上结果证实强力素和健力素均具有增强体质、提高耐力、减轻疲劳的功效。数百名飞行人员用药实验结果亦证实此复方中药可增强体质,提高机体耐力,降低疲劳,改善胃肠功能和睡眠质量。

2. **天芪航力片**　针对早期研制的用于提高飞行耐力的复方中药在提取工艺、质量控制和包装储运等方面存在的不足,空军航空医学研究所研发了新型复方中药天芪航力片。该药由红景天、黄芪、黄精、当归、枸杞子、陈皮、白芍、丹参、菊花等组成,具有补气养血、健脾益肾、活血理气祛湿的功效,可用于飞行耐力不良的防治。系列动物实验结果证实,该药具有提高飞行耐力的作用:①提高运动耐力。以小鼠为对象,将其分为对照组(给予等量蒸馏水)和不同剂量药物组(每天灌胃给予0.75、1.50、3.00 g生药/kg,连续15 d)。与对照组小鼠相比,各剂量药物组小鼠的负重游泳时间和爬杆运动时间明显延长,中高剂量药物组小鼠负重游泳后的肝糖原含量明显增加、血乳酸含量明显降低,高剂量药物组小鼠负重游泳后的血清尿素氮水平亦明显降低。②耐缺氧作用。分组和给药方案同上,与对照组小鼠相比,各剂量药物组小鼠的亚硝酸钠中毒存活时间明显延长,中高剂量药物组的密闭缺氧耐受时间与断头缺血缺氧耐受时间均明显延长、低压缺氧(模拟海拔8000 m,30 min)存活率明显提高。③对高G应激损伤的防护作用。以大鼠为对象,将其分为对照组(给予等量蒸馏水)和不同剂量药物组(每天灌胃给予0.75、1.50、3.00 g生药/kg,连续14d)。与对照组大鼠相比,药物组大鼠对持续高G(+10 Gz作用5 min)应激损伤具有明显保护作用:可有效降低高G作用导致的血液流变学异常,显著增加血液抗氧化能力和降低脂质过氧化产物丙二醛含量,对高G暴露引起的心、脑和肾组织能量代谢障碍以及超微结构损伤均具有明显的防护作用。中高剂量组大鼠的总体保护效果更为明显,呈现出一定的量效作用特征。

三、提高认知能力的复方中药

针对现代高性能战斗机和现代航空战训条件下飞行劳动负荷的新特点,在中医药理论指导下,空军航空医学研究所以疗效确切的银杏叶提取物为君药组方,研制了拥有自主知识产权、成药性特色明确、适用于飞行人员的提高其飞行认知能力的候选中药新药银杏健脑片,为后续研制工作奠定了基础,以满足我军飞行人员平战时卫生保障的需要。

针对飞行人员用药的特殊工效要求,研究人员开展了模拟航空应激条件下认知行为能力实验。①模拟缺氧应激条件下认知功能评价:将小鼠随机分为空白组、缺氧模型组、银杏叶提取物组和银杏健脑片组,其中,空白组、缺氧模型组小鼠灌胃给予纯蒸馏水,银杏叶提取物组小鼠灌胃给予含银杏叶提取物(100 mg/kg)的蒸馏水混悬液,银杏健脑片组小鼠灌胃给予含银杏健脑片(100 mg/kg)的蒸馏水混悬液,共灌胃14 d,灌胃期间的第8～14 d每日训练Morris水迷宫中的记忆与行为能力。除空白组直接训练外,其余各组小鼠急性缺氧出现呼吸暂停后立即从广口瓶中取出,10 min后进行Morris水迷宫中的记忆与行为能力测试。结果发现,与模型组小鼠比较,银杏叶提取物组小鼠和银杏健脑片组到达Morris水迷宫平台的时间缩短,到达平台前穿越平台所在象限的次数增加,小鼠急性缺氧所致Morris水迷宫的学习记忆障碍改善。②模拟高 +Gz应激条件下的认知功能评价:利用小动物离心机模拟高 +Gz应激条件(每次 +10 Gz/3 min,3 min后重复暴露,共3次),观察动物在Morris水迷宫或者方形水迷宫中的记忆与行为能力,记录实验大鼠到达终点的时间、到达终点前发生错误的次数等指标。结果显示,与模型组比较,银杏叶提取物和银杏健脑片可以改善大鼠因高 +Gz应激所致Morris水迷宫的学习记忆障碍,银杏健脑片作用有优于银杏叶提取物的趋势。③模拟高

+Gy应激条件下的认知功能评价：利用小动物离心机模拟高+Gy应激条件（每次+10 Gy/3 min，3 min后重复暴露，共3次），观察各组大鼠前庭功能相关的行为变化是否有显著性差异，包括四种异常行为表现情况，一是头位震颤，出现记为1分，无记为0分；二是头位偏斜出现记为1分，无记为0分；三是身体侧滚出现记为1分，无记为0分；四是身体转圈，出现记为1分，无记为0分。最后将四种异常行为表现情况的分值相加作为该组动物的总分。结果显示，银杏叶提取物组大鼠和银杏健脑片组大鼠得分显著低于模型组大鼠，银杏健脑片组大鼠得分显著低于银杏叶提取物组大鼠，说明银杏叶提取物和银杏健脑片均可以改善高+Gy应激所致前庭功能障碍，但银杏健脑片的作用优于银杏叶提取物。

四、对抗失重不良效应的复方中药

1. **太空养心丸** 中国航天员科研训练中心研制了适用于提高急性适应期航天员的心脑血管调节功能的太空养心丸。太空养心丸由人参、黄芪、麦冬、五味子、熟地、骨碎补、川芎、茯苓等组成，具有益气养心、补肾活血的功效。将24只SD雄性大鼠随机平分为对照组、悬吊组和中药组（同时吊尾），分别在第7、28 d后应用超声心动图技术检测实验大鼠心脏左室的泵血功能和收缩功能。结果表明，中药组大鼠与悬吊组大鼠比较，在用药28 d后，其左室舒张末内径、左室舒张末容积及其指数、每搏量及其指数均显著增加（$P<0.05$）。提示该方对模拟失重引起的大鼠心脏泵血功能下降具有一定的保护作用。以健康志愿者为对象，对照组受试者−6°头低位卧床60 d，口服安慰剂；中药组受试者在头低位卧床期间口服太空养心丸，于卧床前、卧床第30、60 d采用经颅多普勒超声仪测量右侧大脑中动脉的血流速度。结果表明，60 d头低位卧床可引起大脑中动脉血流速度显著降低，而卧床期间服用太空养心丸对脑血流具有一定的改善作用。

2. **强骨抗萎方** 根据中医“肾主骨”“肝主筋”“脾主肌肉”的理论，采用补肾健脾、舒肝活血、荣筋强骨法，由熟地、骨碎补、龟板、怀牛膝等组成强骨抗萎方以对抗失重条件下的骨盐丢失。将SD雄性大鼠随机分为对照组、−30°悬吊对照组和悬吊中药组。21 d后，取双侧股骨、胫骨、第3～4腰椎骨进行有关形态学、生物力学、骨密度和骨钙素测定。结果表明，中药可有效改善模拟失重引起的骨形态学异常改变，并提高骨的生物力学特性，增强骨密度，促进骨矿盐的沉积，减少骨丢失。以体外培养的乳鼠颅骨成骨细胞为对象，该方可改善模拟失重条件下成骨细胞的功能，缓解其分化抑制状态，促进骨质的形成和成熟。此外，该方可调节尾吊大鼠的甲状旁腺和肾组织功能，维护骨和血清钙的平衡，并对尾吊大鼠的血流变特性具有改善作用。

3. **参川熟合剂和丹黄刺合剂** 失重状态下，长时间“废用”（卸荷）是造成肌肉萎缩的最主要原因。失重导致的机体其他系统的功能改变也可间接影响到肌肉，因此，航天中肌肉出现的退行性变是多因素共同作用的结果。失重时肌肉供血状态的变化亦是引起肌肉萎缩的主要原因之一，而骨骼肌紧张度下降直接影响静脉血回流，又加重血循环状态紊乱，两者相互影响，并可随飞行时间的延长而加重。以大鼠头低位30°尾部悬吊为模型的实验结果证实，具有补肾健脾、益气活血作用的复方中药参川熟合剂和丹黄刺合剂对模拟失重的肌萎缩和血液流变学异常具有明显改善作用。实验的对照组大鼠自由饮水不尾吊，单纯尾吊组大鼠在尾吊的同时自由饮水，两种复方中药组大鼠在尾吊的同时喂以中药药液，其中参川熟合剂组每只大鼠喂以复方药液〔人参地上总苷0.2 g/(kg·d)+川芎生药2.52 g/(kg·d)+熟地1.28 g/(kg·d)水煎剂〕30 ml、丹黄刺合剂组每只大鼠喂以复方药液〔丹参生药15 g/(kg·d)+黄芪生药15 g/(kg·d)+刺五加浸膏20 g/(kg·d)水煎剂〕30 ml。给药30 d后的指标测定结果显示，与对照组大鼠相比，单纯尾吊组大鼠体重明显降低，比目鱼肌和腓肠肌的肌肉重量、肌肉纤维面积、Ⅰ型纤维比例均显著下降，血浆中切和低切血黏度、纤维蛋白原含量、异形红细胞比例明显增高，红细胞最大变形指数和积分变形指数、血细胞比积明显降低；与单纯尾吊组大鼠相比，两种复方中药均显著增加尾吊大鼠腓肠肌重量，并对血液流变学指标具有明显改善作用。此外，两种复方中药制剂对尾吊大鼠的骨丢失亦有一定的防护作用。

五、抗微波作用的复方中药

复方中药微达康对微波辐射具有明显的防护作用。该药由刺五加、黄芪等中药组成，经乙醇提取后再加工成膏滋剂。小鼠实验表明，微达康对受微波辐射的免疫功能和中枢神经递质具有明显的“扶正”作用，使之恢复正常。用微波发生器发出频率为4000 Hz的连续波，功率密度为0.4~4 mW/cm^2，照射时间3.5 h/d，共33 d，药物组小鼠自第21 d起灌胃给予微达康水溶液，连续12 d，于第33 d照射2 h后处死动物。结果表明，长期微波照射使小鼠脾淋巴细胞转化率和脑中5－HT水平明显降低，而微达康具有增强受微波辐射小鼠细胞免疫功能、恢复脑中5－HT水平的作用。选296名雷达研制、调试和操作人员进行药物实验，工作场所的微波辐射场强为1 mW/cm^2(脉冲波)或50~200 $\mu W/cm^2$(连续波)。用药方案为每日上、下午各用药一次，连续28 d。结果表明，微达康能显著提高微波作业人员的血小板和白细胞数目，并改善他们的神经衰弱症候群和免疫功能。

六、抗噪声作用的复方中药

1. **舒耳丹片**　舒耳丹片是由葛根、丹参、骨碎补等组成的复方中药，具有补肾健脾、行气活血逐瘀的功效。动物实验表明，舒耳丹片具有促进噪声性听力损失恢复的作用。由GSI10听力计通过声场测听音箱给予强度为125 dB的白噪声，将豚鼠置于鼠笼中暴露4 h，造成40~50 dB的暂时性听力阈移。按成人用量的20倍(2.5 g/kg)灌胃给予舒耳丹片，1次/日，连续4周，每周测定一次听觉脑干诱发电位，用药使豚鼠的听力恢复明显加快。临床上观察到，舒耳丹片对300多例感音神经性听力减退、耳鸣有一定疗效，对50例运动员因射击引起的爆震性耳聋耳鸣亦有明显疗效。

2. **人参合剂和刺玫果合剂**　噪声除引起听觉损伤外，还造成一系列全身性反应，长期在噪声环境中的作业人员一般主诉头昏、头痛、疲劳、记忆力减退等。除了物理防护外，服用复方中药对改善噪声应激后的神经内分泌免疫功能失调、细胞代谢紊乱亦有较好效果。航天医学工程研究所的有关研究表明，小鼠暴露于噪声声波为104 dB的环境8 h/d，连续15 d，从第8 d开始灌胃给予复方中药人参合剂、刺玫果合剂，连续7 d，单纯噪声暴露组小鼠的多项免疫功能指标明显降低，脑多巴胺和血浆皮质酮水平下降；两种复方中药制剂对噪声慢性作用下的神经内分泌免疫功能障碍具有明显的保护效果。刺玫果合剂经过卫星搭载试验后，其对噪声暴露小鼠的免疫功能具有保护作用，药效与实验室对照组及发射基地对照组无明显差异。

（詹　皓　杨志晖　葛　华）

参考文献

[1]钱锦康，张瑞钧，杨光华，等. 三种中草药制剂卫星搭载后的药效试验. 航天医学与医学工程，1989，2(4)：240－242

[2]彭洪福. 急性高山病预防药物的研究. 北京：人民军医出版社，1993

[3]杨唐斌，曾昆. 空间飞行和微重力对免疫应答的影响. 中华航空航天医学杂志，2006，17(1)：56－62

[4]王锦鸿，陈仁寿. 临床实用中药词典. 北京：金盾出版社，2003

[5]杨贤强. 茶多酚化学. 上海：上海科学技术出版社，2003

[6]王筠默. 中药研究与临床应用. 上海：上海中医药大学出版社，2006

[7]钟赣生. 中药学. 4版. 北京：中国中医药出版社，2016

[8]石宏志，李勇枝，谢琼. 失重对药物代谢动力学影响的回顾与展望. 航天医学与医学工程，2011，24(6)：419－422

[9]任虎君，耿捷，袁明，等. 振动锻炼和太空养心丸对60d头低位卧床脑血流的影响. 中华航空航天医学杂志，2009，20(1)：1－5

[10]Zhan H，Zhang Z，Xin YM. Changes of cardiac catecholamines in rats after repeated +Gz exposures and protective effects of low－G preconditioning and tea polyphenols. Space Medicine & Medical Engineering，2003，16(4)：239－242

[11]Dong HJ，Li J，Zhan H，et al. Tea polyphenols promote cardiac function and energy metabolism in ex vivo rat heart with ischemic/reperfusion injury and inhibit calcium inward current in cultured rat cardiac myocytes. J South Med Univ，2016，36(5)：604－608

[12]夏晓辉，张宇，郗砚彬，等. 银杏叶化学成分研究进展. 中国实验方剂学杂志，2009，15(9)：100－104

[13]黄琴伟，郑成，赵维良，等. 中国药典2015年版银杏叶提取物及相关制剂质量标准修订概况. 中国现代应用药学，2016，33(5)：615－618

第十五章 15 药物航空安全性评价与风险管理

大量飞行事故调查研究显示，药物是影响航空安全的危险因素，飞行员不合理用药可导致飞行能力下降，甚至空中失能而威胁飞行安全。因此，药物航空安全风险管控日益受到重视，目前世界各国主要从航空器事故药物流行病学研究、药物航空安全性评价、飞行员药物安全管理等方面进行药物航空安全风险管控。

航空器事故药物流行病学研究是目前世界各国实施药物航空安全性评价的常规方法，在识别、评价药物对飞行安全危害性方面具有重要的意义。美国、欧洲和澳大利亚等国20世纪80年代开始对遇难飞行员血液、尿液和器官组织进行药物监测及流行病学分析研究，通过事故药物监测大数据分析，获取了药物与飞行事故的因果关联性证据，同时掌握了飞行员群体药物利用状况、药物滥用的流行状况及危害特征，为制定航空药物安全管理政策提供了依据。

随着医药科学的迅猛发展，飞行人员使用药物进行疾病早期干预、治疗和预防已成为航空医学研究者的共识，尤其是患有慢性疾病的飞行人员需长期药物治疗并参与飞行。因此，药物的航空安全性评价成为航空药物安全管理的技术核心。目前世界各国对飞行员用药实施"药物航空安全性评价制度"及"行政许可制度"，从航空安全角度对药物进行危险性评价，重点评估药物对飞行员操作能力的不良作用和潜在影响。药物航空安全性评价方法和评价技术一直是药物航空安全评价的研究重点。2001年，北约(NATO)组织美国、英国、法国等专家，研究提出药物航空安全性评价体系和金标方法，提出运用临床医学、药物流行病学、药理学、行为科学等技术，对批准上市的药物在航空人员中应用的适航性做出科学评价。美国运输部(DOT)建立了药物航空安全性评价体系，研究开发了药理毒理学评价方法、药物流行病学研究方法、神经行为学测验技术、飞行模拟机检查和航线飞行检查(line check)和飞行数据分析(QAR)技术。近年来一些前沿技术已在航空药物安全性评价中得到应用，例如应用各种组学技术(基因组学、蛋白组学、代谢组学技术)、定量构效模型(QSAR)技术来对药物的神经毒性和危险性进行评估。本章主要介绍飞行事故药物流行病学研究、药物航空安全评价内容与技术以及航空药物风险管理。

第一节 民用航空器事故药物流行病学研究

飞行员滥用药物、私自用药和不合理用药是全球性的影响航空安全的问题，从20世纪80年代开始，世界各国航空安全监管机构非常注重航空器事故/事件中药物因素的调查研究，通过立法，对民用航空飞行事故/事故症候的飞行员血液、组织和尿液进行药物鉴定及流行病学分析研究，旨在查明导致航空器事故/事件药物因素、飞行员药物滥用的流行状况及危害特征，为制定航空药物安全管理政策提供依据。

一、与药物有关的飞行事故与事件资料

澳大利亚运输安全局(ATSB)航空事故调查数据显示，澳大利亚民航1975—2006年间共发生飞行事故(accidents)8302起、严重飞行事件(serious incidents)95起、飞行事件(incidents)151 941起，其中因飞行员不合理使用药物和(或)酒精导致的飞行事故32起，占总事故的0.4%，飞行事件4起，占总飞行事件的0.003%。平均每5年发生5起与药物、酒精有关的事故/事件(图15-1)。

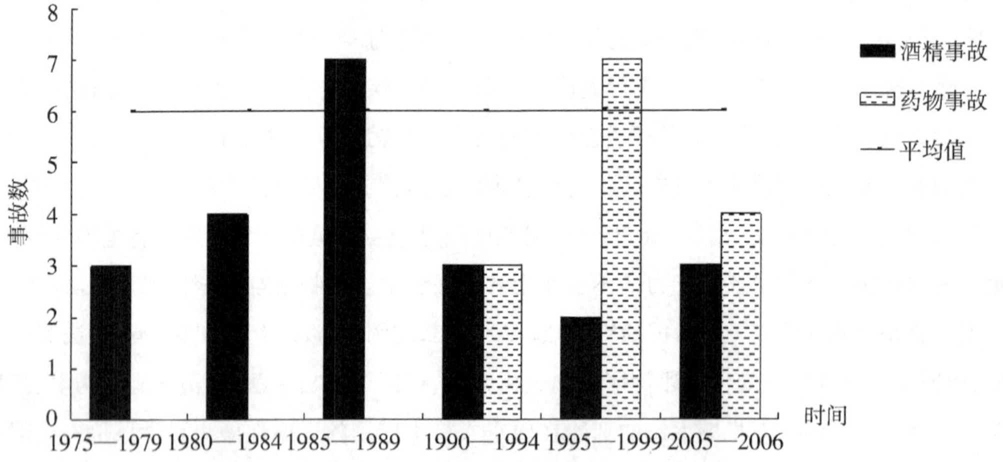

图15-1 药物和(或)酒精导致的飞行事故/事件

引自：David G. Newman. Accidents and Incidents Involving Alcohol and Drugs in Australian Civil Aviation 1 January 1975 to 31 March 2006, Canberra City: Australian Transport Safety Bureau, 2006: 10

事故等级与事故伤情分析表明，药物、酒精导致飞行事故的后果多为机毁人亡的严重事故。澳大利亚36起药物、酒精所致事故/事件中，一级飞行事故为31起，占86.1%；死亡人数为24人，占66.7%；重伤占2.8%(表15-1)。

表 15－1 药物酒精所致航空事故的伤情分析

伤情等级	人数	构成百分比(%)
死亡	24	66.7
重伤	1	2.8
轻伤	2	5.5
无伤	9	25.0
总计	36	100

引自：David G. Newman：Accidents and Incidents Involving Alcohol and Drugs in Australian Civil Aviation 1 January 1975 to 31 March 2006，P11

二、航空器事故遇难飞行员药物监测数据

1. 飞行员药物、酒精阳性检出率 美国联邦航空局(FAA)从20世纪80年代开始对美国境内民航飞机事故遇难飞行员进行血液、尿液和组织中治疗药物、酒精、毒品监测。30年监测结果显示，飞行员中存在不合理用药、滥用药物、私自用药、违法用药的情况。表15－2为FAA 2004—2008年的药物监测结果，数据显示，1353名遇难飞行员中，血液、尿液中处方药检测阳性者为390人(28.8%)、非处方药阳性者为175(12.9%)、毒品检测阳性127人(9.4%)、酒精检测阳性92人(6.8%)。

表 15－2 2004—2008年美国各类民用飞行执照飞行员的药检阳性结果

飞行执照类型/人数	药物分类										
	CⅠ－Ⅱ药		CⅢ－Ⅴ药		处方药		非处方药		酒精		合计
	阳性人数	%	阳性人数	%	阳性人数	%	阳性人数	%	阳性人数	%	阳性人数
航线运输(208)	8	3.8	6	2.9	60	28.8	23	11.1	13	6.3	110
商用执照(397)	24	0.6	17	4.3	98	24.7	50	12.6	22	5.5	187
私人执照(641)	40	6.2	21	3.3	196	30.6	84	13.1	50	7.8	371
飞行学员(51)	3	5.8	3	5.8	11	21.6	9	17.6	3	5.8	29
无执照(40)	4	10.0	1	2.5	17	42.5	8	20.0	3	7.5	33
运动员执照(6)	0		0		3		1		0		4
国外飞行员(10)	0		0		5		0		1		6
总计(1353)	79	5.9	48	3.5	390	28.8	175	12.9	92	6.8	570

注：FAA对精神类和麻醉类药品管理划分为CⅠ－Ⅱ、CⅢ－Ⅴ五等级，CⅠ－Ⅱ类为毒品、麻醉类、兴奋剂、致幻剂、镇静催眠剂等，如鸦片、苯丙胺、巴比妥类、可卡因、可待因/吗啡、大麻等，CⅢ－Ⅴ为管制的精神类处方药品，如咖啡因、苯二氮平类、苯二甲吗啉、苯丁胺等

引自：Canfield DV, Dubowski KM, Chaturvedi AK, et al. Drugs and Alcohol in Civil Aviation Accident Pilot Fatalities From 2004－2008. Aviat Space Environ Med, 2012, 83(8):764－770

2. 飞行员使用药物趋势分析 美国运输安全委员会(NTSB)对民用航空器事故遇难飞行员血液与器官组织进行了为期23年(1990—2012年)的药物监测，结果显示，遇难飞行员血液和组织中药物的阳性检出率呈现逐年增加的趋势，90年代飞行员服用损及驾驶能力的药物的阳性检出率为11%，2008—2012年上升为23.5%；患有失能性疾病的飞行员，私自使用治

疗药物的阳性检出率从90年代的4.5%上升到2012年的12.9%，使用航空管控药物的阳性检出率从3.1%上升到7.7%（图15-2）。NTSB的监测结果分析还发现，90年代遇难飞行员血液中，一种药物阳性检出率为10%、两种药物阳性检出率为3%、两种以上药物阳性检出率为0，而2012年遇难飞行员血液中，一种药物阳性检出率高达40%、两种药物阳性检出率为21%、两种以上药物阳性检出率为8.1%（图15-3）。

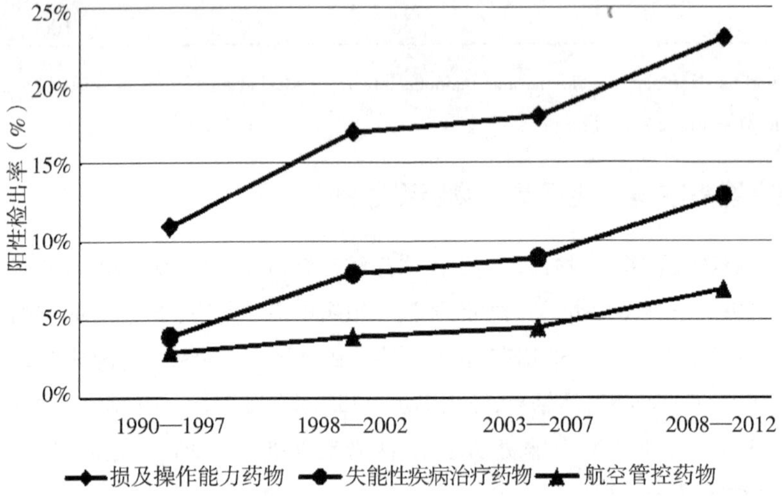

图15-2　1990—2012年美国民航飞行事故遇难飞行员药物阳性检出率趋势

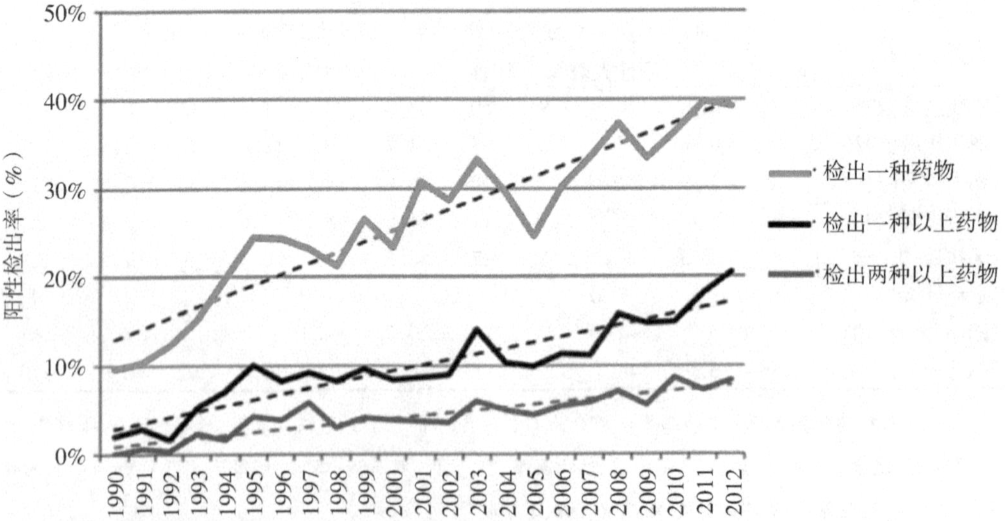

图15-3　1990—2012年美国民航飞行事故遇难飞行员药物阳性检出率趋势

美国FAA对具有镇静作用的第一代抗组胺药苯海拉明进行了为期17年的监测，结果显示，遇难飞行员血液药物阳性检出率从1993年的1.7%增高到2008年的6.1%（图15-4）。这种趋势变化引起FAA的高度重视，他们重新审视论证了单纯依据药商提供的药物半衰期来计算飞行员停用药后需间隔多少时间才能飞行的做法，重新研究建立新的药物代谢安全计算公式，用于指导飞行员计算停用治疗药物后的地面停飞时间。

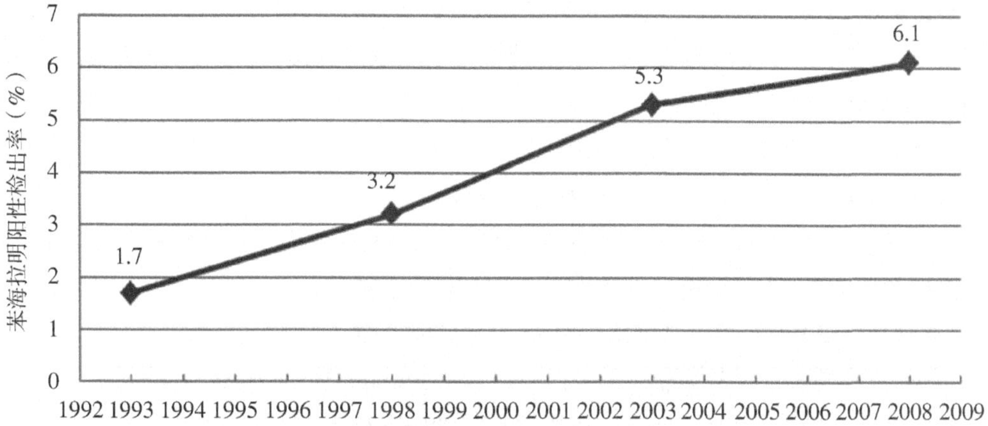

图 15 –4　FAA 遇难飞行员历年血中苯海拉明阳性检出率

引自：Canfield DV, Dubowski KM, Chaturvedi AK, et al. Drugs and Alcohol in Civil Aviation Accident Pilot Fatalities From 2004 – 2008. Aviat Space Environ Med, 2012, 83(8):764 – 770

3. 飞行员隐瞒病史、私自用药调查资料　FAA 对事故遇难飞行员血液中治疗药监测数据显示，飞行员血液中检出治疗药物多达 400 多种，其中检测出失能性疾病治疗药物及直接影响飞行能力的药物，包括心血管类、精神类、神经系统类、减肥药、降糖类药物等。图 15 – 5 为 FAA 对心血管疾病、精神类疾病和神经系统疾病治疗药物阳性飞行员生前报告病史、服药情况进行的对照分析。结果显示，4143 名遇难飞行员中，有 149 名飞行员检出心血管疾病药物，而生前报告病情和服药的仅为 69 人；223 飞行员精神类疾病治疗药物检测结果为阳性，生前报告服药的仅为 14 人；15 飞行员神经系统疾病治疗药物检出阳性结果，生前报告服药的仅为 1 人。FAA 的结论是，飞行员存在私自使用治疗药物、隐瞒疾病（属于飞行不合格疾病）的情况，这对航空安全管理提出了严峻挑战。

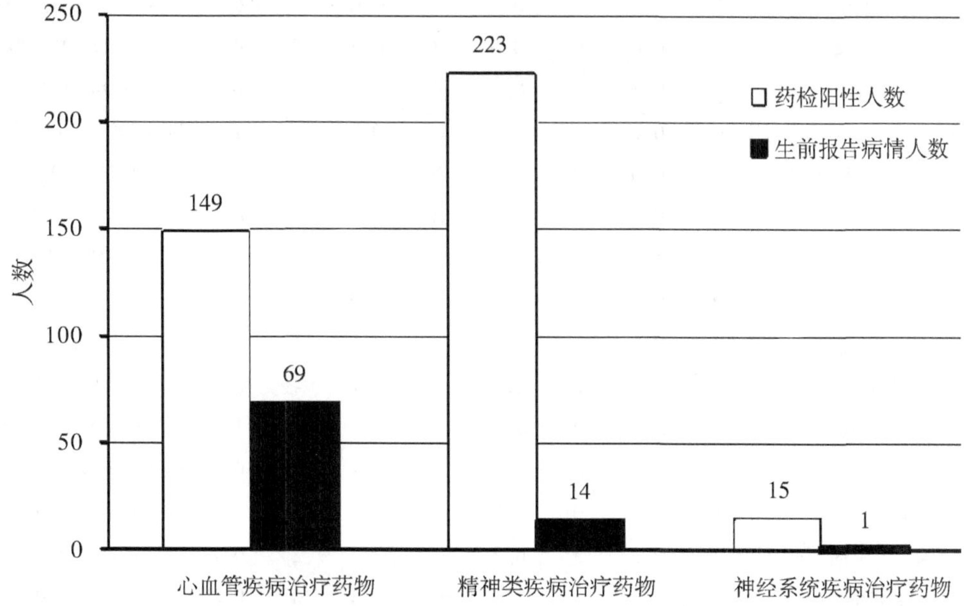

图 15 –5　药检阳性飞行员中生前病史报告数据分析

美国FAA对飞行员1989—2008年间部分处方药物进行了监测(表15-3),监测数据分析揭示,FDA新批准上市的药物,在飞行员药检中很快被检测出。例如,一种名为varenicln(非尼古丁戒烟药物)的药物是美国FDA 2006年新批准上市的药物,而FAA在当年的飞行员药物监测中就检测出该药。飞行员服用药物种类和使用频率与多种因素有关,其中与FDA药物政策和药物管控性质(处方与非处方)关系密切。

综上可见,药物是影响飞行安全的危险因素之一,飞行员存在滥用药物和不合理用药以及隐瞒病史和私自用药的情况,这对航空安全管理提出了挑战。

表15-3 FAA飞行员1989—2008年间部分处方药阳性检出率比较

处方药	N=1845 1989—1993		N=1353 1994—1998		N=1683 1999—2003		N=1587 2004—2008		注
	人数	百分比(%)	人数	百分比(%)	人数	百分比(%)	人数	百分比(%)	
环苯扎林	1	0.1	0	0.0	1	0.1	5	0.4	FDA 1989
阿夫唑嗪	0	0.0	0	0.0	0	0.0	3	0.2	FDA 2003
阿米替林/去甲阿米替林	2	0.1	1	0.1	7	0.4	2	0.1	FDA <1989
氨氯地平	0	0.0	0	0.0	6	0.4	14	1.0	FDA 1992
阿托品	0		0	0.0	24	1.5	13	1.0	FDA 1990
阿扎环醇	0	0.0	5	0.3	5	0.3	5	0.4	metabolite
比索洛尔	0	0.0	0	0.0	2	0.1	3	0.2	FDA 1992
溴苯那敏	2	0.1	7	0.4	2	0.1	4	0.3	FDA 1989
安非他酮	0	0.0	0	0.0	0	0.0	16	1.2	FDA 1997
卡立普多[a]	0	0.0	0	0.0	0	0.0	1	0.1	FDA 1989
卡维地洛	0	0.0	0	0.0	0	0.0	5	0.4	FDA 1997,Generic2007
西替利嗪	0	0.0	0	0.0	3	0.2	5	0.4	FDA 1996,OTC 2008
西咪替丁	2	0.1	6	0.4	9	0.6	2	0.1	FDA 1989
西酞普兰/代谢产物(s)	0	0.0	0	0.0	11	0.7	24	1.8	FDA 1999,Generic2004
氯硝西泮/代谢产物(s)	0	0.0	0	0.0	0	0.0	1	0.1	FDA <1989
地尔硫䓬	2	0.1	10	0.6	10	0.6	9	0.7	FDA <1989
苯海拉明	32	1.7	54	3.2	83	5.2	82	6.1	FDA <1989,OTC 1990
多奈哌齐	0	0.0	0	0.0	0	0.0	2	0.1	FDA 2005
多沙唑嗪	0	0.0	0	0.0	1	0.1	5	0.4	FDA 1990
依托咪酯	0	0.0	0	0.0	1	0.1	4	0.3	FDA <1989
氟西汀/去甲氟西汀	3	0.2	18	1.1	21	1.3	17	1.3	FDA <1989,Generic2001
氟康唑	0	0.0	0	0.0	3	0.2	0	0.0	FDA 1990,Generic2004
布洛芬[a]	3	0.2	9	0.5	0	0.0	47	3.5	FDA <1989
丙咪嗪/去甲丙咪嗪	2	0.1	5	0.3	4	0.3	2	0.1	FDA <1989
氯胺酮	2	0.1	1	0.1	0	0.0	0	0.0	FDA <1989
雷尼替丁	0	0.0	0	0.0	17	1.1	9	0.7	FDA <1989

续表

处方药	N = 1845 1989—1993		N = 1353 1994—1998		N = 1683 1999—2003		N = 1587 2004—2008		注
	人数	百分比(%)	人数	百分比(%)	人数	百分比(%)	人数	百分比(%)	
舍曲林	1	0.1	5	0.3	19	1.2	13	1.0	FDA 1992
西地那非	0	0.0	1	0.1	4	0.3	6	0.4	FDA 1989
特拉唑嗪	0	0.0	0	0.0	0	0.0	3	0.2	FDA <1989
茶碱	1	0.1	4	0.2	6	0.4	0	0.0	FDA <1989
曲马多	0	0.0	0	0.0	12	0.8	11	0.8	FDA 1995
曲唑酮	0	0.0	0	0.0	4	0.3	5	0.4	FDA <1989
氨苯蝶啶	1	0.1	7	0.4	8	0.5	6	0.4	FDA <1989
甲氧苄氨嘧啶	0	0.0	0	0.0	5	0.3	2	0.1	FDA <1989
文拉法辛	0	0.0	0	0.0	6	0.4	9	0.7	FDA 1994
维拉帕米/去甲维拉帕米	5	0.3	18	1.1	11	0.7	4	0.3	FDA <1989
华法林[α]	0	0.0	0	0.0	0	0.0	2	0.1	FDA <1989

引自:Canfield DV, Dubowski KM, Chaturvedi AK, et al. Drugs and Alcohol in Civil Aviation Accident Pilot Fatalities From 2004 - 2008. Aviat Space Environ Med, 2012, 83(8):764 - 770

4. **药检阳性飞行员群体分布特征** 美国NTSB对6677名药检阳性飞行执照飞行员分布特征及药物种类特征进行分析,结果显示,通用航空飞行员药物阳性率比航线飞行员高,6677名药检阳性的飞行员中,持航线执照(121部)和商业执照(135部)飞行员288名,占4.31 %;通用航空执照飞行员6389人,约占95.69%(图15-6)。

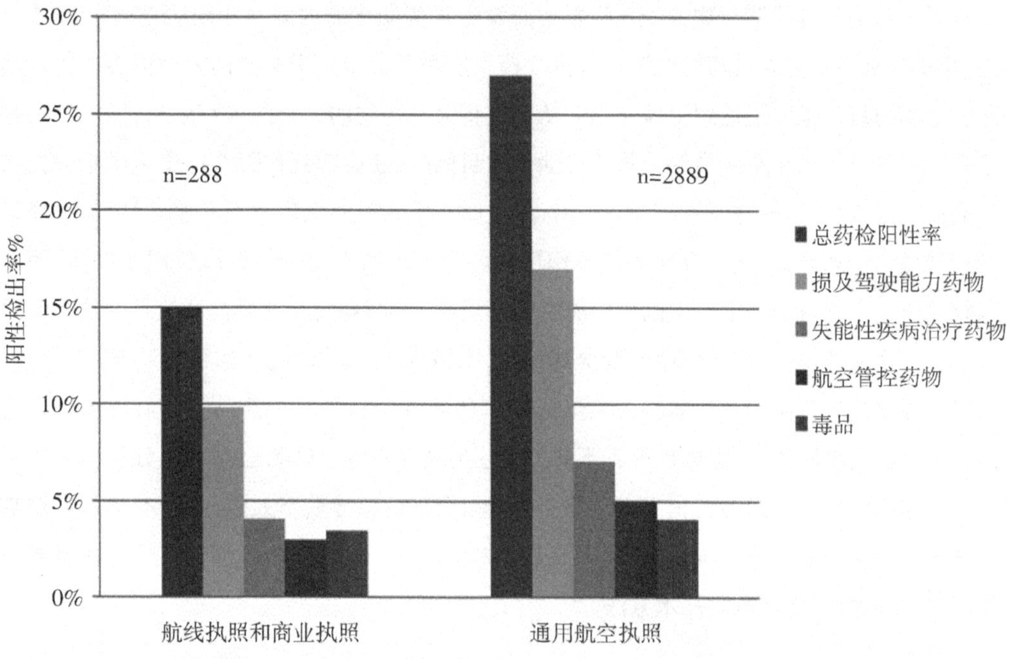

图15-6 不同飞行执照飞行员药检阳性结果

图 15－7 为各年龄组飞行员不同药物阳性检出率，结果显示，50 岁以上飞行员服用治疗药物的阳性检出率显著比 50 岁以下年龄组飞行员的高，而小于 40 岁飞行员违法使用毒品的阳性检出率比 50 岁以上飞行员的高。

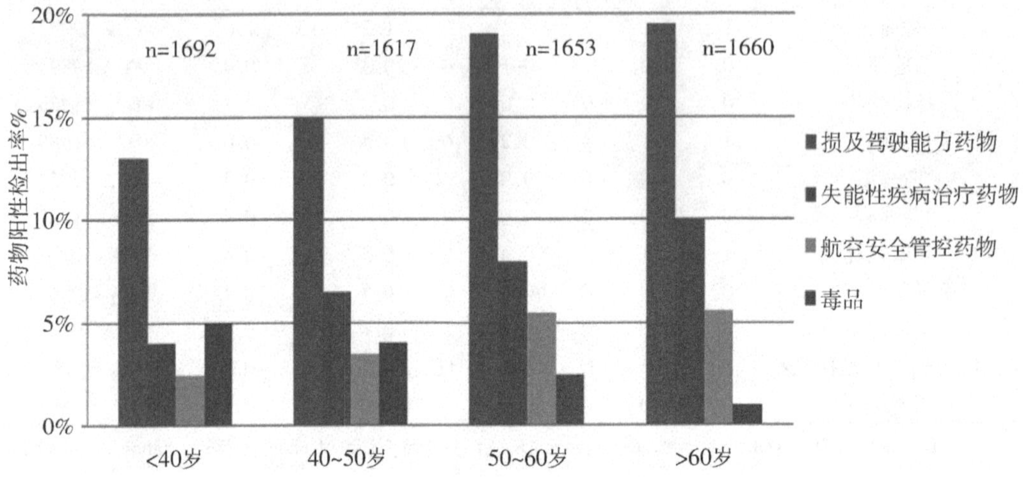

图 15－7　各年龄组飞行员不同药物阳性检出率

第二节　航空人员药物监测方法和技术

药物监测最直接的方法是进行生物体内药物分析。体内药物分析即对进入体液、组织及器官内的药物及其代谢产物或受药物影响而发生某些变化的内源性物质（如激素等）进行定性、定量分析。航空人员药物监测包含治疗药物监测及药物滥用监测两方面内容。普通治疗药物监测的目的是为了达到个体化用药从而获得某一药物的最大的治疗效果，同时使药物的不良反应最小化。航空人员的药物监测除上述目的外，还应起到加强航空安全敏感岗位人员药品滥用管理，阐明航空器事故/事故症候发生时空勤人员的生理状态和服药情况，选择最佳给药剂量与给药方案，做到合理用药等作用。航空人员属于安全敏感岗位职业群体，因此对药物的使用也有特殊规定。中国民用航空管理局（CAAC）规定在执勤前和执勤中禁止使用影响航空安全的药物，如禁止使用或者携带鸦片、海洛因、甲基苯丙胺（冰毒）、吗啡、大麻、可卡因以及国家规定管制的其他能够使人形成瘾癖的麻醉药品和精神药品。高血压患者禁止使用中枢类抗高血压药物，糖尿病患者不能皮下注射胰岛素等。药物监测采用分析的手段了解药物在体内数量与形式的变化，为航空医师科学、合理地指导航空人员用药，准确判定航空人员是否滥用药物或服用影响飞行的药物提供技术支持。本节将介绍航空人员药物监测的生物样本的种类、采集及监测技术方法。

一、体内药物监测的特点

药物进入体内后，经吸收、分布、代谢，然后排出体外。在体液、组织和排泄物中除了游离型药物外，还有药物的代谢产物、药物与蛋白质的结合物，以及药物或其代谢产物与内源性物质，如葡萄糖醛酸、硫酸形成的葡萄糖醛酸苷、硫酸酯缀合物等多种形式存在，因此，进行体内药物监测包括如下特点：

1. 干扰物多。生物样品中含有蛋白质、脂肪、尿素等有机物和 Na^+、K^+ 等无机物，可能干扰测定。同时，体内内源性物质可与药物结合，能干扰测定。药物代谢产物往往也干扰分析。因此，样品一般均需经过分离、净化后才能分析。

2. 样品量一般较少，且多数在特定条件下采集，不易重新获得。一般浓度低、变化幅度大。因此，初步分离后，在测定前需要浓缩、富集以适应分析方法的要求。

3. 由于药物浓度较低，对分析方法的灵敏度及专属性要求较高。

4. 有时由于被测药物浓度极低，需测定其缀合物及其代谢产物。

5. 药物浓度监测的分析方法，要求简便、快捷，以便迅速为临床用药及重度解救提供数据和情报。

6. 实验室应拥有可以进行复杂样品分析的设备，如样品冷藏、萃取、离心分离、浓集等必要设备及高灵敏度的分析仪器等。

二、生物样本的种类、采集和制备

体内药物分析采用的生物样品包括血液（血浆、血清、全血）、尿液、唾液、头发、脏器组织、乳汁、精液、脑脊液、泪液、胆汁、胃液、胰液、淋巴液、粪便等样品。但航空人员药物监测最常用的是血浆和血清（较好地体现药物浓度和治疗作用之间的关系）、尿液（易采集，当航空人员滥用某些药物时，其快速型代谢产物大量排泄到尿液中）、唾液（唾液中的药物浓度有时可代表血浆中游离药物浓度）和毛发（检测时效性长，可作为反复或长期滥用药物监测的有效检测标本）。

1. **血液**　血液是药物监测中最普遍采用的生物样本类型。采用血液标本的主要原是因为这些样本中药物的浓度高。一般药物（滥用药物）或它们的代谢产物通常在几小时至几天内被监测到。通常采取静脉血，有时根据血药浓度和分析方法的灵敏度，也可用毛细管采血。血浆是由添加抗凝剂（如肝素、草酸盐、枸橼酸盐、EDTA、氟化钠等）的血液经混合、离心后，取与血细胞分离后的上清液得到的。血清是未添加抗凝剂的血液经凝固、离心后取得的上清液。血浆比血清分离快，而且制取的量多，其量约为全血的一半。但由于所用抗凝剂的种类不同，用血浆测定的药物浓度的值有时不一致；血清的获取量小，但血清成分更接近于组织液的化学成分，测定血清中有关物质的含量，比测定全血更能反映机体的具体情况；同时，由于药物与纤维蛋白几乎不结合，因此血浆及血清中的药物浓度测定值通常是相同的。采取血液后，应及时分离血浆或血清，并最好立即进行分析。如不能立即测定时，必须密封后保存，短期保存时可冷藏（4 ℃），长期保存时应冷冻（－80 ℃或－20 ℃）。

2. **尿液** 尿液是监测和分析滥用药物时最广泛采用的标本。体内药物清除主要是通过尿液排出，药物可以原形或代谢产物及其缀合物等形式排出。尿液中药物浓度较高，收集量可以很大，采集也方便，易为受试者所接受，但尿液浓度通常变化较大。尿液主要成分是水、含氮化合物（其中大部分是尿素）及盐类，放置后会析出盐类，并有细菌繁殖、固体成分的崩解，因而使尿液变浑浊。采集的尿样应立即测定，若收集 24 h 的尿液不能立即测定时，应加入防腐剂置冰箱中保存，常用的防腐剂包括甲苯、二甲苯、氯仿、醋酸、浓盐酸等。短时间保存时可冷藏（4 ℃），长期保存时应冷冻（－80 ℃或－20 ℃）。

3. **唾液** 唾液已用于临床治疗药物的监测。大多数药物进入唾液是通过扩散或超滤作用完成的。由此产生的唾液药物浓度部分依赖于唾液的 pH 值，收集时的刺激会使唾液的碱性和流动性增大。相对而言唾液对药物及其代谢产物监测窗口期也相对较短。因此唾液监测结果显示的是近期药物的使用情况。唾液中的药物浓度一般和血液中的药物浓度具有很好的相关性。唾液的采集采用多种技术。在直接的非刺激技术中，会比实际的泡沫多，引起样本黏滞和体积小，给样本分析带来问题。因此，许多研究者建议通过糖果或者枸橼酸晶体刺激唾液分泌。咀嚼惰性材料如特氟龙可以实现人工刺激。唾液样品采集后，应立即测量其除去泡沫部分的体积，放置后分成泡沫部分、透明部分及乳白色沉淀部分三层。分层后，以 3000 r/min 离心 10 min，取上清液作为药物浓度测定的样品，可供直接测定或冷冻保存。

4. **毛发** 毛发近来才用于滥用药物的监测，但是它早已应用于金属的监测。药物或代谢产物在头发中的浓度相对较低，需要灵敏度较高的仪器进行分析监测。毛发样本的取样方便，无伤害，受试者顺应性好，样本掺伪的可能性低，并且可以再次得到。还可监测到数月至数年中的用药（滥用药物）情况，毛发采集的最优部位为顶后囟。这一区域在毛发生长中的变异较小，生长阶段毛发数目的变化，以及受年龄和性别的影响小。这一区域的毛发以每月 0.5～1.0 cm相对稳定的速度生长，监测时通过与发根的距离比较，可反映自用药物的时间。采集后的毛发样品在测定前应进行洗涤。洗涤的试剂有：①丙酮－水－丙酮。丙酮浸泡，搅拌10 min，用自来水漂洗三次，再用丙酮浸泡，搅拌 10 min，再用自来水、蒸馏水各洗 3 次。②丙酮预洗，然后用 5% 洗洁精多次洗涤。③洗衣粉浸泡 1 h（无须搅拌）。④二氯甲烷；⑤0.05 %或 0.1% 的十二烷基磺酸钠（SDS）溶液。⑥甲醇。采用任何一种溶剂或洗涤剂都需要用水反复清洗 2～3 次。

三、生物样品前处理技术

样品的前处理是体内药物分析中极为重要的环节，主要考虑生物样品的种类、被测定药物的性质和测定方法三个方面的内容。由于各种复杂的原因,前处理必须结合测定实际和要求,采取恰当的分离、净化、浓缩、化学衍生化等技术解决实际面临的问题。生物样品的预处理大致分为有机破坏法,去除蛋白质,分离、纯化与浓集法,缀合物的水解与化学衍生化法等。缀合物的水解一般采用酸水解或酶水解的方法。

不管分析的目的是什么,其选择性分离是相当重要的。这是因为内源性物质、代谢产物或其他共存药物的干扰可能影响分析结果。对于大多数药物而言,生物样品的分析通常由两步组成:样品的前处理(分离、纯化、浓集)和对最终提取物的测定。前处理是为了除去介质中含有的大量内源性物质等杂质。提取出低浓度的被测药物,同时浓集药物或代谢产物的浓度,使其在所用分析技术的检测范围之内。分析的专属性也有部分取决于分析方法的特点,但主要仍是样品的预处理与制备。其方法有很多,如:液 - 液萃取法、固相萃取法等。

1. **液 - 液萃取法**(liquid - liquid extraction, LLE) 液 - 液萃取法是经典的萃取方法之一,它是基于被测组分在不相混溶的两种溶剂中的分配系数不同而得到分离。多数药物是亲脂性的,在适当的有机溶剂中的溶解度大于在水相中的溶解度,而血样或尿样中含有的大多数内源性杂质是强极性的水溶性物质。因而用有机溶剂萃取一次即可除去大部分杂质,从大量的样本中萃取药物经浓集后作为分析用样品。LLE 的优点在于它的选择性,这是依赖于有机溶剂的选择;其缺点在于乳化现象的产生。

2. **固相萃取法**(solid - phase extraction, SPF) SPF 是将不同填料作为固定相装入微型小柱,当含有药物的生物样品溶液通过时,由于受到吸附、分配、离子交换或其他作用,药物或杂质被保留在固定相上,用适当的溶剂洗脱杂质,再用适当的溶剂洗脱药物。其保留或洗脱的机制取决于药物与固定相表面的活性基团,以及药物与溶剂之间的分子间作用力。有两种洗脱方式,一是药物比杂质与固定相之间的亲和力更强,因而被保留,然后用一种比药物与固定相亲和力更强的溶剂洗脱;另一种是杂质较药物与固定相之间亲和力更强,则药物被直接洗脱。通常使用前一种模式。可用于 SPE 的填料种类繁多, 有吸附剂型、正相与反相化学键合硅胶、离子交换树脂等, 此外还有聚合物, 如苯乙烯 - 二乙烯苯共聚物等。相对于键合相填料, 聚合物可适用于全部 pH 值范围, 因而用途更广。SPE 大大克服了液 - 液提取易乳化、回收率低、有机溶剂用量大、杂质多等缺点, 广泛应用于生物样品的制备过程, 真正实现了生物样本分析的高效率。

3. **蛋白沉淀法**(deprotainising) 对血浆和血清分析时,首先要去除蛋白。除蛋白的方法包括用乙腈、甲醇、乙醇等有机溶剂进行沉淀;用酸性沉淀剂如三氯乙酸、钼酸、水杨酸等与蛋白质阳离子结合,形成不溶性盐类沉淀;或者用滤器将蛋白质滤除。蛋白沉淀法简单、快速,缺点在于对待分析药物的提取专属性较差,杂质干扰较多。

四、体内药物分析的常用方法

体内药物分析方法包括光谱法(比色法、紫外分光光度法、荧光分光光度法、原子吸收分光光度法)、色谱法(薄层色谱法、气相色谱法、高效液相色谱)、免疫分析法(放射免疫分析、酶免疫分析、荧光免疫分析等)、电化学分析法(电位法、伏安法)、微生物法以及联用技术如气相色谱法-质谱联用、液相色谱-质谱联用等。

1. **荧光分析法** 荧光分析法是利用物质发射荧光的特性进行分析的光学分析法。其优点是灵敏度高、选择性好等。一般包括常规荧光分析法、胶束增溶增敏荧光分析法、荧光探针分析法、荧光淬灭分析法等。

2. **气相色谱法**(gas chromatography, GC) 气相色谱法是以气体为流动相的色谱法,广泛用于气体和易挥发物或可转化为易挥发物的液体和固体样品的定性和定量分析,具有分离效能高、分析速度快、样品用量少、应用范围广等特点。常用于生物样品中酒精、食品中农药残留、环境中污染物等方面的测定。

3. **高效液相色谱法**(high performance liquid chromatography, HPLC) 以液体为流动相的色谱法称为液相色谱法,高效液相色谱法是以经典液相色谱为基础,以微粒型填料作固定相,采用高压送液泵和各种高灵敏度检测器发展而成的分离分析方法。气相色谱法虽然具有很多优点,但它要求样品能够气化,从而常受到样品挥发性限制。在约300万个有机化合物中,可以直接用气相色谱法分析的仅占20%。高效液相色谱法只要求样品能制成溶液,而不需要气化,因此不受样品挥发性的约束。分子量较大、沸点较高的有机物以及无机盐类,都可以用HPLC分析,对于挥发性低、热稳定性差、分子量大的高分子化合物以及离子型化合物尤为有利。因此,HPLC法具有适用范围广、分离性能好、分析速度快、流动相可选择范围宽、灵敏度高、色谱柱可反复使用、流出组分容易收集、安全等特点。

4. **高效毛细管电泳**(high performance capillary electrophoresis, HPCE) 高效毛细管电泳技术是20世纪80年代后期发展起来的经典电泳技术和现代微柱分离相结合的产物,它分离模式多,分离效率高,速度快,适用范围广,所需样品、试剂用量少,在体内药物分析中得到广泛应用。特别是近年来出现了各种在柱预浓缩技术,如场放大、电堆积富集、等速电泳聚焦浓缩、固相预浓缩、膜预浓缩等,大大提高了HPCE的检测灵敏度。广泛用于离子型生物大分子,如氨基酸、肽、蛋白质及核酸等的快速分析,以及DNA序列和DNA合成中产物纯度的测定等,甚至可用于单个细胞和病毒的分析。

5. **色谱联用技术** 色谱是分析体内药物的重要手段,但通常的检测器如紫外、荧光、电化学等往往只能得到非常有限的分子结构信息。质谱仪(mass spectrometry, MS)与磁共振仪作为最强有力的两种仪器分析手段,能够提供大量的分子结构信息,近年来,色谱与质谱及磁共振技术的联用已经得到深入研究。色谱与质谱的联用技术如气相色谱-质谱联用(GC-MS)、液相色谱-质谱联用(LC-MS)。色谱与质谱的联用是应用于药物分析中最为活跃的技术,能够使样品的分离、定性、定量一次完成。色谱技术为质谱分析提供了纯化的试样,质谱则提供准确的结构信息。液相色谱-质谱联用分析前样品预处理简单,一般无须衍生化或水解,更适合于体内药物的分离和鉴定。

色谱与磁共振联用技术(LC－NMR):目前 LC－NMR 联用进行体内药物分析研究主要集中于对尿液中的代谢产物的研究。HPLC－NMR 方法与常规代谢产物分离鉴定相比可以大大节省时间,减轻烦琐耗时的劳动,对于不稳定化合物更为有用。如布洛芬的葡萄糖醛酸结合物等代谢产物,在冗长的分离过程中可能会分解,而用 HPLC－NMR 联用法则提供了高质量的谱图,鉴定出了过去研究中未曾观察到的化合物。

为了满足、适应体内药物分析的需求及特点,提高检测灵敏度、选择性及分析自动化程度,缩短分析时间,需要各种新方法、新技术的联用。色谱具有高分离效能,质谱和磁共振能有效地进行化合物的结构分析。在体内药物分析领域中,色谱－质谱联用以及色谱－磁共振联用技术等发挥着不可替代的作用。联用技术不但用于药物代谢动力学和药物代谢的研究,而且在测定人体内源性物质、疾病诊断及药物筛选等方面也是极有价值的技术手段。

第三节　药物航空安全性评价的基本内容

药物上市前的临床安全评价试验存在诸多局限性,如样本量少,时间短,许多罕见不良反应、迟发反应难以发现。更为重要的是,航空医学关注的药物毒副作用(例如对认知功能影响)及航空环境下药物代谢动力学改变均不在药物临床试验评价范畴。因此,药物航空安全性评价日益受到重视。目前药物航空安全性评价侧重于药物对神经系统、特殊感知觉功能、心血管系统作用、航空生理机能及过敏变态反应和特异质的影响。

一、药物对神经系统的潜在影响评价

飞行作业属于高度复杂心理运动活动,对飞行员的认知功能、感知觉功能以及心理运动功能要求高,而神经系统是人体最重要的功能调节系统。因此,评价药物对神经系统功能的作用和潜在影响是航空药物危险性评价的重要内容,尤其是对中枢神经系统的影响。目前世界各国民用航空当局将具有中枢神经作用包括兴奋和抑制作用的药品列为飞行限制使用药物。航空医学对药物的神经系统安全性评价方面重点关注以下三个方面。

1. **药物的神经行为学评价**　以“飞行绩效”(flight performance)或飞行能力(fly ability)的影响作为终点效应指标,评价药物对神经系统的潜在影响和作用。目前药物的神经行为学效应评价指标和实验方法包括药物对认知功能、警觉水平、协调能力、判断决策能力和反应协调性、心理运动能力、模拟机飞行和实际飞行能力的潜在影响评价。

2. **药物对神经系统的延迟副作用(delayed side－effects)评价**　药物对神经系统的延迟副作用对飞行安全的危害具有很强的隐蔽性和危害性。研究证实,许多药物对神经系统影响呈现延迟作用,例如,五羟色胺再摄取抑制剂(SSRI)治疗早期大多无症状,但治疗几个月后,甚

至几年后才出现不自主运动紊乱，主要症状包括不自主抽搐或痉挛（眼睑）和抖动（腿），甚至抽搐发作，这对起飞、降落阶段飞行安全具有危险性。SSSRI 引起不自主运动紊乱的机制可能是，SSRI 在人体内增加血清素的转运，从而导致多巴胺水平降低所致。

3. **自主神经系统功能（autonomic nervous system functions）评价** 自主神经系统对人体内脏和血管平滑肌、心肌和腺体的活动有支配和调节作用，自主神经系统功能受损，对飞行员的飞行能力和耐力的影响是可预见的。药理学研究证实，绝大多数药物都存在一定程度的自主神经系统副作用，因此，自主神经系统功能损害被列为航空药物风险控制的重点；要注重评价药物神对经系统作用的起效时间、持续时间、残余药效评价以及剂量 - 反应 - 时间关系。

二、药物对特殊感知觉功能的影响评价

感知觉功能对于飞行作业而言至关重要，是飞行员安全驾驶飞机最基本的功能要求。因此，评价药物对特殊感知觉器官和功能影响是药物航空安全性研究与评价的重要内容。研究证实，有大量药物可损及人体感知觉功能，甚至导致感知觉器官功能永久性损害。目前航空医学在评价药物的感知觉功能影响方面，重点关注以下三个方面。

1. **药物对视觉、听觉和前庭功能影响的评价** 药物对人体视觉、听觉和前庭功能的损害作用，对飞行员的工作效率和航空安全的威胁最大。因此，药物对视觉、听觉和前庭功能毒副作用是药物航空安全性评价的重要指标。航空医学评价药物对感知觉功能的影响，重点评价药物对视觉、听觉功能的影响，包括视觉心理物理学检查、视觉电生理检查、生物物理学方法检查听力（如声阻抗 - 导纳测听）和神经生物学方法检查听力（如耳蜗电图、听性脑干反应）等。

航空医学在评价药物对感知觉功能的影响中，非常关注对长期用药者的“基础值”评价。许多药物对感知觉影响早期呈轻微损害，功能损害早期处于“正常值范围”，故不易被患者所察觉，当损害到达一定程度后才被发觉，往往已构成永久性的不可逆损害或对飞行安全已构成危害。针对这种损害，许多国家提出“基础值评价”（baseline evaluation）概念，即：服药前对飞行员感知觉功能进行检测，取得个体感知觉功能的基础值；服药后定期检测，一旦发现功能发生改变，即使在正常范围，也给予药物警戒。

2. **暂时性和可逆性药效作用的评价** 研究证实，有许多药物对感知觉功能的影响多为暂时性和可逆性的，极具隐蔽性，在临床安全评价实验中很难被发觉，而且往往也不被临床重视，但就航空安全而言，这些损害对安全驾驶飞机却是极具有危险性的。例如，美国 FAA 对枸橼酸西地那非（伟哥）的安全性评价试验显示，约有 3% 的服药者服用药物后 6 h 内可发生短暂的视觉异常，主要表现为视物色淡、光感增强或视物模糊、视野缺损和色觉缺陷，在此间飞行，飞行员的工作效率将受影响，甚至可导致飞行事故。对此 FAA 向飞行员发出药物警戒，要求服用枸橼酸西地那非至少 6 h 后才能飞行，而美国空军则要求 24 h 后才能飞行。

3. **药物的后滞效应评价** 研究发现有些药物对感知觉功能影响具有后效应，停药后对感

知觉功能影响的药效和损害作用仍继续。药物的时滞效应对于航空安全具有重要意义。

三、药物的心血管系统作用评价

航空作业对心血管系统的要求很高,尤其是高性能军事航空作业。药物对心血管系统造成的多种复杂生理病理损害,可直接影响飞行员工作能力,降低飞行员应对航空环境的耐受力,甚至导致航空事故。因此,药物的心血管系统作用日益受到重视,一直是航空医学关注的重点。据ICAO资料显示,除心血管系统药物外,许多非心血管系统药物,诸如抗菌药物、抗过敏药物、抗疟疾药物、抗炎药物、免疫抑制剂等数十类药物对心血管系统功能具有影响作用。目前航空医学特别关注的心血管系统药效作用有:①心脏毒性作用。凡能改变心脏组织生物化学通路、能量代谢、细胞结构及功能、电生理和心肌收缩性的药物,最终可导致心排血量减少、外周组织灌注量降低、心律失常等,对飞行安全直接构成威胁,因此是航空医学列为飞行期间禁忌使用的药物。例如儿茶酚胺类以及其他拟交感神经神经药物广泛作用于心血管系统、通过氧化应激作用引起室性心动过速。②血管毒性作用。多项研究已证实,凡对血管紧张度,或者对交感神经反射功能有影响作用的药物均可降低飞行员加速度耐力和缺氧耐力,甚至导致空中失能。有研究报告指出,服用影响血管紧张性药物的飞行员,在空中发生低氧性肺血管收缩反应(HPV)的概率增加,其机制是对血管紧张性有作用的药物势必影响肺血管和全身血管的紧张度,在航空低气压环境下,肺动脉氧分压降低导致机体发生肺血管收缩反应以维持血氧饱和度。其他血管副作用如血压波动(血压低或血压增高)、出血等也是航空医学关注的。

四、药物对航空生理机能的影响评价

飞行员(尤其是军事飞行员)在飞行中面临诸多特殊航空环境因素影响,如加速度、低氧分压、低气压等,机体处于航空生理应激状态,一方面需应对航空环境做出生理适应性反应,另一方面受到航空环境因素影响机体对药物吸收和代谢可能发生一定改变。因此,评价航空环境下药物安全性也是航空医学评价的因素之一。2009年,NATO对全球研究资料进行论证分析,总结航空药物安全评价需考虑以下四个方面:①航空环境对药物代谢、药效的影响。在正常地面环境下,药物的副作用和影响可能轻微,但在航空环境,如低气压、缺氧等因素下药物的副作用和影响难以预测。多项研究结果均证实,许多镇静类药物与低氧分压具有协同作用,低氧对抗组胺药物的精神作用起到增效作用。②药物可能扰乱人体昼夜节律或影响人体器官对温度和极端气候的反应。③药物可能降低机体对航空环境的生理反应能力(physiologic responses to environment)和耐力。④飞行环境下,个体生理状态,如疲劳、压力等因素可增加药物的药效及副作用。

五、过敏反应和特异质影响

药物过敏反应或特异质反应,尤其是延迟性过敏反应可引起严重后果,导致飞行员失能。

目前各国采取的安全措施是，要求飞行员服用新的药物种类或更换药物时，必须在地面观察至少一周，避免药物过敏或特异质急性反应对航空安全的影响。

此外，药物成瘾、药物间的相互作用、临床确认的药物毒副作用也是航空医学安全评价关注的内容。

第四节　药物航空安全性评价模型与技术方法

针对药物对航空安全的潜在影响，世界各国政府和专家对药物航空安全性评价方法和技术展开大量深入的研究，并取得显著进展。2009 年美国运输部（DOT）组织国际药理学、流行病学和毒理学专家研究组，针对药物损及驾驶能力潜在危险性评价方法与评价体系进行研究论证，提出药物安全性评价模型，该模型由三个递阶层次的组合考察指标和内容组成，换言之，当评价某一新药的航空安全性时，需要从三层面进行考察评价：第一层面为药理学/毒理学资料审核评价和药物流行病学研究与评价；第二层面为标准化飞行绩效与行为学测验评价；第三层面为航空医学综合评价（图 15－8）。

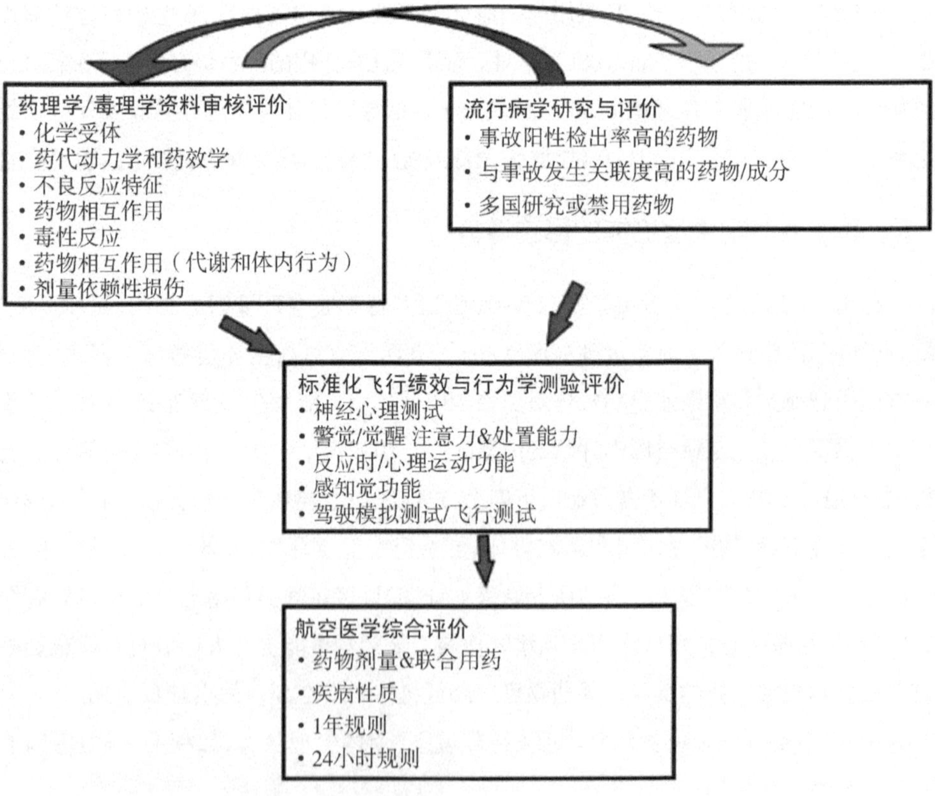

图 15－8　药物航空安全（风险性）评价模式

一、药理学/毒理学资料审核评价

对药物的药理学和毒理学资料进行考察评价是航空药物安全性评价最重要的基础性评价。一般情况下,依据待评价药物的药效学(主要药效作用、次要药效作用)、药物代谢动力学、药物毒效力学和毒代谢动力学等药理学与毒理学资料和实验数据,基本可以对该药的航空安全性做出经验性和总体性评价与判断。

在药理学评价方面,航空医学重点考察药物的受体化学特性(receptor chemistry)、药物代谢动力学、药理作用、不良反应等药理学数据资料,根据结构-反应关系对药物的毒副作用做出预测和危害性分析。对某一药物进行航空安全性评价时,一方面可选择其他同类药物的药理学数据进行对照分析,也可依据该药的副作用特征,选择有类似副作用的其他类药物进行对比分析。依据药物的物理化学、受体化学信息和作用机制,大体上可以对该药物血脑屏障通透性以及是否作用于认知功能、飞行驾驶能力和精神神经功能等关键受体的可能性做出基本判断。此外,依据药理学资料还可预测药物的峰值效应(peak effect)、作用持续时间和药物与药物间的相互作用。

在药物毒理学评价方面,航空医学重点根据药物理化性质,药物急性和慢性毒性试验,药物毒性成分的吸收、分布、代谢、蓄积和清除以及毒性作用机制和量效试验等毒理学数据对药物进行全面系统的安全性评价。此外,飞行事故案例报告和道路交通案例报告是航空药物安全性评价的最有价值的毒理学依据。根据国际惯例,目前世界各国均对飞行事故/事故症候飞行员血液、尿液或口腔黏液进行毒理学定量鉴定与检测,并对驾驶能力受损与事故关联性做分析,通过案例报告可获得失事飞行员血尿中药物及其代谢产物浓度、失能原因、不良反应和药物相互作用等信息。药理毒理学评价提示存在潜在损害飞行能力风险的药物,则应进行药物流行病学研究评价。

二、药物流行病学研究与评价

药物流行病学研究与评价在识别、评价药物对飞行安全危害性方面具有重要的意义,是药物安全性评价最有价值的依据。许多药物毒副作用在临床试验和毒理学实验中未发现,常常是在长期药物流行病学研究中得到提示后经过毒理药物实验加以证实的。目前航空药物流行病学评价重点考察药物在普通人群和航空人群中的应用及效应(疗效和不良反应)信息以及与飞行事故/事件关联性及影响因素。美国运输部认为以下四方面信息是航空药物风险评价最有价值的依据和证据:①航空事故或交通事故中阳性检出率高的药物种类;②飞行事故报告检测阳性频率高的药物;③队列研究证实药物对飞行事故和飞行能力受损具有高关联强度的药物或药物种类;④多个国家重点研究或禁用的药物等。航空药物流行病学评价常规采用的方法有:飞行事故药物监测分析、事故流行病学调查和队列研究。

飞行事故/事件药物监测是目前世界各国从国家层面对药物的航空安全性评价与研究的常规方法。许多国家航空管理当局,例如 FAA、澳大利亚民航局、加拿大民航局以及欧洲航空安全局等通过法律明确规定,将飞行事故/事件飞行员血尿、尿液和组织中药物鉴定作为事故调查必查项目,并根据需要对治疗药物进行定性定量监测,定期对事故与药物关联性进行分析研究,借此确立对航空安全有危险性的药物。

定期对航空药物实验研究文献进行分析也是航空药物安全性评价的方法之一。2008 年美国运输部(DOT)组织专家对 1980—2007 年科学研究文献进行广泛调研,通过收集实验室研究、模拟机、事故流行学研究等文献数据,分别对目标药物与事故关联性进行统计学分析,计算各种药物对事故的危险度(RR 和 OR),筛查出对驾驶能力有潜在危害性的药物共有 70 多种,依据危险度 OR 大于 1.6,确立 15 类在临床剂量下对驾驶能力具有高危险度的药物,包括巴比妥类药物、抗组胺药、非麻醉类止咳药、麻醉类镇痛药等(表 15 – 4)。

表 15 – 4　对驾驶能力损害 OR 值高的药物种类($P<0.5$)

药物种类	比值比/95% 置信区间	可能作用
巴比妥类药物	7.50(2.35,23.91)	嗜睡
抗组胺药	3.00(1.05,8.55)	头晕,支气管痉挛,抑制酒精或其他药物对中枢神经系统的作用
非麻醉类止咳药	2.23(1.30,3.82)	头晕,嗜睡,抑郁
麻醉类镇痛药	2.22(1.98,2.49)	头晕,嗜睡,视物模糊
多巴胺类药物、5 – 羟色胺拮抗剂	2.20(1.37,3.52)	嗜睡
骨骼肌松弛药	2.09(1.71,2.55)	头晕,嗜睡,眩晕
抗焦虑药物	2.00(1.72,2.31)	嗜睡
抗痉挛药物	1.97(1.64,2.38)	嗜睡
5 – 羟色胺 2 受体拮抗剂/重摄取抑制剂	1.90(1.49,2.44)	头晕,嗜睡,头痛,意识障碍
颠茄生物碱类	1.85(1.08,3.19)	头晕,嗜睡,意识障碍
胰岛素	1.80(1.45,2.22)	低血糖
抗交感神经药	1.79(1.17,2.74)	低血压,头晕,视物模糊

病例对照研究方法是航空医学药物安全性评价最经典的方法,可以有效评价药物的毒副作用以及药物的有效性。2009 年 NATO 明确推荐采用病例对照研究方法进行航空医学药物安全性评价。标准的试验方案设计是:设立阳性对照、阴性对照和实验暴露组,利用阴性(空白)对照组结果的对照分析,可以将药物本身的作用与试验本身的差异区分,利用阳性对照,尤其是评价中枢神经作用时,可明确显示评价方法和指标的可靠性,从而支持阴性结果的可信度。

三、标准化飞行绩效与行为学测验评价

飞行绩效与行为学评价是药物危险性评估和航空药物安全性评价的终点指标。当药理学或毒理学评价和流行病学评价提示药物可能对飞行能力有损害作用时,最终是以飞行能力与行为学影响评价结果做出安全性评价的。目前有许多学术机构和学者对药物损及驾驶技术和能力评价方法进行了大量研究,并取得有意义的进展。飞行绩效与行为学测验评价方法归纳为:实验室评价、飞行模拟器、航线飞行检测和飞行数据分析(QAR)方法。

1. **实验室评价** 采用间接反映飞行能力的指标测验方法,包括飞行能力有关的认知功能、感知觉功能、心理运动能力等。检测技术方法分为:心理行为学(mental performance)方法、神经电生理方法以及分子生物学方法。

(1)*心理行为学方法* 主要针对与飞行能力有关的功能效应指标的测验。目前许多评价飞行能力的评价工具得到开发,例如:1994 年 VigTrack 和 Valk 研究开发了警觉和目标跟踪能力评价工具;NASA 的多重任务测验组合(multi – attribute task battery),主要针对与飞行能力有关的认知功能、感知觉功能和心理运动功能的测验与评价。NATO 2009 研究推荐飞行能力组合测验工具,该组合测验共有 36 项检测指标,涵盖 7 个维度:①警觉性/觉醒水平;②注意力和信息加工处理速度;③反应时/心理运动功能;④特殊感知觉功能,如视觉、色觉、听觉、前庭功能、本体感功能等;⑤执行功能;⑥任务管理能力,指计划、组织、监视、区分轻重缓急以及实施各种认知活动的能力;⑦双重任务等。检测显示某种药物对上述 7 个维度的任何一项具有显著作用的,均被定义为对驾驶安全具有危险性。

(2)*神经电生理方法* 电变化是神经系统最基本的表现形式,因此神经电生理测定是检测药物神经作用的敏感指标,目前航空药物安全评价已应用的电生理检查有:①脑电图(EEG):应用较多的是基于 EEG 警觉度评价(vigilance assessment),通过睡眠积分(sleep scoring)、睡眠潜伏期测验(MSLT)、觉醒保持测验(MWT)等测验评价药物对神经系统的潜在作用;②电脑诱发电位(BEP);③其他,如肌电图等。

(3)*分子生物学方法* 从蛋白质、核酸等分子水平评价药物对飞行能力(认知能力)的影响。目前正广泛研究的分子生物学方法是各种组学技术包括基因组学、蛋白组学和代谢组学技术,通过观察基因表达谱、蛋白表达谱和代谢产物的变化,研究药物、酒精对飞行员认知能力的影响,并筛查出生物标志物。

2. **飞行模拟器检查和航线飞行检查**(line check) 飞行模拟器检测飞行员作业能力是目前公认的最为安全可靠的"金指标",为各国所采用。欧洲民航安全署推荐飞行员抗高血压治疗后返回飞行前,应进行模拟器详细检测或航线飞行检查(line check)。飞行模拟器能较逼真地接近实际飞行状态,有效诱导出飞行员在实际飞行中各种生理、心理状态,较准确地评价服用药物情况下飞行员的实际飞行能力。检测时,可以设定不同飞行状况,对飞行员常规飞

行作业能力及应急状态下的处理能力进行评定。航线飞行检查是指对飞行员进行实际飞行监测，飞行检查员负责对其作业能力进行评定，航空医生对其身体状况进行评定。

3. 飞行品质监测(FOQA)数据分析　FOQA 技术是目前国际最新的飞行数据译码分析技术，可瞬间采集上百种反映飞机飞行状态的数据和指标，客观准确地反映服药飞行员的飞行作业质量和飞行绩效。在 FOQA 监测系统内，建立有标准化的飞行程序和 200 多种飞行事故症候定义模型，用于实时监测每一架航班飞机的飞行运行品质，并自动识别飞行事故症候(incident)，发现飞行安全隐患。2006 年中国民航利用 FOQA 技术对高血压药物的安全性进行评价，筛查验证了 5 类抗高血压药物〔血管紧张素转换酶抑制剂、血管紧张素Ⅱ受体拮抗剂(ARB)、钙通道阻滞药、水溶性 β 受体阻滞剂和利尿剂等抗高血压药〕的安全性。

四、航空医学综合评定

经过上述安全评价后，最终评判服药飞行员是否适合飞行，还需进行综合航空医学评定，并辅以相应安全监控措施。综合航空医学评定与安全措施包括以下几方面：①药物剂量以及联合用药的影响。②药物治疗的疾病的性质。如果需药物治疗的疾病属于飞行不合格的疾病，则应以疾病医学鉴定为准则，药物只能减轻症状，并不等同于根除疾病，更不能降低疾病本身引发失能风险，而且药物治疗可能会掩盖疾病状态和严重程度。如 1 型糖尿病属于飞行不合格疾病，服用降糖药只能降低血糖，但并不等同于飞行合格。③1 年规则。指新药 FDA 批准上市，必须在普通人群临床应用至少 1 年，方可应用到飞行员群体。目前许多国家在评价药物安全性时，均实行此“1 年规则”，旨在充分了解新药在普通人群应用 1 年中可能出现副作用，确保用药安全。④地面观察制度。首次服药或更换药的飞行员必须在地面观察一段时间(不同药物有不同观察时间，一般至少 1 周)，确认治疗效果且无副作用后才能飞行。⑤24 小时规则(“the 24 - hour rule”)。飞行员药物治疗停止后，仍需在地面 24 小时以后，才能飞行。

第五节　药物航空安全管理

大多数国家航空药物安全管理主要包括四个方面：制定航空药物安全管理法规、药物安全性评价和药物分级管理、航空人员用药监测与干预、飞行员用药安全监控措施。

一、航空药物安全管理法规

世界各国对航空药物的安全监管全部建立在法律法规的基础上，因而监管具有强制性、合法性和有效性。目前现行航空药物安全管理法规主要针对以下两个方面做出规定。

1. **飞行安全运行法规** 为防止在飞机运行中飞行员因不当使用酒精和药物对飞行安全构成影响，目前世界各国均制定相应的法规，对飞行员用药实行强制管理。现行的法规有：国际民航组织的《国际航空公约》附件2《空中规则》和世界各国的民用航空法律法规。在国家层面法规方面，美国FAA联邦航空条例（FAR）比较完善，例如《大型飞机公共航空运输承运人运行合格审定规则》（FAR－121）、《民用航空器驾驶员、飞行教员和地面教员合格审定规则》（FAR－61）、《民用航空器领航员、飞行机械员、飞行通信员合格审定规则》（FAR－63）、《一般运行和飞行规则》（FAR－91）、《小型航空器商业运输运营人运行合格审定规则》（FAR－135），与之对应的中国民航法规有《中华人民共和国民用航空法》和民用航空条例，主要包括《大型飞机公共航空运输承运人运行合格审定规则》（CCAR－121）、《民用航空器驾驶员、飞行教员和地面教员合格审定规则》（CCAR－61）、《民用航空器领航员、飞行机械员、飞行通信员合格审定规则》（CCAR－63）、《一般运行和飞行规则》（CCAR－91）。各国法规对航空人员使用违禁药物、酒精和影响人体器官功能药物均做出规定，明确规定有下列情形者，不得担任民用航空器的机组成员：①饮用含酒精饮料之后8小时以内；②处于酒精作用之下；③血液酒精含量达到或超过0.04%（有些国家规定0.02%）；④使用影响人体器官功能的药物，可能对飞行安全产生危害。

2. **航空人员医学标准** 国际民航组织《国际航空公约》附件1《人员执照的颁发》、美国联邦航空条例《航空人员医学标准》（FAR－67）、欧盟联合航空条例（JAR）《人员执照》、我国《中国民用航空人员医学标准和体检合格证管理规则》（CCAR－67FS）等，主要针对空勤人员和空中交通管制员物质滥用、物质依赖和治疗药物使用做出规定。具体规定归纳如下：①禁止使用国家管制的精神药品或者麻醉药品。②对治疗药物实行许可制度，空勤人员和空中交通管制员需按照法规认可药品服用，并采取相应的安全监控措施，如地面观察、定期毒副作用检查等。例如抗高血压药物，JAR容许服用的药物有血管紧张素转换酶抑制剂（ACEI）、血管紧张素Ⅱ受体拮抗剂（ARB）、钙通道阻滞药、水溶性β受体阻滞剂和非袢类利尿剂五大类；限制服用的药物有作用于中枢神经的抗高血压药物（如甲基多巴）、α受体阻滞剂和袢类利尿剂等。③对确诊为物质依赖的飞行员，原则上判定为不合格，要求强制接受干预戒断治疗，并经过严格的医学评估以及按程序定期检测评估（重返岗位监测），合格后重新颁证方可重返飞行岗位。

二、药物安全评价和许可制度

目前世界各国对空勤人员和空中交通管制员用药实行许可制度，有些国家定期对FDA批准上市的药物进行安全评价，根据药物的安全性，对药物进行分级管理（表15－5）。有些国家由政府定期发布批准航空人员准许服用的药物清单。例如FAA公布空管人员准许服用的药物目录，美国空军2011颁布新的航空安全可接受药物名单等，并提出相应的安全监控措施。

表 15-5 航空药物七级分类管理

类型一	经评价确认安全的药物，可执行飞行任务（如阿司匹林、扑热息痛、维生素）
类型二	必须经航空医生或航空体检医师允许，方可执行飞行任务（抗生素、抗疟疾药）
类型三	只有经政府指定的航空医学机构允许，方可执行飞行任务。一般涉及长期用药（别嘌呤醇、普萘洛尔、甲状腺制剂）
类型四	可能存在航空医学不可接受的副作用。要求飞行员停服用药物后，药物完全从体内清除前不能执行飞行任务，一般至少为 5~7 个药物清除半衰期后（例如巴比妥类药物、类固醇类药物、磷酸可待因）
类型五	潜在疾病状态或需药物治疗，不允许执行飞行任务（抗凝药、硝酸酯类药物、胰岛素、口服降糖药、地高辛）
类型六	频发不能接受的危险副作用会对飞行产生影响。在药物完全从体内清除前不能执行飞行任务，一般至少为 5~7 个药物清除半衰期后（抗痉挛药、抗焦虑药、酒精、兴奋剂）
类型七	管制药物（大麻、麦角酸二乙基酰胺、可卡因、海洛因、摇头丸）

引自：Muntingh GL. Drugs in Aviation – A Review, South Africa Fam. Practice, 2007,49 (9):45

三、航空人员用药监测与干预

为有效监管药物对航空安全的影响，世界各国通过制定法规对航空人员使用酒精、毒品和治疗药物进行监测，并给予干预。目前各国对航空人员药物监测方法和内容各有不同，在这方面，美国 FAA 较为完善和科学。美国 FAA 每年对航空人员药物和酒精监测已成制度化、法规化和程序化，监测对象不仅仅是飞行员，被 FAA 定义为航空安全敏感岗位的人员均列为监测对象，包括飞行员、空中管制人员（ATC）、安全员、飞机维修人员、签派员等。监测模式有以下五种方式。

1. **随机检测**（random testing） 航空安全监管机构每年制定的航空人员药物酒精抽检计划，按一定比例对航空安全敏感岗位人员进行药物酒精的随机检测，并根据上年度酒精药物阳性检测率情况，制定下年度抽检率，一般为 10%，最高为 25%。

2. **质疑性检测**（reasonable suspicion/reasonable cause testing） 当有充分证据表明某航空人员可能服用酒精或药物时，FAA 安全监管人员可对该航空人员实施取样（血、尿）检测。

3. **事故/事故症候后检测**（post – accident/incident testing） FAA 对所有飞行事故或飞行事故症候的飞行员和相关人员（ATC、机务等）进行血、尿或组织的酒精、毒品和治疗药物的鉴定和分析。FAA 从 1980 年开展进行此项工作，并每 5 年进行统计分析，目前已获得几千名遇难飞行员的检测数据，并借此调整 FAA 药物安全管理政策。

4. **重返岗位与随访检测**（return – to – duty and follow – up testing） 对违反法规使用酒精或药物的航空人员、物质滥用和物质依赖的航空人员经过戒免治疗重返飞行岗位前必须按一定程序接受药物酒精的监测，评价合格后方可飞行。目前对物质滥用和物质依赖的航空人员经过戒免治疗重返飞行岗位前监测十分严格，要求至少在签发体检合格证之日前和之后定期接受药物或酒精的检测。

5. **入职前的检测**（pre – employment testing） 对招收的航空人员进行体检时，酒精、毒品作为必检项目。

四、飞行员用药安全措施与原则

飞行员接受药物治疗的安全措施与遵循的原则包括以下五方面。

1. **药物“适航”原则** 目前国际上对飞行员服用治疗药的管理，实行航空医学安全评价制度与药物认可制度。换言之，飞行员服用的药物必须是经过航空医学行政部门安全评价并批准认可的药物。

2. **低剂量原则** 根据国际航空医学实践经验，“低剂量用药”是众多航空安全用药的措施中确保飞行安全最为重要、最为核心的原则。JAA 和中国民航的药物毒理学研究和药物流行病学研究结果显示，许多被航空安全认可的药物，飞行员服用剂量在推荐剂量的中低限范围内，副作用不大，而大剂量时药物不良作用凸现。例如 β 受体抑制剂小剂量时，对人体无明显副作用，大剂量则有明显的中枢神经抑制作用和镇静作用。因此，为保证飞行安全，飞行员服用药物的最大剂量不得超过推荐剂量的中限，最好服用推荐剂量的低限，当药效不佳时，可改用其他药物或联合用药，以减少药物的服用剂量，而增强药效。

3. **使用长效制剂** 由于飞行任务需要，飞行员在空中执勤时间长，因此应尽量选用长效制剂药，以免飞行员因飞行任务不能按时服药而出现一系列影响。

4. **用药报告制度** 飞行员服用药物（包括行政认可的药物、非处方药），必须如实向主管航空医生和体检鉴定机构报告，并在航空医生指导下用药。研究证实，许多非处方药副作用对飞行安全具有潜在的风险，因此加强非处方药物管理非常重要。

5. **法定地面观察原则** 首次服用药物治疗的飞行员，必须暂时停飞，在地面观察一定时间（不同药不同观察时间），确认治疗效果稳定且无副作用，并经体检医师医学鉴定合格后方可飞行。需更换药物类型或增加药物剂量者，也须经过地面观察评价。

6. **不良反应监测和报告** 飞行员服药过程中出现不良反应，应当及时报告航空医生，考虑更换药物。同时根据具体服用药物的潜在副作用进行医学监测。例如服用利尿剂，可能会导致体内的电解质和酸碱失衡，尤其是低血钾会对飞行安全造成影响，需定期监测血液电解质指标。

（李清艳　乔　湜　周毓瑾　张　烨）

参考文献

[1] Australian Transport Safety Bureau. Accidents and Incidents Involving Alcohol and Drugs in Australian Civil Aviation 1 January 1975 to 31 March 2006. Aviation Safety Research and Analysis Report – B2006/0169,2006

[2] Canfield DV, Dubowski KM, Chaturvedi AK, et al. Drugs and Alcohol in Civil Aviation Accident Pilot Fatalities From 2004 – 2008. Aviat Space Environ Med, 2012, 83(8):764 – 770

[3] McKay MP, Groff L. 23 years of toxicology testing fatally injured pilots: Implications for aviation and other modes of transportation. Accid Anal and Prev, 2016, 90: 108 – 117

[4] FAA. Comparison of Pilot Medical History and Medications Found In Postmortem Specimens. FAA Office of Aviation Medicine Report No. AM – 06/12. Washington, DC; 2006

[5] ICAO Manual of Civil Aviation Medicine. ICAO – AN 8984 3dr. 2012

[6] Chaturvedi AK, Craft KJ, Canfield DV, et al. Toxicological findings from 1587 civil aviation accident pilot fatalities, 1999 – 2003. Aviation, Space, and Environmental Medicine, 2005, 76(12):11454

[7] Chaturvedi AK, Craft KJ, Canfield DV, et al. Toxicological findings from 1587 civil aviation accident pilot fatalities, 1999 – 2003. Aviat Space Environ Med, 2005, 76(12):1145 – 1150

[8] Kuhlman JJ Jr, Levine B, Smith ML, et al. Toxicological findings in Federal Aviation Administration general aviation accidents. Forensic Sci, 1991, 36(4):1121 – 1128

[9] McBay AJ. Drugs and transportation safety. Journal of Forensic Sciences, 1990, 35(3):523 – 529

[10] Ruehle CJ. Toxicologic studies on USAF aircraft accident casualties, 1973 – 1984. Aviat Space Environ Med, 1989, 60(10 Pt 2):B86 – 88

[11] Canfield DV, Hordinsky J, Millett DP, et al. Prevalence of drugs and alcohol in fatal civil aviation accidents between 1994 and 1998. Aviat Space Environ Med, 2001, 72(2):120 – 124

[12] Chaturvedi AK, Smith DR, Soper JW, et al. Characteristics and toxicological processing of postmortem pilot specimens from fatal civil aviation accidents. Ariat Space Environ med, 2003, 74(3):252 – 259

[13] 刘文英. 药物分析. 6 版. 北京:人民卫生出版社, 2007

[14] 孙毓庆. 现代色谱法及其在医药中的应用. 北京: 人民卫生出版社, 1998

[15] 张广宏, 张红梅, 姜潇. 现代药物分析新技术的最新应用进展. 中国医药导报, 2013, 10(13): 20 – 22

[16] 曾苏, 程翼宇. 药物分析学研究进展. 浙江大学学报:医学版, 2004, 33(1):1 – 6

第十六章 16 航天飞行药物的配备与使用管理

航天药物(space drugs)是指为防治航天员在航天活动中出现的疾病及其生理功能紊乱而携带的药物,对保证航天员在空间飞行时的健康、安全、高效工作具有重要意义,是航天飞行中不可缺少的重要物品。

无论是短期飞行还是长期飞行,航天员在刚进入轨道飞行时常出现某些生理功能紊乱,如空间运动病、体液丢失、心血管调节功能紊乱等,航天医学界称之为“早期航天适应综合征”。随着航天飞行时间的延长还可引起骨钙丢失、骨质疏松、肌肉萎缩等。除存在这些与航天环境因素有关的疾病外,航天员也存在与地面相同的常见疾病,如发热、牙痛、尿路感染、呼吸道感染、外伤等疾患。目前对于在空间发生的这些医学问题,除了采用在轨飞行期间的物理装备、生理心理训练等对抗措施外,药物防护是必不可少的一环。从人类第一次遨游太空起,药物就被带进了飞行器,用来处理可能出现的疾病和创伤。随着载人航天的发展,药物品种、数量也相应增加,目前达到100种左右;剂型也随之不断完善,几乎涵盖地面所有制剂类型;给药途径也日渐丰富,包括经口腔、鼻腔、肌内、皮肤、静脉、直肠等给药方式;在包装和制剂形式上都进行了科学的顶层设计、严格的实验筛选和精细的工艺处理,以满足航天环境的需要。

航天药物的配备必须与设计的救治能力相适应,尽量覆盖航天疾病谱。航天疾病谱是指在航天训练、航天飞行、航天返回后整个过程中,航天员可能涉及的各种疾病。航天疾病谱是制定治疗方案、合理用药、配置医疗资源的重要依据,是反映航天活动中航天员所患疾病种类及其变化趋势的重要指标。航天药物覆盖疾病谱的程度是综合反映航天活动中医疗卫生服务能力和水平的重要指标之一。

飞行中航天药物的载体是航天药箱,航天药箱是专门用于载人航天飞行任务的航天药物及其载体的总称。航天药箱内配备医学保障任务所需的药品、简单手术器械、医学辅助材料等,是实施医学保障的物质基础。航天药箱要满足航天特殊环境要求,其中药物种类满足航天疾病谱的治疗要求,数量满足航天任务的时程,质量除符合国家药物质量标准外,其包装、稳定性、药代动力学特点等还满足航天特殊环境要求。航天药箱不仅是一个装备药物的器具,更是一个特殊的药物载体,药箱内部必须进行专业设计才能满足航天任务需要,包括工效学设计、适应失重环境设计、满足航天发射条件设计等。

本章主要介绍分别由俄罗斯、美国主导的"和平号"空间站和国际空间站航天药物的配备与使用管理，旨在为国内的航天药物研究和航天医学保障工作提供参考借鉴。

第一节 航天飞行药物的配备

航天药物的配备要与航天医疗救护理念相匹配，与航天飞行器设计的救治能力相适应，覆盖航天可能出现的病症范围。满足以上要求，并结合临床药物现状，才能制定科学的航天药物配制清单。本节介绍国际空间站药物配备的设计思路及具体清单。

一、国际空间站的医疗救护理念

国际空间站的医疗救护理念有一个发展过程，从遇到医学问题时"抢先撤离"向"留下战斗"模式的转变，对药物配备提出了更高的要求。

1. **"抢先撤离"模式** 国际空间站的医疗保健系统为飞行中医学应急提供了资源保障，主要以美国的医疗保健系统为基础。早期设计的"健康维持系统"是基于可以随时乘坐返回飞行器快速返回的前提条件而设计的，可以快速安全地将患病或受伤的航天员运抵地面医疗机构，而不延长在轨时间以进行治疗，这种医疗实施理念称为"抢先撤离"模式。研制国际空间站 X－38 乘员返回飞行器，可以保障 2 ~ 3 h 紧急返回地球基地。选择该医疗救护理念的部分原因是将昂贵的舱载医学资源最小化。因为航天员在发生病症的早期，将被运送到地面医疗机构，所以仅设立了有限的飞行医学救助系统，对药物的配备也要求较低。配备的医疗资源直接针对较轻的疾病，这些疾病不需要撤离就可以比较容易地在轨进行治疗。但是这种模式只能适用于近地轨道短期载人飞行，不利于长期发展，也不适合长期空间站任务，对于登陆月球、探险火星等深空探测任务则更不适用。

2. **"留下战斗"模式** 随着国际空间站 X－38 乘员返回飞行器研制计划的取消，美国的航天飞机和俄罗斯的"联盟号"飞船成为仅有的能够将伤病员从国际空间站带回到地面医疗机构的航天器。2011 年隶属美国国家航空航天局的航天飞机全线退役后，"联盟号"飞船成为航天员往返国际空间站的唯一运输工具。

与此同时，在航天员出现紧急病症期间，这两种飞行器在效率方面都具有明显的缺陷。虽然航天飞机拥有舱载医学能力，而且其着陆飞行轨迹平稳、适合运送接受治疗的伤病航天员，但是对于国际空间站乘组来说，只能在航天飞机停靠空间站期间使用，这段时间非常有限。"哥伦比亚号"航天飞机的评估显示，其对接到国际空间站的时间，仅占空间站寿命的 5% ~10% 以下。如果在另外 90% ~95% 的时间内发生医学事件，从准备和紧急发射航天飞机到国际空间站的时间长达 45 天，则早期设计的"航天乘员健康维持系统"在轨资源不足以支持那么长的时间。

虽然“联盟号”飞船一直被用来运送国际空间站乘组成员，成功使用的时间较长，但是“联盟号”飞船的着陆曲线载荷大、环境狭窄、需要压力服、缺少医疗能力（没有给氧条件、没有伤病员位置、与地面的通讯不稳定）等飞行条件，不适合在紧急医学状况下安全转移伤病的航天员，而且其主着陆场每23小时才能使用一次，且在南美、欧洲或澳大利亚没有主着陆场。此外，用“联盟号”飞船运送一位患病或受伤的航天员返回地面可能会为其带来更多的伤害，需要选择另一项方案使得治疗最优化和风险最小化。因此，目前国际空间站的“乘员健康维持系统”的设计目标是延迟或避免返回地面医疗机构，尽量实施在轨治疗，即“留下战斗”的理念。

3. 医疗模式转变对航天医疗资源配置的影响 从“抢先撤离”模式到“留下战斗”模式的转变，对处理和解决国际空间站医学应急事件所需的医学救治能力提出了更高的要求。苏联和俄罗斯长期航天飞行期间发生了3次因医疗需求而撤离的事件，相当于3人乘组每人每年0.06次撤离或10年国际空间站寿命中有1.8次撤离；“礼炮号”“和平号”和国际空间站第一阶段任务期间至少发生6次严重的医学事件，相当于3人乘组每人每年0.4次或10年国际空间站运行寿命中有12次撤离。因此，在国际空间站运行寿命（10～15年）中，预计3人乘组将会有1～2次严重的医疗事件，每名航天员每年大约有6%会遭遇相当于住院治疗医疗事件的风险，约有1%～2%遭遇严重医学事件的风险，需要采取维持生命的治疗。

基于这些风险，将航天过程中可能发生的医疗事件分为重症医疗、过渡期医疗和轻症医疗，从而提供相应级别的在轨医疗，以让病情得到缓解或痊愈。为了达到这个目标，“健康维持系统”在轨医疗能力的保障时程如下：重症医疗为72小时、过渡期医疗为45天、不需卧床的轻症医疗为180天，这些持续时间与国际空间站系统的设计指标相一致。“留下战斗”模式的设计兼顾了保障航天员健康、完成航天任务和处理医学应急事件能力三者之间的最优化。

为了达到“留下战斗”各个级别和所需持续时间的医疗水平，需要提升目前的医疗能力和扩充“乘员健康维持系统”，额外补给药物，包括可以注射和口服的抗心律失常药物、补充液体药物、止痛剂和抗生素。为了确保空间站药物配制和补充的科学性，美国约翰逊航天中心定期举办药学高峰论坛，对国际空间站医药箱进行持续评估和修正补充，以及不断更新在轨治疗方案。

二、美俄航天救治能力的设计

“和平号”空间站的航天员医疗救助系统由一系列舱载医疗救助设备和药物组成，在对航天任务各阶段可能发生的损伤和疾病进行统计分析和预测的基础上，进行药物配备。根据“和平号”的任务，推测载人航天飞行条件下可能出现的疾病和损伤包括：中枢及周围神经系统疾病和损伤、心血管系统疾病、胃肠道和肝脏疾病、泌尿及生殖系统急性疾病、皮肤疾病和损伤、耳鼻喉及上呼吸道疾病和损伤、眼病和眼部外伤、口腔面部疾病和损伤、运动器官疾病和损伤、过敏反应、居住环境致病因素引起的特殊疾病和损伤、贫血综合征、传染病及心跳和呼吸暂停、休克、中毒、窒息等有生命危险的情况等。

目前在轨运行的"国际空间站"上有两个救治系统。第一个是放置在俄罗斯指令舱中的系统,其在"和平号"空间站上的医疗救助系统基础上,进行了硬件和药品升级。第二个是美国航空航天局提供的放置在美国实验室和居住舱中的系统,即众所周知的"乘员健康维持系统"。它为乘员提供了各种必要的医疗设备,包括一般检查、防护和急救等九种设备:医疗救护包、高级生命保障包、乘员医学限制系统、呼吸保障包、心脏除颤/监测仪、乘员污染防护用具包、辅助保障包、临时医疗包、噪声对抗措施包。该系统除了能够保障常规的医学监测和较轻疾病、外伤的治疗外,还能够处理一些更为严重的情况,如心肺复苏、心脏除颤和监测、气道管理和保障、静脉注射用药、患病航天员的限制和固定等。

随着载人航天任务的不断深入,目前已经配制了系列包装和贮存设备,以满足药物贮存、转运和使用的要求。随着航天飞行时间的延长,装备的药物种类和数量的增多,如何设计航天药箱的组装显得尤为重要。空间站中不仅根据医学功能设置多个药箱(包),还设置专门的贮备药箱(包),为一线药箱提供药物补充之用。"和平号"空间站的医疗救助系统中有 8 个药箱,每个药箱中又设计多个药包。国际空间站中美国的"乘员健康维持系统"中有 9 个医疗包,每个医疗包中配备有不同功能的药物。舱载医疗救助系统中的药物具有独立的包装和科学的组合,便于提高查找和使用药物的效率。

1. **"和平号"空间站的舱载医疗救助系统**　"和平号"空间站的舱载医疗救助系统由一组医药箱组成,包括:常规医药箱、常规预防医药箱、更换药剂药箱、医生专用医药箱、补充医药箱、应急药箱、个体医药箱和舱载急救包。医药箱的重量、体积和材质有严格要求,在温度变化和外力作用下不会发生变化。对于医药箱和急救包的结构、不同剂型药物的包装结构,在研制时考虑了飞行条件下使用最方便的原则,避免内装物自行漏入空间站和运输飞船大气中。舱载医疗救助系统中的药箱都标明种类,在外盖上标明使用期限。达到使用期限后医药箱作废,并提前用运输飞船向空间站补充新的医药箱,医药箱和急救包中的所有药物都注明名称和使用说明。此外,药箱内装有《航天员自救和互救方法指南》,该指南可以帮助航天员客观地评价身体状况并开展相应的医学救助,甚至在与地面失去联系的情况下,航天员也可按指南开展自救和互救。

(1)常规医药箱　常规医药箱内包括各种药物和医疗设备,当出现各种急性疾病和外伤时,能有效地开展医疗救助。包括:心血管药包、胃肠及泌尿药包、精神类药包、包扎用包、抗菌药包(包括 4 个小药包)、烧伤及外伤药包、急救药包、软膏药包、阿司匹林药包、林可霉素药包、夹板箱。常规医疗药箱主要是根据人体机能状态进行配套,并在机体某些功能系统状态紊乱时用来进行救助的。这样的医药箱的设计便于查找和使用药物,而且在药箱的设计过程中考虑了在航天器复杂条件下的使用特点。

心血管药包装有高效药物,用于在出现高血压、心绞痛和心肌梗死时进行医疗救助,还用于矫正心律失常。胃肠及泌尿药包中装有抗菌药以及利尿和矫正胃肠道消化不良的药物。

精神类药包装有兴奋药、安定药、安眠药和镇静药，用于治疗中枢神经系统功能紊乱。抗菌药包、烧伤及外伤药包、包扎用包、软膏药包主要用于处理航天员在舱内或舱外进行维修及安装时出现的轻微皮肤外伤。这些医药包中装有无菌包扎材料、疗效好的抗烧伤气雾剂、含有抗菌和激素类药物的消炎软膏。主要药物有大环内酯类、四环素类、青霉素类、氨基糖苷类、磺胺类、氟喹诺酮类、非甾醇类抗生素等；组胺受体阻滞剂、止咳和祛痰药；临床上广泛使用的治疗耳鼻喉眼疾病的药物；抗病毒药物、提高机体整体抵抗力的维生素。阿司匹林药包主要装有阿司匹林类药物。为提高对各类炎症疾病救助的可靠性，研制了林可霉素药包，内装疗效好的最新抗生素——林可霉素，药物包装独特（为预灌装注射器）。由于在航天飞行条件下极易出现各种急性炎症疾病，常规药箱的消炎药必须配备充足。另外，航天员在患有外科急性疾病的情况下，由于不能及时返回地面，必须进行有效的抗菌治疗。为了在骨骼肌肉器官发生外伤时进行医疗救助而研制了夹板箱，箱内有成套独特结构装配的夹板，用这些夹板可对受伤的肢体进行固定。

（2）*常规预防医药箱*　整个载人航天飞行医学保障系统的一个重要部分是实施预防措施，其中就包括药物预防。为此，在整套舱载医学预防和救助系统中加入了常规预防医药箱（3个）。药物包括：用于改善心肌代谢及预防微重力对心血管系统的负面影响的肌苷、门冬氨酸钾镁和乳酸钾；具有免疫调节功能及保持胃肠道正常微生态的药物；用于预防长期飞行条件下出现中枢神经功能低下的益智类药物。

（3）*更换药剂药箱*　药箱中装有更新的医疗耗材和药物，航天员按照说明书补充消耗的医疗耗材和药物。

（4）*医生专用医药箱*　选择医生加入飞行乘组，这极大地提升了医学救助能力，扩大了医学救助范围，提高了医疗救护水平。为医生乘员研制了医生专用医药箱，用于对口腔疾病和耳鼻喉眼疾病进行诊断、治疗。包括牙科专用设备（带有专用小圆锯和铣刀的小型钻牙机）、口腔器具和包扎用材料、抗菌药和止痛药以及填充材料，耳和眼异物清除器具、裂隙灯、眼科放大镜、带有眼科镜筒和鼻光导管的照明器、耳镜、鼻腔填塞条等。

（5）*补充医药箱*　装有各种药物，可根据具体任务及航天考察目的、失重条件下考察的持续时间、乘员自身健康特点等有计划地提供，或飞行中发生重病需要长期治疗时根据医学指标紧急提供。

（6）*应急药箱*　是专为生命危急情况下开展急救而研制的。配套的药物和治疗用品包括预罐装急救注射剂及无菌包扎材料，与临床医学急救中的通用急救药相同。

（7）*个体医药箱*　是针对乘组个人的身体需要和用药习惯而设计的，除了医生建议的药物种类外，航天员在限定的体积重量范围内可以根据自己的习惯装备适量的保健品或药物。

（8）*舱载急救包*　内装有心血管药、精神类药、镇痛药、消炎及胃肠药、组胺受体阻滞剂、止咳药、利尿药、软膏、敷料及急救药等，能确保为航天员提供可靠的1～2天内的医学救助保障。

2. **"国际空间站"美国的健康维持系统** 在国际空间站上,NASA 提供的"乘员健康维持系统"放置在美国实验室和居住舱中,除了支持日常的医疗监视及治疗较轻的疾病和外伤外,该系统增强了对严重事件的应对能力。NASA 明确规定了对医疗干预和护理最低水平的要求:除了基本的急救和不需卧床的治疗以外,还要提供高级生命支持保障,包括心肺复苏、心脏除颤和监测、气道处理和通气支持、静脉输液和给药、患者限制和固定系统等。

"乘员健康维持系统"为乘员提供了各种必要的医疗设备,包括9个部分:医疗救护包、高级生命保障包、乘员医学限制系统、呼吸保障包、心脏除颤/监测仪、乘员污染防护用具包、辅助保障包、临时医疗包、噪声对抗措施包。其中高级生命保障包内装有医学仪器和设备,用于高级心脏复苏支持和基本的外伤生命支持,这些设备在处理医学应急事件期间或紧急转运过程中展开应用。乘组医疗工作人员可以应用紧急医疗设备和仪器,稳定乘员急症/外伤的病情,做好初步处理。在高级生命保障包中,依据功能把仪器分成不同单元,取用、转移和固定方便,其中的急救药物和医疗器械配备情况见表16-1。

表16-1 高级生命保障包中的急救药物和医疗器械

序号	急救药物和医疗器械	序号	急救药物和医疗器械
1	腺苷	18	促肾上腺皮质激素
2	肾上腺素 1:1000	19	纳洛酮
3	地塞米松	20	普萘洛尔(口服)
4	阿托品	21	地西泮(安定)
5	苯海拉明	22	维拉帕米
6	肾上腺素 1:10 000	23	盐水(500 ml)
7	呋塞米(速尿)	24	静脉输液装置
8	溴苄胺	25	静脉穿刺导管(16 G, 18 G, 20 G)
9	哌替啶	26	注射器(3 ml, 20 ml)
10	硝酸甘油(经皮肤)	27	静脉流量计
11	硫酸吗啡	28	输液管杠杆锁定装置
12	苯妥英钠	29	蝶形注射针
13	多巴胺	30	T形导管
14	硝酸甘油(经口腔)	31	碘酒棉球
15	利多卡因(强心剂)	32	止血带
16	氟哌啶醇	33	气道管理组件
17	氟马西尼		

引自:International Space Station CHeCS Medical Hardware Catalog, Version 10.0, 2011

三、航天飞行期间的主要医学问题

航天飞行中的医学问题，既有与地面临床相同的医学问题，也有航天特殊环境导致的医学问题。如何从目前临床几千种药物中选择100种左右的药物装备航天药箱，其最主要的依据是医学保障的需求，因此，只有了解航天飞行期间的主要医学问题及其发生概率，才能指导航天药物的科学合理配备。

1. **人体生理功能的适应过程**　从地面1 g重力环境到太空失重环境，人体会发生一系列的变化，这些改变主要是机体对失重环境的一种适应性改变，而不同层次的生理系统适应失重的时间并不相同：

神经－前庭系统的调节紊乱，在一进入失重环境时即可出现，3 d左右最明显，1周内基本消失；体液和电解质的反应稍后；心血管系统的最大反应在3周左右；红细胞数量在飞行1个月时降低最明显。以上四方面的变化在达到最大值后逐渐改善，最后达到适应失重环境的水平。而骨质疏松和肌肉萎缩、辐射效应则随着飞行时间的延长有逐渐增加的趋势。

不同层次生理系统适应失重环境的时间不同，失重生理学将人体的失重适应过程分为三个时期：①初期反应期（急性适应期），人进入轨道后，引起感觉－运动模式变化和血液、体液头向分布，出现短期载人飞行的各种症状，持续时间大约1周；②基本适应期，机体的功能及其调节发生改变，以适应航天环境，大部分系统达到反应的最高峰后逐渐向稳定的方向发展，持续时间5～6周，人体在这个适应期出现的各种症状通常在中期载人飞行中可观察到；③相对稳定期，除肌肉和骨骼系统外，大部分生理系统的变化达到新的稳定水平，即人体生理反应进入长期载人飞行状态。

2. **航天飞行的临床医学问题**　航天飞行期间航天员可能遇到一系列常见的医学问题，主要包括前庭功能紊乱、体重降低、体液头向转移、贫血、心血管功能失调、免疫反应降低、胃排空和肝代谢变化、肠蠕动增加及空间运动病发生、肌肉萎缩及骨丢失等。在轨时间延长，航天员发生疾病和伤害的可能性也将随之增加。

在急性适应期（飞行5～7 d），航天员进入失重环境后，立即出现感觉－运动模式变化、体液头向分布。表现为定向反应差、空间错觉、空间运动病等。空间运动病多在飞行早期发生，身体疼痛常出现在前4 d，同时出现水盐代谢紊乱，表现为体重降低。体液头向转移在3～6 h内迅速发生，而且在着陆后1 h内又可以恢复。心血管功能失调则表现为立位耐力下降和运动耐力下降，肢体运动障碍，有头晕、眼花、心率增快，血压下降，严重时出现晕厥前症状。大多数航天员在返回地球后有口渴感，第1 d、第2 d的饮水量大于飞行前，而尿量少于飞行前，尿钾、钠、氯、镁的排出量也减少，这样有利于水在体内的潴留，以代偿飞行中水分的丢失。因此，航天员在返回地面后体重会很快恢复，这也表明了航天中的体重降低主要是脱水造成的。

飞行10～15 d：1周后航天员初期的反应基本消失，心率、血压基本稳定，前庭反应减弱，但睡眠障碍持续存在于飞行全过程。体重降低从第一天开始,一直持续 10 ~ 15 d,然后趋于稳定。返回时,体重迅速恢复,返回后 2 周内可恢复到接近正常水平。

飞行 1 个月:大部分机体系统达到反应的最高峰,逐渐向稳定的方向发展,大多数生理系统达到一个新的稳定状态,但可能出现情感应激与心理紊乱、全身无力、物质与能量代谢紊乱、血细胞生成障碍和各种疾病(传染病、变态反应性疾病、上呼吸道感染、皮肤病、咽喉炎等)。

虽然航天实践表明长期飞行,人体能适应失重环境,建立新的机体平衡,并未对机体产生严重影响,但在长期飞行中会导致严重的不可逆骨丢失和负钙平衡,甚至会出现严重心律失常、突发性创伤等重大医学问题,这是导致飞行中止的重要医学因素。

3. 国外航天飞行中疾病概况 随着航天飞行任务时间的延长,航天员所面临的医学风险增加,健康维护越来越重要。国外长期飞行经验证明:进行体育锻炼,采用物理、药物对抗措施可有效帮助航天员尽快适应空间环境和预防疾病。长期航天飞行中航天员实际发生过的病症主要包括:失重环境适应性病症、压力环境性变化损伤、人为或航天器异常所致伤病和临床病症 4 大类,合计 68 种病症(或医学事件),详见表 16 - 2。

表 16 - 2 国外航天飞行中航天员实际发生的病症汇总

序号	病症分类	发生情况
1	失重环境适应性病症	空间运动病(空间适应所致)
2		定向错觉(空间适应所致)
3		鼻充血
4		鼻衄
5		头痛
6		背痛(空间适应所致)
7		尿失禁(空间适应所致)
8		尿潴留(空间适应所致)
9		视觉损伤和(或)颅内压增高(空间适应所致)
10	压力环境性变化损伤	减压病
11		气压性中耳炎、气压性损伤(耳/鼻窦阻塞)
12	人为或航天器异常所致伤病	眼部化学烧伤
13		烟雾吸入
14		中毒性肺炎
15		眼部异物
16		眼受伤、眼部擦伤(异物)、眼球擦伤
17		皮肤损伤、擦伤、手指受伤
18		皮肤割伤
19		颈部损伤

续表

序号	病症分类		发生情况	
20			背部损伤	
21			烧伤	
22			出舱活动后疲劳和肌肉疼痛、肩劳损	
23			甲下血肿、甲下出血、指甲分离(出舱活动所致)	
24			感觉异常	
25			眼刺激、皮肤刺激、呼吸道刺激	
26	临床病症	心血管系统疾病	血压偏高	
27			心律失常	窦性心律失常、窦性心动过缓
				异位心律、房室交界区心律
				室上性游走节律
				房性期前收缩、房早二联律、成对结性心律、结性心律失常、结性二联律
				室性期前收缩、单个心室融合波、并行心律
				短阵室速、室性心动过速
				房室传导阻滞、房室分离
28			心电图心室复极过程变化、房室传导变化、心电图 ST 段和 T 波改变	
29			冠心病	
30		呼吸系统疾病	鼻炎	
31			鼻窦炎	
32			咽炎	
33			急性呼吸道感染、急性呼吸道疾病、流行性感冒、上呼吸道感染、喉炎	
34			窒息/气道梗阻	
35		消化系统疾病	恶心/呕吐	
36			胃不适、腹中积气、肠胃胀气	
37			消化不良	
38			便秘	
39			腹泻	
40			肠炎、肠胃炎	
41			痔疮	
42		肌肉骨骼系统疾病	踝部、肘部、膝部、肩部、腕部扭伤/拉伤	
43			手指脱臼	
44		泌尿生殖系统疾病	尿路感染、泌尿生殖器感染、尿道表皮脱落	
45			前列腺充血、前列腺炎	

续表

序号	病症分类		发生情况
46	临床病症	眼部疾病	结膜炎、结膜红斑(紫外线辐射引起)、眼部感染
47			睑腺炎
48		耳部疾病	外耳炎
49			中耳炎、浆液性耳炎
50		口腔疾病	口腔溃疡、口腔炎、口疮性溃疡
51			牙龈炎
52			龋齿
53			牙髓炎
54		皮肤疾病	皮肤感染、脓肿
55			皮炎、接触性皮炎、脂溢性皮炎、手皮肤干燥
56			皮疹、皮肤过敏
57			甲沟炎
58			臂蜂窝织炎
59			带状疱疹
60		免疫相关疾病	过敏反应(轻、中度)
61			肌炎
62		精神和行为障碍	失眠或睡眠紊乱
63			焦虑症状
64			抑郁症状
65			神经衰弱综合征
66			疲劳
67		其他病症	脱水
68			疼痛(心脏、头、耳、腿部肌肉、下背)

引自:NASA, International Space Station Integrated Medical Group (IMG) Medical Checklist, JSC - 48522 - E4, ISS - All Expeditions, 2012; R. Shah, Exploration Medical Condition List, JSC - 65722, Revision C. Houston, Texas: National Aeronautics and Space Administration, Lyndon B. Johnson Space Center, 2013.

美国航天局公布了2012年之前美国航天员航天病症发生频率统计结果,见表16-3。可见由于航天特殊环境导致的疼痛、鼻充血、空间运动病、便秘、睡眠问题等发生频率非常高,在配备相关药物时需要高度关注。

表 16－3　美国 NASA 公布的航天员航天病症发生频率统计结果

病症	发生次数	病症	发生次数
过敏反应(轻度/中度)	11	口腔溃疡	9
踝关节扭伤/拉伤	11	鼻充血(航天适应所致)	389
背部受伤	31	颈部受伤	9
背痛(航天适应所致)	382	鼻出血(航天适应所致)	6
气压伤(耳/鼻窦)	31	外耳炎	3
憋气/呼吸道堵塞	3	中耳炎	3
便秘(航天适应所致)	113	皮肤感觉异常	26
腹泻	33	咽炎	11
肘关节扭伤/拉伤	12	呼吸道感染	33
眼部擦伤(外物)	70	肩关节扭伤/拉伤	22
眼部化学灼伤	6	鼻窦炎	6
眼部感染	5	皮肤擦伤	94
指关节脱臼	1	皮肤感染	13
指甲剥离(舱外活动所致)	16	皮肤割伤	1
胃肠炎	4	皮疹	94
头痛(二氧化碳所致)	20	烟雾吸入伤	3
头痛(航天适应所致)	49	空间运动病(航天适应所致)	325
头痛(航天适应以后发生)	233	尿失禁(航天适应所致)	5
痔疮	2	尿潴留(女,航天适应所致)	5
带状疱疹	1	尿潴留(男,航天适应所致)	4
消化不良	6	尿路感染(女)	5
流感	1	尿路感染(男)	4
失眠(航天适应所致)	299	视觉损伤和(或)颅内压升高(航天适应所致)	15
失眠(航天适应以后发生)	133	腕关节扭伤/拉伤	5
膝关节扭伤/拉伤	7		

引自:Stewart LH,Trunkey D, Rebagliati GS. Emergency medicine in space. J Emerg Med, 2007, 32(1):45－54; Summers RL, Johnston SL, Marshburn TH, et al Emergencies in space. Ann Emerg Med, 2005,46(2):177－184; Davis JR. Medical issues for a mission to Mars. Aviat Space Environ Med, 1999, 70(2):162－168.

四、美俄国际空间站药物清单

国际空间站药物种类目前有 100 种左右,而且还在不断完善和丰富。药物种类随着临床药物发展水平不断改进,与各国自己的药物发展水平、临床用药习惯相一致。国际空间站的药物清单值得我们学习和借鉴，与此同时，中医药应用于载人航天是中国特色载人航天的重要内容之一。

1. **美国空间站药物清单** 分析美国空间站药物组成：种类总共有90种左右，其中口服药物约40种，注射药物约20种，外用药物约20种。抗菌药、止痛药、心血管系统药物、眼科疾病治疗药物、消化系统药物、皮肤外用类药物都达到了10种左右，可见配备非常全面。剂型包括片剂（普通片剂、口含片、咀嚼片）、注射剂、栓剂、喷雾剂、滴眼液、眼膏、乳剂、软膏剂等，非常丰富。详见表16-4。

表16-4 美国空间站药物清单

序号	药品名称	给药途径/剂型	作用
1	阿奇霉素（希舒美）	口服	治疗细菌感染
2	头孢羟氨苄	口服	治疗细菌感染
3	甲硝唑（灭滴灵）	口服	治疗细菌感染
4	环丙沙星	口服	治疗细菌感染
5	阿莫西林	口服	治疗细菌感染
6	扶他林片（双氯芬酸钠）	口服	消炎药，缓解头痛、牙痛、鼻窦压迫痛
7	大扶康（氟康唑）	口服	治疗阴道真菌感染
8	复方新诺明（甲氧苄啶/磺胺甲恶唑）	口服	治疗细菌感染
9	万古霉素	口服	治疗细菌感染
10	酮咯酸氨丁三醇（酮咯酸）	注射	镇痛，可注射消炎药
11	阿米卡星	注射	治疗细菌感染
12	对乙酰氨基酚（泰诺林）	口服	解热镇痛
13	阿司匹林	口服	解热镇痛
14	卡立普多（异丙安宁）	口服	松肌镇痛，治疗肌肉痉挛或疼痛
15	度冷丁	注射	麻醉镇痛
16	重酒石酸二氢可待因+对乙酰氨基酚	注射	麻醉性镇痛
17	重酒石酸二氢可待因+对乙酰氨基酚	口服	麻醉性镇痛
18	硫酸吗啡	口服	仅在严重疼痛时使用
19	硫酸吗啡	注射	仅在严重疼痛时使用
20	布洛芬（美林）	口服	消炎和镇痛
21	非那吡啶	口服	减轻膀胱感染引起的疼痛
22	纳洛酮	注射	度冷丁、吗啡过量的解毒剂
23	阿糖腺苷（腺苷）	注射	将阵发性室上心动过速转变为正常节律
24	阿托品	注射	在心跳严重减慢或心肺功能停止时使用
25	溴苄铵	注射	抑制除颤后心室纤维颤动/心动过速复发
26	多巴胺	注射	可以在休克时升高血压

续表

序号	药品名称	给药途径/剂型	作用
27	心得安(普萘洛尔)	口服	降低心率和血压、减少心脏工作负荷;用于治疗高血压、胸部疼痛
28	异搏定(维拉帕米)	口服	降压,用于治疗心源性胸痛和心律失常
29	利多卡因	注射	治疗心律失常
30	美托洛尔琥珀酸盐	口服	可以降低心率和血压、减少心绞痛时的心脏负荷
31	硝酸甘油药膏	药膏	可以治疗心脏病发作以及其他的心脏紧急情况
32	硝酸甘油片	舌下	在舌下溶解,用于治疗心源性胸痛,心脏病发作
33	肾上腺素	注射	仅在心肺停止或严重过敏反应时使用
34	唑吡坦	口服	温和镇静/催眠
35	替马西泮	口服	温和镇静/催眠
36	地西泮	口服	镇静,抗惊厥、抗癫痫发作
37	氟马西尼	注射	吡唑坦、替马西泮、地西泮或非那根服药过量的静脉注射解毒
38	丙氯拉嗪	栓剂	治疗恶心、呕吐
39	非那根(异丙嗪)	口服	抗组胺,治疗航天运动病
40	非那根(异丙嗪)	注射	抗组胺,治疗航天运动病
41	伪麻黄碱	口服	缓解鼻黏膜充血
42	右旋苯异丙胺	口服	兴奋中枢神经系统
43	右旋安非他命	口服	兴奋中枢神经系统
44	右旋安非他命	注射	兴奋中枢神经系统
45	乙酰唑胺	口服	治疗高空减压病
46	安那素	栓剂	减轻痔疮或其他直肠问题造成的痛、痒
47	双醋苯啶(比沙可啶)	口服	肠道刺激药,治疗便秘
48	盐酸氯苯哌酰胺(洛哌丁胺)	口服	止腹泻
49	碳酸钙制剂	咀嚼	抗酸
50	奥美拉唑	口服	抑酸,用来治疗严重的胃痛或胃溃疡
51	胃肠用铋	口服	用来治疗恶心、消化不良、腹泻
52	西甲硅油	咀嚼	缓解胀气症状
53	沙丁胺醇	喷雾	用于因哮喘引发的呼吸急促

续表

序号	药品名称	给药途径/剂型	作用
54	止咳锭剂	含服	用于止咳
55	生理盐水鼻喷雾剂	喷雾	在鼻干、刺激时使用
56	奥西那林	口服	治疗哮喘、过敏性呼吸道问题
57	苯丙醇胺/愈创甘油醚合剂	口服	缓解充血
58	盐酸羟甲唑啉鼻喷雾	喷雾	消除局部鼻黏膜充血
59	人造泪液	滴眼液	眼部干燥
60	环喷托酯(盐酸环戊醇胺酯)	滴眼液	瞳孔散大
61	硫酸甲氧苄啶/多黏菌素 B	滴眼液	消炎
62	环丙沙星	滴眼液	用于眼部细菌感染
63	磺胺醋酰强的松药膏	药膏	用于眼部感染
64	一种抗生素药膏	药膏	用于眼部感染
65	阿糖腺苷眼药膏	药膏	治疗眼部病毒感染
66	托普霉素(托百士)	滴眼液	治疗眼部细菌感染
67	波尼松龙(百力特)	滴眼液	激素类滴眼液,抗过敏或严重的结膜炎症
68	眼用混悬液(新霉素、氢化可的松等)	混悬液	用于眼和耳感染
69	丙美卡因眼药水	滴眼液	用于眼部检查
70	去氢可的松(波尼松)	口服	在发炎症状、持续过敏症状下使用
71	地塞米松	注射	严重的过敏反应或炎症,颅内压升高
72	氟哌啶醇	注射	抗精神病药,镇静剂
73	苯妥英(地兰丁)	注射	治疗癫痫发作
74	去甲替林(去甲阿米替林)	口服	用来缓解情绪或焦虑
75	氟西汀(百忧解)	口服	抗抑郁药
76	利尿磺胺(速尿)	注射	用来治疗肺部水肿(肺内积水)
77	柠檬酸钾	口服	碱化尿液,增加尿中的柠檬酸盐,以防止或治疗肾结石
78	肾上腺素利多卡因	注射	局部麻醉剂,在撕裂伤处理前使用
79	莫匹罗星(百多邦)	药膏	皮肤感染使用
80	克霉唑乳膏	药膏	抗真菌感染
81	新孢霉素和利多卡因药膏	药膏	辅助抗消炎,并为小切口、擦伤、烧伤提供临时镇痛
82	康宁乐(去炎松,曲安西龙)	药膏	激素类药膏,治疗皮疹
83	多黏菌素(多链丝霉素)	药膏	抗细菌感染
84	阿昔洛韦(舒维疗)	药膏	抗疱疹病毒

续表

序号	药品名称	给药途径/剂型	作用
85	磺胺嘧啶银药膏	药膏	用来治疗皮肤烧伤的药膏
86	塞罗卡因凡士林	润滑剂	用于润滑气管和鼻内导管的麻醉润滑剂
87	曲安奈德	糊剂	用于治疗口腔溃疡的局部激素类药
88	苯海拉明	口服	抗组胺药,用于过敏反应,药物引起的肌肉痉挛,或作为睡眠辅助药
89	苯海拉明	注射	抗组胺药,用于过敏反应,药物引起的肌肉痉挛,或作为睡眠辅助药
90	克敏能	口服	非镇静类抗组胺药

引自:Putcha L, Berens KL, Marshburn TH, et al. Pharmaceutical use by U. S. astronauts on space shuttle missions. Aviat Space Environ Med, 1999,70(7):705 – 708; Wotring VE. Medication use by U. S. crewmembers on the International Space Station. FASEB J, 2015,29(1):4417 – 4423

2. **俄罗斯空间站药物清单** 俄罗斯空间站药物组成:种类总共有100余种,其中口服药物60余种,注射药物近20种,外用药物20余种。其药物种类分布、剂型等与美国差不多,但是增加了维生素补充制剂,详见表16–5。

表16–5 俄罗斯空间站药物清单

序号	药品名称	给药途径/剂型	作用
1	阿替洛尔	口服	降低心率和血压、减轻心脏工作负荷;用于高血压、心前区疼痛、某些快速心律失常
2	阿托品	注射	心脏药和有效的解痉药,用于危险的低心率、胃、胆囊、肺支气管和尿道痉挛
3	一种消化道平滑肌解痉药物(bellalgin)	口服	解痉药,用于伴有胃酸增多、肌痉挛、疼痛的胃肠道疾病
4	乙吗噻嗪	口服	抗心律失常药,用于心动过速、期前收缩、室性心律失常
5	利凡诺	口服	抗心律失常药,用于心动过速、期前收缩、房性心律失常、室性早搏
6	心得安	口服	降低心率和血压,减轻心脏工作负荷,用于高血压、胸疼、某些快速心律失常
7	地巴唑(氢氯苄苯咪唑)	注射	心血管抗痉挛药,用于有生命危险的高血压
8	乳清酸钾	口服	代谢刺激剂,用于增强肝脏和心脏代谢以及增强身体应激能力

续表

序号	药品名称	给药途径	作用
9	维拉帕米	口服	降血压,治疗心脏性胸痛和某些快速心律失常
10	消心痛	口服	血管扩张药,用于治疗心脏性胸痛
11	一种强心注射药物(Sulfocamphocaine)	注射	心脏刺激剂,用于心功能不全
12	速尿(呋塞米)	口服	利尿剂,用于治疗肺水肿(肺内水引起呼吸困难)和其他液体超负荷病症
13	速尿(呋塞米)	注射	利尿剂,用于治疗肺水肿(肺内水引起呼吸困难)和其他液体超负荷病症
14	氢氯噻嗪(双氢克尿噻)	口服	利尿和血压治疗的复合物
15	硝酸甘油	口服	片剂,治疗心脏性胸痛、心脏病发作,片剂在舌下含化
16	长效硝酸甘油贴片	局部长效贴片	用于治疗和预防心脏性胸痛
17	肌苷	口服	心脏代谢刺激剂,用于冠心病、心脏性胸痛、心脏炎症
18	利多卡因	注射	局部麻醉剂,也抑制某些心律失常
19	一种抗血管痉挛复方药物(Papazol,Diabasol)	口服	抗痉挛复合药物,用于高血压、脑血管痉挛
20	乙酰水杨酸(每片 325 mg)	口服	缓解疼痛、抗炎、退热
21	乙酰水杨酸(每片 100 mg、300 mg)	口服	用于心脏病发作、冠脉狭窄引起的胸疼,防止血液凝固的作用
22	谷氨酸	口服	氨基酸制剂,用于中枢神经系统障碍,包括癫痫发作、精神病反应及用于促进空间飞行适应
23	肾上腺素	注射	心血管系统兴奋药物,仅用于严重过敏反应
24	咖啡因	口服	兴奋剂,用于疲劳状态和神经系统抑制疾病情况下提高精神和身体工作能力
25	咖啡因	注射	兴奋剂,用于疲劳状态和神经系统抑制疾病情况下提高精神和身体工作能力
26	一种非麻醉性止痛药片(baralgin)	口服	非麻醉性疼痛缓解剂口服和注射用非麻醉性疼痛缓解剂(安乃近是主要成分),与解痉药合用,用于肾、肝和肠绞痛及急性偏头痛的止痛和解痉
27	一种非麻醉性注射止痛药(baralgin)	注射	非麻醉性疼痛缓解剂(安乃近是主要成分)

续表

序号	药品名称	给药途径	作用
28	尼可刹米	注射	中枢神经系统、呼吸和血管系统兴奋剂，用于急性或慢性循环紊乱、血管张力下降、虚脱和晕厥
29	安乃近	口服	缓解疼痛和退烧，用于头疼、肌肉疼痛及其他轻中度疼痛，与解痉药合用，用于肾、肝和肠绞痛及急性偏头痛的止痛
30	安乃近	注射	缓解疼痛和退烧，用于头疼、肌肉疼及其他轻中度疼痛，与解痉药合用，用于肾、肝和肠绞痛及急性偏头痛的止痛
31	奥斯克（双氯灭痛/枸橼酸铋钾）	口服	疼痛缓解药物，用于胃疼或出血
32	胡椒贴膏（emplastrum capsici）	局部	用于治疗由于肌肉和神经炎症引起的局部疼痛
33	磺胺甲基异恶唑	口服	抗菌
34	青霉素（ampioks，新青Ⅱ）	口服	抗菌，用于咽喉、肺部及身体其他部位的感染
35	环丙沙星（西普乐）	口服	广谱抗菌
36	左旋咪唑	口服	抗寄生虫
37	地塞米松	注射	用于严重过敏反应或炎症
38	水合氯丁醇合剂	喷雾剂	气溶胶复合药物，用于鼻、咽喉的炎症，含水合氯丁醇、樟脑、薄荷醇、桉树和凡士林油
39	植物油复方吸入剂	喷剂	用于鼻部炎症，含樟脑、薄荷醇、水杨酸甲醚、桉树油
40	硝呋酚酰肼	口服	抗菌，特别用于胃肠道的感染
41	红霉素	口服	抗菌
42	氯霉素	口服	抗菌
43	硝羟喹啉	口服	抗菌，用于尿路感染
44	制霉菌素	口服	抗真菌，用于治疗和预防口腔和皮肤真菌感染
45	竹桃霉素/四环素合剂	口服	广谱抗菌
46	磺胺二甲氧嘧啶	口服	抗菌
47	泰利必妥（氧氟沙星）	口服	广谱抗菌
48	强力霉素	口服	抗菌
49	金刚乙胺	口服	抗病毒，用于流行性感冒预防和治疗
50	活性炭片	口服	吸收摄取的毒素，如食物中毒、某些药物过量
51	盐酸洛哌丁胺	口服	抗腹泻
52	一种缓泻药片（senadexine）	口服	肠刺激剂，用作便秘时缓泻

续表

序号	药品名称	给药途径	作用
53	苏打片(碳酸氢钠)	口服	抗酸片剂,用于胃灼热、胃不适
54	维生素C	口服	用于维生素C缺乏、各种代谢失调及剧烈体力负荷
55	门冬氨酸钾镁	口服	用于治疗和预防由于电解质紊乱主要是低钾引起的心律失常
56	β-胡萝卜素	口服	β-胡萝卜素制剂,用于维生素缺乏
57	复合维生素	口服	多种维生素制剂,用于治疗和预防维生素和矿物质缺乏
58	一种注射解痉药(No-Spa)	注射	抗痉挛剂,用于膀胱、胆囊、胃肠道的疼痛性痉挛
59	溴苄环己铵(痰必消)	口服	祛痰药,呼吸道感染时分解呼吸道分泌物
60	肝得健	口服	肝脏保护药,含维生素类和辅因子,中毒时增强肝功能
61	氨苯蝶啶/双氢克尿噻合剂	口服	利尿复合药物,用于治疗水肿(肿胀)等
62	一种抗生素口含片(pharingosept)	口含	用于口腔和咽喉部感染,放在舌下,至在口腔内完全溶解
63	一种含糖的消炎止咳口含片(falimint)	口含	糖锭,用于口、咽喉的炎症、止咳
64	一种复方退热栓剂(supositoria)	纳肛	包含氨替比林、非那西丁、咖啡因等,止痛和退热药物复合栓剂,当不能忍受口服药物时用
65	脑复康(吡拉西坦,吡乙酰胺)	口服	脑代谢刺激剂,用于脑损伤和中毒
66	羟乙胺丁酸钙	口服	代谢刺激剂,增加精神和身体能力,也是抗癫痫药物和脑保护剂
67	非尼布特	口服	镇静剂,减少应激、焦虑和害怕,改善睡眠
68	安定(地西泮)	注射	镇静剂、抗癫痫药、肌肉松弛
69	硝基安定(硝西泮)	口服	镇静、催眠药、肌肉松弛剂、抗癫痫药,用于失眠
70	美达西泮(去氧安定)	口服	镇静和抗焦虑药物,白天用于治疗焦虑和其他精神失调
71	脑复新(吡硫醇)	口服	抗抑郁药物,具镇静作用,增强中枢神经系统代谢,用于轻度抑郁、衰弱、其他精神失调
72	氨吸入剂	吸入	在昏厥时恢复意识和刺激呼吸
73	甲氧异氮卓(甲氧异喹亚胺)	口服	镇静安眠剂,用于焦虑和其他精神失调

续表

序号	药品名称	给药途径	作用
74	植物油复方	口服	包含缬草油、薄荷油、柠檬香精，用于睡眠障碍、易怒、应激的镇静剂
75	芬那西泮(溴氯苯基二氢苯并二氮杂草酮)	口服	止痛剂和镇静剂、肌肉松弛药和抗癫痫药
76	氯吡拉敏(氯吡胺)	注射	抗组胺剂，用于过敏反应和恶心
77	氯吡拉敏(氯吡胺)	口服	抗组胺剂，用于过敏反应和恶心
78	吡咯醇胺	口服	抗组胺剂，用于急性过敏反应和其他过敏情况
79	泼尼松龙	注射	用于严重过敏反应或炎症、颅内压升高、严重损伤或烧伤、休克
80	一种注射用平滑肌松弛药(Platyphyllin)	注射	抗痉挛药物，用于腹部器官痉挛、支气管哮喘、血压升高
81	扶他林 (双氯灭痛)	口服	抗炎药，用于头痛、背痛、鼻窦痛
82	阿普唑仑	口服	止痛和镇静剂、肌肉松弛药和睡眠辅助用药，用于睡眠失调、焦虑、其他心理疾病
83	哌乙恶唑	口服	非麻醉性止咳药
84	戊酸薄荷脑酯	口服	中枢神经系统和心血管药物，用于癔病、心脏性胸痛、恶心
85	维生素 K3	口服	合成维生素 K 类似物，在出血不能控制时用于恢复正常凝血功能
86	维生素 K3	注射	合成维生素 K 类似物，在出血不能控制时用于恢复正常凝血功能
87	曲克芦丁(维脑路通)	局部	用于治疗静脉曲张、血栓性静脉炎、损伤性肿胀
88	肝素软膏	局部	抗凝血乳膏，用于表面静脉的血栓静脉炎和注射并发症
89	一种局部外用乳剂(Finalgon)	局部	用于由于关节、肌肉和神经局部炎症引起的疼痛
90	乙醇	局部	酒精，用于抗菌
91	碱性绿溶液	局部	消毒、防腐溶液，用于皮肤抓伤、擦伤、切割伤、炎症性疾病
92	碘酒溶液	局部	杀菌
93	林可霉素药膏	局部	用于皮肤损伤时治疗和预防皮肤感染
94	红霉素软膏	局部	抗菌
95	维生素、抗生素复合喷剂	喷剂	治疗皮肤伤口、烧伤和其他皮肤病症

续表

序号	药品名称	给药途径	作用
96	一种激素和抗生素复合软膏	局部	治疗皮疹和预防皮肤感染
97	一种化学药物软膏(Methyluracil Ointment)	局部	刺激和加速伤口和烧伤的愈合
98	激素类软膏 (Kelestoderm)	局部	用于皮疹、痒
99	氟轻松	局部	类固醇软膏,用于过敏和接触性皮炎
100	滴鼻剂(Galasolin)	局部	鼻解充血药,用于鼻通道的炎症
101	硫酸庆大霉素	滴眼	抗生素,用于损伤时眼表面感染或预防感染
102	乙酰磺胺眼药水	滴眼	抗生素眼药水,治疗和预防眼表面的细菌感染(结膜炎)
103	短杆菌肽/地塞米松合剂	滴液	抗生素和激素复合药,用于治疗眼和耳细菌感染
104	阿昔洛韦(无环鸟苷)	眼膏	用于治疗由单纯疱疹病毒引起的眼部感染
105	阿昔洛韦(无环鸟苷)	乳膏	用于治疗由单纯疱疹病毒和带状疱疹病毒引起的皮肤感染
106	素高捷疗软膏	软膏	局部代谢刺激剂,用于促进伤口愈合
107	四环素眼膏	眼膏	抗生素药膏,用于治疗眼部感染

引自:NASA, Space Shuttle Program Medical Checklist, JSC－48031,Generic, Rev K, 2006;NASA,TP －2010－216118,Space Medicine Exploration: Full Medical Condition List, 2010

五、飞行中药物实际使用情况简介

1. 飞行中的预防性和治疗用药 药物作为太空环境下机体损伤的重要防护手段,具有其他防护措施不可替代的作用。飞行中的药物可分为预防性用药和治疗用药。其中预防性用药是按计划服用的,如预防航天运动病的药物从发射前就要开始服用,补充维生素的药物、预防骨质疏松和肌肉萎缩的药物、返回前防止立位耐力降低的药物等都要按计划服用,其种类和数量都是确定的,对药物配备来说比较容易。治疗药物是按需服用,其种类和数量的确定是航天药师面临的难点问题之一,因为这部分药物属于按估算概率配备,具有“不得不备、尽量备全、经常是备而不用、用时又要足量、但体积重量又严格限制”的特殊性。

2. 飞行中用药的基本情况 人类实现载人航天已经近60年了,航天飞行中的用药规律虽然已经进行了多年的探索,可以作为今后航天药物配备的重要参考,但还要结合临床药物发展水平、航天药物研究进展、不同飞行任务性质的调整、优化用药组合,才能不断提高航天药物保障水平和满足飞行中用药的需求。

NASA统计美国80次航天飞行任务(STS1～STS80)的航天员用药处方情况,94%的航天员在飞行中至少使用过一种药物。在所有用药记录中,用来治疗航天运动病的占47%,治疗睡眠障碍的占44.7%;口服用药占87.8%,经鼻用药占4.8%。NASA继续深入统计了美国94次航天飞行任务(STS1~STS94)的航天员用药处方情况,在所有用药记录中,用来治疗疼痛的占37%,治疗睡眠障碍的占22%,治疗航天运动病的占18%,减少鼻充血的占14%。

约翰逊空间中心(Johnson Space Center)统计了从2002年到2012年间24名航天员〔国际空间站平均飞行时间(159±36)d〕空间站飞行期间的用药数据,在10年期间的20次任务中共有277份药物使用报告。结果显示:71%的航天员使用过诱导或维持睡眠的药物,54%的航天员使用过治疗头痛的药物,55%的航天员使用过治疗过敏或鼻充血症状的药物。

因此,航天中用药非常频繁,而且其药物使用情况分布与地面临床有很大差异,是航天药物配备必须充分考虑的特点。用药情况的分布变化受多种因素影响:药物配备种类变化、航天员群体变化、执行任务的复杂程度变化、用药方案调整、航天器内环境的优化等。频繁使用的药物在配备上必须高度重视,对于用药频率比较低的药物可以少量配备,同时必须高度重视航天员自身的用药需求。

第二节 航天飞行药物的使用管理

航天药物的使用管理比较特殊,既要考虑其载体航天药箱的设计,又要考虑在特殊条件下的用药安全、有效。由于航天特殊环境下的研究数据尚不充分,需要尽可能地选择受航天特殊环境影响小的药物,以确保安全、有效、副作用小。

一、航天药箱的设计要求

在载人航天条件下,航天员除了一般的身体不适外,也可能发生心理、生理方面的不适应,甚至发生伤病。在太空飞行期间使用药物治疗是非常重要的保障手段之一。航天药箱(space drugs kit)是专门用于载人航天飞行任务的航天药物及其载体的总称。航天药箱内装有医学保障任务所需的药品、简单手术器械、医学辅助材料等,是实施医学保障的物质基础,是载人航天医学保障任务的必要装备之一。由于飞船对装船产品重量、体积限制非常严格,航天药箱的药物种类和数量就受到严格限制。在受限的体积重量下,只有科学合理选装药物,才能最大可能地满足飞行任务的需要。

航天药箱不仅仅是一个装备药物的器具,更是一个特殊的药物载体。药箱内部的设计必须符合工效学要求:最小的空间放置最多的药物,摆放有序,满足快速查找药物、组合应用药物、防止用错药物等特殊要求。药箱内部设计还必须满足失重环境的要求:便于展开又容易恢复,便于取用和固定而又不四处乱飞,药物包装尽量单剂量设计,省却分剂量操作的风险。药箱内部设计必须满足航天发射任务的要求:能够耐受航天振动、超重、可能的爆炸减压、冲击等恶劣环境。根据载人航天的任务需要，航天药箱可以有多种结构形式。它的结构形式必须符合飞船的安装要求，有书本式、箱包式、软包式等，箱包的材料多以软布材料为主，符合阻燃的要求。

航天药箱有多个组成部分，每个部分都有单独的名称和标识，具有相对独立的用途。根据放置的位置可以分为：空间站航天药箱、轨道舱航天药箱、返回舱航天药箱、个人急救药箱等；根据功能可以分为：普通药箱、急救药箱、补给药箱等。特殊情况下，根据需要可以再分为更细的单元，如美国的航天药箱就有早期生命支持包，内含：气道小包、评估小包、药物小包、绷带小包、急诊外科手术小包、静脉输液小包等。设置不同的航天药箱，一方面是为了分类管理，便于查找和使用；另一方面是不同的药箱使用的时段不同，在不同的航天任务时段由不同的药箱来负责药物保障，给药物配备提出了更高的要求。如空间站航天药箱用于航天员在空间站内疾病防治的用药保障；轨道舱药箱是在返回舱与轨道舱之间的舱门打开但又没有进入空间站的情况下使用的；返回舱药箱是在航天员只能待在返回舱的情况下使用的；个人急救药箱是在返回舱着陆后等待救援期间使用的，满足 2 ~ 3 人 1 d 的用药需求；个体用药包用于乘组航天员个体化药物的装载，因人而异，满足不同人的特殊用药需求；补给药箱是货运飞船定期补充药物的载体，用于替换或补充其他药箱中的药品。

由于航天飞行条件的限制，航天药箱必须满足航天工效学评价要求，即必须取用方便，布局合理，有防错设计，满足失重状态下使用。如尽量单剂量包装，每次取用一个剂量，避免瓶装；包装尽可能体积小、重量轻；包装材料无有害挥发性成分释放、防水、阻燃。航天药箱中药物的种类和数量根据不同的飞行任务需要进行相应调整。同类药品的选择也应该充分考虑航天特殊环境和临床应用特点，首选疗效确切、应用安全、药代动力学过程受失重影响小的药物。美、俄的载人航天发展比较成熟，其航天药箱研制也比较完善。国际空间站中准备了种类繁多的药品，两个国家都达到了一百种左右，其种类与地面疾病的防治药物相似，但其配备主要针对飞行中可能出现的医学问题，在包装和制剂形式上都进行了特殊处理，以满足航天环境的需要。

此外，航天药箱及其内部药品必须满足航天环境的考验。能耐受模拟航天飞行特殊环境的振动试验和快速减压试验，保证制剂和包装在这些飞船可能遇到的情况下的稳定性。振动试验的目的是检验航天药箱承受座舱振动环境的性能，振动试验条件分为正弦扫描振动和随机振动。快速减压试验目的是检验在快速减压环境下航天药箱的安全性以及承受座舱失压环境的性能，条件按减压—低压保持—升压的顺序进行。经过试验后，药箱和药物应完好无损，无破裂、溢液现象发生，结构良好。

二、航天药物的配备要求

（一）航天药物的选择要求

正常的药物在航天飞行特殊环境下使用时，可能将影响药物本身的性质、使用者的状态、药物和使用者的相互作用、使用者体内微生物的状态等。航天实践已经证实：太空环境对某些药物的稳定性、药代动力学、药物效能会产生明显影响，直接影响航天药物的安全性和有效性。但是在航天环境下药物的稳定性、药代动力学、微生物耐药性等基础数据研究还很不充分，仍然无法完全满足指导药物应用的要求。

因此，航天药物配备既基于成熟临床药物应用基础，又考虑在航天飞行特殊条件下的探索性应用。为了尽可能保证航天药物安全有效地应用，需要提高选择药物的标准，选择那些受外界环境影响小、安全指数高、航天环境适应性好的药物装备航天药箱，制定合理的用药方案、太空贮存方案、补给方案；同时加强航天飞行环境对药物影响的基础研究，积累数据，逐步掌握对航天药物的影响规律，提高指导科学选择药物的能力，为长期载人航天保驾护航发挥重要作用。

1. **稳定性要求** 太空环境（压力变化、湿度变化、温度变化、光照、辐射等）将影响药物的稳定性和理化性质（崩解、降解、溶解性等）。有报告称在太空飞行期间，约8%的药物治疗是无效的，药物的不稳定性可能影响了药物的安全性和有效性，这可能是使用药物无效的原因之一。目前，新药研究还没有包括空间因素条件下的稳定性内容，需要进行相关研究，避免因为药物本身性质的改变而影响用药的安全性和有效性，尽量选择航天环境下稳定性高的药物装备航天药箱。

目前市售药品的有效期主要是根据市场流通周期制定的，严格说并不是药物的真正失效期，通常药物的失效期远远长于目前药物的有效期，在地面按有效期使用药物是保守的安全措施之一。但是执行空间任务期间，由于某些药物本身的变化速度发生了变化，可能使有的药物失效期短于标注的有效期，按有效期应用可能导致无效或副作用增加，因此研究药物在轨的真正失效期十分重要。

2006年7月，NASA将四个相同的药物稳定性测试盒带入国际空间站，进行药物稳定性试验研究，评估飞行中药物发生变化的情况。第一个测试盒在轨飞行13 d后，随STS-121返回地球；2007年6月第二个测试盒在太空暴露11个月后，返回地球；2008年2月第三个测试盒在太空暴露19个月后，返回地球；2008年11月第四个测试盒在太空暴露28个月后，返回地球。2009年10月，NASA公布了《国际空间站2000—2008年科学研究成果》，其中在《药物和营养组分的稳定性研究》中，研究结果表明：与地面受控环境（存储条件与宇宙飞船保持一致）的35种不同药物对比，太空飞行显著影响了药物的稳定性，加快了许多药物的失效速度，甚至发生在有效期内。推测太空飞行中影响药物稳定性和药效的因素可能主要有以下几点。

（1）药物特性 宇宙飞船内航天药箱中药物发生物理性状改变的数目均比地球受控环境中多，但是其物理性状的不稳定与药物的有效期以及停留时间的延长相关性不大。四个测试盒中，发生物理性状改变的药物数目分别为2、7、6、6个，而药物过期数目分别为0、2、17、27种。停留13 d时药物并未过期，而停留880 d时国际空间站内发生物理性状改变的6种药物中有一种抗生素尚未过有效期。在宇宙飞船中最容易发生的物理性状改变是药物变色现象和半固体制剂分层现象。不同特性的药物对太空飞行所致药物失效加快的敏感性不同，其中左旋甲状腺素、右旋安非他命、异丙嗪、甲氧苄啶和克拉维酸钾对航天环境更敏感。左旋甲状腺素活性成分降低28%、甲氧苄啶活性成分降低21%，其他药物活性成分的损失率小于20%，且左旋甲状腺素是唯一在不同太空停留时间均不满足药物活性成分标准的药物，提示其可能不适合航天应用。

(2)药物剂型　通过比较不同剂型（固体、半固体和液体）的异丙嗪和环丙沙星制剂在国际空间站和地球受控环境内的药物稳定性，可知国际空间站不同剂型的两种药物的降解速率均比地球略快，且异丙嗪的差异更为显著。国际空间站内存储的药物降解速度明显加快，且与太空停留时间关系密切。在太空中停留596 d时，有不足50%的固体制剂满足标准，而停留880 d时，仅有27%的固体制剂满足标准。许多药物效价降低发生迅速，比其所标注的有效期提前。在存储28个月时，9种国际空间站存储药物和17种地面受控环境中存储的药物，其活性药物含量依然符合美国药典标准。太空环境可能影响化学物质的降解，但对长期存储后的药物溶出度没有影响。除了阿莫西林和克拉维酸钾复合抗生素由于后者化学失效导致溶出度降低外，几乎所有的药物均满足美国药典标准。

(3)药物分装　分装可能会降低药物的稳定性。稳定性数据的获取一般基于最初的药品包装，而不是后期分装使用的聚乙烯容器。实验结果证实，固体药物保持在初始包装和分装后的稳定性差异很明显。航天药箱由于分装条件不同所导致的药物稳定性不同，为分装固体制剂可能损害药物稳定性和有效期提供了证据，分装可以增加药物对不利的太空和地面环境的敏感性。

(4)慢性辐射　与地面稳定性环境因素相比，宇宙飞船内的温度和湿度基本类似，符合药物存储要求；但地球环境中年累积辐射剂量平均为5.45 mGy，几乎可以忽略；而宇宙飞船内28个月的累计辐射剂量为110.70 mGy，比地面高许多。在太空特殊环境，慢性辐射将显著影响药物的稳定性，随着累积辐射剂量增加，许多药物的降解速度加快。

研究暴露于太空飞行面临的恶劣环境中的药物稳定性，有助于揭开空间环境对药物稳定性的影响规律，可以指导航天飞行环境中药物的选择、药物剂型和包装的改造，以及贮存条件的调整，以提高在轨飞行期间这些药物的稳定性、减缓失效的进程，准确评估药物的有效期。目前的主要策略有：①尽量选择地面条件下稳定性好、推测航天环境下稳定性也好的药物；②尽量使用近期生产的药物，以确保其地面的有效期涵盖整个飞行任务；③尽量定期更换，避免使用临近失效期的药物；研制在轨药物稳定性检测设备，实时对药物进行评估；④进一步丰富飞行中药物稳定性数据，掌握规律，指导药物选择。

因此，如何应对太空环境所致的药物失效加速，使得这些药物有效期涵盖任务期，不仅能够为空间站节省资源，而且可以为载人空间探索中药物装备策略的制定提供技术支持，使航天药物适应空间站、登月、火星探索飞行任务的需要，以保证有稳定的药物可供航天员应用。

2. 药代动力学要求 药物的体内药代动力学过程明显受到太空环境的影响（详见本书“第三章航天药物代谢动力学”）。地面药物的临床用药方案（剂量、用药频率、间隔、联合用药等）都是基于大量的地面药代动力学数据，理论上飞行中的用药方案也要有失重条件下的药代动力学数据支撑，但是目前积累的数据还远远不够，已有的数据只是证明有些药物在飞行中的药代动力学参数与地面的差异很大。在这种情况下，再按照地面的用药方案实施可能存在很大隐患。

目前只能采取保守的策略，对航天药物选择提出要求：

(1)为了在飞行中即使血药浓度产生较大变化也能保证药物的安全性和有效性，药物的治疗有效浓度范围要大，中毒浓度要远远高于治疗浓度，治疗指数比较窄的药物、血药浓度需要严格控制的药物不适合现阶段飞行中应用。

(2)药物的体内过程尽可能简单，这样它受到身体变化（血液重新分布、体液减少、肝药酶活性变化、肾功能变化等）的影响可能性更小。强烈依赖身体指标的药物，如依赖机体酸碱度控释的药物、依赖血流量的药物、依赖机体代谢活化的药物、受重力影响大的药物等也不适合现阶段航天飞行中应用。

(3)十分依赖联合应用的药物也是应尽量避免的，因为一旦其中一个药物的药代动力学数据发生了变化，可能会影响联合应用效果。

(4)进一步丰富飞行中药物代谢动力学的数据，掌握规律，指导药物选择。

3. 航天适应性要求 航天过程中可能会面临航天器故障时的恶劣环境，所以对制剂的航天适应性有特殊要求，包括耐受航天振动、爆炸减压的考验，液体制剂耐受失重环境的考验等。

所有的药物和包装要适应航天环境。如普通的安瓿制剂因为失重导致液体的转移和气泡排除困难；遭受振动容易发生改变的制剂和细碎的散剂由于容易飘散也不适合；在真空环境容易爆炸的制剂，如液体胶囊、含抛射剂的气雾剂等，当飞行器内部发生减压时容易出现泄漏，污染其他物品。所以选择药物和包装时，要进行航天环境适应性检验。

因此，上述有风险的药物必须采取特殊措施处理后才可以应用于航天中。如采取改变包装的措施：液体安瓿包装的制剂改成预灌装制剂（限制残留气泡体积），颗粒剂或溶解后口服的制剂改成可在轨复水的包装或膏滋制剂等；或者采取调整给药方式的措施：输液的动力依靠蠕动泵而不依靠重力滴注、滴眼液借助液滴与眼球接触的方式给药、体表用的液体药物改成湿巾的形式等。目前的主要策略是：①严格进行航天环境耐受性测试，排除不适应航天环境的因素；②推测航天环境可能遇到的不适问题，尽量采取措施克服；③积累航天飞行中的实际经验，指导地面选择。

4. 其他特殊要求 为了避免航天特殊环境下服药后对航天员的操作能力的影响，航天药物选择应尽可能考虑周到全面,慎之又慎,杜绝因药物原因影响航天员健康和安全。

(1)更加重视药物的中枢抑制副作用问题。比如载人航天治疗空间运动病最有效的药物盐酸异丙嗪,其中枢抑制的副作用非常明显。在地面上当异丙嗪产生中枢抑制后,导致瞌睡,对治疗运动病有辅助作用,但航天员在航天中还需要执行任务,必须密切关注异丙嗪的中枢抑制作用,尽量采取措施减轻其副作用,或者给药后需要保证休息。

(2)高度重视药物特殊的过敏反应。由于在轨急救措施有限,药物过敏时实施救治比较困难,因此应尽可能选择过敏反应少的药物,减少此类事件发生的概率,确保安全。万一发生严重的过敏反应(引起呼吸道水肿,进而导致窒息等),必须采取急救措施。

(3)慎用有诱导肾结石风险的药物。在轨尿量减少、体液减少,骨骼钙流失增加导致血钙、尿钙浓度升高,生成肾结石的风险增大,一旦发生,情况紧急,所以在药物选用上要充分考虑。

(4)谨慎改变药物的包装。药物的稳定性是在现有市售包装基础上测试的,航天药物在改变包装时要慎重,必要时要重新进行稳定性测试,确保不因包装的改变而影响药物稳定性。

综合以上因素,目前的主要策略是:①所有药物都必须地面临床应用合法,即符合国家法律或部门法律,以避免法律纠纷;②所有药物都有多年的临床使用经验,以确保疗效可靠,副作用充分暴露,尽量避免那些临床使用时间短的药物;③对影响自主控制能力、认知能力的药物要进行影响程度评价,确保可接受;④观察药物特殊的过敏反应,那些临床应用比较少的药物,特别是地面健康的航天员很少或没有服用过的药物,需要航天员在飞行前进行试服,以排除个体差异导致的特殊过敏反应。航天员地面日常生活期间需要用药时,尽量有计划地使用拟选用的航天药物,以便于测试其用药后的反应情况。

第三节　航天药物的研究方向

我国航天事业起步于二十世纪五六十年代,经过近半个世纪的迅速发展,已经取得了巨大成就。随着载人航天的发展,多年来有关航天药物问题的研究从未间断,但是由于环境的特殊性和资源有限,航天药物研究还任重道远。NASA 医学科学家分析了航天任务面临的问题,其中与航天药物相关的9个具体问题分别是:①药物在轨使用依据、有效性和副作用方面的数据缺乏,如何解决?②哪些药物在轨相互作用导致负面的治疗效果?③如何训练乘员识别药物副作用和药物相互作用?④现行的技术不能评价飞行中的药物效果,怎么办?⑤建立什么样的规范程序前瞻性分析空间可能使用的药物?⑥空间飞行对药代动力学和药效动力学的影响规律是什么?⑦何种服药方法能得到更快速、更有效、最小的副作用(经皮给药、微囊技术、联合用药)?⑧长期太空飞行对药物稳定性有哪些影响,什么措施能延长药物保质期,在轨保质期如何确定?⑨药物对运动耐力、立位耐力、自主控制能力、认知能力的影响程度如何?

基于上述航天药学问题,NASA 明确提出亟待研究清楚的五大方向:①航天飞行中科学用药方案、药物作用机制研究;②药物在空间环境中的稳定性研究;③航天飞行对体内药代动力学影响的研究;④航天飞行对药效学影响的研究;⑤现有抗生素对已被航天环境改变了的微生物的效能研究。这五个方面是药物航天适应性研究的重要内容,必须通过研究数据的积累逐步阐明,才能保证航天用药的安全性和有效性。在长期太空飞行中,药物的安全性和有效性是保证航天员健康和飞行成功的重要因素之一,加快、加深航天药物研究是载人航天工程发展的需要,具有重要战略意义。

(高建义　王佳平　刘　宇　唐志忠　刘建中)

参考文献

[1]徐冰心,刘志国,闵庆旺,等. 航天环境的药物应用. 西南国防医药,2011,21(4):448-450

[2]Putcha L, Berens KL, Marshburn TH, etal. Pharmaceutical use by U. S. astronauts on space shuttle missions. Aviat Space Environ Med, 1999,70(7):705-708

[3]Iwamoto J, Takeda T, Sato Y. Interventions to prevent bone loss in astronauts during space flight. Keio J Med, 2005, 54(2) : 55-59

[4]Taylor PW, Sommer AP. Towards rational treatment of bacterial infections during extended space travel. Int J Antimicrob Agents, 2005,26(3): 183-187

[5]Stewart LH,Trunkey D, Rebagliati GS. Emergency medicine in space. J Emerg Med, 2007,32(1) :45-54

[6]Klaus DM, Howard H N. Antibiotic efficacy and microbial virulence during space flight. Trends Biotechnol,2006,24(3):131-136

[7]Du B,Daniels VR,Vaksman Z,et al. Evaluation of Physical and Chemical Changes in Pharmaceuticals Flown on Space Missions. The AAPS journal, 2011, 13(2):299-308

[8]Lang TF. What do we know about fracture risk in long-duration spaceflight? J Musculoskelet Neuronal Interact, 2006,6(4):319-321

[9]LeBlanc AD, Spector ER, Evans HJ. Skeletal responses to space flight and the bed rest analog: a review. J Musculoskelet Neuronal Interact, 2007, 7(1):33-47

[10]NASA Space Flight Human System Standard - Vol. I: Crew Health, NASA-STD-3001, Mar 2007. A link to this NASA reference can be found at the following Website: http://hosted. ap. org/specials/interactives/_documents/nasa_crewhealth. pdf

[11]Smith SM,Zwart SR, Block G, et al. The nutritional status of astronauts is altered after long-term space flight aboard the International Space Station. The Journal of nutrition, 2005,135(3): 437-443

[12] Graebe A, Schuck EL, Lensing P, et al. Physiological, pharmacokinetic, and pharmacodynamic changes in space. Journal of clinical pharmacology, 2004, 44(8):837 – 853

[13] Steven HP, Michael BS, Tiffany RP. Evidence Based Review: Risk of Cardiac Rhythm Problems during Space Flight. http://ston.jsc.nasa.gov/collections/TRS

[14] R. Shah, Exploration Medical Condition List, JSC – 65722, Revision C. Houston, Texas: National Aeronautics and Space Administration, Lyndon B. Johnson Space Center, 2013

[15] NASA, International Space Station Integrated Medical Group (IMG) Medical Checklist, JSC – 48522 – E4, ISS – All Expeditions, 2012

[16] NASA, Space Shuttle Program Medical Checklist, JSC – 48031, Generic, Rev K, 2006

[17] NASA, TPSAric, Rev K, Space Medicine Exploration: Full Medical Condition List, 2010

[18] NASA, Health MaintenanceFacility, Requirements for an In – Flight Medical Crew Health Care System for Space Station, JSC – 31013, Revision D, Part 1, NASA, Johnson Space Center, Houston, 1993

[19] NASA, Space Flight Health Requirements Document, JSC – 26882, NASA, Johnson Space Center, Houston, 1996

[20] Putcha L, Berens KL, Marshburn TH, et al. Pharmaceutical use by U. S. astronauts on space shuttle missions. Aviat Space Environ Med, 1999, 70(7):705 – 708

[21] Virginia E. Wotring. Medication use by U. S. crewmembers on the International Space Station. FASEB J, 2015, 29: 4417 – 4423

[22] Summers RL, Johnston SL, Marshburn TH. Emergencies in space. Ann Emerg Med, 2005, 46(2):177 – 184

[23] Davis JR. Medical issues for a mission to Mars. Aviat Space Environ Med, 1999, 70(2):162 – 168